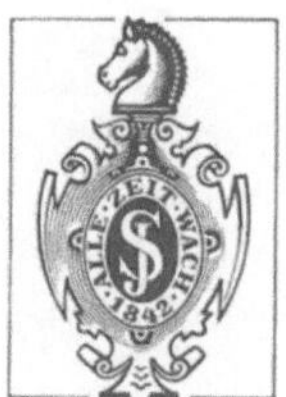

Funktionsstörungen der Speiseröhre

Pathophysiologie · Diagnostik · Therapie

Herausgegeben von
R. Siewert, A. L. Blum und F. Waldeck

Unter Mitarbeit von
M. Allgöwer · A. L. Blum · G. Caro · M. W. Donner
F. H. Ellis jr. · P. Heitmann · J. Hellemans · G. Jakob
J. Janssens · H. M. Jennewein · A. Koch · H. R. Koelz
G. J. Krejs · H. Krtsch · D. Liebermann-Meffert · G. Miller
G. Müller · H. Niemann · H.-J. Peiper · P. Peter · W. Rösch
C. Roman · M. Rossetti · M. Savary · D. H. Shmerling
R. Siewert · G. Vantrappen · F. Waldeck · H. F. Weiser
M. Wienbeck

Mit einem Geleitwort von R. Nissen

Springer-Verlag
Berlin Heidelberg New York 1976

PD Dr. RÜDIGER SIEWERT, Klinik und Poliklinik für Allgemeinchirurgie der Universität Göttingen, D-3400 Göttingen, Goßlerstr. 10

PD Dr. ANDRÉ LOUIS BLUM, Medizinische Klinik, Stadtspital Triemli,
CH-8063 Zürich, Birmensdorfer Str. 497

Professor Dr. FRANZ WALDECK, C. H. Boehringer Sohn, D-6507 Ingelheim

Mit 150 Abbildungen

ISBN 978-3-642-66298-0

ISBN 978-3-642-66297-3 (eBook)

DOI 10.1007/978-3-642-66297-3

Library of Congress Cataloging in Publication Data. Main entry under title: Funktionsstörungen
der Speiseröhre. Bibliography: p. Includes index. 1. Esophagus-Diseases. I. Siewert, R., 1940 –
II. Blum, André L., 1934. III. Waldeck, Franz, 1935 –. IV. Allgöwer, Martin. RC815.7.F86.616.
3'2.75–40190.

Geleitwort

Physiologie und Pathophysiologie der Speiseröhre haben erst spät das Interesse der Kliniker gefunden. Unzulängliche Untersuchungsmethoden und berechtigte Furcht vor Gefahren eines operativen Eingriffs haben den thorakalen Abschnitt des Oesophagus für lange Zeit zu einem chirurgischen Niemandsland gemacht. Erst die Entwicklung von Radiologie und Endoskopie hat den Bann durchbrochen, der die exakte Diagnose von funktionellen und organisch mechanischen Leiden verhinderte. Erfassung und Registrierung von Tonus und Peristaltik waren die nächsten Schritte, die mit Hilfe der Endomanometrie möglich wurden. Funktionelle Störungen, welche die Oesophagusmuskulatur mit ihrem immer noch problematischen Sphinctermechanismus betreffen, beherrschen heute noch die klinische Diskussion. Dieser neue Weg hat eine Chirurgie der Speiseröhre entwickelt, die für aufdringliche und schmerzhafte funktionelle Leiden eine fast ungefährliche Korrektur ermöglicht.

Das vorliegende Buch gibt den heutigen Standort der Pathophysiologie des Oesophagus in selten vollendeter Form wieder. Der Chirurg wird daraus den gleichen Nutzen ziehen wie der Internist. Nur *ein* Rätsel bleibt ungelöst, das im Beginn der chirurgischen Aera oesophagealer Erkrankungen im Vordergrund stand: das Carcinom und alle der zum Teil großartigen Bemühungen um eine wahre Radikaloperation sind vergeblich geblieben. Wahrscheinlich hilft aber die Anwendung der modernen diagnostischen Methoden zu frühzeitiger Erkennung des Leidens und damit vielleicht sogar zu besseren chirurgischen Dauerresultaten.

Riehen, Frühjahr 1976 RUDOLF NISSEN

Vorwort

Die Speiseröhre ist durch die besonderen Probleme eines „inter-. disziplinären Organs" belastet. Sie entspringt im Gebiet der Otolaryngologie, durchzieht den Thorax und endet im Bereich der Gastroenterologie. Dieses Überschreiten der traditionellen Grenzen einzelner Fachgebiete hat dazu geführt, daß die wissenschaftliche Bearbeitung der Speiseröhre lange Zeit nicht mit der Entwicklung der Gastroenterologie Schritt hielt.

In der vorliegenden Monographie haben Internisten, Chirurgen, Radiologen und Theoretiker gemeinsam eine Analyse und Bestandsaufnahme der Speiseröhrenfunktion sowie ihrer Störungen vorgenommen. Sie wendet sich in der thematischen Ausrichtung an alle mit der Speiseröhre befaßten Disziplinen, wie Innere Medizin, Chirurgie, Pädiatrie, Radiologie, Otolaryngologie und Physiologie.

Durch die Entwicklung neuer Untersuchungsmethoden sind in größerem Umfang als früher Funktionsanalysen des Organs möglich geworden. Hiervon ausgehend stellten wir die funktionelle Betrachtungsweise bewußt in den Vordergrund. Auf dieser Grundlage ist es auch möglich geworden, die wichtigsten Krankheitsbilder funktionell zu definieren. Wir müssen jedoch einräumen, daß Aussagen über die kausale Beziehung zwischen strukturellen Veränderungen und funktionellen Störungen zu einem großen Teil noch hypothetisch sind und mit Zurückhaltung aufgenommen werden sollten. Dies gilt im besonderen für die Verschlußsegmente der Speiseröhre. Auf der anderen Seite sind aber auch die Beziehungen zwischen Funktionsstörungen und Therapie in vielen Fällen problematisch. Daher war es uns ein entscheidendes Anliegen, die praktisch tätigen Gastroenterologen zu weiteren Funktionsstudien anzuregen. Auf einer solchen Basis können schließlich am ehesten neue therapeutische Ansätze entwickelt werden.

Eine wichtige Erkenntnis der letzten Jahre besteht darin, daß der Oesophagus vielfältigen Einflüssen des Gastrointestinaltraktes unterliegt. Die gastroenterologische Betrachtungsweise schien uns besonders geeignet, die traditionellen Grenzen zwischen den verschiedenen medizinischen Disziplinen organbezogen aufzulösen. Im gemeinsamen Bemühen um die Lösung des uns gesteckten Ziels wurden engere Beziehungen zwischen traditionell getrennten Disziplinen deutlich, als sie mitunter zwischen verschiedenen Fachrichtungen ein und derselben Disziplin gegeben sind.

R. Siewert · A. L. Blum · F. Waldeck

Danksagung

Für die vorbildliche und einsatzbereite Durchführung aller anfallenden Sekretariatsarbeiten danken wir Fräulein HANNELORE BURKERT, Frau HELGA HÖRNICH, Frau MARINA BERGER, Frau RITA NEIDHART und Frau ZLATA RUBIL. Die Herren Dr. G. LEPSIEN und H. HUMMELT bekämpften durch intensives Lesen der Korrekturen den Druckfehlerteufel.

Den Damen und Herren des Springer-Verlages danken wir für die gute Zusammenarbeit.

Inhaltsverzeichnis

Grundlagen

Diagnostik

Spezielle Erkrankungen

Mitarbeiterverzeichnis

Professor Dr. M. ALLGÖWER
Departement für Chirurgie, Kantonsspital Basel, Universitätskliniken, CH-4004 Basel
PD Dr. A. L. BLUM
Medizinische Klinik, Stadtspital Triemli, CH-8063 Zürich, Birmensdorfer Str. 497
Dr. G. CARO
Institut für Röntgendiagnostik, Stadtspital Triemli, CH-8063 Zürich, Birmensdorfer Str. 497
Professor Dr. M. W. DONNER
Department of Radiology and Radiological Sciences, The Johns Hopkins Hospital, Baltimore, MD 21205/USA
F. H. ELLIS, Jr., MD
Department of Cardiovascular Surgery, Lahey Clinic Foundation, Lahey Clinic Division, 605 Commonwealth Avenue, Boston, MA 02215/USA
Professor Dr. P. HEITMANN
Abteilung für Gastroenterologie der Krankenanstalten Düren, D-5160 Düren
Professor Dr. J. HELLEMANS
Academisch Ziekenhuis, Sint Rafaël, Kapucijnenvoer 35, B-3000 Leuven
Dr. G. JAKOB
Innere Abteilung des Kreiskrankenhauses Eichstätt, D-8833 Eichstätt, Ostenstr. 31
Dr. J. JANSSENS
Academisch Ziekenhuis, Sint Rafaël, Kapucijnenvoer 35, B-3000 Leuven
Dr. H. M. JENNEWEIN
Fa. C. H. Boehringer Sohn, D-6507 Ingelheim
Dr. A. KOCH
Klinik und Poliklinik für Allgemeinchirurgie der Universität Göttingen, D-3400 Göttingen, Goßlerstr. 10
Dr. H. R. KOELZ
Medizinische Klinik, Stadtspital Triemli, CH-8063 Zürich, Birmensdorfer Str. 497
Dr. G. J. KREJS
The University of Texas, Health Science Center at Dallas, Southwestern Medical School, 5323 Harry Hines Boulevard, Dallas, TX 75235/USA
Dr. H. KRTSCH
Radiologische Klinik der Universität Göttingen, D-3400 Göttingen, Goßlerstr. 10
Dr. D. LIEBERMANN-MEFFERT
Department für Chirurgie, Kantonsspital Basel, Universitätskliniken, CH-4004 Basel

Dr. G. Miller
CH-4500 Solothurn, Zuchwilerstr. 43

Professor Dr. G. Müller
Institut für Anatomie der Universität Mainz, D-6500 Mainz, Langenbeckstr. 1

Professor Dr. H. Niemann
Radiologische Abteilung der Städtischen Krankenanstalten Oldenburg, D-2900 Oldenburg, Peterstr. 3

Professor Dr. H.-J. Peiper
Klinik und Poliklinik für Allgemeinchirurgie der Universität Göttingen, D-3400 Göttingen, Goßlerstr. 10

Dr. P. Peter
2. Medizinische Klinik und Poliklinik der Universität Düsseldorf, D-4000 Düsseldorf 1, Moorenstr. 5

PD Dr. W. Rösch
Medizinische Klinik und Poliklinik der Universität Erlangen-Nürnberg, D-8520 Erlangen, Krankenhausstr. 12

Professor Dr. C. Roman
Lab. de Neurophysiologie général de l'Université Aix Marseille III, Centre de Saint-Jérome, Traverse de la Barasse, F-13397 Marseille, Cedex 4

Professor Dr. M. Rossetti
Chirurgische Abteilung, Kantonspital Liestal, CH-4410 Liestal

Professor Dr. M. Savary
Clinique ORL, Clinique Universitaire, CH-1000 Lausanne

PD Dr. D. H. Shmerling
Universitätskinderklinik, Medizinische Abteilung, CH-8032 Zürich, Steinwiesstr. 75

PD Dr. R. Siewert
Klinik und Poliklinik für Allgemeinchirurgie der Universität Göttingen, D-3400 Göttingen, Goßlerstr. 10

Professor Dr. G. Vantrappen
Academisch Ziekenhuis, Sint Rafaël, Kapucijnenvoer, B-3000 Leuven

Professor Dr. F. Waldeck
C. H. Boehringer Sohn, D-6507 Ingelheim

Dr. H. F. Weiser
Klinik und Poliklinik für Allgemeinchirurgie der Universität Göttingen, D-3400 Göttingen, Goßlerstr. 10

Professor Dr. M. Wienbeck
2. Medizinische Klinik und Poliklinik der Universität Düsseldorf, D-4000 Düsseldorf 1, Moorenstr. 5

Grundlagen

1. Kapitel

Funktionelle Anatomie des Oesophagus und seiner Übergänge

G. MÜLLER

I. Einleitung

Der Verdauungstrakt stellt eine Kette hintereinandergeschalteter Organe dar, die den Inhalt bevorzugt in einer Richtung transportieren. Der *gerichtete Transport* wird im Zusammenwirken zwischen der Peristaltik einzelner „Rohrabschnitte" und der zeitgerechten Öffnung bzw. dem Verschluß von „Sperrvorrichtungen" bewerkstelligt. Die Sperrvorrichtungen sind in der Gastroenterologie funktionell als *digestive Sphincteren* definiert. Der Oesophagus ist als Verbindungsstück zwischen Pharynx und Magen ebenfalls diesem gesetzmäßigen Aufbau unterworfen. Er enthält an seinem Ein- und Ausgang je einen digestiven Sphincter.

Die funktionelle Analyse anatomischer Strukturen ist auch am Oesophagus sehr schwierig. Dies kommt in den zahlreichen divergierenden Interpretationen bisheriger Arbeiten zum Ausdruck [3, 4, 6, 10, 11, 12]. In der folgenden Darstellung werden die anatomischen Strukturen zunächst photographisch dokumentiert und anschließend — soweit dies bei vorsichtiger Interpretation möglich ist — bestimmten Funktionen zugeordnet.

II. Entwicklung des Oesophagus

Bereits am 7 cm langen *Embryo* ist der Oesophagus als mehrschichtiges Rohr ausgebildet. Im Querschnitt zeigt die Mucosa eine sternförmige Figur. Das Epithel ist mehrschichtig, bildet eine gleichdicke Zellschicht und ist der Lamina propria bei fehlenden Papillae occultae glatt aufgesetzt. Die basalen Epithelzellen haben einen kompakten, chromatinreichen Kern, der in den apicalen Zellschichten deutlich vergrößert erscheint. Unter dem Epithel beginnt sich die Muscularis mucosae zu differenzieren und erscheint als ein dem Epithel parallel verlaufender Schleier (Abb. 1 A). Von innen nach außen folgt der Muscularis mucosae die Submucosa und die aus innerer Ring- und äußerer Längsmuskulatur bestehende Muscularis propria. Die Submucosa stellt ein gefäßreiches, lockeres und gut verschiebliches Hüllgewebe zwischen Mucosa und Muscularis propria dar. Die innere Ringmuskulatur ist kompakter als die äußere Längsmuskulatur und läßt eine Gruppenstellung einzelner Muskelbündel erkennen.

Beim *Neugeborenen* ist die Form des Oesophagus und des Magens schon ausdifferenziert [7]. Die Mucosa hat bereits den Charakter einer cutanen Schleimhaut. Sie weist ein geschichtetes, unverhorntes Plattenepithel mit flachen Papillae occultae auf. Hemmungsmißbildungen der Schleimhaut können zum — allerdings sehr seltenen angeborenen — Endobrachyoesophagus führen. Mit den Papillae occultae ist die Verbindung des Epithels mit der bindegewebigen Unterlage schon ausgebildet, die in noch stärkerer Ausprägung beim Erwachsenen das Innenrohr mechanisch verfestigt und dehnungs- und verschiebefest macht. Die Muscularis propria besteht im oberen Oesophagusabschnitt fast ausschließlich aus quergestreifter Muskulatur (Abb. 1 B); im mittleren Bereich ist sie mit glatter Muskulatur gemischt, und der untere Teil des Oesophagus ist im wesentlichen aus glatter Muskulatur aufgebaut. Die quergestreifte Muskulatur des Stratum longitudinale reicht weiter nach unten als diejenige des Stratum circulare (s. auch unten).

III. Topographie des Oesophagus und Gefäßversorgung

1. Topographische Übersicht

Die *Pars cervicalis* des Oesophagus reicht skeletotopisch vom 7. (evtl. 6.) Halswirbel-

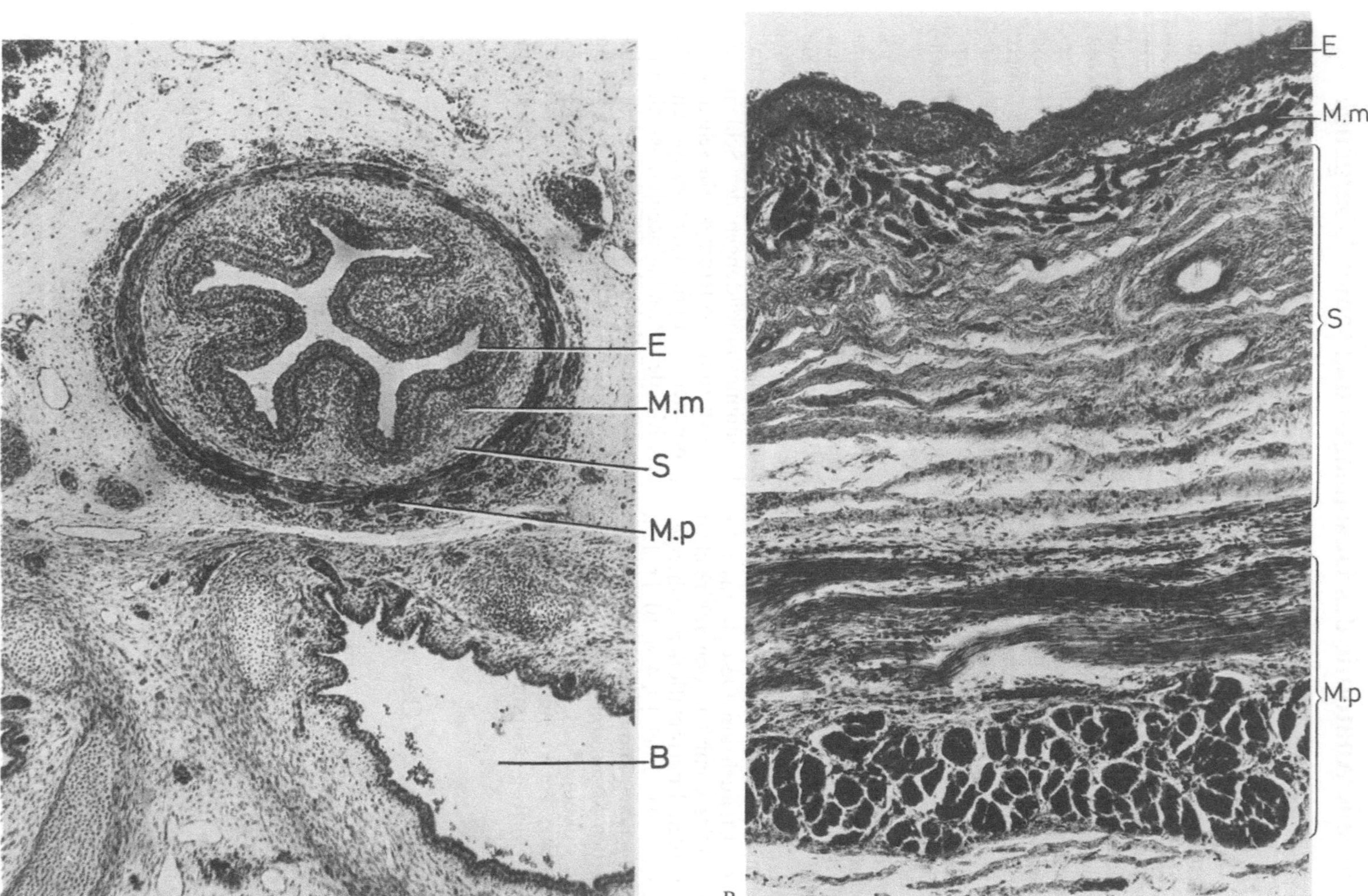

Abb. 1 A u. B. (A) Embryo, 7 cm SSL, Querschnitt durch den Oesophagus in Höhe der Bifurcatio tracheae. (B) Neugeborener, Querschnitt durch alle Wandschichten des Oesophagus im oberen Drittel. E = Epithel, $M.m$ = Muscularis mucosae, S = Submucosa, $M.p$ = Muscularis propria (quergestreifte Muskulatur), B = Stammbronchus

körper bis zum oberen Sternalrand und liegt unmittelbar vor der Wirbelsäule. Sie beginnt mit der oberen Enge (Kehlkopfenge, Halsenge), welche der Oesophaguslippe mit Oesophagusmund entspricht. Dieser Bereich enthält ein Verschlußsystem, das in der gastroenterologischen Nomenklatur als oberer Oesophagussphincter bezeichnet wird [3, 12].

Die *Pars thoracalis* des Oesophagus beginnt am oberen Sternalrand, der sich auf den 2. (evtl. 3.) Brustwirbelkörper projiziert und endet mit dem Durchtritt durch das Zwerchfell. Diese Stelle ist sehr variabel und projiziert sich auf den 7.–9. Brustwirbelkörper. Auf die Wirbelsäule bezogen verläuft die Pars thoracalis bis zum 8.–9. Brustwirbel unmittelbar vor der Wirbelsäule; der anschließende Teil ist von der Wirbelsäule abgehoben und liegt vor der Aorta. Die sogenannte mittlere Enge des Oesophagus, welche durch die Impression der Aorta zustande kommt, projiziert sich auf den 4. Brustwirbelkörper.

In seltenen Fällen entspringt die Arteria subclavia dextra aus der Aorta descendens und zieht vor oder hinter dem Oesophagus zum rechten Arm und Halsgebiet (A. lusoria; [9]). In solchen Fällen kann eine weitere Enge („Lusoriabett") zustande kommen. In sehr seltenen Fällen mit nach rechts ziehendem Aortenbogen kann die linke Arteria subclavia auf ihrem Weg nach links eine entsprechende Einengung des Oesophagus verursachen.

Im Bereich des Zwerchfelldurchtritts befindet sich die untere Enge des Oesophagus. Dieser Enge ist unmittelbar oberhalb des Diaphragma die epiphrenische Ampulle vorgeschaltet.

Der letzte Abschnitt, die *Pars abdominalis* des Oesophagus, liegt unterhalb des Zwerchfells und reicht bis zur Kardia, die sich vor dem 11. Brustwirbelkörper befindet. Er enthält ein Verschlußsystem, das sich über den Hiatusdurchtritt hinaus nach cranial erstrecken kann und in der gastroenterologischen Nomenklatur als unterer Oesophagussphincter bezeichnet wird [1, 5, 6].

2. Gefäßversorgung

Die *arterielle Blutversorgung* erfolgt durch die dem jeweiligen Oesophagus-Abschnitt benachbarten Arterien. So wird die Pars cervicalis vorwiegend durch die A. thyreoidea inferior und A. subclavia versorgt, erhält aber auch Blut aus den Aa. intercostales. Die Pars thoracalis wird im oberen Teil ebenfalls durch die Aa. intercostales, im weiteren aber durch die Rr. oesophagei der Aorta thoracica versorgt. Der untere Teil der Pars thoracalis sowie die Pars abdominalis werden überwiegend durch die A. gastrica sinistra und die A. phrenica inferior sinistra versorgt.

Der *venöse Abfluß* erfolgt entsprechend in benachbarte Venen (Vv. thyreoideae inferiores, Vv. intercostales, V. azygos und hemiazygos, V. coronaria ventriculi). Die Venen des Oesophagus bilden im oberen und unteren Abschnitt Plexus, die im Pharynxbereich als vorderer und hinterer Plexus wie verformbare Kissen imponieren. Im unteren Oesophagus finden sich ringförmige Venenplexus, die oberhalb und unterhalb der unteren Enge sowohl submucös als auch innerhalb und außerhalb der Muscularis propria liegen [2, 10].

IV. Pharyngo-oesophagealer Übergang und oberer Oesophagussphincter

Der Übergang des Pharynx in den Oesophagus liegt in Höhe des unteren Teils des Larynx. Die Muskelfasern des oberen und mittleren Schlundschnürers ziehen schräg von vorne unten nach hinten oben und vereinigen sich in der Raphe. Der untere Schlundschnürer (Constrictor pharyngis inferior) besteht aus 3 Anteilen, und zwar von cranial nach caudal der Pars thyreopharyngea, Pars obliqua und Pars fundiformis. Pars obliqua und Pars fundiformis stellen zusammen die Pars cricopharyngea dar, die in der angelsächsischen Nomenklatur als eigener Muskel angesehen wird (Musculus cricopharyngeus).

Abbildung 2A vom Präparat eines Erwachsenen zeigt, daß die Pars thyreopharyngea und Pars obliqua parallel zum mittleren Schlundschnürer verlaufen und relativ grob gebündelt sind; die Muskeln beider Seiten vereinigen sich dorsal und bilden aus

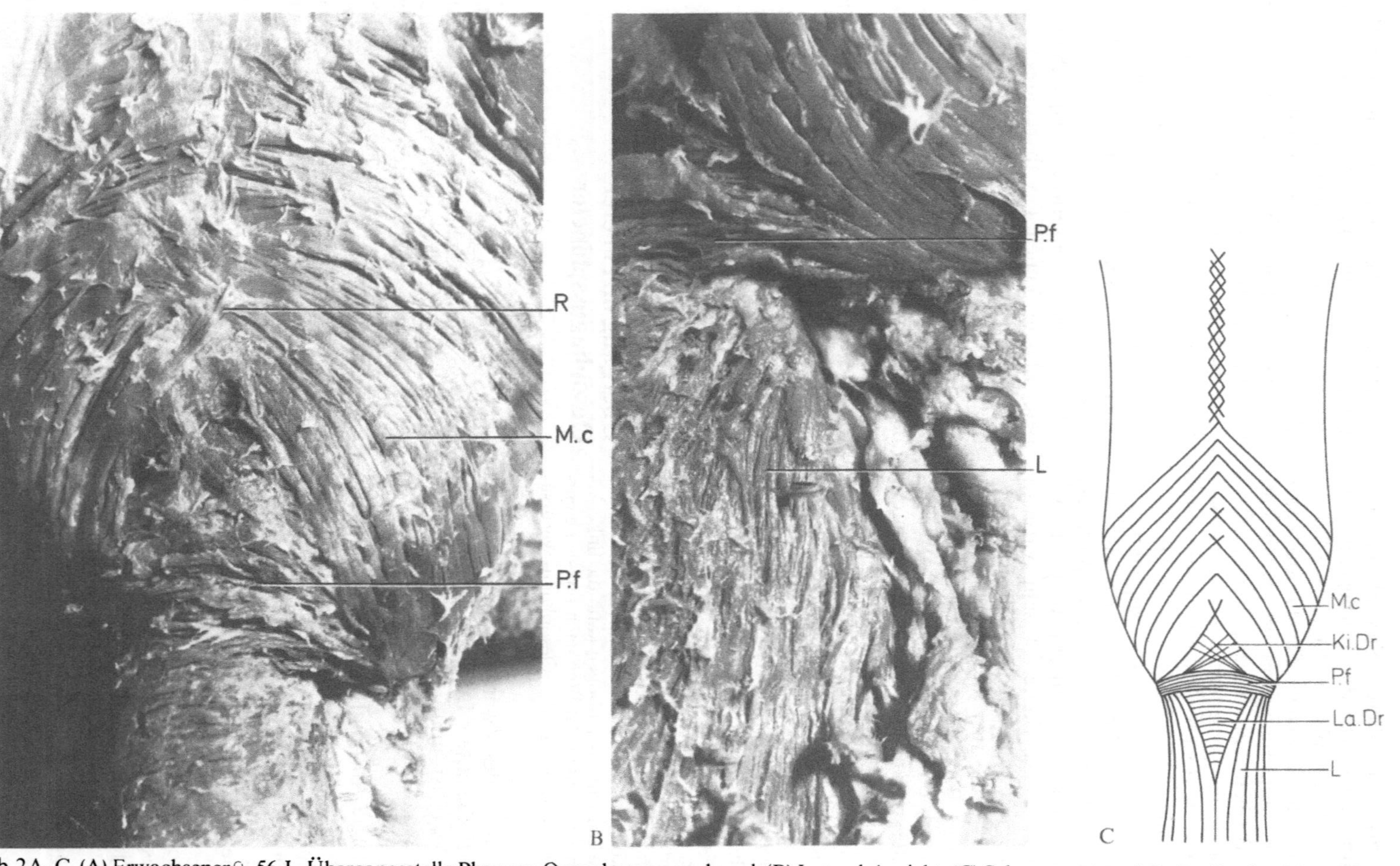

Abb. 2A–C. (A) Erwachsener ♀, 56 J., Übergangsstelle Pharynx-Oesophagus von dorsal. (B) Lateral-Ansicht. (C) Schema zu A und B. *R* = Raphe, *M.c* = Musculus cricopharyngeus, *P.f* = Pars fundiformis, *Ki.Dr* = Killiansches Dreieck, *La.Dr* = Laimersches Dreieck, *L* = Längsschnitt des oberen Oesophagus

sich überkreuzenden Bündeln die Raphe. Dabei zweigen sich die Faserbündel pinselförmig auf und greifen z.T. weit zur Gegenseite über. Der caudale Teil der Pars cricopharyngea, die Pars fundiformis, verläuft horizontal, geht nicht in die Raphe über und umfaßt mit feinen Faserbündeln in einem geschlossenen Band den untersten Teil des Pharynx. Damit wird zwischen der Pars obliqua und der Pars fundiformis ein dreieckförmiger Bezirk gebildet *(Killiansches Dreieck)*, in dem der Verlauf der Muskelbündel unregelmäßig gekreuzt erfolgt und die Wand verdünnt ist.

Die Außenwand des Oesophagus ist am Übergang vom Pharynx ähnlich konstruiert (Abb. 2 B). Die Muskelfasern der Längsschicht verlaufen im lateralen Bereich zunächst longitudinal und biegen unterhalb der Pars fundiformis nach dorsal in die Ringmuskulatur ab. Dadurch entsteht unterhalb der Pars fundiformis ein zweites muskelschwaches Dreieck *(Laimersches Dreieck)*. Die Basis dieses Dreiecks ist die oben liegende Pars fundiformis, und die nach caudal gerichtete Spitze wird durch die Vereinigung von Muskelfaserbündeln der Längsschicht gebildet.

Die Pars fundiformis stellt somit die gemeinsame, halbringförmige Basis des nach cranial gerichteten Killianschen Dreiecks und des nach caudal gerichteten Laimerschen Dreiecks dar. Somit erscheint dieses Areal wie eine in der Mitte verdickte, gebogene, rhombische Platte, deren Oberteil zum Pharynx und deren Unterteil zum Oesophagus gehört (Abb. 2 C).

Im Querschnitt erscheint das Lumen des pharyngo-oesophagealen Übergangs spaltförmig (Abb. 3 A). Der Spalt verläuft, vom Ringknorpel durch Muskeln und Bindegewebe getrennt, etwa parallel zur dorsalen Seite der Ringknorpelplatte. Vorderwand und Hinterwand des Lumens sind reichlich mit Venenplexus durchsetzt, wobei die Vorderwand kissenförmig in das Lumen hineinragt. Die Venen der Hinterwand treten durch die Muskulatur und stehen mit den außen aufgelagerten Venen in Verbindung.

Die mit glatter Muskulatur durchsetzte Lamina propria des Oesophagus-Eingangs hat seitlich einen lamellenförmigen Aufbau. Sie umfaßt das Epithelrohr und erstreckt sich entlang dem M. cricoarytaenoideus po-

sterior bis zur Seitenwand des Ringknorpels. Das Stratum longitudinale der Oesophagusmuskulatur beginnt beidseitig hinter dem Ringknorpel und dem M. cricoarytaenoideus posterior als feinfaseriges Muskelband und ist am rückwärtigen Bindegewebsmantel des Ringknorpels fixiert. Die Ringmuskulatur am Oesophagus-Eingang beginnt topographisch unmittelbar unterhalb des Ringknorpels.

Der pharyngo-oesophageale Übergang besteht demnach aus einem schalenförmigen Muskelmantel (Pars cricopharyngea), der rechts und links am Ringknorpel seine Fixpunkte hat. Bei seiner Kontraktion drückt er den Oesophagusmund nach vorne gegen die Ringknorpelplatte (Abb. 3 B). Bei diesem System dürfte es sich in Einheit mit der Ringmuskulatur des Oesophagus-Eingangs um das morphologische Äquivalent des *oberen Oesophagussphincters* der Gastroenterologen handeln (vgl. 2. und 5. Kapitel). Ob der schräg verlaufenden Pars thyreopharyngea und Pars obliqua oder den am Oesophagus-Eingang nach hinten in die Ringschicht einschwenkenden Longitudinalfasern eine aktive Öffnungsfunktion zukommt, ist bislang nicht entschieden.

V. Tubulärer Oesophagus

Dieser eigentliche Hauptteil des Oesophagus besitzt die typische Schichtung des Verdauungsrohres, nämlich *Mucosa, Submucosa* und *Muscularis propria.* Der Querschnitt zeigt, daß die Mucosafläche durch eine Längsfaltung im nichtgedehnten Zustand wesentlich größer ist als die Zylinderfläche der Muscularis propria. Die dazwischenliegende Submucosa hat die Aufgabe einer lockeren, verbindenden Verschiebeschicht; bei Dehnung muß sie zentral eine stärkere Entfaltung zulassen als peripher, bis schließlich die Mucosa glatt an die Muscularis propria angepreßt wird.

Die *Mucosa* hat mechanisch die größte Belastung auszuhalten. Dies wird dadurch ermöglicht, daß die bindegewebige Lamina propria (Abb. 4) durch die Ausbildung von Papillae occultae in der Epithel-Unterfläche wie das Corium in der Epidermis ver-

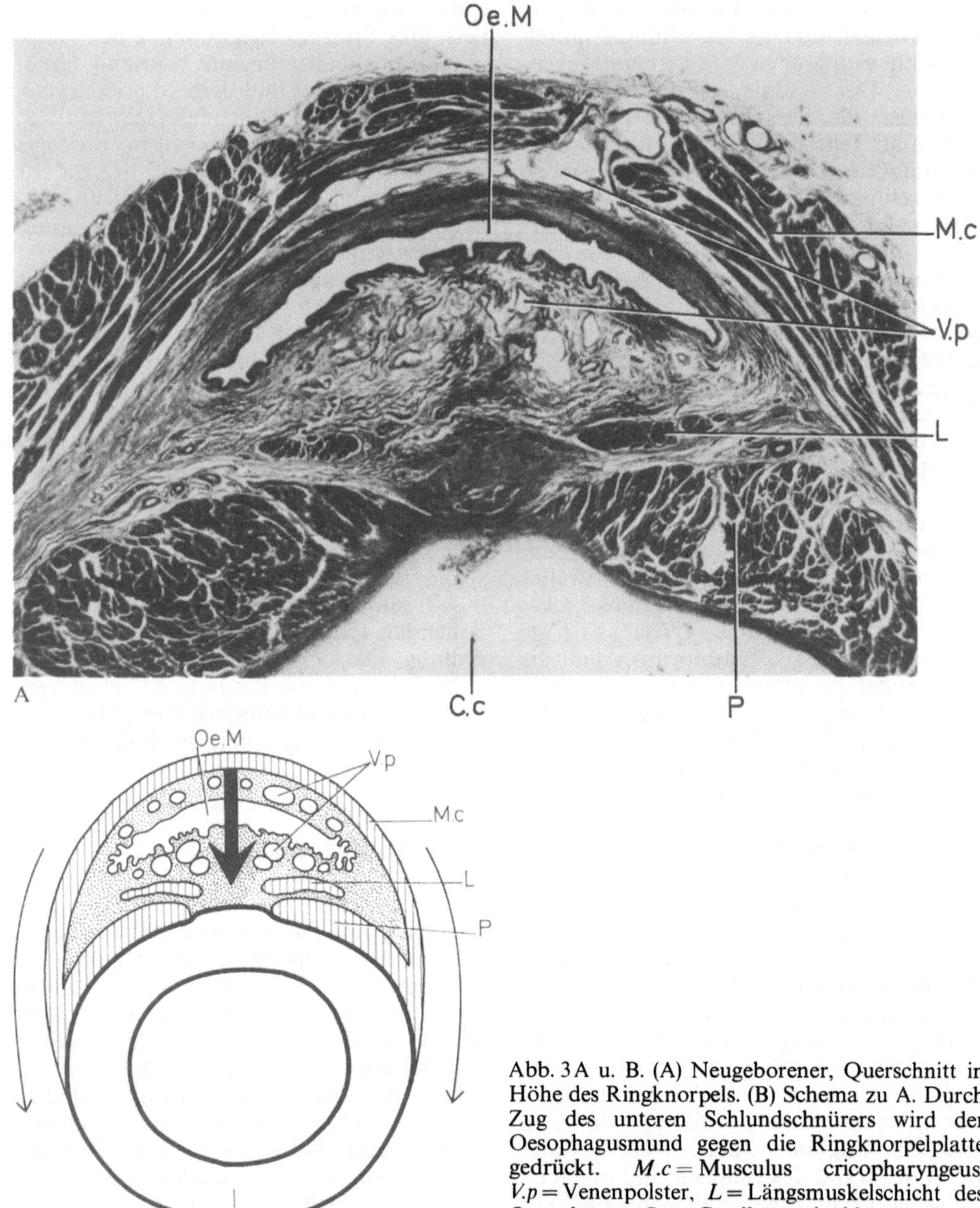

Abb. 3A u. B. (A) Neugeborener, Querschnitt in Höhe des Ringknorpels. (B) Schema zu A. Durch Zug des unteren Schlundschnürers wird der Oesophagusmund gegen die Ringknorpelplatte gedrückt. *M.c* = Musculus cricopharyngeus, *V.p* = Venenpolster, *L* = Längsmuskelschicht des Oesophagus, *C.c* = Cartilago cricoides, *P* = Posticus, *Oe.M* = Oesophagusmund

zapft ist („cutane Schleimhaut"). Eine Tangentialverschiebung wäre daher nur nach Abreißen aller Bindegewebszapfen möglich. Durch die Papillae occultae ist die Oberfläche der Epithel-Unterseite gegenüber der Epithel-Oberseite erheblich vergrößert.

Die Muscularis mucosae ist der aktiv veränderliche Teil der Schleimhaut und hat schon beim Neugeborenen eine der Epithelschicht entsprechende Dicke. Im oberen Teil des Oesophagus ist der Längsverlauf der Muskelbündel typisch, während sie im

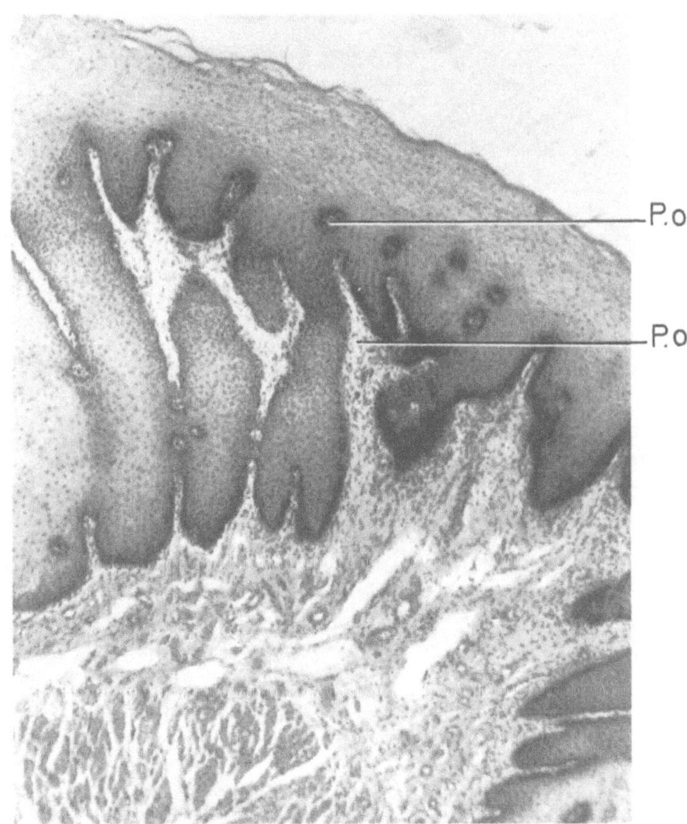

Abb. 4. Im Längs- und Querschnitt des Oesophagus eines Erwachsenen getroffene Papillae occultae (*P.o*)

Oesophagusbereich mehrlagig ist und schräg verlaufende Anteile enthält.

Die *Submucosa* ist gleichzeitig Verschiebeschicht und ein gefäßreiches Gleitgewebe. Die Schleimdrüsen des Oesophagus liegen fast alle submucös, ihre Ausführungsgänge intramucös. Damit sind die Drüsen aus dem innersten Rohrteil herausgerückt und werden erst bei maximaler Dehnung des Innenrohres zusammengepreßt. Mit der Muscularis mucosae ist die Submucosa sowohl bindegewebig als auch über den Meissnerschen Plexus zu einer Einheit verbunden. Den Anschluß zur äußeren Ringmuskulatur stellen kollagen-elastische Netze her.

Die *Muscularis propria* hat einen besonderen Aufbau. Im oberen Teil der Speiseröhre ist sie sowohl in der inneren Ring- als auch in der äußeren Längsschicht aus Skeletmuskulatur aufgebaut. Nach der Oesophagusmitte hin mischen sich immer mehr glatte Muskelfaserbündel unter die quergestreiften, um schließlich im unteren Teil der Speiseröhre alle Muskelschichten zu bilden. Die klassische Definition, daß das obere Drittel aus quergestreifter Muskulatur, das mittlere aus quergestreifter und glatter Muskulatur gemischt und das untere nur aus glatter Muskulatur aufgebaut sei, ist insofern zu ergänzen, als a) die Mischung in der Mitte des Oesophagus nicht gleichmäßig, sondern in Form von abgegrenzten Muskelfaserbündeln („Myone") erfolgt (Abb. 5A), b) isolierte, quergestreifte Muskelfasern im unteren Speiseröhren-Drittel innerhalb der glatten Muskulatur nachzuweisen sind und c) im oberen Oesophagus-Drittel innerhalb der quergestreiften Muskulatur auch glatte Muskelfasern enthalten sind sowie Ganglienzellen, die den Beginn des Auerbachschen Plexus markieren.

Am Oesophagus lassen sich Übergänge zwischen der äußeren Längs- und der inneren Ringmuskulatur nachweisen (Abb. 5B). Diese Übergänge sind im histologischen Präparat als dünne Muskelfaserbündel

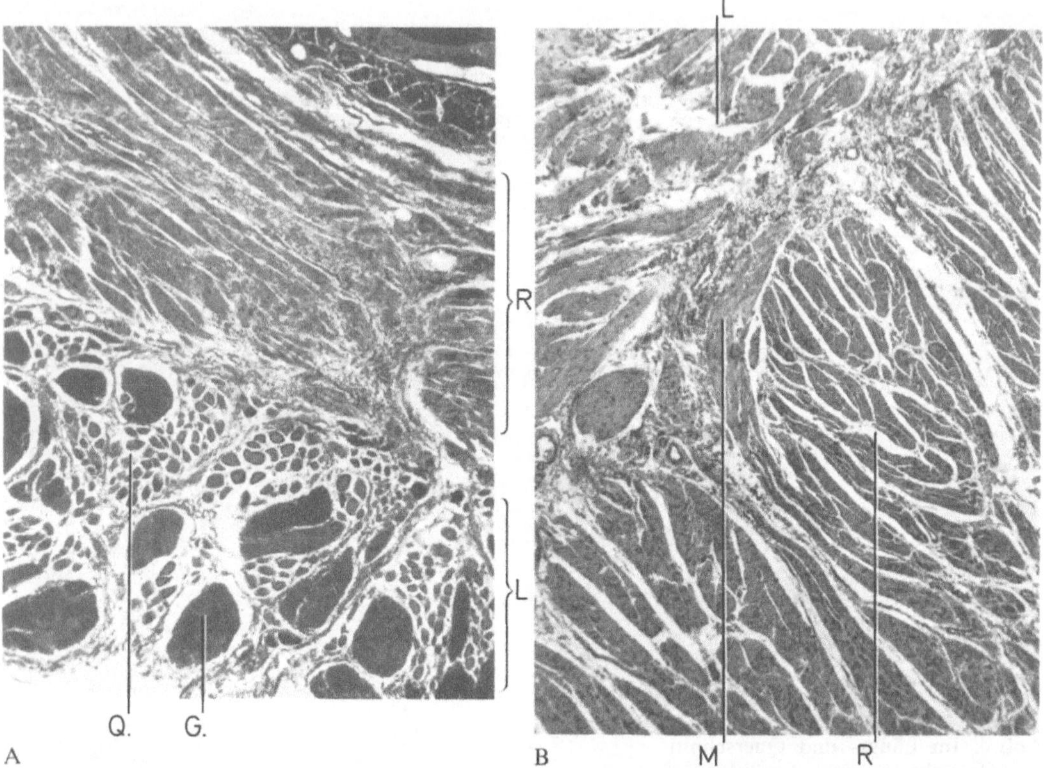

Abb. 5A u. B. (A) Glatte und quergestreifte Muskulatur in Oesophagusmitte eines Erwachsenen. (B) Muskelfaserbündel der Längsschicht in die Ringschicht übergehend. R = Ringschicht der Muscularis propria, L = Längsschicht, „Myone" der glatten *(G)* und quergestreiften *(Q)* Muskelbündel, M = Muskelfaserbündel

sichtbar, die beide Muskellagen bogenförmig verbinden. Die Hauptmasse der glatten Muskelfaserbündel behält allerdings ihre Vorzugsrichtung bei. Die einzelnen Bündel sind verzweigt und stellen Teile eines Scherengittersystems dar. Die Dicke der Muskelbündel sowie der Abstand der Verzweigungsstellen voneinander sind vom jeweiligen Funktionszustand abhängig. Morphometrische Messungen sind daher wenig sinnvoll.

Im unteren Teil des tubulären Oesophagus sind vereinzelt innere Längsmuskelbündel vorhanden, die gewissermaßen den Beginn der inneren Längs- bzw. Schrägschicht des Magens darstellen. Sie finden sich bereits beim Neugeborenen und können beim Erwachsenen eine erhebliche Dicke erreichen.

VI. Zwerchfelldurchtritt und oesophago-gastrischer Übergang

1. Zwerchfelldurchtritt und phrenico-oesophageale Verbindung

Der Oesophagus zieht im Hiatus oesophageus durch das Zwerchfell. Der Hauptteil der Hiatusbegrenzung wird vom Crus mediale dextrum der Pars lumbalis gebildet. Aufgrund der Schrägstellung des Zwerchfells in diesem Bereich ist die Kontaktfläche zum Oesophagus an dessen Vorderwand fast quer horizontal, an den Seiten schräg verlaufend, um zur Hinterwand abzufallen. Im Hiatusbereich liegt die bindegewebige Kontaktzone, die aus der Vereinigung der oberen und unteren Zwerchfellfascie mit derjenigen des Oesophagus entsteht. Die

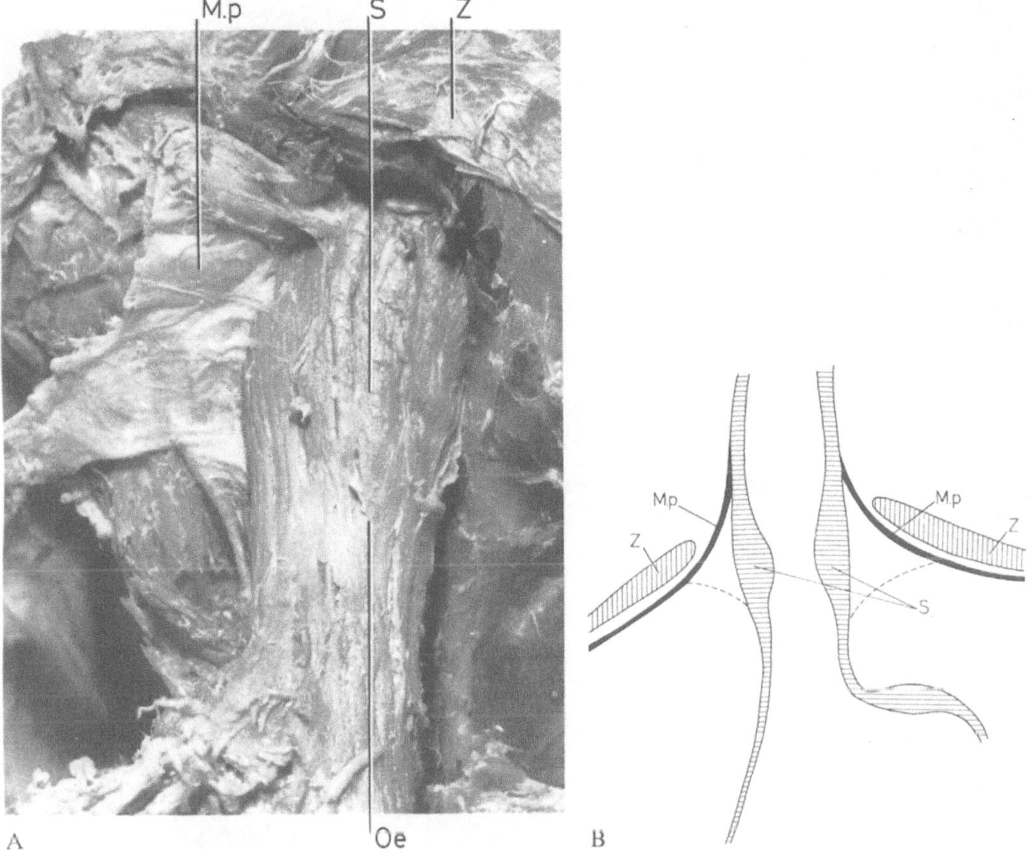

Abb. 6 A u. B. (A) Pars abdominalis mit abpräparierter und hochgeschlagener Membrana phrenicooesophagealis *(M.p)*. (B) Schema hierzu; die Membran *(M.p)* setzt oberhalb des unteren Sphincters *(S)* an. *Z* = Zwerchfell, *Oe* = Oesophagus

Oesophagusfascie (oder Adventitia) scheint daher im Hiatusgebiet verstärkt und ist als Membrana phrenico-oesophagealis darstellbar. Sie enthält reichlich elastische Fasern und stellt das Leitgewebe für Nerven und Gewebe dar. Die membranöse Struktur kann von unten nach oben leicht abgehoben werden, so daß die Longitudinalschicht des Oesophagus mit ihren zahlreichen Gefäßdurchtritten sichtbar wird (Abb. 6 A). Im Hiatus ist das Abheben der Membran von der Oesophaguswand aufgrund besonders dichter Faserverbindungen erschwert, zumal das interfasciculäre Bindegewebe aus der Längsmuskulatur hier besonders reichlich ausgebildet ist. Nach Bombeck [1] ist die Lage der Anheftungsstelle des aufsteigenden Teils der phrenico-

oesophagealen Membran (Abb. 6 B) am Oesophagus bedeutsam für die Verschlußfunktion dieses Bereichs.

Die Vorderwand des Oesophagus liegt vor dem Hiatus, ist mit Peritoneum überzogen und stellt daher die eigentliche Pars abdominalis dar. Die Hinterwand, die serosafrei ist, hat bindegewebigen Kontakt mit den unten überkreuzenden Hiatusschenkeln.

Die Struktur des untersten Oesophagusabschnitts zeigt erhebliche Variationen. Es läßt sich jedoch funktionell stets eine oberhalb und zumeist eine unterhalb des Zwerchfells gelegene Zone der freien Ausdehnungsmöglichkeit erkennen (Ampulla epiphrenica bzw. Antrum cardiacum).

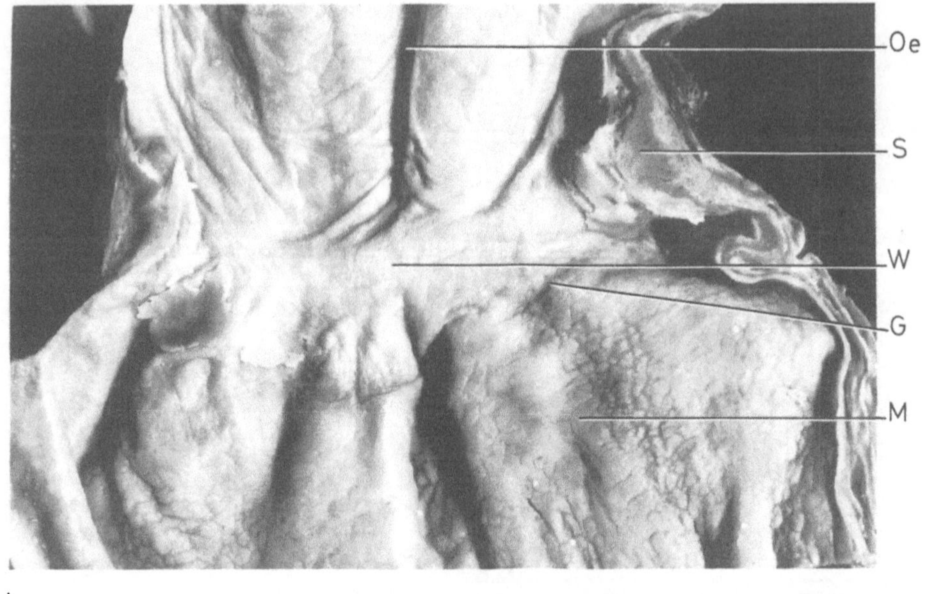

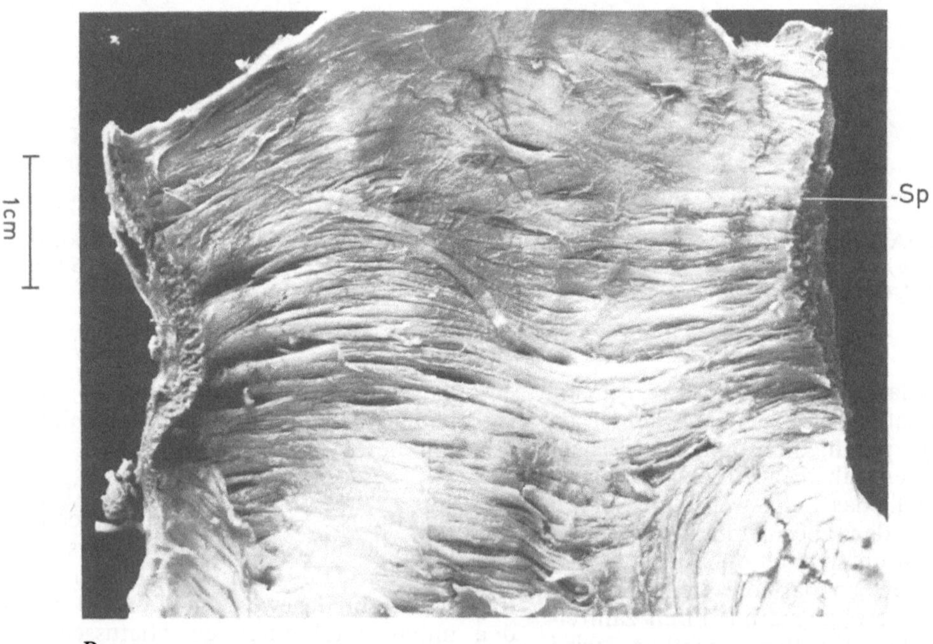

Abb. 7A u. B. (A) Schleimhaut des Oesophagus *(Oe)* und Magens *(M)*, Längsschnitt durch die Curvatura minor. (B) Das gleiche Präparat nach Abpräparation von Mucosa und Submucosa. Das Gebiet des Sphincters *(Sp)* durch seitliche Striche markiert. Der Sphincter besteht aus verdickten Muskelbündeln der Oesophagusringschicht, die sich Y-förmig verzweigen, sich gegenseitig verbinden und ein Scherengitter bilden. *G* = Epithelgrenze, *W* = Querwulst (oberhalb und unterhalb Längsfalten), *S* = unterer Sphincter im Querschnitt

2. Unterer Oesophagussphincter

Unter der Schleimhaut des distalen Oesophagus findet man am Längsschnitt des in situ fixierten Präparates eine Vorwölbung. Auf dem Schnittbild durch alle Wandschichten läßt sich diese Vorwölbung eindeutig auf eine Verdickung der Muscularis propria des unteren Oesophagusabschnittes beziehen (Abb. 7A). Die Länge dieses verdickten Muskelbereiches betrug nach Messungen an in situ fixierten Präparaten von 10 Individuen $2,9 \pm 0,3$ cm ($\bar{x} \pm$ SD) bei einer maximalen Dicke von etwa dem Doppelten der oralwärts gelegenen Oesophaguswandmuskulatur. Die Binnenstrukturen dieses Bereiches sind am Totalpräparat nach vorsichtiger Abpräparation der Mucosa und Submucosa zu erkennen (Abb. 7B). Die Muskelbündel bilden ein quergestelltes Scherengitter. Sie sind relativ dick und verzweigen sich sowohl nach cranial und caudal als auch in die Tiefe der Muskelwandverdickung. Die scherengitterförmige Ringstruktur ist aus morphologischer Sicht als verstärkter Teil der Ringmuskulatur des tubulären Oesophagus aufzufassen. Bei dieser Struktur könnte es sich um das morphologische Substrat des funktionell definierten unteren Oesophagussphincters handeln (s. Kapitel 4, 23).

3. Schleimhautübergang und Kardia

Am Längsschnitt durch den Oesophagus und Magen ist die Grenze zwischen der Schleimhaut des Oesophagus und des Magens als unregelmäßige, gezackte Linie (Ora serrata) sichtbar. Die Lage der Ora serrata ist sehr variabel und kann daher nicht als Bezugspunkt für z.B. funktionelle Studien benutzt werden. Im histologischen Bild ist jedoch der Übergang des unverhornten, geschichteten Plattenepithels des Oesophagus in das prismatische Magenepithel die einzige exakte anatomische Grenze zwischen den beiden Organen.
Die Kardiaregion ist im histologischen Schnittpräparat durch die Lage der Oesophagus- bzw. Kardiadrüsen zur Muscularis mucosae charakterisiert. Die Drüsen des Oesophagus liegen nämlich fast ausnahmslos unter der Muscularis mucosae, während die Kardiadrüsen oberhalb derselben liegen. Die Muscularis mucosae erscheint in diesem Bereich oft mehrlagig und setzt sich kontinuierlich in die des Magens fort. Von besonderer Bedeutung für die Funktion dieser Region dürften auch hier die kollagenelastischen Netze sein, die fascienartig auf der Innen- und Außenseite der Muscularis propria liegen, zwischen die Muskelbündel einstrahlen und diese voneinander trennen. Das bindegewebige Netzwerk stellt auch hier einen wesentlichen Bestandteil der äußeren Muskelwand dar. Es ist hier wie in anderen Oesophagusabschnitten Ansatzpunkt von Muskelbündeln, hält die Ordnung der muskulären Scherengitter aufrecht, umschließt durchtretende Gefäße und füllt als Gleitgewebe die Lücken zwischen größeren und kleineren Muskelbündeln aus.

4. Oesophago-gastrischer Übergang

Der Übergang des Oesophagus in den Magen ist an der Außenseite, besonders im Bereich der Curvatura minor nicht erkennbar. Auf der Innenseite stellt hier der Canalis ventriculi die direkte Fortsetzung des Oesophaguslumens dar. Nur der Magenfundus ist durch den Hisschen Winkel (Incisura cardiaca) auf der Seite der Curvatura major in etwa abgesetzt.
Die muskulösen Wandstrukturen des Oesophagus werden zum Magen so umgebaut, daß ein insbesondere zur Fundusseite verformbares Hohlorgan entsteht. Auch die Mucosa ist aufgrund ihrer ziehharmonikaartigen Faltung besonders dehnbar.
Die Längsschicht der Oesophagusmuskulatur geht bandartig auf beide Kurvaturen über; ihre Aufzweigung auf der Vorder- und Hinterwand ist dabei jeweils Y-förmig (Abb. 8B, A_2). Die Ringschicht der Oesophagusmuskulatur setzt sich an der kleinen Kurvatur kontinuierlich in den Magen fort; in der Wand der Magenstraße kreuzen sich somit Längs- und Ringmuskelschicht rechtwinklig (Abb. 8A und B).
Im Bereich des Hisschen Winkels ist die Fortsetzung der Ringschicht des Oesophagus verdickt. Sie stellt gleichzeitig den Ausgangspunkt des vorderen und hinteren Schenkels der Fibrae obliquae dar. Auch an

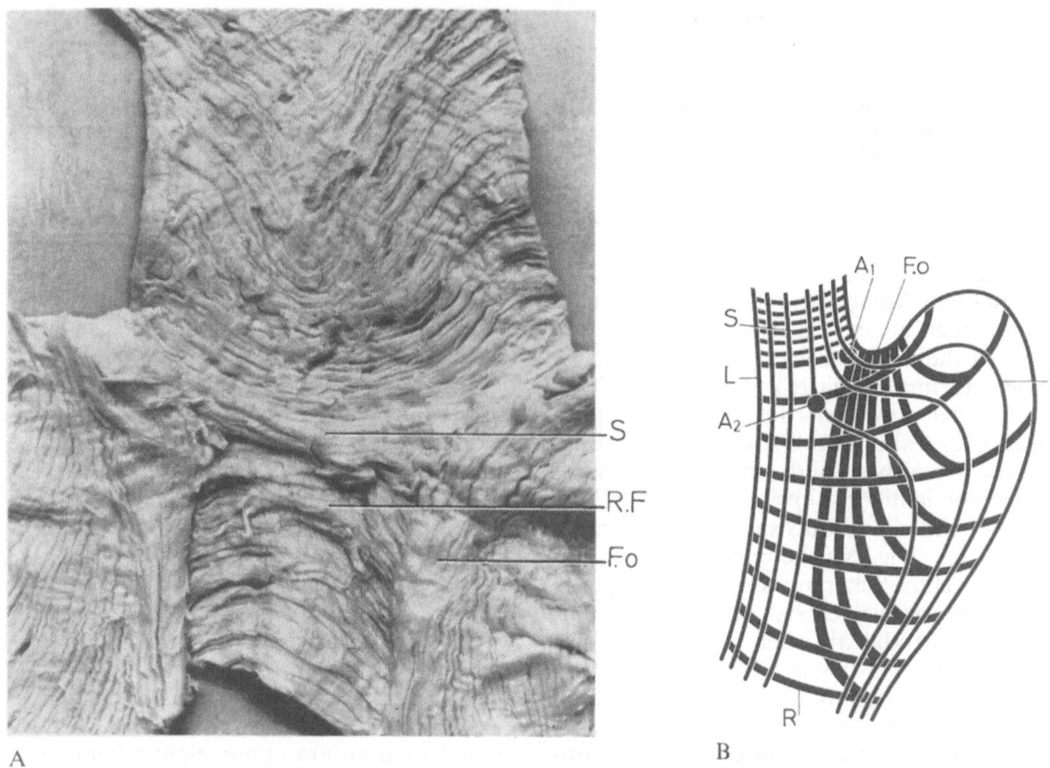

Abb. 8 A u. B. (A) Reliefbild der oesophago-gastrischen Übergangszone, Längsschnitt durch die Curvatura major. (B) Schema des Muskelfaserverlaufs. A_1 = Aufteilungsstelle der Ringschicht in die Fibrae obliquae; A_2 = Aufteilungsstelle der Längsschicht in die Muskelbänder der Curvaturen. $F.o$ = Fibrae obliquae, S = Sphincter, L = Längsschicht, R = Ringschicht, $R.F$ = Ringmuskelförmiger Teil der Fibrae obliquae

dieser Stelle entsteht durch das Abscheren der Fibrae obliquae aus der Ringschicht an Vorder- und Hinterwand eine Y-förmige Aufzweigung (Abb. 8 B, A_1). Die Fibrae obliquae zweigen sich in der Vorder- und Hinterwand (Abb. 8 A) hauptsächlich zur Curvatura major hin fächerförmig auf. Auch zur Curvatura minor zweigen einige Faserbündel ab; hierdurch ist unterhalb des unteren Oesophagussphincters (Abb. 8 A) eine zweite, ringförmige Muskelverdickung (R.F.) nachzuweisen. Alle Bündel der Fibrae obliquae gehen kontinuierlich in die Ringschicht über; nur im Fundusbereich bilden die Fibrae obliquae zusammen mit der Längsschicht einen Vortex [4, 8].

Im Corpusbereich bildet die zirkuläre Schicht ein quer zur Längsachse gestelltes Scherengitter, das die Schenkel der Fibrae obliquae auf Vorder- und Hinterwand quer überkreuzt. Auf der Seite der Curvatura major wird die Ringschicht außen von den Längsmuskelbündeln überkreuzt. Somit weist die Wand des Corpus ventriculi mit Ausnahme der Magenstraße eine dreigeschichtete Muskulatur auf. Diese Funktionsarchitektur entspricht derjenigen anderer Hohlorgane. Die Vergurtung der Wand erfolgt durch die miteinander vernetzten Fasersysteme der Fibrae obliquae und der zirkulären Schicht (Abb. 8 B).

Literatur

1. Bombeck, C. Th., Dillard, D. H., Nyhus, L. M.: Muscular anatomy of the gastroesophageal junction and role of phrenoesophageal ligament. Ann. Surg. **164**, 643–655 (1966).
2. De Carvalho, C., Ferraz, A.: Zur Untersuchung der Beziehung zwischen Arterien und Venen der Übergangszone zwischen Magen

und Oesophagus des Menschen. Anat. Anz. **118**, 261–280 (1966).

3. Didio, L. J. A., Anderson, M.: The "Sphincters" of the Digestive System. Baltimore: Williams and Wilkins 1968.

4. Farthmann, E. H.: Die Faserstruktur der Muscularis propria des menschlichen Magens. In: Bartelheimer, H., Kühn, H. A., Becker, V., Stelzner, F.: Gastroenterologie und Stoffwechsel, Bd. 3. Stuttgart: Thieme 1973.

5. Friedland, G. W., Melcher, D. H., Berridge, F. R., Gresham, G. A.: Debatable points in the anatomy of the lower oesophagus. Thorax **21**, 487–498 (1966).

6. Imdahl, H.: Der terminale Oesophagus. Stuttgart: Schattauer 1963.

7. Liebermann, D.: Die Muskelarchitektur der Magenwand des menschlichen Foeten im Vergleich zum Aufbau der Magenwand des Erwachsenen. Morph. Jb. **108**, 391–400 (1966).

8. Müller, G.: Die funktionelle Anatomie des Magens. Verh. anat. Ges. **111**, 298–311 (1962).

9. Roszel, A.: Über die Anomalie der Arteria subclavia dextra und die Persistenz der Vena cava superior sinistra. Anat. Anz. **188**, 348–367 (1966).

10. Stelzner, F., Lierse, W.: Der angiomuskuläre Dehnverschluß der terminalen Speiseröhre. Langenbecks Arch. klin. Chir. **324**, 35–64 (1968).

11. Wanke, M., Chiari, H.: Oesophagus. In: Doerr-Seifert-Uehlinger: Spezielle pathologische Anatomie, Bd. 2, Teil 1. Berlin-Heidelberg-New York: Springer 1971.

12. Zaino, C., Jacobson, H., Lepow, H., Ozturk, C.: The pharyngoesophageal Sphincter. Springfield/Ill.: Ch. C. Thomas 1970.

2. Kapitel

Physiologie des oralen und pharyngo-oesophagealen Transports

F. WALDECK

In die Mundhöhle aufgenommene Nahrung oder Flüssigkeit wird durch aktiven Transport via Pharynx und Oesophagus in den Magen transportiert. Dieser als *Schluckvorgang* bezeichnete Prozeß wird in der Mundhöhle willkürlich eingeleitet (orale Phase) und läuft im weiteren reflektorisch ab (pharyngeale, oesophageale Phase).

Der Ablauf des Schluckvorgangs in Art eines *Reflexes* ist besonders im Hinblick auf die Pharynxpassage bedeutsam, da sich hier der Luft- und der Nahrungsweg kreuzen. Das bedeutet, daß der Bissentransport derart organisiert sein muß, daß er rasch und zielgerichtet verläuft. So darf die Atmung nur kurz unterbrochen werden, und der Bissen muß unmittelbar in die Speiseröhre gelangen. Zur Bewerkstelligung des raschen, zielgerichteten Ablaufs treten in der hinteren Mundhöhle und im Pharynx erhebliche Drucke auf. Damit der Bissen unter diesen Umständen nicht etwa in die Nasenhöhle oder den Larynx gespritzt wird, müssen die entsprechenden Zugänge verschlossen werden, und der am Eingang zum Oesophagus liegende *obere Oesophagussphincter* muß erschlaffen.

Die hierbei erforderliche zeitliche Koordination von Motilitätsphänomenen wird durch ein äußerst komplexes und präzises Zusammenspiel zahlreicher Muskeln reflektorisch bewerkstelligt. Die zentrale Organisation der dabei ablaufenden Kontraktions- und Erschlaffungsphänomene geschieht durch Kerngebiete im Rhombencephalon.

Unsere Kenntnisse über diese Zusammenhänge wurden im wesentlichen durch röntgenologische Untersuchungen, elektromyographische Studien, Reiz- und Ableitversuche von Nerven sowie manometrische Messungen gewonnen. Bevor nachfolgend die Funktionsabläufe während der oralen und pharyngealen Phase des Schluckens betrachtet werden, soll zum besseren Verständnis zunächst der Übergangsbereich zwischen Pharynx und Oesophagus im Ruhestand betrachtet werden.

I. Der pharyngo-oesophageale Übergang in Ruhe

1. Der obere Oesophagussphincter als Übergang zwischen Pharynx und tubulärem Oesophagus

Außer beim Ablauf eines Schluckaktes steht der Pharynx über Nase und Mund oder über diese beiden Zugänge mit der äußeren Atmosphäre in Verbindung. Dieser Bereich, in dem daher Atmosphärendruck herrscht, wird durch den oberen Oesophagussphincter vom Lumen der tubulären Speiseröhre, in welchem subatmosphärische Drucke herrschen (ca. -8 bis -2 mm Hg) getrennt. Beim *oberen Oesophagussphincter (OOS)*, der auch pharyngo-oesophagealer Sphincter oder crico-pharyngealer Sphincter genannt wird, handelt es sich um ein Verschlußsystem, dessen Existenz durch morphologische, röntgenologische, elektromyographische und manometrische Untersuchungen gesichert ist. Einzelheiten zur Morphologie und Innervation des OOS s. 1. bzw. 5. Kapitel.

2. Identifizierung des oberen Oesophagussphincters

Auf Grund röntgenologischer und morphologischer Untersuchungen betrachtete bereits Killian 1908 [8] die Pars fundiformis des unteren Schlundschnürers (M. cricopharyngeus) als Constrictor, der als Oesophagus-„Lippe" den Oesophagus-„Mund" verschließt. Dieser angenähert halbkreisförmig verlaufende Muskelmantel, der beidseitig vom Ringknorpel entspringt, führt zur Ausbildung eines horizontal verlaufenden, spaltförmigen Oesophagus-Eingangs (s. 1. Kapitel, Abb. 3). Damit wird der OOS durch den M. cricopharyngeus und den oberen Teil des Oesophagus-Eingangs gebildet. Die Schleimhaut dieses Bereiches zeigt über eine Strecke von 1–2 cm horizontal verlaufende Falten, während die Falten unterhalb davon längsgerichtet sind. Diese Befunde wurden durch eingehende, röntgenologische, morphologische und kombiniert röntgenologisch-morphologische Untersuchungen durch Zaino *et al.* [16] an Menschen aller Altersgruppen bestätigt. Sie ergaben insbesondere ein vom Cricoidknorpel ausgehendes, sich 1–2 cm nach distal erstreckendes Verschlußsegment, welches sich auf die Höhe von C5/C6 projiziert.

Der Verschluß des pharyngo oesophagealen Übergangs wurde lange Zeit rein passiven Mechanismen zugeschrieben, da der M. cricopharyngeus und die Muskulatur des oberen Oesophagus bei allen Species aus quergestreifter Muskulatur bestehen (Lit. bei [3]). Demgegenüber konnte am Hund gezeigt werden [9], daß die Dauerkontraktion des M. cricopharyngeus nach Durchschneidung des zuführenden Nerven (Seitenast des Vagus) aufgehoben wird und dessen Reizung wieder zu einer Kontraktion führt. Entsprechendes konnte für den Menschen wahrscheinlich gemacht werden [10]. Inzwischen ist durch elektro-myographische Untersuchungen sowohl an Tieren [1, 2] als auch am Menschen [7, 11] ge-

zeigt worden, daß die Fasern des M. cricopharyngeus einen *aktiven Ruhetonus* unterhalten. Diese Muskelaktivitäten werden im Ruhezustand durch Aktionspotentiale, die über Äste beider Nn. vagi verlaufen, aufrechterhalten.

3. Manometrische Untersuchungen des oberen Oesophagussphincters

Fyke und Code führten 1955 [6] erstmals Druckmessungen im OOS mit einem mechano-elektrischen Druckwandler durch. Mit diesem Meßsystem wurde im unteren Pharynx auf der Höhe des Cricoidknorpels eine Hochdruckzone von ca. 3 cm Länge identifiziert, deren Maximaldruck in Ruhe ca. 30 mm Hg betrug. Später durchgeführte, simultane kinematographische und manometrische Untersuchungen dieses Bereiches [12], ergaben das in Abb. 1 dargestellte *Druckprofil* für den pharyngo-oesophagealen Übergang. Dieses mit Hilfe eines perfundierten Katheters gewonnene Druckprofil zeigt eine Länge von 4–5 cm bei einem ca. 1 cm langen Maximum von ca. 60 mm Hg, das sich unterhalb der Stimmbänder auf C5/C6 projiziert. In neueren Untersuchungen hat Winans [15] unter Einsatz perfundierter Katheter, die auf gleicher Höhe jeweils 3 bzw. 8 seitenständige Öffnungen aufwiesen, die Drucke im OOS analysiert, die aus verschiedenen Richtungen von der Wand in das Lumen gerichtet sind. Dabei ergab sich für die Zone höch-

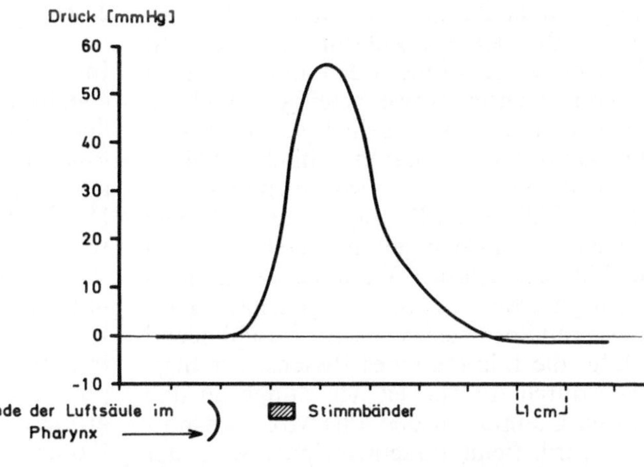

Abb. 1. Das Druckprofil im oberen Oesophagussphincter und dessen räumliche Beziehung zu Pharynx, Stimmbändern und Wirbeln. (Nach [12])

sten Druckes (19 cm aboral der Zahnreihe),
daß von anterior und posterior im Mittel
Drucke von 100 mm Hg, von links bzw.
rechts jedoch nur Drucke zwischen 25 und
30 mm Hg in das Lumen ausgeübt werden
(Abb. 2). Diese Orientierung der Drucke im
OOS wird verständlich, wenn man bedenkt,
daß der Speiseröhreneingang durch den
M.cricopharyngeus zwingenförmig umfaßt
und hierdurch eine quer verlaufende, spalt-
förmige Öffnung gebildet wird. Untersuchungen mit perfundierten Kathetern,
deren seitenständige Öffnung im OOS
zur Ermittlung des höchsten Druckes
gedreht wurde, ergaben bei gesunden Probanden Ruhedrucke von im Mittel
$96 \pm 15{,}6$ mm Hg [14]. Demgegenüber wurden bei Benutzung spezieller Ballonkatheter, mit deren Hilfe das Druckmaximum in
einem Sphincter übertragen wird, Maxi-
maldrucke im OOS gesunder Versuchspersonen von im Mittel $86{,}5 \pm 12$ mm Hg bei
einer Länge der Hochdruckzone von 3–
4 cm gemessen [13].

II. Die Bewegungsvorgänge beim oralen und pharyngo-oesophagealen Transport

1. Die orale Phase des Schluckvorganges

Die in den Mund aufgenommene Nahrung
wird entweder unmittelbar oder nach dem
Kauen und Einspeicheln in den Rachen
transportiert und geschluckt. Am Kauvorgang sind die Zähne von Unter- und Ober-
kiefer, die Kaumuskulatur, Zunge und
Wangen sowie Mundboden und Gaumen
in koordinierter Weise beteiligt. Obgleich
der Kauvorgang willkürlich gesteuert werden kann, läuft er hauptsächlich reflektorisch ab. Die Speise wird normalerweise
ohne willkürlichen Beitrag durch Aktionen
von Zunge und Wangen mehrfach zwischen
die Zähne geschoben. Während der Zerklei-
nerung werden die Speisen gleichzeitig in-
tensiv mit Speichel vermischt. Anschließend
erfolgt die Bildung eines Bissens, der hiernach durch Andrücken der Zunge an den
harten Gaumen in den Pharynx transportiert wird. Beim Bissentransport wird der
Mund geschlossen, die Atmung unterbro-

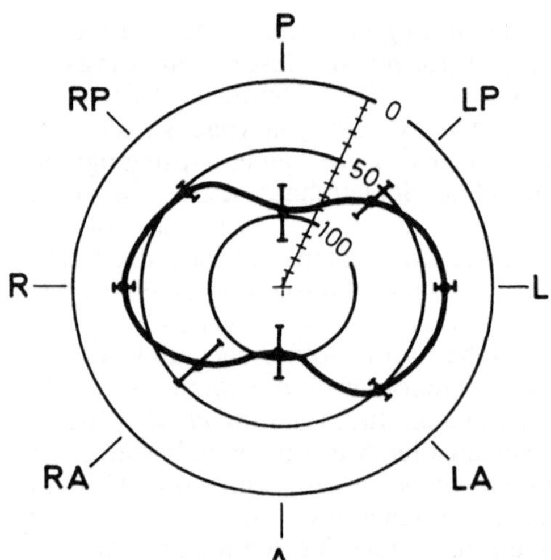

Abb. 2. Maximaler Druck im OOS ($\bar{x} \pm$ SE), der
aus verschiedenen Richtungen in das Lumen ausgeübt wird. *A* von anterior, *P* posterior, *R* rechts,
L links, *LA* links anterior usw. (Nach [15])

chen und der Unterkiefer an den Ober-
kiefer gezogen. Mit der Aktion der Zunge
wird der weiche Gaumen zum Abschluß
des Nasopharynx nach hinten bewegt. Er
legt sich dort an den Passavantschen Wulst
an, der durch den sich nach vorne be-
wegenden oberen Schlundschnürer gebildet
wird. Berührt der Bissen die Gaumen-
segel bzw. die Rachenhinterwand, so setzt
die rein reflektorisch ablaufende pharyngeale Phase des Schluckvorganges ein.

2. Der pharyngo-oesophageale Transport

Im Verlauf der durch Berührung der Rachenhinterwand ausgelösten und rein reflektorisch ablaufenden pharyngealen
Phase des Schluckvorganges kommt es zunächst zu einem Verschluß des Larynx.
Hierbei werden die Stimmbänder geschlossen und der Larynx bewegt sich gemeinsam
mit dem Zungenbein nach vorne und oben
unter den Zungengrund, während sich die
Epiglottis über den Larynxeingang legt.
Hierdurch wird der Durchmesser des Oropharynx in sagittaler Richtung deutlich vergrößert. Mit dieser Bewegung setzt die
Kontraktion des M.constrictor pharyngis
superior ein, welche die Abwärtsbewegung

des Bolus einleitet, und die durch eine Abwärtsbewegung des weichen Gaumens unterstützt wird. Anschließend kontrahiert sich der mittlere und sodann der untere Constrictor pharyngis. Kurz vor diesen Kontraktionsvorgängen, d. h. mit Beginn der pharyngealen Phase, kommt es bereits zu einem Tonusverlust im oberen Oesophagussphincter (Abb. 3), so daß der Weg in die Speiseröhre freigegeben wird.

Beim Schlucken eines festen Bissens ist die propulsive Kontraktion der Pharynxmuskulatur von größerer Bedeutung als beim Schlucken von Flüssigkeiten. Geübte „Trinker" sind sogar in der Lage, ohne eigentliches „Schlucken" Flüssigkeit in den Oesophagus einzuschütten. Hierbei werden der Kopf dorsal geneigt, Hyoid, Larynx und Zungengrund nach cranial bewegt, der OOS geöffnet, und die Zunge führt nur geringe Pumpbewegungen durch.

Die äußerst komplexen Bewegungsvorgänge beim pharyngealen Transport werden durch afferente Impulse über den N. glossopharyngeus, N. trigeminus und N. laryngeus sup. ausgelöst; die Efferenzen laufen über den N. trigeminus, N. vagus, N. glossopharyngeus und N. hypoglossus zu den beteiligten Muskeln von Mundhöhle, Rachen, Kehlkopf, pharyngo-oesophagealem Übergang und Speiseröhre. Der zeitliche Ablauf der Aktivierung der dabei beteiligten Muskeln wurde elektromyographisch exakt registriert [4]. Die Aktivierung des oberen Oesophagussphincters wird mit Eintritt des Bissens in den Oropharynx unterbrochen. Anschließend zeigt das Elektromyogramm ein kurzfristiges Überschießen der Aktivität, die sodann wieder auf die Ruheaktivität zurückgeht (Einzelheiten s. 5. Kapitel).

3. Manometrische Messungen der pharyngo-oesophagealen Bewegungsvorgänge

In Abb. 3 sind die Druckänderungen im Pharynx, oberem Oesophagussphincter und oberem Oesophagus im Verlauf eines Schluckvorganges wiedergegeben. Es ist zu ersehen, daß der Schluckvorgang im Pharynx durch einen plötzlich einsetzenden, steilen Druckanstieg mit raschem Wiederabfall charakterisiert ist. Vor der Druckstei-

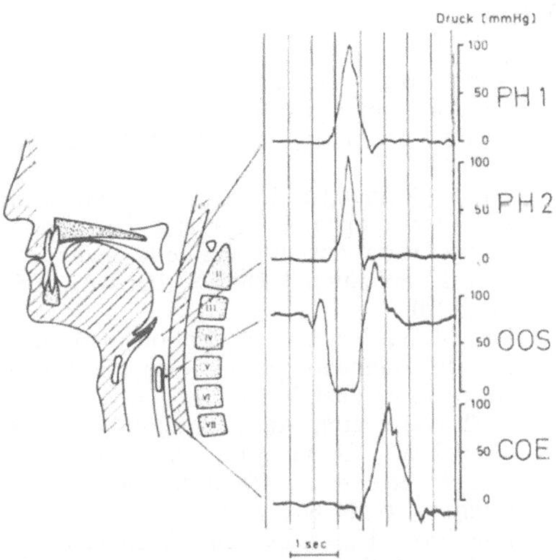

Abb. 3. Druckänderungen in Pharynx, oberem Oesophagussphincter und cervicalem Oesophagus vor, während und nach einem Schluckvorgang. *PH 1* Pharynx, 10 cm hinter der Zahnreihe; *PH 2* 15 cm; *OOS* 19 cm; *COE* cervicaler Oesophagus, 22 cm

gerung im Pharynx ist eine kurzfristige Druckerhöhung im OOS und anschließend eine ca. 0.8 sec dauernde, völlige Sphinctererschlaffung zu beobachten [5]. Anschließend steigt der Druck im OOS wieder an, um nach kurzfristig überschießendem Druckanstieg wieder den Ruhewert anzunehmen. Diese Druckänderungen verlaufen völlig parallel mit elektromyographisch registrierten Phänomenen im M. cricopharyngeus.

Aus Druckmessungen in Einheit mit röntgenologischen Untersuchungen ist zu schließen, daß der Bissen während der pharyngealen Phase des Schluckens eine Beschleunigung erfährt, wodurch er gewissermaßen in die obere Speiseröhre eingespritzt wird. Die Boluspassage breiförmigen Materials verläuft nach röntgenologischen Untersuchungen im tubulären Oesophagus nämlich rascher als die Progressionsgeschwindigkeit der peristaltischen Welle. Dieser Beschleunigungseffekt dürfte auch zu der Fähigkeit beitragen, bei horizontaler Körperlage oder bei gegenüber dem Abdomen tief stehendem Oberkörper schlucken zu können; hierbei kommt jedoch der Peristaltik für den Transport im tubulären Oesophagus eine größere Bedeutung zu.

Literatur

1. Andrew, B. L.: The nervous control of the cervical oesophagus of the rat during swallowing. J. Physiol. (Lond.) **134**, 729–740 (1956).
2. Car, A., Roman, C.: L'activité spontanée du sphincter oesophagien supérieur chez le mouton; ses variations au cours de la déglutition et de la rumination. J. Physiol. (Paris) **62**, 505–511 (1970).
3. Doty, R. W.: Neural organisation of deglutition. In: Handbook of Physiology, Section 6, Alimentary Canal, Vol. IV: Motility, p. 1861–1902. Washington: Amer. Physiol. Soc. 1968.
4. Doty, R. W., Bosma, J. F.: An electromyographic analysis of reflex deglutition. J. Neurophysiol. **19**, 44–60 (1956).
5. Ellis, F. H.: Upper esophageal sphincter in health and disease. Surg. Clin. N. Amer. **51**, 553–565 (1971).
6. Fyke, F. E., jr., Code, C. F.: Resting and deglutition pressures in the pharyngo-esophageal region. Gastroenterology **29**, 24–34 (1955).
7. Hellemanns, J., Vantrappen, G., Vandenbrouke, J.: The electrical activity of the human esophagus. Gastroenterology **58**, 959 (1970).
8. Killian, O.: Über den Mund der Speiseröhre. Z. Ohrenheilk. **55**, 1 (1908).
9. Lund, W. S.: The function of the cricopharyngeal sphincter during swallowing. Acta otolaryng. (Stockh.) **59**, 497–510 (1965a).
10. Lund, W. S.: A study of the cricopharyngeal sphincter in man and in the dog. Ann. roy. Coll. Surg. Engl. **37**, 225–246 (1965b).
11. Monges, H., Salducci, J., Roman, C.: Etude electromyographique de la contraction oesophagienne chez l'homme normal. Arch. Mal. Appar. Dig. **57**, 545–560 (1968).
12. Sokol, E. M., Heitmann, P., Wolf, B. S., Cohen, B. R.: Simultaneous cineradiographic and manometric study of the pharynx, hypopharynx, and cervical esophagus. Gastroenterology **51**, 960–974 (1966).
13. Waldeck, F., Siewert, R., Jennewein, H. M., Hummelt, H.: The pressure profile in the pharyngoesophageal region. Digestion, in preparation 1976.
14. Watson, W. C., Sullivan, S. N.: Hypertonicity of the cricopharyngeal sphincter: a cause of globus sensation. Lancet **1974 II**, 1417–1419.
15. Winans, C. S.: The pharyngoesophageal closure mechanism: a manometric study. Gastroenterology **63**, 768–777 (1972).
16. Zaino, C., Jacobson, H. G., Lepow, H., Otzturk, C. H.: Pharyngo-esophageal sphincter. Springfield/Ill.: Ch. C. Thomas 1970.

3. Kapitel

Physiologie des tubulären Oesophagus

J. Hellemans und G. Vantrappen

Der Transport durch den Oesophagus verläuft rasch, und die Entleerung ist dabei vollständig, so daß der normale Oesophagus im Ruhezustand praktisch leer ist. Das Lumen der Speiseröhre stellt dann einen virtuellen Raum dar. Beim normalen Schluckakt beginnt die Kontraktion hoch im Pharynx, läuft distalwärts über den ganzen Oesophagus weiter und · erreicht schließlich die Kardia. Die fortschreitende Kontraktion des tubulären Oesophagus, die durch Schlucken ausgelöst wird, bezeichnet man als „primäre Peristaltik". Sie gewährleistet den oesophagealen Transport eines festen Bolus und eines flüssigen Schluckes, sofern dieser gegen die Gravitation erfolgt. Für den Transport von Flüssigkeiten bei aufrechter Körperhaltung scheint die Gravitation die Hauptrolle zu spielen. Zusätzlich gibt die Kontraktion der pharyngealen Constrictoren dem Bolus einen Impuls, wodurch dessen Progression durch den proximalen Teil der Speiseröhre erleichtert wird.

I. Kontraktionsmuster des Oesophagus

1. Primäre Peristaltik

Unter primärer Peristaltik versteht man eine koordinierte Oesophaguskontraktion, die durch Schlucken ausgelöst wird und den Oesophagus von oben nach unten durchläuft. Die Besonderheiten dieser Kontraktionsform wurden vor allem durch intraluminale Druckmessungen, röntgenologische Untersuchungen, elektromyographische Studien und Beobachtungen der Muskelbewegungen studiert.

a) Manometrische Messungen

Manometrisch registriert man im Oesophagus beim Schlucken eine Reihe von Druck-

änderungen, die miteinander den „*Schluckkomplex*" bilden (Abb. 1). Dieser Komplex besteht aus einer initialen negativen Welle, welcher 3 positive Wellen folgen, deren letzte Ausdruck der peristaltischen Kontraktion ist [7, 15, 75, 76].

Die initiale, negative Deflexion stellt einen kurz dauernden Druckabfall dar, der bereits 0,1–0,2 sec nach Beginn des Schluckens auftritt und simultan den ganzen Oesophagus erfaßt. Beim Menschen korreliert sein Auftreten eng mit einem Druckabfall in der Pleura im Augenblick der Schluckatmung, was die Folge einer abrupten inspiratorischen Bewegung zu Beginn des Schluckaktes darstellt [75]. Das Auftreten der negativen Welle nimmt mit dem Lebensalter zu [41].

Nach Schlucken eines großen Bolus folgt der initialen negativen Deflexion sofort eine abrupte Drucksteigerung geringer Amplitude, welche mit großer Geschwindigkeit über den tubulären Oesophagus fortschreitet. Diese erste positive Welle beginnt in dem Augenblick, in dem die Peristaltik hoch im Oesophagus entsteht, und der Zungengrund einen schnellen, dorsal gerichteten Stoß ausführt, der den Bolus nach unten treibt. Diese Welle ist auf die Übertragung des intrapharyngealen Drucks durch den geöffneten oberen Oesophagussphincter (OOS) bei plötzlicher Propulsion eines großen, nicht komprimierbaren Bolus in das Lumen der Speiseröhre zurückzuführen. Beim Leerschlucken fehlt diese Welle meistens. Im Moment ihres Entstehens kann man im Oesophagus einige Muskelpotentiale registrieren [42]. Ebenso ist in dieser Phase eine Aufwärtsbewegung in der Oesophaguswand fixierter, röntgendichter Clips zu beobachten [27, 31]. Diese Druckwelle ist im oberen Teil der Speiseröhre am größten.

Die zweite positive Welle erscheint hingegen im unteren Teil der Speiseröhre besonders deutlich. Sie entsteht aufgrund des Widerstandes, den das untere Ende der Speiseröhre der von oben einlaufenden Peristaltik entgegensetzt. Nach Verschluß der Kardia sind diese Wellen häufiger zu beobachten und nehmen an Größe zu [17, 76].

Die eigentliche peristaltische Kontraktion wird als ein schneller Druckanstieg registriert, der in koordinierter Weise von proximal nach distal fortschreitet. Die Dauer der Druckwelle an einer Stelle des

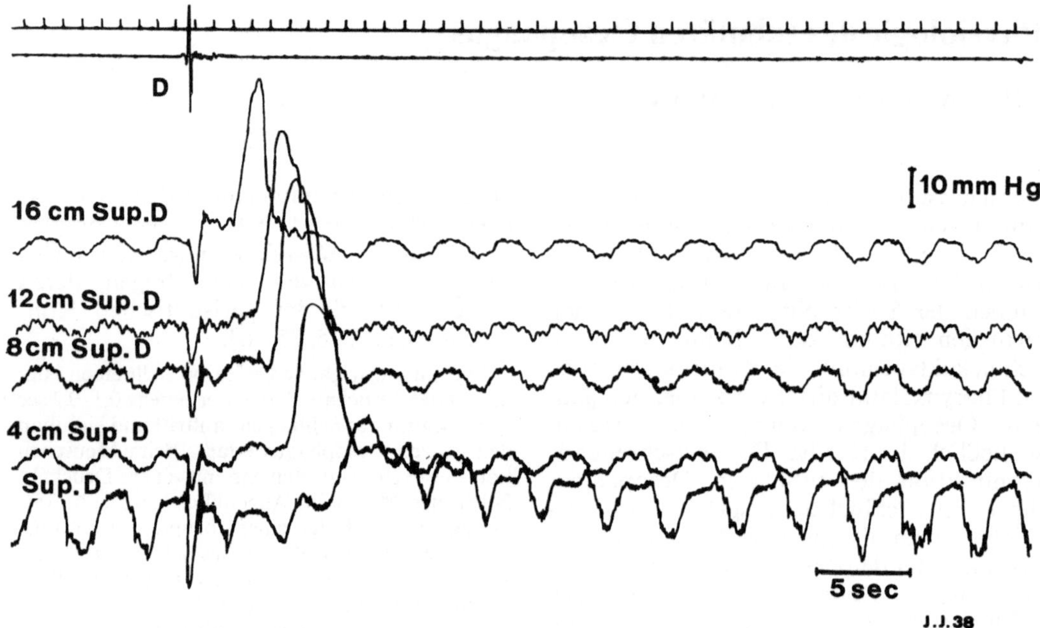

Abb. 1. Simultane Druckregistrierung eines Schluckkomplexes an verschiedenen Stellen im Oesophagus. Die Kurven wurden am Druckumkehrpunkt im unteren Oesophagussphincter als Referenzstelle *(Sup.D)* sowie 4, 8, 12 und 16 cm darüber gemessen. *D*=Schlucksignal; oberste Kurve Zeitschreibung in sec. Die phasischen Druckänderungen sind atmungsbedingt; die erste negative Druckwelle erscheint unmittelbar nach Beginn des Schluckaktes *(D)* simultan an allen Meßstellen. Auf dem obersten Kanal kommt es anschließend zu einer kleinen, ersten positiven Druckwelle, die auf den distalen Kanälen nicht auftaucht. Die anschließende peristaltische Kontraktion verläuft über den Oesophagus bis zum unteren Oesophagussphincter (UOS); der UOS zeigt eine Erschlaffung mit anschließender Kontraktion. Die Sphincterkontraktion ist zunächst überschießend und hält relativ lange an, bis der Ruhetonus wieder eingestellt wird

tubulären Oesophagus beträgt ca. 2–4 sec [16], ist jedoch in den untersten Zentimetern der Speiseröhre signifikant länger. Gegenüber dem Pharynx ist die Progressionsgeschwindigkeit im tubulären Oesophagus deutlich geringer. Nach dem Schlucken von 2 ml Wasser beträgt sie 3,44±0,45 cm/sec im quergestreiften Anteil und 3,53±0,44 cm/ sec im glattmuskulären Anteil. Auffallend ist, daß in dem ca. 2 cm langen Übergangssegment der Speiseröhre, das sich 4–6 cm unterhalb des oberen Oesophagussphincters befindet, die Geschwindigkeit der peristaltischen Welle deutlich herabgesetzt ist (Abb. 2). Sie beträgt bei jugendlichen Erwachsenen dort 1,87±0,15 cm/sec und bei über 65 Jahre alten Menschen 2,56±0,29 cm/sec. In diesem Übergangsbereich zwischen quergestreifter und glatter Muskulatur wurden elektromyographisch

am Menschen Aktivitäten beider Muskelarten nachgewiesen [41].

Die Progressionsgeschwindigkeit der Peristaltik hängt von zahlreichen Charakteristika des Bolus wie Größe, Festigkeit und Temperatur ab [28, 68, 82]. Eine durch Leerschlucken ausgelöste Peristaltik verläuft schneller als eine solche, die durch Schlucken einer größeren Flüssigkeitsmenge ausgelöst wurde [27].

Die Amplitude der Druckwelle, die während einer Peristaltik registriert wird, hängt neben der angewandten Meßtechnik von den Eigenschaften des Bolus und des jeweils untersuchten Oesophagussegmentes ab. In der Übergangszone zwischen quergestreiter und glatter Muskulatur hat die Oesophagusperistaltik die geringste Amplitude. Proximal sowie distal von diesem Bereich sind die Amplituden der peristaltischen

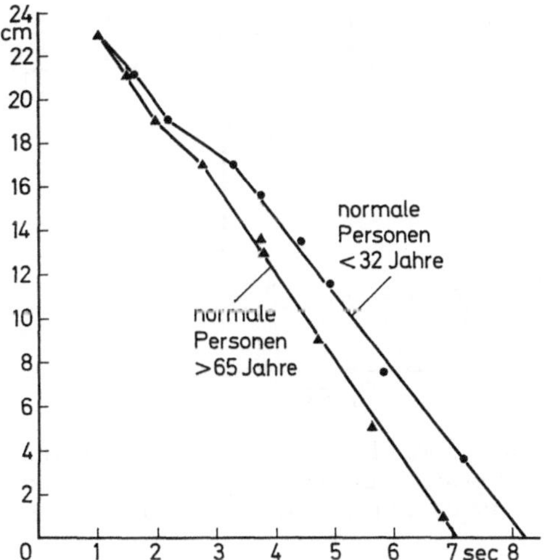

Abb. 2. Progression der peristaltischen Druckwelle bei jungen und alten Versuchspersonen. Ordinate: Abstand vom Druckumkehrpunkt in cm; Abscisse: Sekunden nach dem Schluckakt. Es ist zu sehen, daß die Progressionsgeschwindigkeit in einem ca. 2 cm langen Segment, das sich 4–6 cm unterhalb des oberen Oesophagussphincters befindet, in beiden Altersgruppen deutlich verzögert ist

Wellen deutlich größer [26, 28, 41, 65, 71, 72]. Hinsichtlich der Druckamplituden, die über die Länge des Oesophagus gemessen wurden (Druckprofil) bestehen große interindividuelle Unterschiede. Das individuelle Druckprofil eines Menschen wird jedoch bei wiederholten Untersuchungen stets wiedergefunden [47, 65]. In den untersten Zentimetern des Oesophagus werden längere Druckkurven mit geringerer Amplitude als in den oberen Teilen registriert. Bei der Interpretation aller derartigen Messungen ist zu berücksichtigen, daß die wenigsten der bisher mitgeteilten Druckmessungen im tubulären Oesophagus mit exakten, d. h. quantitativen Verfahren durchgeführt wurden (Einzelheiten s. 12. Kapitel). Die exakt gemessenen Höchstdrucke der peristaltischen Wellen betragen im distalen Oesophagus ca. 100 mm Hg [47, 79] oder liegen etwas darunter [27, 56]. Im proximalen Oesophagus wurden von einigen Autoren hingegen etwas höhere Werte registriert [28, 71, 72]. Die ohne Perfusion registrierten Drucke liegen im Bereich von ca. 40 mm Hg [16, 41, 75].

Die propulsive Kraft der Peristaltik wurde mit einem intraoesophagealen Druckwandler gemessen, der aus einem quecksilbergefüllten Silastik-Schlauch bestand, an dem eine Plastikkugel von 10,6 mm Durchmesser befestigt war [66]. Mit dieser Methodik wurden beim Schlukken gesunder Versuchspersonen Kräfte von 30–50 g registriert. Die in den verschiedenen Abschnitten des Oesophagus entwikkelten Kräfte zeigten ein Profil, das gut mit dem Profil der Druckamplituden der Oesophagusperistaltik übereinstimmt. Bei nicht peristaltischen Kontraktionen wird hingegen keine propulsive Kraft entwickelt.

b) Röntgenologische Untersuchungen

Nach röntgenkinematographischen Studien wird Kontrastmittel zu Beginn des Schluckaktes aus dem Pharynx durch den relaxierten oberen Oesophagussphincter in den tubulären Oesophagus gespritzt, der hierbei leicht gedehnt wird [70]. Bei einem sitzenden Probanden fließt die Flüssigkeit sodann nach unten. Der Oesophagus ist bereits völlig entleert, bevor die peristaltische Welle die Kardia erreicht. Auch bei horizontaler Körperlage fließt das Kontrastmaterial schneller ab, als die peristaltische Welle folgt. Dies ist wahrscheinlich auf die Beschleunigung durch die Pharynxkontraktion zurückzuführen [17, 70]. Bei Verwendung von Kontrastmittel höherer Viscosität findet man, daß das Oesophaguslumen durch die peristaltische Kontraktion verschlossen wird und das obere Ende der Kontrastmittelsäule die Form eines umgekehrten V annimmt [84]. Gleichzeitige manometrische Messungen ergaben, daß die peristaltische Druckwelle in dem Augenblick einsetzt, in welchem der Schwanz des Bolus vorbeizieht [17, 30, 31, 78].

c) Elektromyographische Studien

Aktionspotentiale der Oesophagusmuskulatur am Menschen können durch Anwendung einer Saugkapsel mit Nadel-Elektroden, welche die Oesophaguswand durch die Schleimhaut hindurch penetrieren, aufgenommen werden [46, 61]. Im oberen Oesophagussphincter des Menschen können in Ruhe beständig Muskelaktionspotentiale registriert werden (Abb. 3), die nach Einset-

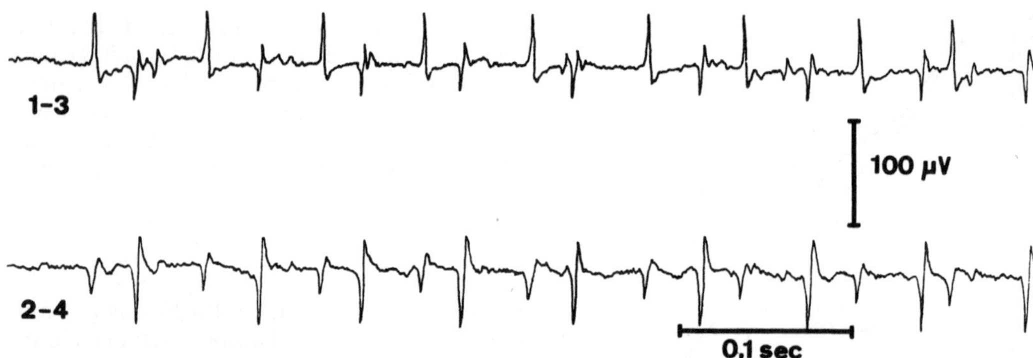

Abb. 3. Elektromyogramm aus dem oberen Oesophagussphincter des Menschen in Ruhe. Die Aktivitäten wurden mit 2 aufeinander senkrecht stehenden Elektrodenpaaren registriert (vertikal: 1–3, horizontal: 2–4); Interelektrodenabstand: 6 mm. Es wurden Aktivitäten von 2 verschiedenen motorischen Einheiten registriert

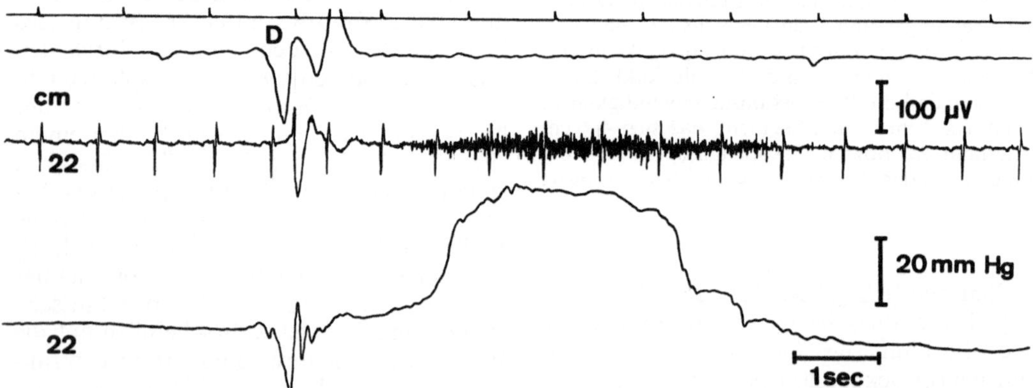

Abb. 4. Simultane Registrierung von Druck und Elektromyogramm aus dem quergestreiften Oesophagus des Menschen. Druckregistrierung (unterste Kurve) und EMG (darüber) wurden 22 cm unterhalb der Schneidezähne aufgenommen. Mit Einsetzen des Schluckaktes (D) entsteht ein Bewegungsartefakt von ca. 0,5 sec Dauer. Die anschließende Drucksteigerung und die EMG-Aktivität sind zeitlich und hinsichtlich ihrer Intensität eng miteinander korreliert. EMG durch EKG überlagert

zen des Schluckaktes vorübergehend gehemmt werden. Eine solche Ruhe-Aktivität fehlt im tubulären Oesophagus.

In dem aus quergestreifter Muskulatur bestehenden Oesophagusteil kann man nach dem Schlucken ein typisches Entladungsmuster registrieren, das erst allmählich einsetzt, dann immer stärker wird und schließlich wieder ausklingt. Zwischen diesem Aktivitätsverlauf und dem Verlauf des intraluminalen Druckes besteht eine enge Korrelation, d.h. der Druck erreicht sein Maximum während die elektromyographische Aktivität am größten ist und klingt mit dieser ab (Abb. 4).

Im distalen, aus glatter Muskulatur bestehenden Oesophagus findet man ein anderes Aktivitätsmuster: Die Aktionspotentiale sind hier breiter (80–200 msec gegenüber 8–10 msec); der Rhythmus, in dem die funktionellen Einheiten tätig sind, ist wesentlich langsamer (2,7–4,0 pro sec gegenüber 10–15 pro sec), und die Anzahl der Aktionspotentiale ist insgesamt deutlich geringer als im quergestreiften Teil der Speiseröhre. Die hier angegebenen Werte wurden am Menschen mit 2 im Abstand von jeweils 6 mm voneinander entfernten Elektroden gemessen [44]. Die elektrische Aktivität der glatten Muskulatur dauert jeweils nur so-

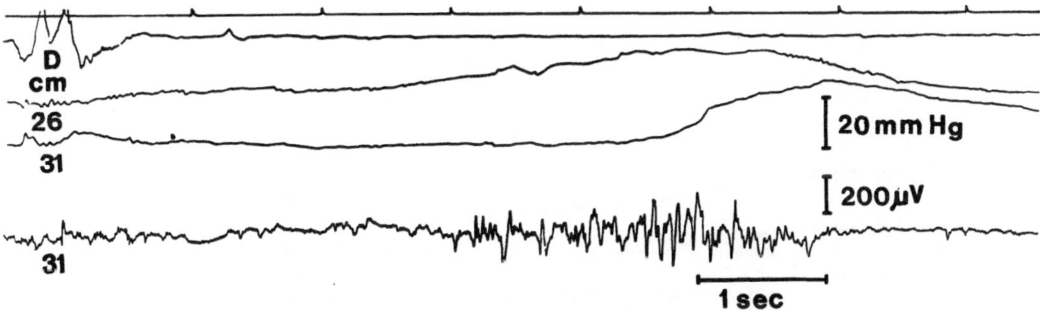

Abb. 5. Simultane Registrierung des Elektromyogramms (unterste Kurve) und des Druckes im glattmuskulären Teil des Oesophagus am Menschen. Die Zahlen geben jeweils den Abstand von den Schneidezähnen in cm an. Nach dem Schlucken entsteht zuerst eine EMG-Aktivität der glatten Muskulatur. Die Druckwelle erreicht an dieser Stelle ihr Maximum erst bei Aufhören der EMG-Aktivität

lange, bis das Maximum der Druckwelle erreicht ist. Während des anschließenden Druckabfalls registriert man keine EMG-Aktivität mehr (Abb. 5). In der Übergangszone zwischen quergestreifter und glatter Muskulatur registriert man Potentiale, wie sie für beide Muskelzelltypen charakteristisch sind.

d) Bewegungen der Muskelschichten

Im tubulären Oesophagus kommt es während der Peristaltik sowohl zu einer Kontraktion der longitudinal- als auch der zirkulärverlaufenden Muskelfaserbündel.

Bei der Katze wurden diese Zusammenhänge röntgenologisch an Hand der Verschiebung zuvor eingepflanzter Tantal-Clips in longitudinaler und horizontale Richtung studiert [29, 30]. Dabei konnte nachgewiesen werden, daß die Tantal-Clips zunächst aufgrund der Kontraktion der proximal von ihnen liegenden longitudinalen Muskulatur nach oben gezogen wurden; der untere Teil des Oesophagus dehnt sich hierbei etwas aus. Anschließend läuft die Kontraktionswelle der Längsmuskulatur nach distal. Kurz bevor die radiologisch oder manometrisch verfolgte, peristaltische Kontraktion den zirkulären unteren Oesophagussphincter erreicht, beginnen die Tantal-Clips sich nach distal zu bewegen. Markierungen im Mittelteil der Speiseröhre sinken in dieser Phase unter ihren Startpunkt. Am unteren Ende des Oesophagus ist die Aufwärtsbewegung stärker ausgeprägt, so daß der untere Oesophagussphincter beim Schlucken zumeist in den Thorax zu liegen kommt; die Markierungen sinken aber auch anschließend nicht unter ihren Ausgangspunkt (Abb. 6). Aus technischen Gründen wurden diese Beobachtungen während sekundärer Peristaltik

durchgeführt; es ist wahrscheinlich, daß dieselben Bewegungen auch bei primärer Peristaltik ablaufen.

Am Menschen wurden ähnliche Longitudinalbewegungen kleiner epiphrenischer Divertikel [3, 31] oder von Metallmarkierungen [3] beobachtet. Bei manometrischen Studien zeigen in die Speiseröhre eingeführte Katheter während der Peristaltik keine Longitudinalverschiebung; somit kommt es während der Peristaltik zu einer Verschiebung des Oesophagus gegenüber der Sonde, was bei manchen Fragestellungen berücksichtigt werden muß [31].

e) Regulation der koordinierten Progression

Für das koordinierte Fortschreiten der peristaltischen Kontraktion ist das Schluckzentrum im Rhombencephalon sehr wichtig [53, 68]. So bleibt am Hund der Ablauf der peristaltischen Kontraktion selbst nach Querdurchschneidung des Oesophagus mit Reanastomose unter Schonung des N. vagus erhalten [8, 38]. Für Speiseröhren mit quergestreifter Muskulatur scheint der zentralnervöse Einfluß absolut notwendig. Die afferenten Impulse, die durch Anwesenheit eines Bolus entstehen, sind jedoch ebenfalls von Bedeutung, da sie die Geschwindigkeit der peristaltischen Progression vermindern [68]. Wird bei Hunden die Entstehung dieser afferenten Impulse durch Ableitung des Bolus im cervicalen Oesophagus vollständig verhindert, so fällt auch die Peristaltik aus [52, 59]. Wird der Bolus aber

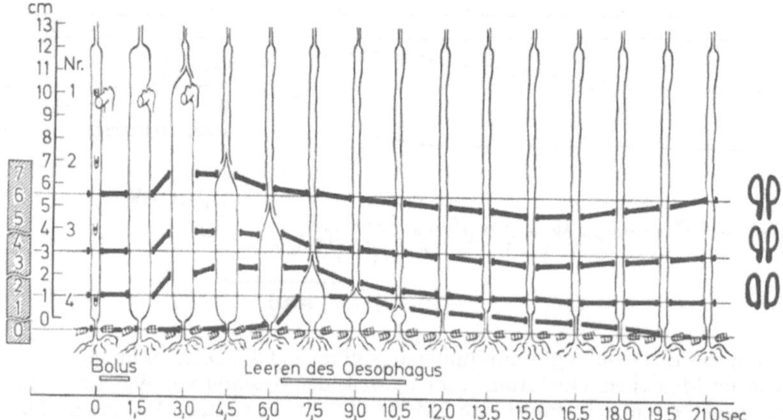

Abb. 6. Schematische Darstellung des Bewegungsablaufs der Speiseröhrenwand bei der Katze während eines Flüssigkeitsschluckes (Bariumsulfat) auf der Grundlage röntgenkinematographischer Studien. Die Auf- und Abbewegung zuvor aufgenähter Tantal-Clips sind schematisch durch die dicken horizontalen Linien angegeben. Ganz rechts sind die räumlichen Bewegungen der Clips dargestellt. Nach Einnahme des Kontrastmittels dilatiert sich der Oesophagus zunächst; mit Einsetzen der sekundären Peristaltik bewegen sich die Clips nach oben; bei Erschlaffung der Speiseröhre entfernen sich einander gegenüberliegende Clips voneinander; erreicht die Peristaltik die Clips, so treten sie wieder dichter zusammen; hat die Peristaltik die Clips passiert, führen sie eine Abwärtsbewegung durch. Die Clips am unteren Oesophagussphincter treten erst bei der Sphincterrelaxation auseinander und führen dann eine Aufwärtsbewegung aus; bei der anschließenden Abwärtsbewegung erreichen sie ihren Ausgangspunkt, unterschreiten diesen aber nie. (Nach [29])

erst im thorakalen Oesophagus abgeleitet, so läuft noch ein Drittel der elektromyographisch registrierten Peristaltiken bis in den unteren Oesophagus [52]. Im untersten Anteil der Speiseröhre ist der Bolus zwar für die Peristaltik nicht mehr absolut notwendig, trägt jedoch zum peristaltischen Muster noch deutlich bei.

Für die Peristaltik eines glattmuskulären Oesophagus ist die zentralnervöse Regulation nicht unbedingt erforderlich. So kann z.B. am Affen eine elektrische Stimulation der distalen Vagusstümpfe nach bilateraler Vagotomie zuweilen noch zu einer Peristaltik führen [73, 77]. Bei Katzen stellt sich einige Wochen nach beidseitiger Vagotomie im unteren Teil der Speiseröhre die peristaltische Kontraktionsform wieder ein [5, 73]. Im distalen, glattmuskulären Anteil des isolierten Oesophagus des Opossum können durch elektrische Reizung oder durch mechanische Dehnung noch peristaltische Kontraktionen ausgelöst werden [9]. Solche Kontraktionen, die ohne Vermittlung des zentralen Nervensystems zustande kommen, werden als *tertiäre Peristaltik* bezeichnet. Sie erfordern die Vermittlung des

intramuralen Nervensystems und verschwinden nach Applikation von Tetrodotoxin. Nach Untersuchungen der „rebound"-Kontraktion am isolierten Oesophagus des Oppossum wurde intramuralen, nicht-adrenergen, inhibitorischen Nerven eine Bedeutung für die Peristaltik zugeschrieben [80].

2. Sekundäre Peristaltik

Wenn ein Bissen im Oesophagus stecken bleibt, oder wenn Magen-Inhalt in die Speiseröhre zurückfließt, so können proximal vom Speise- oder Flüssigkeitsbolus peristaltische Kontraktionen auftreten. Diese als *sekundäre Peristaltik* bezeichneten Kontraktionen werden durch lokale Dehnung der Oesophaguswand ausgelöst. Eine sekundäre Peristaltik kann aber auch durch andere Reize, wie elektrische Stimulation, erzeugt werden. Nähere Untersuchungen haben gezeigt, daß die Kontraktion jeweils in dem Moment entsteht, in dem der Dehnungsreiz aufhört [9, 33]. Die sekundäre Peristaltik entsteht normalerweise proximal von der Reizstelle. Ihre Progressionsgeschwindigkeit und die Mechanismen, die eine geordnete Progression gewährleisten, sind dieselben wie für die primäre Peristaltik [33, 50, 51]. Die sekundäre Peristaltik läuft auch über die Stelle einer Querdurchschneidung mit Reanastomose [69] oder einen Bereich, dessen Mucosa cocainisiert wurde, hinweg [50]. Im cervicalen Oesophagus des Hundes ist das Vorhandensein eines Bolus für das Fortschreiten der sekundären Peristaltik absolut notwendig; im thorakalen Teil der Speiseröhre hat der Bolus einen nicht notwendigen, jedoch konsolidierenden Effekt auf den Ablauf der sekundären Peristaltik [51]. Die Schwelle zur Auslösung einer sekundären Peristaltik ist im cervicalen und thorakalen Oesophagus verschieden [21, 50]; nach unilateraler Vagotomie ist sie erhöht [68]. Bei hoch im Oesophagus ausgelöster, sekundärer Peristaltik kontrahiert sich der obere Oesophagussphincter ohne vorherige Relaxation [51]. Entsteht die sekundäre Peristaltik in der Übergangszone zwischen quergestreifter und glatter Muskulatur, so fehlt die elektromyographische Aktivität der quergestreiften Muskelfasern häufig.

3. Tertiäre, simultane Kontraktionen

Tertiäre Kontraktionen werden als Kontraktionen definiert, die simultan in verschiedenen Höhen des tubulären Oesophagus auftreten; sie unterscheiden sich grundsätzlich von der tertiären Peristaltik. Während des Ablaufs einer primären Peristaltik im oberen, quergestreiften Oesophagus treten die tertiären Kontraktionen im distalen, glatt muskulären Teil der Speiseröhre auf. Sie setzen zumeist dann ein, wenn die primäre Peristaltik etwa den Aortenbogen erreicht hat. Am Menschen werden tertiäre, simultane Kontraktionen im distalen Oesophagus häufiger als in der proximalen Speiseröhre beobachtet. Dies dürfte auf der weniger ausgeprägten Kontrolle der primären Peristaltik im glatt muskulären Anteil gegenüber der quergestreiften Speiseröhre durch das Schluckzentrum beruhen. Bei Hunden, deren tubulärer Oesophagus lediglich aus quergestreifter Muskulatur besteht, werden simultane Kontraktionen kaum beobachtet.

Simultane Kontraktionen werden vor allem bei jugendlichen, nervösen Personen [62] und bei Menschen im höheren Lebensalter beobachtet (s. Presby-Oesophagus). Ihre Häufigkeit ist nach Leerschlucken größer als nach dem Schlucken von Wasser. Simultane Kontraktionen folgen oft einem Schluckakt, der sehr rasch einem vorangehenden folgt [77]. Die Beobachtung gelegentlicher simultaner Kontraktionen soll daher nicht als pathologisch angesehen werden. Bei jugendlichen Versuchspersonen folgt in 96% der Fälle nach dem Schlucken von 8 ml Wasser und in 85% der Fälle nach Leerschlucken eine primäre Peristaltik [28].

Simultane Kontraktionen werden gehäuft bei pathologischen Zuständen des peripheren Nervensystems, wie Diabetes und alkoholische Neuropathie [60, 81], nach Schädigung im zentralen Nervensystem [34] und nach Applikation von Anticholinergica [41, 54, 55] beobachtet. Unter experimentellen Bedingungen treten sie nach cervicaler Vagotomie [4] sowie im isolierten Oesophagus [14] öfters auf. Es wurde vermutet, daß das Fehlen inhibitorischer Einflüsse, die über nicht-adrenerge Bahnen laufen sollen, zur Entstehung tertiärer Kontraktionen beiträgt [80]. Demgegenüber zeigen Schluckakte mit tertiärer Kontraktion eine normale deglutitive Inhibition.

4. Repetitive oder wiederholte Kontraktionen

Von *repetitiven* bzw. *wiederholten Kontraktionen* spricht man, wenn einem Schluckakt 2 oder mehr Kontraktionswellen folgen. Manometrische Messungen zeigen, daß diese wiederholten Kontraktionen so rasch aufeinanderfolgen können, daß sie bis zu einer biphasischen Welle verschmelzen. Dabei ist die erste Kontraktionswelle häufig peristaltisch und die folgende Kontraktion verläuft simultan; die wiederholten Kontraktionen können sich auf einem mehr oder weniger langen Abschnitt der Speiseröhre erstrecken; der Entstehungsmechanismus ist völlig unbekannt.

Während sie bei pathologischen Zuständen (Achalasie, diffuse Spasmen, Refluxoesophagitis) gehäuft beobachtet werden, treten sie auch bei gesunden Versuchspersonen höheren Lebensalters auf. Bei diesen handelt es sich jedoch selten um mehr als 2 Kontraktionen bei geringer Amplitude und kurzer Dauer. Demgegenüber sind sie im Fall typischer, diffuser Spasmen viel stärker ausgeprägt und dauern länger. Eine klare Abgrenzung pathologischer Störungen gegenüber Erscheinungen, wie sie an älteren, aber beschwerdefreien Menschen gemessen werden, ist nicht immer möglich.

5. Statische Kontraktionen (Propulsionskraft)

Während eine kurzfristige Dehnung der Speiseröhre eine sekundäre Peristaltik auslöst, führt eine länger bestehende Dehnung der Oesophaguswand durch einen relativ dicken, nicht deformierbaren Ballon zu einer Kontraktion, durch die der Ballon in Richtung Magen gedrückt wird [83]. Diese propulsive Kraft kann am Menschen bis 200 g erreichen. Während des Schluckens wird diese Kontraktion solange gehemmt, bis die Peristaltik die Stelle des Ballons erreicht hat, worauf die propulsive Kraft vorübergehend zunimmt. Gibt man hingegen den Ballon frei, so geht die magenwärts gerichtete Dauerkontraktion in eine fortschreitende Peristaltik über, die den Ballon weiter transportiert.

6. Schluckhemmung (deglutitive Inhibition)

Wird mehrmals rasch nacheinander geschluckt, wie beim Trinken, so folgt nur dem letzten Schluckakt eine peristaltische Kontraktion. Der untere Oesophagussphincter erschlafft hingegen vom ersten Schluckakt, bis die der letzten Schluckbewegung folgende peristaltische Welle abgelaufen ist. Diese Beobachtung zeigt, daß durch das Schlucken auch Hemmphänomene ausgelöst werden können.

Beim Hund wird die peristaltische EMG-Salve bei einem zweiten Schluck für 0,1–0,2 sec unterbrochen. Diese deglutitive Inhibitionswelle hat eine scheinbare Progressionsgeschwindigkeit von 4 m/sec, was in der Größenordnung der Nervenleitungsgeschwindigkeit liegt. Am Menschen ist das Inhibitionsmuster für den proximalen und distalen Oesophagus verschieden. Folgt der zweite Schluck in einer Phase, in der die primäre Peristaltik des ersten Schlucks sich noch im quergestreiften Oesophagus befindet, so wird die erste Kontraktion abgebrochen, d.h. die zugehörige EMG-Salve hört plötzlich auf. Die dem zweiten Schluck folgende peristaltische Welle erscheint früher als normal und ihre Progressionsgeschwindigkeit im oberen Oesophagus ist beschleunigt. Folgt der zweite Schluck dem ersten, wenn dessen peristaltische Kontraktion den unteren, glattmuskulären Teil der Speiseröhre erreicht hat, so wird die Progression der Druckwelle bzw. der EMG-Salve nach distal allmählich gestoppt, und

die Peristaltik klingt aus. Über welche Nervenbahnen die deglutitive Inhibition geleitet wird, und ob sie bei bestimmten pathologischen Zuständen gestört ist, ist nicht bekannt.

Die Antwort auf einen zweiten Schluckakt ist auch dann verändert, wenn dieser dem vorausgegangenen zu kurz folgt. Hierbei wird häufig eine nicht peristaltische Kontraktion mit erniedrigter Amplitude beobachtet. Dieser Einfluß durch einen vorausgegangenen Schluckakt ist bei Jugendlichen bis zu einem Intervall von 10 sec und bei älteren Menschen bis zu einem Intervall von 14 sec sehr deutlich ausgeprägt [42, 43].

II. Mechanische Eigenschaften der Oesophagusmuskulatur. Der denervierte Oesophagus. Der Oesophagus *in vitro*

1. Mechanische Eigenschaften der Oesophagusmuskulatur

Versuche zur Charakterisierung der mechanischen Eigenschaften der Oesophaguswand von Ratten durch ein Längenspannungsdiagramm ergaben die für glatte Muskulatur bekannten, typischen Verlaufskurven [35]. Nach Versuchen am kompletten Organ wird der Dehnungswiderstand bei niedrigen Drucken durch die Muskulatur und nach größerer Vordehnung durch die Mucosa bestimmt. Transversale Muskelstreifen aus dem distalen Oesophagus des Opossum leisten gegenüber einer Dehnung einen geringeren Widerstand als Präparate aus dem unteren Oesophagussphincter [12]. Außerdem entwicklen Streifen aus dem unteren Oesophagussphincter bei Kontraktion eine höhere maximale Spannung bei geringerer Vordehnung als solche aus dem Oesophagus [57].

Die Kraft-Geschwindigkeits-Charakteristik der glatten Oesophagusmuskulatur des Opossum wurde während der einer transmuralen Reizung folgenden off-response studiert [18, 19]. Die Relevanz dieser Daten für die Funktion des Organs in vivo ist jedoch nicht gesichert. Der quergestreifte Oesophagus des Hundes entwickelt seine maximale Spannung bei elektrischer Reizung mit einer Frequenz von 35–40 Hz. Diese Muskulatur gehört zum „twitch"-Typ, reagiert aber relativ langsam im Vergleich zu anderen quergestreiften Muskeln [22].

2. Der denervierte Oesophagus

Der quergestreifte Oesophagus zeigt nach Isolierung oder Vagotomie keine koordinierte peristaltische Kontraktion mehr. Im EMG findet man am vagotomierten Hund schon ziemlich rasch Denervationszeichen, wie Muskelfibrillationen und „positive sharp waves" [64].

Im glattmuskulären Oesophagus entstehen nach Denervation spontane, pendelnde Kontraktionen der Longitudinalschicht [73]. In der zirkulären Muskulatur entsteht dabei jeweils eine Hyperpolarisationswelle ohne nachfolgende Kontraktion [23]. Das Einführen und Aufblasen eines kleinen Ballons führt am denervierten Organ zur Entstehung „tertiärer", peristaltischer Kontraktionen, die die Verbindung zum zentralen Nervensystem offensichtlich nicht voraussetzen.

3. Reaktionen des glattmuskulären Oesophagus auf Dehnung und elektrische Reizung

Wird der glattmuskuläre Oesophagus des Opossum mit einem Ballon gedehnt oder transmural in bestimmter Weise gereizt, so sind 3 verschiedene Antworten zu registrieren: Die „on"-Antwort der zirkulären Muskulatur, die „off"-Antwort dieser Schicht und die Dauer-Antwort der longitudinalen Muskelfasern [9, 11, 14].

Die „on"-Antwort besteht in einer kurzen Kontraktion, die sich auf einen Bereich von höchstens 1 cm proximal der Reizstelle erstreckt. Sie setzt ca. 0,3 sec nach Anfang der Dehnung ein und dauert ca. 1 sec. Bleibt der Ballon aufgeblasen, so kann sich diese Kontraktion von Zeit zu Zeit wiederholen. Diese Antwort ist nicht nervös bedingt und gegenüber Tetrodotoxin unempfindlich, d. h. sie stellt eine direkte Antwort des Muskels auf die Dehnung dar. Nach elektrischer Reizung ist die „on"-Antwort nur sehr schwach ausgeprägt.

Die „off"-Antwort ist häufig eine peristaltische Kontraktion, die unmittelbar distal von der mechanisch oder elektrisch gereizten Stelle des Oesophagus ausgeht. Sie setzt erst nach Beendigung der Reizung ein. Die Latenz zwischen Reiz-Ende und „off"-Antwort nimmt um so mehr zu, je mehr der untersuchte Oesophagusabschnitt distal liegt. Dieser Mechanismus dürfte ebenfalls zur Progression der peristaltischen Welle

beitragen. Die „off"-Antwort kommt höchstwahrscheinlich in Art eines „rebound"-Phänomens durch Hyperpolarisation nach Reizung durch die nicht adrenerge inhibitorische Bahn zustande [23], die möglicherweise zu den purinergen Fasern gehört [6].

Die longitudinale Muskulatur kontrahiert sich während der gesamten Reizdauer über einen bestimmten Bereich. Diese Dauer-Antwort wird durch lokale, cholinerge Reflexe vermittelt. Zirkuläre Muskelstreifen aus dem Corpus oesophagi erschlaffen während repetitiver Reizung nicht und auch dann nicht, wenn sie zuvor durch Cholinergica zur Kontraktion gebracht wurden. Muskelstreifen aus dem unteren Oesophagussphincter reagieren hingegen während wiederholter elektrischer Reizung mit einer Erschlaffung [11].

III. Pharmakologie des tubulären Oesophagus

Muskelstreifen der zirkulären und longitudinalen Oesophagusschichten kontrahieren sich unter dem Einfluß von Noradrenalin, das überwiegend die α-Receptoren stimuliert [13], von Acetylcholin [10] und von Gastrin, das über die Freisetzung von Acetylcholin aus den postganglionären Nervenfasern wirkt [58]. Die Empfindlichkeit der zirkulären Muskulatur des tubulären Oesophagus ist jedoch gegenüber diesen und weiteren Substanzen (Methacholin, Nicotin, 1,2-Dimethylphenyl-piperazin, Serotonin) geringer als diejenige des unteren Oesophagussphincters. Direkt erregende Substanzen, wie Barium oder Calcium, haben jedoch einen ebenso starken Effekt wie im unteren Oesophagussphincter [10]. Eine Stimulation der β-adrenergen Receptoren durch Isoproterenol führt zu einer Erschlaffung. Diese Wirkung könnte über das cyclische AMP vermittelt werden; hierüber könnte auch Theophyllin, Prostaglandin E_1 und der hypothetische Neurotransmitter der purinergen Fasern eingreifen [37]. Am Menschen wird in vivo die Kontraktion des quergestreiften Oesophagus durch d-Tubocurarin unterdrückt, während Neostigmin diesem Effekt entgegenwirkt [55].

Anticholinergica wie Atropin wirken vor allem auf den glattmuskulären Anteil der Speiseröhre. Bereits nach i.m. Verabreichung von 0,5 mg Atropin nimmt der prozentuale Anteil nicht-peristaltischer Kontraktionen zu. Bei Dosissteigerung wird auch die Amplitude der Druckwellen geringer und kann nach hohen Dosen praktisch völlig aufgehoben werden [41, 55, 63]. Es ist nicht ohne weiteres zu deuten, weshalb die Peristaltik gegenüber Anticholinergica so empfindlich ist, zumal die "off"-Antwort nach transmuraler, elektrischer Stimulation durch Atropin nicht verändert wird und die "off"-Antwort der peristaltischen Kontraktion sehr nahe zu stehen scheint. Dies läßt vermuten, daß Atropin außer den Muscarin-Receptoren und der neuromuskulären Übertragung, noch andere für die Auslösung der Peristaltik entscheidende Mechanismen blockiert. Durch EMG-Registrierung in der Übergangszone der Speiseröhre bei Affen wurde deutlich, daß Anticholinergica eine Entkopplung des Zusammenspiels der quergestreiften und glatten Muskulatur bewirken. Manometrische Untersuchungen am Menschen nach Gabe von Anticholinergica zeigten eine stark verzögerte und sehr variable Progression der Kontraktion in der Übergangszone, in der sie gewissermaßen stecken bleibt [45]. Röntgenologische Untersuchungen der Speiseröhre nach i.v.-Injektion von 100 mg Hyoscin-N-Bromid zeigten eine schlagartige Erschlaffung des Organs mit Verbreiterung und Verlängerung [74]. Der Ruhedruck im Oesophagus wird durch Anticholinergica jedoch nicht verändert.

Eine indirekte cholinerge Reizung durch Verabreichung eines Cholinesterase-Inhibitors wie Edrophoniumchlorid (Tensilon) erhöht die Amplitude der peristaltischen Kontraktion und vermindert ihre Progressionsgeschwindigkeit [48]. Durch i.m. Verabreichung von 6–10 mg Acetyl-β-methylcholin (Mecholyl) wurde am Gesunden ein mäßig stimulierender Einfluß auf die Peristaltik beschrieben. Die Antwort ist jedoch im Vergleich zu der dramatischen Steigerung der motorischen Aktivität, wie sie nach Verabreichung dieser Substanz unter pathologischen Umständen beobachtet wird, gering (z. B. im denervierten Oesophagus bei Achalasie, Chagas-Krankheit, symptomatischen diffusen Spasmen oder nach Einwachsen von Tumoren in die intramuralen Nervenplexus). Ob für Gastrin ähnliche Überempfindlichkeitsreaktionen bestehen, ist noch nicht entschieden, zumal nur über einen einzigen Patienten mit diffusen Spasmen berichtet wurde, die nach Injektion von Pentagastrin zunahmen [32]. Demgegenüber hat Pentagastrin nach i.m. Applikation am Gesunden zwar eine Drucksteigerung im unteren Oesophagussphincter zur Folge, ist jedoch ohne Einfluß auf Amplitude, Dauer oder Progressionsgeschwindigkeit der Peristaltik [47].

Metoclopramid erhöht die Kontraktionskraft im tubulären Oesophagus und im unteren Oesophagussphincter und verlängert die Kontraktionsdauer der peristaltischen Welle [24, 39, 40]. Hydrochinidin verzögert in einer Dosis von 200 mg i.m. die peristaltische Progressionsgeschwindigkeit, insbesondere im unteren Oesopha

gus und verbreitert die Komplexe in diesem Bereich [77]. Prostaglandin $F_{2\alpha}$ erhöht bei i.v. Infusion die Amplitude der peristaltischen Druckwelle [25]. Die Prostaglandine E_1 und E_2 vermindern den Druck im unteren Oesophagussphincter, haben jedoch nur einen geringen Einfluß auf den tubulären Oesophagus [36, 37].

Literatur

1. Arimori, M., Code, C. F., Schlegel, J. F., Sturm, R. E.: Electrical activity of the canine esophagus and gastroesophageal sphincter its relation to intraluminal pressure and movement of material. Amer. J. dig. Dis. **15**, 191–208 (1970).
2. Arimori, M., Schlegel, J. F., Code, C. F.: Action potentials of esophagus and gastroesophageal sphincter in dogs. Physiologist **8**, 103 (1965).
3. Berridge, F. R., Friedland, G. W., Tagart, R. E. B.: Radiological landmarks at the oesophago-gastric junction. Thorax **21**, 499–510 (1966).
4. Binder, H. J., Bloom, D. L., Stern, H., Solitare, G. B., Thayer, W. R., Spiro, H. M.: The effect of cervical vagectomy on esophageal function in the monkey. Surgery **64**, 1075–1083 (1968).
5. Burgess, J. N., Schlegel, J. F., Ellis, F. H. jr.: The effect of denervation on feline esophageal function and morphology. J. Surg. Res. **12**, 24–33 (1972).
6. Burnstock, G.: Purinergic nerves. Pharmacol. Rev. **24**, 509–581 (1972).
7. Butin, J. W., Olsen, A. M., Moersch, H. J., Code, C. F.: A study of esophageal pressures in normal persons and patients with cardiospasm. Gastroenterology **23**, 278–291 (1953).
8. Carveth, S. W., Schlegel, J. F., Code, C. F., Ellis, F. H. jr.: Esophageal motility after vagotomy, phrenicotomy, myotomy and myomectomy in dogs. Surg. Gynec. Obstet. **114**, 31–42 (1962).
9. Christensen, J.: Patterns and origin of some esophageal responses to stretch and electrical stimulation. Gastroenterology **59**, 909–916 (1970a).
10. Christensen, J.: Pharmacologic identification of the lower esophageal sphincter. J. clin. Invest. **49**, 681–691 (1970b).
11. Christensen, J.: Neural control mechanisms in the esophagus: a cryptic motor innervation. In: Proc. Fourth Internat. Symposium on Gastrointestinal Motility, p. 607–611, Vancouver: Mitchell Press 1974.
12. Christensen, J., Conklin, J.: Studies on the origin of the distinctive mechanics of smooth muscle at the esophagogastric junction. In: Proc. Fourth Internat. Symposium on Gas

trointestinal Motility, p.63–71. Vancouver: Mitchell Press 1974.

13. Christensen,J., Daniel,E.E.: Effects of some autonomic drugs on circular esophageal smooth muscle. J. Pharmacol. exp. Ther. **159**, 243–249 (1968).

14. Christensen,J., Lund,G.F.: Esophageal responses to distension and electrical stimulation. J. clin. Invest. **48**, 408–419 (1969).

15. Code,C.F., Creamer,B., Schlegel,J.F., Olsen,A.M., Donoghue,F.E., Andersen,H.A.: An atlas of esophageal Motility in health and disease. Springfield/Ill.: Ch. C. Thomas 1958.

16. Code,C.F., Schlegel,J.F.: Motor action of the esophagus and its sphincters. In: Handbook of Physiology, section 6: Alimentary Canal, Vol.IV: Motility, p.1821–1839. Washington: Amer. Physiol. Soc. 1968.

17. Cohen,B.R., Wolf,B.S.: Cineradiographic and intraluminal pressure correlations in the pharynx and esophagus. In: Handbook of Physiology, section 6: Alimentary Canal, Vol. IV: Motility, p. 1841–1860. Washington: Amer. Physiol. Soc. 1968.

18. Cohen,S.: The inotropic action of gastrin. In: Proc. Fourth Internat. Symposium on Gastrointestinal Motility, p.225–232. Vancouver: Mitchell Press 1974.

19. Cohen,S., Green,F.E.: Force-velocity characteristics of esophageal muscle: effect of acetylcholine and norepinephrine. Amer. J. Physiol. **226**, 1250–1256 (1974).

20. Cohen,S., Lipshutz,W., Hughes,W.: Role of gastrin supersensitivity in the pathogenesis of lower esophageal sphincter hypertension in achalasia. J. clin. Invest. **50**, 1241–1247 (1971).

21. Creamer,B., Schlegel,J.: Motor responses of the esophagus to distension. J. appl. Physiol. **10**, 498–504 (1957).

22. Diamant,N.E.: In vivo characteristics of dog esophageal striated muscle. Rendic. Gastroenterol. **3**, 138 (1971).

23. Diamant,N.E.: Electrical activity of the cat smooth muscle esophagus: a study of hyperpolarizing responses. In: Proc. Fourth Internat. Symposium on Gastrointestinal Motility, p.592–605. Vancouver: Mitchell Press 1974.

24. Dilawari,J.B., Misiewicz,J.J.: Action of oral metoclopramide on the gastroesophageal junction in man. Gut **14**, 380–382 (1973).

25. Dilawari,J.B., Newman,A., Poleo,J., Misiewicz,J.J.: The effect of prostaglandins and of antiinflammatory drugs on the oesophagus and the cardiac sphincter in man. Gut **14**, 822 (1973).

26. Dodds,W.J., Hogan,W.J., Reid,D.P., Stewart, E.T., Stef,J.J., Arndorfer,R.C.: Evaluation of pharyngeal peristalsis using a strain sensitive recording system. Gastroenterology. **62**, 743 (1972).

27. Dodds,W.J., Hogan,W.J., Reid,D.P., Stewart, E.T., Linehan,J.H., Stef,J.J., Arndorfer,R.C.: Variables affecting manometric recording of pressure amplitude during esophageal peristalsis. Gastroenterology **62**, 743 (1973a).

28. Dodds,W.J., Hogan,W.J., Reid,D.P., Stewart, E.T., Arndorfer,R.C.: A comparison between primary esophageal peristalsis following wet and dry swallows. J. appl. Physiol. **35**, 851–857 (1973b).

29. Dodds,W.J., Stewart,E.T.: Evaluation of esophageal movement using intramural tantalum wire markers. In: Proc. Fourth Internat. Symposium on Gastrointestinal Motility, p.313–322. Vancouver: Mitchell Press 1974.

30. Dodds,W.J., Stewart,E.T., Hodges,D., Zboralske,F.F.: Movement of the feline esophagus associated with respiration and peristalsis. An evaluation using tantalum markers. J. clin. Invest. **52**, 1–13 (1973c).

31. Dodds,W.J., Stewart,E.T., Hogan,W.J., Stef,J.J., Arndorfer,R.C.: Effect of esophageal movement on intraluminal esophageal pressure recording. Gastroenterology **67**, 592–600 (1974).

32. Eckardt,V., Weigand,H.: Supersensitivity to pentagastrin in diffuse oesophageal spasm. Gut **15**, 706–709 (1974).

33. Fleshler,B., Hendrix,T.R., Kramer,P., Ingelfinger,F.J.: The characteristics and similarity of primary and secondary peristalsis in the esophagus. J. clin. Invest. **38**, 110–116 (1959).

34. Fischer,R.A., Ellison,G.W., Thayer,W.R., Spiro,H.M., Glaser,G.H.: Esophageal motility in neuromuscular disorders. Ann. intern. Med. **63**, 229–248 (1965).

35. Goyal,R.K., Biancani,P., Philips,A., Spiro,H.M.: Mechanical properties of the esophageal wall. J. clin. Invest. **50**, 1456–1465 (1971).

36. Goyal,R.K., Rattan,S., Hersh,T.: Comparison of the effects of prostaglandins E_1, E_2 and A_2, and of hypovolumic hypotension on the lower esophageal sphincter. Gastroenterology **65**, 608–612 (1973).

37. Goyal,R.K., Rattan,S.: Mechanism of the lower esophageal sphincter relaxation. Action of prostaglandin E_1 and theophylline. J. clin. Invest. **52**, 337–341 (1973).

38. Greenwood,R.K., Schlegel,J.F., Code,C.F., Ellis,F.H.jr.: The effect of sympathectomy, vagotomy and oesophageal interruption on the canine gastro-oesophageal sphincter. Thorax **17**, 310–319 (1962).

39. Guelrud,M.: Effect of intravenous metoclopramide on the incompetent lower esophageal sphincter. Amer. J. Gastroenterol. **61**, 119–124 (1974).

40. Heitmann,P., Möller,N.: The effect of metoclopramide on the gastroesophageal junctio-

nal zone and the distal esophagus in man. Scand. J. Gastroenterol. **5**, 621–625 (1970).

41. Hellemans, J.: Invloed van de leeftijd op de motorische functie van de slokdarm. Tielt: Uitg. Lannoo 1970.

42. Hellemans, J., Vantrappen, G.: Physiology. In: Diseases of the esophagus (Eds. Vantrappen, G., Hellemans, J.), p. 40–102. Berlin-Heidelberg-New York: Springer 1974.

43. Hellemans, J., Vantrappen, G.: Presbyesophagus. In: Diseases of the esophagus (Ed. Vantrappen, G., Hellemans, J.), p. 372–378. Berlin-Heidelberg-New York: Springer 1974 b.

44. Hellemans, J., Vantrappen, G., Janssens, J.: Electromyography of the esophagus. In: Diseases of the esophagus (Ed. Vantrappen, G., Hellemans, J.), p. 270–285. Berlin-Heidelberg-New York: Springer 1974.

45. Hellemans, J., Vantrappen, G., Vandenbroukke, J.: The effect of anticholinergics on the activity of the smooth and striated esophageal muscle. Rendic. Gastroenterol. **1**, 130 (1969).

46. Hellemans, J., Vantrappen, G., Vandenbroucke, J.: The electrical activity of the human esophagus. Gastroenterology **58**, 959 (1970 b).

47. Hollis, J. B., Castell, D. O.: Amplitude of esophageal peristalsis as determined by rapid infusion. Gastroenterology **63**, 417–422 (1972).

48. Hollis, J. B., Castell, D. O.: Esophageal function in elderly men. A new look at "presbyesophagus". Ann. intern. Med. **80**, 371–374 (1974).

49. Hollis, J. B., Levine, S. M., Castell, D. O.: Differential sensitivity of the human esophagus to pentagastrin. Amer. J. Physiol. **222**, 870–874 (1972).

50. Hwang, K.: Mechanism of transportion of the content of the esophagus. J. appl. Physiol. **6**, 781–796 (1954).

51. Janssens, J., Valembois, P., Hellemans, J., Vantrappen, G., Pelemans, W.: Studies on the necessity of a bolus for the progression of secondary peristalsis in the canine esophagus. Gastroenterology **67**, 245–251 (1974).

52. Janssens, J., Valembois, P., Vantrappen, G., Hellemans, J., Pelemans, W.: Is the primary peristaltic contraction of the canine esophagus bolus dependent? Gastroenterology **65**, 750–756 (1973).

53. Jean, A.: Localisation et activité des neurones déglutiteurs bulbaires. J. Physiol. (Paris) **64**, 227–268 (1972).

54. Kantrowitz, P. A., Siegel, C. I., Hendrix, T. R.: Differences in motility of the upper and lower esophagus in man and its alteration by atropine. Bull Johns Hopk. Hosp. **118**, 476–491 (1966).

55. Kantrowitz, P. A., Siegel, C. I., Strong, M. J., Hendrix, T. R.: Response of the human oesophagus to d-tubocurarine and atropine. Gut **11**, 47–50 (1970).

56. Kaye, M. D., Showalter, J. P., Rock, K. C., Johnson, E.: A circumferentially-sensitive miniature transducer for study of human esophageal motility. Gastroenterology **64**, 752 (1973).

57. Lipshutz, W., Cohen, S.: Physiological determinants of lower esophageal sphincter function. Gastroenterology **61**, 16–24 (1971).

58. Lipshutz, W., Tuch, A. F., Cohen, S.: A comparison of the site of action of gastrin I on lower esophageal sphincter and antral circular smooth muscle. Gastroenterology **61**, 454–460 (1971).

59. Longhi, E. H., Jordan, P. H., Jr.: Necessity of bolus for propagation of primary peristalsis in the canine esophagus. Amer. J. Physiol. **220**, 609–612 (1971).

60. Mandelstam, P., Siegel, C. I., Lieber, A., Siegel, M.: The swallowing disorder in patients with diabetic neuropathy-gastroenteropathy. Gastroenterology **56**, 1–12 (1969).

61. Monges, H., Salducci, J., Roman, C.: Etude électromyographique de la contraction ésophagienne chez l'homme normal. Arch. franç. Mal. App. Dig. **57**, 545–560 (1968).

62. Nagler, R., Spiro, H. M.: Serial esophageal motility studies in asymptomatic young subjects. Gastroenterology **41**, 371–379 (1961).

63. Niemann, H., Jakob, G.: Oesophagusmanometrische Befunde beim Menschen nach intravenöser Applikation eines neuen Cholinolyticums (Hsp 2986), von Atropin und von Scopolaminbutylbromid. Arzneimittel-Forsch. **21**, 1220–1221 (1971).

64. Pelemans, W., Vantrappen, G., Hellemans, J., Valembois, P., Janssens, P.: Denervation potentials in the canine esophagus. In: Proc. Fourth Internat. Symposium on Gastrointestinal Motility, p. 613–621. Vancouver: Mitchell Press 1974.

65. Pope, C. E. II: Effect of infusion on force of closure measurements in the human esophagus. Gastroenterology **58**, 616–624 (1970).

66. Pope, C. E. II, Horton, P. F.: Intraluminal force transducer measurements of human oesophageal peristalsis. Gut **13**, 464–470 (1972).

67. Rinaldo, J. A., Levey, J. F., Smathers, H. M., Gardner, L. W., McGinnis, K. D.: An integrated anatomic, physiologic and cineradiologic study of the canine gastroesophageal sphincter. Amer. J. dig. Dis. **16**, 556–565 (1971).

68. Roman, C.: Contrôle nerveux du péristaltisme ésophagien. J. Physiol. (Paris) **58**, 79–108 (1966).

69. Siegel, C. I., Hendrix, T. R.: Evidence for the central mediation of secondary peristalsis in the esophagus. Bull. Johns Hopk. Hosp. **108**, 297–307 (1961).

70. Sokol, E. M., Heitmann, P., Wolf, B. S., Cohen, B. R.: Simultaneous cineradiographic and manometric study of the pharynx hypopharynx and cervical esophagus. Gastroenterology **51**, 960–974 (1966).

71. Stef, J. J., Dodds, W. J., Hogan, W. J., Linehan, J. H.: Esophageal manometry: component analysis of systems used to record intraluminal pressure. In: Proc. Fourth Internat. Symposium on Gastrointestinal Motility, p. 337–346. Vancouver: Mitchell Press 1974a.

72. Stef, J. J., Dodds, W. J., Hogan, W. J., Linehan, J. H., Stewart, E. T.: Intraluminal esophageal manometry: an analysis of variables affecting recording fidelity of peristaltic pressures. Gastroenterology **67**, 221–230 (1974b).

73. Tieffenbach, L., Roman, C.: Rôle de l'innervation extrinsèque vagale dans la motricité de l'oesophage à musculeuse lisse: étude électromyographique chez le chat et le babouin. J. Physiol. (Paris) **64**, 193–226 (1972).

74. Uthgenannt, H., Strömlid, A., Zwad, H. O.: Die Röntgenuntersuchung des Oesophagus in Buscopan-Hypotonie. Fortschr. Röntgenstr. **119**, 10–16 (1973).

75. Vantrappen, G.: Slokdarmmotiliteit. Brussel: Arscia uitgaven 1961.

76. Vantrappen, G., Hellemans, J.: Studies on the normal deglutition complex. Amer. J. dig. Dis. **12**, 255–266 (1967).

77a. Vantrappen, G., Hellemans, J.: Esophageal motility. Rendic. R. Gastroenterol. **2**, 7–19 (1970).

77b. Vantrappen, G., Hellemans, J., Pelemans, W., Janssens, J., Vandenbroucke, J.: Hydroquinidine and esophageal peristalsis. Proc. 4th World Congress of Gastroenterology. p. 406. Copenhagen: Dan. Gastroenterol. Assoc. 1970.

78. Vantrappen, G., Liemer, M. D., Ikeya, J., Texter, E. C., Jr., Barborka, C. J.: Simultaneous fluorocinematography and intraluminal pressure measurements in the study of esophageal motility. Gastroenterology **35**, 592–602 (1958).

79. Waldeck, F., Jennewein, H. M., Siewert, R.: Manometric methods for measuring rapid pressure changes in the esophagus and its sphincters. In: Proc. Fourth Internat. Symposium on Gastrointestinal Motility, p. 449–456. Vancouver: Mitchell Press 1974.

80. Weisbrodt, N. W., Christensen, J.: Gradients of contractions in the opossum esophagus. Gastroenterology **62**, 1159–1166 (1972).

81. Winship, D. H., Caflisch, C. R., Zboralske, F. F., Hogan, W. J.: Deterioration of esophageal peristalsis in patients with alcoholic neuropathy. Gastroenterology **55**, 173–178 (1968).

82. Winship, D. H., Viegas de Andrade, S. R., Zboralske, F. F.: Influence of bolus temperature on human esophageal motor function. J. clin. Invest. **40**, 243–250 (1970).

83. Winship, D. H., Zboralske, F. F.: The esophageal propulsive force: esophageal response to acute obstruction. J. clin. Invest. **46**, 1391–1401 (1967).

84. Zboralske, F. F., Dodds, W. J.: Roentgenographic diagnosis of primary disorders of esophageal motility. Radiol. Clin. N. Amer. **7**, 147–162 (1969).

4. Kapitel

Physiologie des oesophago-gastralen Transports

F. Waldeck und H. M. Jennewein

I. Definition und Einleitung

Aus gastro-enterologischer Sicht versteht man unter einem *digestiven Sphincter* ein System, das zwei funktionell verschiedene Räume ventilartig voneinander trennt. Diese Trennung kommt durch eine tonische Muskelkontraktion zustande, die sich u. a. als Zone erhöhten intraluminalen Druckes dokumentiert. Zur Erfüllung der Ventilfunktion ist es erforderlich, daß die Hochdruckzone während der Boluspassage in Koordination mit der Motorik der angrenzenden Funktionsräume reaktiv erschlaffen und kontrahieren kann. Der Begriff digestiver Sphincter ist damit funktionell, nicht aber morphologisch definiert.

Der oesophago-gastrale Übergang enthält eine solche Zone hohen Druckes, die in Ruhe den Oesophagus gegenüber dem Magen verschließt und beim Schlucken die Passage kurzfristig freigibt. Dieser Bereich trennt somit das Oesophaguslumen, in dem ein atemsynchron schwankender Unterdruck herrscht, vom Mageninneren mit hierzu invers schwankendem geringem Überdruck. Die funktionelle Bedeutung der Hochdruckzone muß im Zusammenwirken mit der Peristaltik des tubulären Oesophagus gesehen werden. Sie besteht darin, beim Schlucken einen gerichteten Transport zu gewährleisten und in der übrigen Zeit einen Reflux von Mageninhalt in die Speiseröhre zu verhindern.

Im Falle eines Reflux wird eine sekundäre bzw. tertiäre Peristaltik ausgelöst und das Regurgitat in den Magen zurückbefördert (Selbstreinigung). Diese Eigenschaften des gastro-oesopgagealen Übergangs rechtfertigen es, von einem *unteren Oesophagussphincter* zu sprechen.

Die daneben für das Zustandekommen der Verschlußfunktion diskutierten Faktoren, wie die Zwerchfellzwinge, der Hissche Winkel, die sogenannte Flatterklappe, die phreno-oesophageale Membran, die Bedeutung der intraabdominellen Lage des Oesophagus-Endes, die Theorie des angio-musculären Dehnverschlusses sind offenbar von untergeordneter Bedeutung (s. 20. Kapitel). Nachfolgend sollen die Funktionsweise des gastro-oesophagealen Übergangs in Ruhe und beim Schlucken, dessen Steuerung sowie weitere darauf Einfluß nehmende Faktoren betrachtet werden.

II. Der untere Oesophagussphincter

1. Der Ruhetonus im UOS

Nachdem gezeigt werden konnte, daß der mit perfundierten Kathetern im UOS gemessene intraluminale Druck linear mit der Kontraktionskraft des Sphincters korreliert [8], darf der *Sphincterdruck als Maß für den Muskeltonus* bzw. die Kraft der Muskelkontraktion benutzt werden (s. 12. Kapitel).

Bei manometrischen Messungen im oesophago-gastralen Übergang erhält man ein *Druckprofil*, wie es in Abb. 1, Teil A, dargestellt ist. Es ist zu ersehen, daß der Druck, vom Fundusniveau ausgehend, erst allmählich, dann zunehmend stärker ansteigt, um nach Erreichen eines Maximums steil abzufallen und schließlich den im thorakalen Oesophagus herrschenden Unterdruck anzunehmen. Aus solchen Druckprofilen kann der *maximale Sphincterdruck* und die *Länge der Hochdruckzone* in einfacher Weise abgelesen werden. Derartige Messungen ergaben in eigenen Untersuchungen einen Mittelwert für den maximalen Druck im UOS von $19 \pm 1,6$ mm Hg $(\bar{x} \pm SE)$ bei einer mittleren Sphincterlänge von $3,4 \pm 0,18$ cm (52) (s. Tab. 1).

Bei Anwendung des *schrittweisen Durchzugs* eines perfundierten Katheters mit einer seitenständigen Öffnung [43, 56] erhält man Druckkurven der Hochdruckzone wie

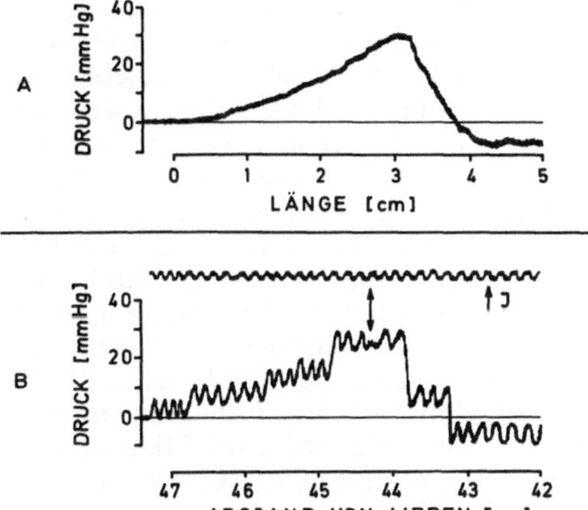

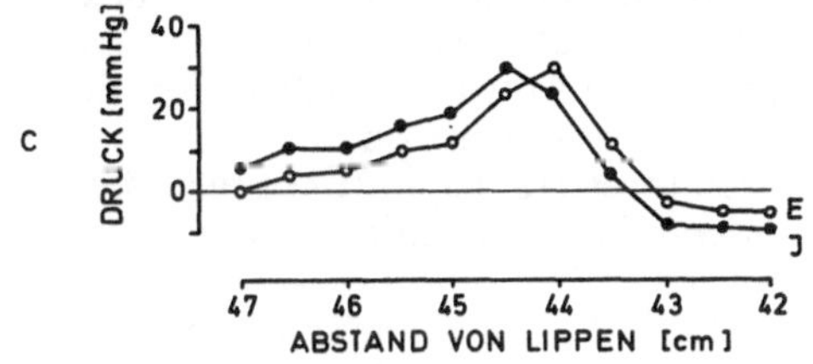

Abb. 1. Druckprofile im unteren Oesophagussphincter, die mit unterschiedlicher Technik gewonnen wurden. Die Kurve in Teil A wurde mit
dem kontinuierlichen Durchzugverfahren gewonnen. Teil B zeigt neben der Atemkurve eine
Druckkurve des UOS, die mit schrittweisem
(0,5 cm) Durchzug gewonnen wurde. In Teil C
sind Druckprofile aus der Druckkurve in Teil B
für die Inspiration (*J*) und für die Exspiration (*E*)
wiedergegeben

in Abb. 1, Teil B, wiedergegeben. Vom Fundusdruck ausgehend erhält man stufenweise höhere Drucke, die nach Überschreiten eines Maximums wieder abnehmen;
hierbei werden stets die atmungsbedingten
Druckänderungen mit registriert. Die von
verschiedenen Arbeitsgruppen mit schrittweisem Durchzug gemessenen Höchstdrucke im UOS gesunder Versuchspersonen liegen im Mittel zwischen 15 und
22 mm Hg [1a, 11, 26, 45, 55] (s. Tab. 1). Die
Länge der Hochdruckzone beträgt im Mittel im Zustand der Exspiration 3,2 cm und
während Inspiration 2,8 cm [55]. Im Interesse der Einheitlichkeit und Vergleichbar-
keit derart gewonnener Daten zwischen
verschiedenen Arbeitsgruppen werden der
maximale Druck und die Länge des UOS
jeweils für die Exspiration angegeben.

Registriert man während eines manuellen
Katheterdurchzuges gleichzeitig separat die
Atemkurve, so kann aus der Druckkurve
des UOS die Stelle der Atmungsumkehr er-
kannt werden, d. h. die Stelle, an welcher die
Meßöffnung der Sonde aus dem Abdomi-
nal- in den Thorakalraum eintritt (Inspira-
tion führt bei intraabdominaler Lage zur
Druckerhöhung und bei intrathorakaler
Lage zur Drucksenkung).

Soll aus solchen Druckmessungen ein
Profil der Hochdruckzone konstruiert werden, so ist die jeweilige Atemphase zu berücksichtigen. In Abb. 1, Teil C, zeigt Kurve *I* ein derart gewonnenes Druckprofil im

Tabelle 1. Mit verschiedenen Methoden gemessene maximale Drucke im UOS des Menschen; soweit
in den Arbeiten angegeben, sind die endexspiratorischen Drucke aufgelistet

Manometrie-Methode	Autoren	Maximaler Sphincterdruck $\bar{x} \pm$ SE
Nicht perfundierte Katheter	Fyke *et al.* 1956 [21]	10,7 cm H_2O
	Affolter u. Rossetti, 1964 [1]	5,04 mm Hg
	Giles *et al.*, 1969 [22]	11,8 ± 1,2 cm H_2O
Perfundierte Katheter, schrittweiser Durchzug	Castell u. Harris 1970 [1a]	15,0 ± 1,7 mm Hg
	Isenberg *et al.*, 1971 [26]	12,4 ± 1,6 mm Hg
	Cohen *et al.*, 1971 [12]	19,4 ± 1,3 mm Hg
	Roling *et al.*, 1972 [45]	14,6 ± 1,3 mm Hg
	Winans, 1972 [55]	22,7 ± 3,1 mm Hg
Perfundierte Katheter, kontinuierlicher Durchzug	Waldeck *et al.*, 1973 [52]	19 ± 1,6 mm Hg
	Dodds *et al.*, 1975 [17a]	24,3 ± 9,5 mm Hg ($\bar{x} \pm$ SD)

UOS für die Inspiration und Kurve E für die Exspiration. Neben einer Lageverschiebung um ca. 0,5 cm verlaufen beide Kurven weitgehend übereinstimmend. Die atemsynchrone Verschiebung der Hochdruckzone beträgt bei ruhiger Atmung ca. 1–3 cm und bei forcierter Atmung bis zu 5 cm [55]; nach gezielten Versuchen zeigt der maximale Druck zwischen Ein- und Ausatmung mit Mittelwerten von 21,4 bzw. 22,7 mm Hg keinen signifikanten Unterschied [55].

Druckmessungen im UOS mit Kathetern, die aus 3–6 einzelnen Schläuchen bestanden und auf jeweils gleicher Höhe eine seitliche Öffnung enthielten, ergaben eine unterschiedliche radiale Orientierung der Drucke im UOS [28, 53]. Hierdurch wird verständlich, daß bei Messungen mit Kathetern, die nur eine Öffnung enthalten, die Ergebnisse nur schlecht reproduzierbar sind, wenn der Katheter während der Messung gedreht wird. Bei Verwendung eines Katheters mit 4 oder mehr seitlichen Öffnungen spielt dies jedoch keine Rolle, da unter diesen Umständen stets der niedrigste, an einer der 4 Öffnungen herrschende Druck übertragen wird ([53] s. 12. Kapitel).

2. Druckänderungen im unteren Oesophagussphincter bei Abdominalkompression

Die Barrierefunktion des UOS wird gegenüber Steigerungen des intraabdominellen Druckes durch eine praktisch unmittelbar einsetzende Tonussteigerung aufrechterhalten. Nach grundlegenden Untersuchungen dieses Zusammenhangs durch die Arbeitsgruppe Code [21] konnte später vor allem durch den Einsatz perfundierter Katheter als Drucküberträger gezeigt werden, daß die Drucksteigerung im UOS bei Abdominalkompression nicht nur um den jeweiligen Betrag der intraabdominellen Druckerhöhung erfolgt, sondern darüber hinaus geht [34]. Diese Autoren fanden nämlich, daß eine durch Abdominalkompression bewirkte Drucksteigerung im Magen von im Mittel der Versuche 12,8 cm H_2O von einer Drucksteigerung im UOS von im Mittel 19,2 cm H_2O gefolgt war. Ein besonders interessantes Ergebnis dieser Studien ist es, daß bei Patienten mit asymptomatischer axialer Hiatushernie, bei *intrathorakaler Lage des UOS*, eine Abdominalkompression ebenfalls zu einer überschießenden Druckerhöhung im UOS führt, wobei der intrathorakale Druck in der Umgebung des Sphincters nicht verändert war. Diese Ergebnisse können nicht mehr allein durch eine passive Kompression gedeutet werden, sondern eher dadurch, daß durch die Bauchkompression ein Vorgang ausgelöst wird, welcher zu einer *aktiven Tonussteigerung im UOS führt*. Zu grundsätzlich ähnlichen Ergebnissen kamen andere Untersucher [9], die an Patienten mit Hiatushernie fanden, daß die Drucksteigerung im UOS von gleicher Größe war, gleichgültig ob

a) gleichzeitig der intrathorakale Druck erhöht war (Valsalva-Manöver),
b) unverändert blieb (Anheben der Beine aus der Horizontalen), oder
c) durch forcierte Inspiration gegen die geschlossene Glottis vermindert war (Müller-Manöver).

In diesem Zusammenhang ist auch zu erwähnen, daß die auf Abdominalkompression erfolgende Druckzunahme des UOS in ihrem Ausmaß vom Ausgangsdruck im Sphincter abhängt [48].

Das Zustandekommen der Druckzunahme im UOS nach Abdominalkompression ist auf Grund der beschriebenen Kriterien am ehesten durch einen *Reflex* zu deuten, an dem der *Vagus* beteiligt sein dürfte.

So wurde an Patienten nach transabdominaler, trunculärer Vagotomie eine signifikant verminderte Antwort des UOS auf Abdominalkompression gefunden [14]. Humanstudien ergaben nach Verabreichung von Atropin eine deutlich verminderte Sphincterreaktion auf Abdominalkompression [33]. In Versuchen an Hunden führte eine Neurektomie der Vagusäste im Bereich des oesophago-gastralen Überganges zu einer Verminderung des Spinctertonus sowie zu einer verminderten Reaktion des UOS auf Abdominalkompression [32].

Simultane Druckmessungen im unteren Oesophagus, unteren Oesophagussphincter, Magenfundus und Magenantrum an Hunden zeigten, daß auch eine Druckerhöhung im Magen, die durch Kontraktion des Organes zustande kommt, zu einem zeitlich synchron verlaufenden Druckanstieg im UOS führt [15], was vor allem bei Drucksteigerung im Magenfundus gesichert werden konnte. Diese für den Hund als Vierbeiner sinnvolle Reaktion wurde für den Menschen bislang noch nicht bestätigt.

3. Druckänderungen im UOS beim Schlucken

Die manometrisch erfaßbaren Ereignisse im oesophago-gastralen Übergang beim Schlucken sind in Abb. 2 dargestellt. Es ist zu ersehen, daß der Ruhedruck im UOS bereits vor Eintreffen der Oesophagusperistaltik auf das Niveau des Fundusdruckes absinkt. Anschließend zeigt der obere Bereich des UOS eine vorübergehend überschießende Druckzunahme, um schließlich wieder den Ruhedruck anzunehmen (Abb. 2). Derartige Druckänderungen wurden von zahlreichen Arbeitsgruppen registriert [5, 21, 29, 30, 42].

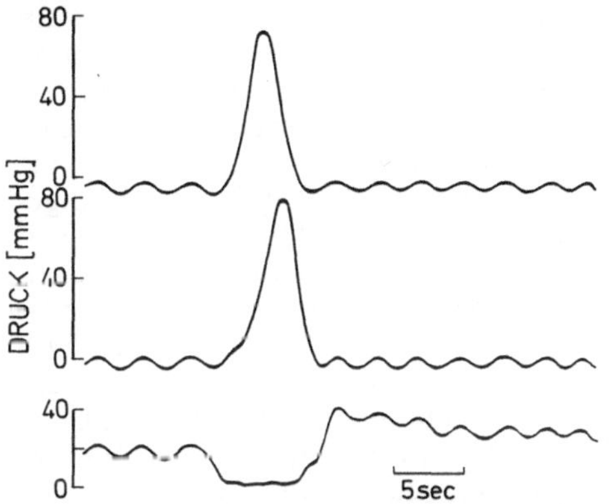

Abb. 2. Druckänderungen während eines Schluckaktes im Oesophagus (28 bzw. 38 cm hinter den Lippen) und im unteren Oesophagussphincter

Der zeitliche Ablauf der Kontraktionsfolge im Bereich des oesophago-gastralen Übergangs ist derart organisiert, daß in keinem Moment ein Druckgradient besteht, der eine Regurgitation erlaubt, d.h. der oesophago-gastrale Übergang ist in keinem Moment des Schluckaktes „offen". Dies wurde insbesondere durch kombinierte manometrische und pH-metrische Untersuchungen gesichert [29]. Dabei konnte gezeigt werden, daß während des Schluckens eine nach caudal fortschreitende Relaxation des UOS erfolgt, die stets nur eng umschriebene Bereiche umfaßt, und der insbesondere im oberen Sphincterbereich eine Kontraktionswelle in Art einer Peristaltik folgt. Versuche an Hunden ergaben, daß auch der Magenfundus mit dem UOS erschlafft, ohne daß jedoch die Peristaltik des Magenantrums beeinflußt wird [33a]. Die Motilitätsphänomene des UOS laufen damit in zeitlicher Sequenz und Koordination mit der Peristaltik des Oesophagus ab [21, 29, 30, 42] und gehen mit einer Tonusabnahme im UOS einher [33a]. Beim Schlucken bewegt sich der Sphincterbereich am Menschen um ca. 1–2 cm nach cranial ([13, 55] s. 3. Kapitel).

4. Die Innervation des UOS

Die parasympathische und sympathische Innervation des UOS sind im 5. Kapitel ausführlich beschrieben. Hier sei lediglich zusammenfassend festgestellt, daß nach Ergebnissen von Denervations- und Reizversuchen sowohl der Vagus als auch der Sympathicus zur Aufrechterhaltung des Ruhetonus beitragen, wobei der Vagus jedoch dominiert.

Der Vagus ist an der Aufrechterhaltung des Ruhetonus einmal dadurch beteiligt, daß er Fasern enthält, die den UOS fortwährend tonisch innervieren und deren Entladung beim Schlucken unterbrochen werden [39]. Daneben enthält er Fasern, die während des Schluckens aktiviert werden und zu einer Sphinctererschlaffung beitragen [46]. Beide Faserarten wirken offensichtlich indirekt über Neuronen des intramuralen Nervenplexus [39,2]. Der intramurale Nervenplexus dürfte dafür verantwortlich sein, daß der Ruhetonus, die schluckreflektorische Erschlaffung und die Reaktion des Sphincters auf Bauchkompression nach Durchschneidung der äußeren Nerven zumindest teilweise erhalten bleiben.

Hinsichtlich der sympathischen Innervation ist festzuhalten, daß ein gewisser Anteil des Ruhetonus im UOS durch α-adrenerge Innervation aufrechterhalten wird; bei der schluckreflektorischen Erschlaffung scheinen Sympathicus-Einflüsse hingegen keine Rolle zu spielen [16].

5. Die Beeinflussung des UOS durch gastrointestinale Hormone

Von den bislang in ihrer Wirkung auf den UOS untersuchten gastrointestinalen Hormonen (Gastrin, Secretin, Glucagon, Cholecystokinin-Pancreozymin) liegen nur für Gastrin ausreichende Befunde vor, um eine physiologische Wirkung zu diskutieren; die Effekte der übrigen Hormone sind daher im 6. Kapitel (Pharmakologie) beschrieben.

Trotz vielfältiger und intensiver Bemühungen um den Nachweis einer *physiologischen Wirkung von Gastrin auf den Tonus im UOS* [1a, 7, 11, 12, 36] ist es bislang nicht gelungen, die von Grossman [23,24] aufgestellten Forderungen an einen physiologischen Effekt eines gastrointestinalen Hormons zu erfüllen.

Das Konzept einer Steuerung des unteren Oesophagussphincters durch endogenes Gastrin wurde ursprünglich entwickelt, um die tonisierende Wirkung auf den UOS nach Gabe von Alkali in den Magen zu deuten [22]. Die Verabreichung von Alkali in das Magenantrum führt zu einem Druckanstieg im UOS; dies tritt jedoch nur nach Verabreichung relativ großer Alkalimengen auf, und der Anstieg des Serumgastrins ist dabei vergleichsweise gering [18]; auch geht die Erhöhung des Serumgastrins mit derjenigen des Sphincterdruckes zeitlich nicht immer parallel [25]. Von anderen Gruppen konnte die Drucksteigerung im UOS nach Gabe von Alkali in den Magen nicht bestätigt werden [31, 44]. Zwischen dem *Ruhedruck* im UOS und dem basalen Gastrinspiegel im Serum besteht ebenfalls keine Korrelation [17, 40, 49]. Ein gewichtiges Argument für die Bedeutung von Gastrin zur Aufrechterhaltung des Ruhedruckkes im UOS ist dagegen die Beobachtung am Opossum, daß nach Verabreichung von Gastrin-Antiserum ein Abfall des Sphincterdruckes auftritt [36]. Diese Beobachtung ist nicht unwidersprochen geblieben [57]. Bei derartigen Untersuchungen ist zu bedenken, daß solche inhomogenen Antikörpergemische in relativ hohen Konzentrationen zu schwer überschaubaren immunologischen Reaktionen führen können.

Nach Verabreichung einer *Probemahlzeit* steigen Serumgastrin und Druck im UOS an, wobei über die zeitliche Korrelation beider Parameter widersprüchliche Ergebnisse vorliegen [18, 40, 49]. In eigenen Untersuchungen war lediglich während der Gastrinanstiegsphase eine geringe Sphinc-

terdrucksteigerung festzustellen [49]. In anderen Untersuchungen erreichte das Gastrin seinen Gipfel zeitlich vor dem Sphincterdruck, und es bestand keine Beziehung zwischen dem Ausmaß des Anstiegs der beiden Größen [59]. Eine weitere Arbeitsgruppe fand allerdings auch einen parallelen Anstieg beider Parameter [18]. Auch hier ist zu berücksichtigen, daß neben dem Gastrin vielfältige andere hormonale und neurale Mechanismen wirksam werden, die die Beurteilung der alleinigen Gastrinwirkung erschweren, wenn nicht unmöglich machen.

Zum Nachweis der evtl. physiologischen Wirkung ist auch der Effekt *exogen zugeführten Gastrins* in physiologischen Dosen von Interesse. *Einzelinjektionen* von Gastrin haben bekanntlich einen deutlichen, drucksteigernden Effekt auf den UOS [1a, 11, 22, 27, 48]. Obgleich die Serumgastrinspiegel bei diesen Versuchen nicht gemessen wurden, dürften sie angesichts der dabei angewandten Dosen nach Überschlagsberechnung weit über den physiologisch vorkommenden Konzentrationen liegen. *Dauerinfusionen* von Pentagastrin in geringeren Dosen haben demgegenüber keinen oder höchstens einen flüchtigen Effekt auf den Druck im UOS. Bei Dauerinfusionen von Humangastrin (Heptadeka-Peptid) am Menschen wurde eine sehr geringe Drucksteigerung im unteren Oesophagussphincter bei Dosen beobachtet, die zu noch physiologischen Gastrinspiegeln führten [58]. Bei *Patienten mit chronisch erhöhten Gastrinspiegeln*, wie beim Zollinger-Ellison-Syndrom und der perniziösen Anämie, wurden dagegen von der Mehrzahl der Untersucher normale Sphincterdrucke gemessen [19, 47]. Nur eine Gruppe hat bisher über erhöhte Sphincterdrucke bei Zollinger-Ellison-Patienten berichtet [26].

Diese Beobachtungen zeigen, daß endogene Gastrine offenbar eine geringere Tonussteigerung am unteren Oesophagussphincter bewirken als bislang angenommen wurde. Hiernach scheint dem Gastrin nicht die zentrale Rolle in der physiologischen Regulation des Sphincterdruckes zuzukommen, wie anfänglich vermutet wurde, wenngleich diese Zusammenhänge zur Zeit noch nicht abschließend beurteilt werden können [6, 11, 35].

6. Sonderstellung der Sphinctermuskulatur gegenüber derjenigen des tubulären Oesophagus und des Magens

Neben den bereits oben beschriebenen Besonderheiten der Sphinctermuskulatur haben in vitro-Versuche, die hauptsächlich an Oesophaguspräparaten des Opossum durchgeführt wurden, zusätzliche Charakteristika für die Sphinctermuskulatur erbracht.

Systematische Untersuchungen des Effektes einer elektrischen Feldstimulation auf transversale Muskelstreifen aus dem UOS und angrenzenden Bereichen von Oesophagus und Magen beim Opossum ergaben charakteristische Antworten für den Sphincter gegenüber anderen Abschnitten [4]. So kommt es nach Einsetzen der Reizung (on response) zu einer Erschlaffung der Sphinctermuskulatur und einer Kontraktion des Magens, während der Oesophagus nicht reagiert. Diese Effekte werden weder durch Anticholinergica noch durch Sympathicus-Blocker, sondern nur durch Tetrodotoxin gehemmt. Das bedeutet, daß an der on response eine nervöse Erregungsübertragung beteiligt ist, die weder durch cholinerge noch durch adrenerge Transmitter übertragen wird.

Die nach Abschalten einer Feldstimulation beobachteten Effekte (off response) bestehen in einer Kontraktion der Sphincter- und Oesophagusmuskulatur, während der Magen erschlafft. Auch diese Effekte werden nur durch Tetrodotoxin gehemmt [38]. Die off response am Sphincter wird durch Gastrin, Acetylcholin und Noradrenalin deutlich stärker erhöht, als diejenige am Oesophagus [10, 38].

Die Untersuchung von Längen-Spannungsdiagrammen sowie deren pharmakologische Beeinflussung ergaben für Streifenpräparate aus dem UOS des Opossum einen deutlich steileren Verlauf und eine höhere Empfindlichkeit gegenüber Acetylcholin, Noradrenalin und Gastrin I als für Streifen aus den angrenzenden Bereichen von Oesophagus bzw. Magenfundus; dabei war die Schwellendosis gegenüber Gastrin I für den UOS 100fach geringer als für die beiden anderen Präparate [35]. Der auffallend steile Verlauf der Längen-Spannungskurve wurde auch von anderen Untersu-

chern beobachtet und mit einem gegenüber der angrenzenden Muskulatur unterschiedlichem Membranpotential bzw. Erregbarkeit in Zusammenhang gebracht [3]. Im weiteren zeichnet sich der UOS durch die Fähigkeit der Beantwortung einer hochfrequenten Reizfolge und einer langen Latenzzeit nach transmuraler Stimulation gegenüber Streifenpräparaten aus Oesophagus bzw. Magen aus [54].

III. Schlußfolgerungen

Der UOS ist als digestiver Sphincter der entscheidende Funktionsbestandteil des gastro-oesophagealen Übergangs. Seine Funktionen sind normalerweise mit der Motilität des distalen Oesophagus und des Magenfundus gekoppelt. Sein Dauerverschluß (Dauertonus) ist Ausdruck der besonderen Funktion der glatten Muskulatur dieses Bereichs in Einheit mit der Innervation dieser Muskulatur. Schnelle Druckänderungen, wie etwa die schluckreflektorische Erschlaffung, werden nerval gesteuert. Die überschießende Tonisierung des UOS bei intraabdomineller Druckerhöhung dürfte ebenfalls überwiegend nerval, möglicherweise aber auch teilweise mechanisch bedingt sein. Die Bedeutung der gastrointestinalen Hormone für die Regulation der Sphincterfunktion ist noch nicht endgültig zu beurteilen.

Literatur

1. Affolter, H., Rossetti, M.: Zur Funktion des gastro-oesophagealen Sphincters nach Fundoplicatio. Schweiz. med. Wschr. **100**, 1230–1231 (1964).
1a. Castell, D. O., Harris, L. D.: Hormonal control of gastro-oesophageal sphincter strength. New Engl. J. Med. **282**, 886–889 (1970).
2. Christensen, J.: Neural control mechanisms in the esophagus. A cryptic motor innervation. In: Proc. Fourth Internat. Symposium on Gastrointestinal Motility, p. 607–611. Vancouver: Mitchell Press 1974.
3. Christensen, J., Conklin, J.: Studies on the origin of the distinctive mechanics of smooth muscle at the esophagogastric junction. In: Proc. Fourth Internat. Symposium on Gas-

trointestinal Motility, p.63–71. Vancouver: Mitchell Press 1974.

4. Christensen,J., Freeman,B.W., Miller,J.K.: Some physiological characteristics of the esophagogastric junction in the opossum. Gastroenterology **64**, 1119–1125 (1973).

5. Code,C.F., Schlegel,J.F.: Motor action of the oesophagus and its sphincters. In: Handbook of Physiology, Section 6, Vol.IV, Chapter 90. Washington: Amer. Physiol. Soc. 1969.

6. Cohen,S.: The hormonal regulation of lower esophageal sphincter competence. Digestion **6**, 231–240 (1972).

7. Cohen,S.: Does gastrin play a role in the pathogenesis of lower esophageal sphincter incompetence. Digestion **10**, 298–300 (1974).

8. Cohen,S., Harris,L.D.: Lower esophageal sphincter pressure as an index of lower esophageal sphincter strength. Gastroenterology **58**, 157–162 (1970).

9: Cohen,S., Harris,C.D.: Does hiatus hernia affect competence of the gastroesophageal sphincter? New Engl. J. Med. **284**, 1053–1056 (1971).

10. Cohen,S., Green,F.E.: The mechanics of esophageal muscle contraction. Evidence of an inotropic effect of gastrin. J. clin. Invest. **52**, 2029–2040 (1973).

11. Cohen,S., Lipshutz,W.: Hormonal regulation of human lower esophageal sphincter competence: interaction of gastrin and secretin. J. clin. Invest. **50**, 449–454 (1971).

12. Cohen,S., Lipshutz,W., Hughes,W.: Role of gastrin supersensitivity in the pathogenesis of lower esophageal sphincter hypertension in achalasia. J. clin. Invest. **50**, 1241–1247 (1971).

13. Creamer,B., Harrison,G.K., Pierce,J.W.: Further observations on the gastro-oesophageal junction. Thorax **14**, 132–137 (1959).

14. Crispin,J.S., Mc Iver,D.K., Lind,J.F.: Manometric study of the effect of vagotomy on the gastroesophageal sphincter. Canad. J. Surg. **10**, 299–303 (1967).

15. Diamant,N.E., Akin,A.N.: Effect of gastric contractions on the lower esophageal sphincter. Gastroenterology **63**, 38–44 (1972).

16. Di Marino,A.J., Cohen,S.: The adrenergic control of lower esophageal sphincter function. In: Proceedings Fourth International Symposium on Gastrointestinal Motility, p. 623–630. Vancouver: Mitchell Press 1974.

17. Dodds,W.J., Hogan,W.J., Miller,W.N., Arndorfer,R.C., Barreras,R.F.: Relationship between gastrin levels and lower esophageal sphincter pressure in fasting subjects (abstr.). Gastroenterology **66**, 686 (1974).

17a. Dodds,W.J., Hogan,W.J., Stef,J.J., Miller,W.N., Lydon,S.B., Arndorfer,R.C.: A rapid pull-through technique for measuring

18. Farrell,R.L., Castell,D.O., Mc Guigan,J.E.: Measurements and comparisons of lower esophageal sphincter pressures and serum gastrin levels in patients with gastroesophageal reflux. Gastroenterology **67**, 415–422 (1974).

19. Farrell,R.L., Nebel,O., Mc Guire,A.T., Castell,D.O.: The abnormal lower oesophageal sphincter in pernicious anaemia. Gut **14**, 767–772 (1973).

20. Frank,S.A., Walker,C.O., Fordtran,J.S.: The effect of continuous pentagastrin (PG) infusion on lower esophageal sphincter pressure (abstr.). Gastroenterology **64**, 728 (1973).

21. Fyke,F.E., Code,C.F., Schlegel,J.F.: The gastroesophageal sphincter in healthy human beings. Gastroenterologia (Basel) **86**, 135–150 (1956).

22. Giles,G.R., Mason,M.C., Humphries,C., Clark,C.G.: Action of gastrin on the lower esophageal sphincter in man. Gut **10**, 730–734 (1969).

23. Grossman,M.J.: What is physiological? Gastroenterology **65**, 994 (1973).

24. Grossman,M.J.: What is physiological? round 2. Gastroenterology **66**, 766–767 (1974).

25. Higgs,R.H., Smyth,R.D., Castell,D.O.: Gastric alcalinization. Effect on lower esophageal sphincter pressure and serum gastrin. New Engl. J. Med. **291**, 486–490 (1974).

26. Isenberg,J.I., Csendes,A., Walsh,S.H.: Resting and pentagastrin-stimulated gastroesophageal sphincter pressure in patients with Zollinger-Ellison-Syndrome. Gastroenterology **61**, 655–658 (1971).

27. Jennewein,H.M., Waldeck,F., Prahl,K.: Zur Beeinflussung des unteren Oesophagussphincters durch gastrointestinale Hormone beim Hund. Leber Magen Darm **2**, 17–19 (1972).

28. Kaye,M.D., Showalter,J.P.: Manometric configuration of the lower esophageal sphincter in normal human subjects. Gastroenterology **61**, 213–223 (1971).

29. Kaye,M.D., Showalter,J.P.: Normal deglutitive responses of the human lower esophageal sphincter. Gut **13**, 352–360 (1972).

30. Kelley,M.L., Wilbur,D.C., Schlegel,J.F., Code,C.F.: Deglutitive responses in the gastroesophageal sphincter in healthy human beings. J. appl. Physiol. **15**, 483–488 (1960).

31. Kline,M.M., Curry,N., Sturdevant,R.A.C., Mc Callum,R.W.: Effect of gastric alcalinization on lower esophageal sphincter pressure and serum gastrin (abstr.). Gastroenterology **66**, 724 (1974).

32. Lind,J.F., Cotton,D.J., Blanchard,R., Crispin,J.S., Dinopolos,G.E.: Effect of thoracic displacement and vagotomy on the canine

gastroesophageal junctional zone. Gastroenterology **56**, 1078–1085 (1969).

33. Lind,J.F., Crispin,J.S., Mc Iver,D.K.: The effect of atropine on the gastroesophageal sphincter. Canad. J. Physiol. **46**, 233–238 (1968).

33a. Lind,J.F., Duthie,H.L., Schlegel,J.F., Code,C.F.: Motility of the gastric fundus. Amer. J. Physiol. **201**, 197–202 (1961).

34. Lind,J.F., Warrian,W.G., Wankling,W.J.: Responses of the gastroesophageal junctional zone to increases in abdominal pressure. Canad. J. Surg. **9**, 32–38 (1966).

35. Lipshutz,W., Cohen,S.: Physiological determinants of lower esophageal sphincter function. Gastroenterology **61**, 16–24 (1971).

36. Lipshutz,W., Hughes,W., Cohen,S.: The genesis of lower esophageal sphincter pressure: its identification through the use of gastrin antiserum. J. clin. Invest. **51**, 522–529 (1972).

37. Lipshutz,W., Tuch,A.F., Cohen,S.: A comparison of the site of action of gastrin I on lower esophageal sphincter and antral circular smooth muscle. Gastroenterology **61**, 454–460 (1971).

38. Lund,G.F., Christensen,J.: Electrical stimulation of esophageal smooth muscle and effects of antagonists. Amer. J. Physiol. **217**, 1369–1374 (1969).

39. Miolan,J.P., Roman,C.: Décharge des fibres vagales efférentes destinées au cardia du chien. J. Physiol. (Paris) **66**, 171–198 (1973).

40. Morris,D.W., Schoen,H., Brock,F.P., Cohen,S.: Relationship of serum gastrin and lower esophageal sphincter pressure in normals and patients with antrectomy (abstr.). Gastroenterology **66**, 750 (1974).

41. Pedersen,S.A., Alstrup Nielsen,P., Rahbek Sørensen,H.: The effect of atropine and hexamethonium in combination on the lower oesophageal sphincter. Scand. J. Gastroenterol. Suppl. **9**, 43–47 (1971).

42. Pert,J.H., Davidson,M., Almy,T.P., Sleisenger,M.H.: Esophageal catheterization studies. I. The mechanism of swallowing in normal subjects with particular reference to the vestibule (esophago-gastric sphincter). J. clin. Invest. **38**, 397–406 (1958).

43. Pope,Ch.E.: A dynamic test of sphincter strength: its application to the lower esophageal sphincter. Gastroenterology **52**, 779–786 (1967).

44. Rogers,A.J., Rothman,S.L., Arostegin,M.: Lower esophageal sphincter (LES) responsiveness to postprandial antacids in humans (abstr.). Gastroenterology **66**, 876 (1974).

45. Roling,G.T., Farrell,R.L., Castell,D.O.: Cholinergic response of the lower esophageal sphincter. Amer. J. Physiol. **222**, 967–972 (1972).

46. Roman,C., Gonella,J., Nicl,J.P., Miolan,J.P.: Effects de la stimulation vagale et action de l'adrénaline sur la musculeuse lisse du bas oesophage du chat. Communication à l'Association des Physiologistes. J. Physiol. (Paris), im Druck (1975).

47. Siewert,R., Jennewein,H.M., Arnold,R., Creutzfeldt,W.: Der untere Oesophagussphincter bei Zollinger-Ellison-Syndrom. Dtsch. med. Wschr. **98**, 1381–1382 (1973).

48. Siewert,R., Weiser,F., Jennewein,H.M., Waldeck,F.: Clinical and manometric investigations of the lower esophageal sphincter and its reactivity to pentagastrin in patients with hiatus hernia. LES-pentagastrin-test. Digestion **10**, 287–297 (1974).

49. Siewert,R., Jennewein,H.M., Weiser,F., Arnold,R., Waldeck,F.: On the possible role of gastrin in regulating lower esophageal sphincters tone. Digestion, submitted for publication (1976).

50. Stelzner,F.: Über den Dehnverschluß der terminalen Speiseröhre und seine Störungen. Dtsch. med. Wschr. **96**, 1455–1460 (1971).

51. Waldeck,F.: A new procedure for functional analysis of the lower esophageal sphincter (LES). Pflügers Arch. ges. Physiol. **335**, 74–84 (1972).

52. Waldeck,F., Jennewein,H.M., Siewert,R.: The continuous withdrawal method for the quantitative analysis of the lower oesophageal sphincter (LES) in humans. Europ. J. clin. Invest. **3**, 331–337 (1973).

53. Waldeck,F., Jennewein,H.M., Siewert,R.: Manometric methods for measuring rapid pressure changes in the esophagus and its sphincters. Proc. Fourth Internat. Sympos. on Gastrointestinal Motility, p.449–456. Vancouver: Mitchell Press 1974.

54. Weisbrodt,N.W., Christensen,J.: Gradients of contractions in the opossum esophagus. Gastroenterology **62**, 1159–1166 (1972).

55. Winans,C.S.: Alteration of lower esophageal sphincter characteristics with respiration and proximal esophageal balloon distension. Gastroenterology **62**, 380–388 (1972).

56. Winans,C.S., Harris,L.D.: Quantitation of lower esophageal sphincter competence. Gastroenterology **52**, 773–778 (1967).

57. Goyal,R.K., McGuigan,J.E.: Failure of gastrin antiserum to influence lower esophageal sphincter pressure: A double blind controlled study. Gastroenterology **68**, 951, Abstr. (1975).

58. Freeland,G.R., Higgs,R.H., Castell,D.O., McGuigan,J.E.: Lower esophageal sphincter and gastric acid responses to intravenous infusions of synthetic human gastrin heptadecapeptide I. Gastroenterology **68**, 894, Abstr. (1975).

5. Kapitel

Die nervöse Kontrolle der Oesophagusmotilität*

C. ROMAN

Aus verständlichen Gründen sind die Möglichkeiten zur experimentellen Untersuchung der nervösen Kontrolle der Oesophagus-Motilität am Menschen beschränkt. Unsere Kenntnisse dieser Zusammenhänge stützen sich daher schwerpunktmäßig auf tierexperimentelle Ergebnisse, deren Übertragbarkeit auf den Menschen nicht immer zweifelsfrei möglich ist.

In den nachfolgenden Ausführungen wird die *nervöse Kontrolle des Corpus oesophagi* und diejenige der *Sphincteren* betrachtet. Auf eine detaillierte Beschreibung der für den Schluckvorgang verantwortlichen zentralnervösen Zentren und deren Organisation soll jedoch verzichtet werden.

I. Die nervöse Kontrolle des Corpus oesophagi

Die Bedeutung der nervösen extrinsischen Kontrolle der verschiedenen Abschnitte des Oesophagus ist unterschiedlich, da das Corpus oesophagi im proximalen Anteil überwiegend quergestreifte und im distalen Anteil überwiegend glatte Muskulatur enthält (s. 1. Kapitel). Entsprechende Verhältnisse bestehen bei einigen Tieren, wie z.B. beim Affen oder der Katze, während andere Species über die gesamte Länge quergestreifte Muskulatur aufweisen (Hund, Kaninchen, Wiederkäuer).

1. Die nervöse Kontrolle des quergestreiften Oesophagus

Der quergestreifte Teil der Speiseröhre wird durch die *Nn. vagi* und deren Äste (N. pharyngo-oesophageus, N.recurrens) motorisch innerviert. Dies konnte durch zahlreiche Versuche sowohl nach Durchschnei-

dung als auch nach elektrischer Reizung dieser Nerven belegt werden (Lit. bei [18, 26]). So führt eine beidseitige hohe Vagotomie zu einer Paralyse der quergestreiften Oesophagusmuskulatur. Die motorischen Vagusfasern innervieren die quergestreiften Muskelfasern des Oesophagus über *motorische Endplatten*, welche histologisch vollständig denjenigen der übrigen Skeletmuskulatur entsprechen. Die Innervation durch den Sympathicus ist nur gering ausgebildet und scheint für die Motorik keine Rolle zu spielen [18].

Während eines Schluckaktes weist der Oesophagus eine fortschreitende, geordnete Kontraktion peristaltischen Charakters auf: Die verschiedenen Abschnitte des Organs kontrahieren sich aufeinanderfolgend in wohlgeordneter Weise; dies läßt vermuten, daß auch die für die Innervation verantwortlichen Motoneuronen eine gleichermaßen wohlgeordnete Entladungsfolge aufweisen. Unsere Kenntnisse über die nervösen Mechanismen, die für die geordnet aufeinanderfolgende Aktivierung der Vagusneuronen verantwortlich sind, wurden durch die grundlegenden Arbeiten von Mosso, 1876 [24], und später von Meltzer, 1899 [21], erarbeitet. Aus diesen grundlegenden Untersuchungen wurde das Konzept der zentralen Programmierung des Schluckvorganges abgeleitet.

a) Die zentrale Programmierung der Peristaltik

Seit der Feststellung der zentralen Programmierung durch Meltzer 1899 unterscheidet man zwei Typen der Peristaltik: 1. die *primäre Peristaltik*, welche unmittelbar auf die buccopharyngeale Phase des Schluckens folgt und 2. die *sekundäre Peristaltik*, welche unabhängig von einem Schluckvorgang die Antwort auf eine lokale Dehnung der Speiseröhre darstellt (Einzelheiten s. unten und 3. Kapitel). Beide Arten

---

* Übersetzt von F. WALDECK.

der Peristaltik unterscheiden sich nicht nur hinsichtlich ihres Auslösemechanismus, sondern auch hinsichtlich der dabei beteiligten zentralen Mechanismen.

Nach Meltzer breitet sich während der primären Peristaltik im bulbären Schluckzentrum eine Erregungswelle aus, die nacheinander die Motoneuronen erfaßt, welche die verschiedenen Abschnitte des Oesophagus innervieren. Das bedeutet, daß die Kontraktionsfolge im Schluckzentrum durch synaptische Verbindungen entsprechender Neuronen vorprogrammiert ist; sie benötigt keine Intervention durch Afferenzen aus dem Oesophagus. Im Gegensatz hierzu soll die sekundäre Peristaltik nach Meltzer vollständig von Afferenzen aus dem Oesophagus abhängen. Sie besteht aus einer Folge bulbärer Reflexe, die von Receptoren ausgehen, welche sich auf der gesamten Länge des Oesophagus befinden und nacheinander durch die Boluspassage aktiviert werden.

Die zentrale Programmierung der primären Peristaltik wurde im Verlauf des letzten Jahrzehnts durch Registrierung der Aktivität bulbärer Neuronen, die für den Schluckvorgang verantwortlich sind, bestätigt. Nach einem Schluckvorgang, der durch Reizung des N. laryngeus superior ausgelöst wurde, konnte für die Motoneuronen [30] und für die Zwischenneuronen [19] eine phasische Entladung nachgewiesen werden. Diese zentrale Aktivierung persistiert auch, wenn alle möglichen Reafferenzen durch Curarisieren des Präparates unterbrochen werden. Das bedeutet, daß der Ablauf des durch Reizung des N. laryngeus superior ausgelösten zentralen Programms auch dann kontinuierlich weiterläuft, wenn die Muskulatur von Oropharynx und Oesophagus völlig gelähmt ist und demzufolge kein Bissen transportiert werden kann. Wie unten näher ausgeführt wird, kommt den vom Oesophagus ausgehenden Afferenzen aber doch eine wichtige Rolle bei der Peristaltik zu. Hier sei lediglich festgehalten, daß auch ohne diese Afferenzen ein zentrales „Mindestprogramm" fortbesteht, das in der Lage ist, eine motorische Folgereaktion zu organisieren.

Hinsichtlich der sekundären Peristaltik haben zahlreiche Arbeiten der letzten 20 Jahre gezeigt (Lit. bei [25, 26]), daß der

diesbezügliche zentrale Mechanismus demjenigen der primären Peristaltik entspricht, d. h. in beiden Fällen dürfte dieselbe zentrale Neuronenkette beteiligt sein. Die zentrale Erregungswelle, die nach einer einfachen Dehnung des Oesophagus entsteht, ist aber deutlich schwächer als diejenige, die durch Schlucken ausgelöst wird; ebenso scheint der zentrale Prozeß rasch abzuklingen, falls er nicht fortlaufend durch Afferenzen aus dem Oesophagus verstärkt wird [26].

b) Die durch Vagusfasern auf den quergestreiften Oesophagus übertragene motorische Erregung

Andrew [1] registrierte erstmals die motorische Aktivität der Vagusfasern des Oesophagus unter Einsatz einer Mikrodissektionstechnik des Nerven in situ an der narkotisierten Ratte. Wir haben solche Experimente mit einer speziellen Technik an wachen Präparaten aufgenommen [25, 26, 28]. Hierbei wurde in Tierversuchen (Schaf, Affe) eine gekreuzte Nervennaht durchgeführt, bei welcher der zentrale Stumpf des linken N. vagus (X) mit dem peripheren Ende des N. accessorius (XI) vereinigt wurde. Die motorischen Vagusfasern haben dabei den M. sternocleidomastoideus und M. trapezius innerviert; die elektromyographische Aktivität der motorischen Einheiten dieser Muskeln haben dann die Entladung der Vagusfasern wiedergespiegelt. Mit Hilfe der Elektromyographie war es somit möglich, an einem wachen experimentellen Modell die Entladungen derjenigen Vagusfasern zu messen, die primär den Larynx oder den Oesophagus innervieren. Diese Versuche führten hinsichtlich der motorischen Innervation des quergestreiften Oesophagus zu folgenden Ergebnissen:

α) *Die motorischen Vagusfasern* weisen keine tonische Aktivität auf (es gibt daher auch keinen „Tonus" des Oesophagus); sie zeigen nur Entladungen während primärer oder sekundärer Peristaltik. Die Entladungsfrequenz ist relativ hoch und typisch für die Innervation eines quergestreiften Muskels (mittlere Entladungsfrequenz ca. 15–30/sec; Anfangsfrequenz ca. 20–70/sec).

β) *Die Entladung während der primären Peristaltik* wird durch Afferenzen aus dem Oesophagus verstärkt (Abb. 1). Dies ist

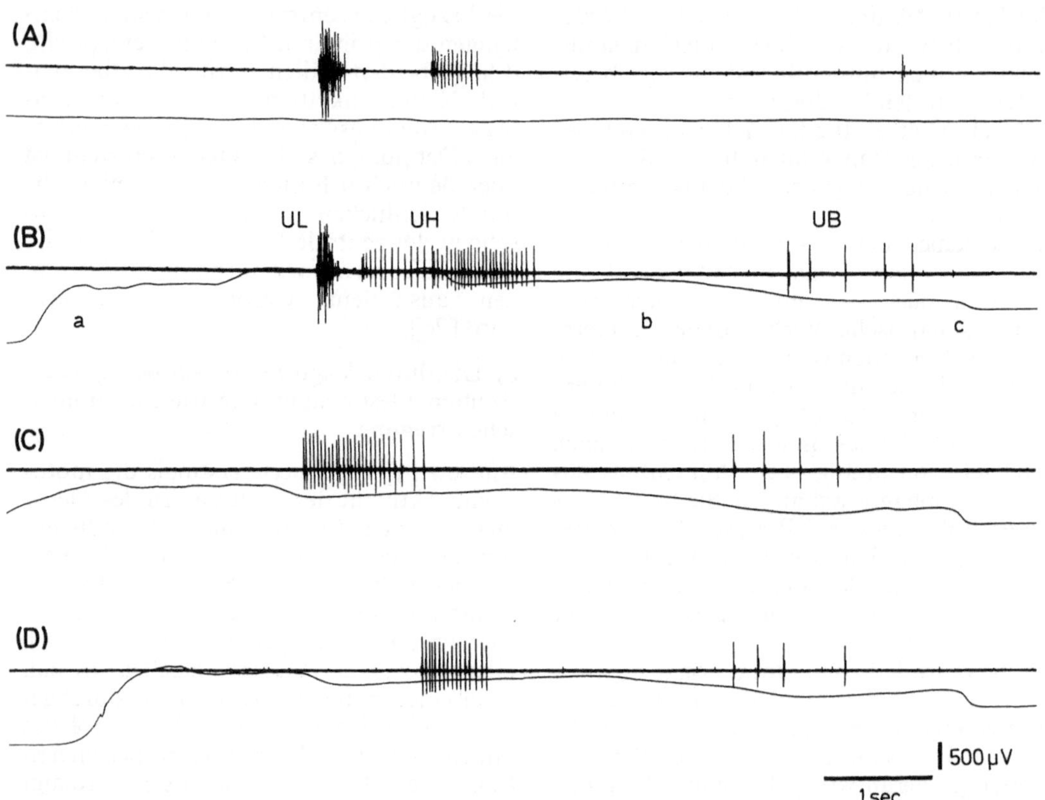

Abb. 1 A–D. Aktivität efferenter, zum Oesophagus führender Vagusfasern am Pavian nach gekreuzter vago-spinaler Nervennaht. Jede der Registrierungen *A*, *B*, *C*, *D* gibt in den oberen Ableitungen das Elektromyogramm des durch den Vagus reinnervierten M. trapezius wieder. Die verschiedenen Einzelentladungen wurden in B zusammengefaßt (Schlucken eines Ballons); *UL* motorische Faser des Larynx; *UH* Faser, die den oberen, quergestreiften Oesophagus innerviert; *UB* Faser, die den unteren, glattmuskulären Oesophagus innerviert. Die unteren Kurven geben den Druck wieder, der durch die peristaltische Welle auf den Ballon ausgeübt wird. Die untere Kurve in B zeigt bei *a* Aufblasen des Ballons im Pharynx, *b* Ballonpassage durch die broncho-aortale Enge, *c* Ballonübertritt in den Magen. (A) Vergleichsschluck nach Einspritzen von wenig Wasser in den Rachen bei leerem Ballon. (B) Schlucken nach Ballonfüllung mit 10 ml Luft. (C) und (D) Sekundäre Peristaltik nach Aufblasen des Ballons mit 10 ml Luft im cervicalen Oesophagus.
Auffallend ist: 1. Die Entladung der Oesophagusfaser während der primären Peristaltik ist während der Boluspassage im Oesophagus erhöht (vgl. A und B); 2. Während der sekundären Peristaltik (C, D) entladen die Fasern weniger als bei der primären Peristaltik mit Bolus (B)

beim Schlucken eines Bolus besonders bedeutsam, da hierdurch die Kraft der Peristaltik erhöht wird.

γ) Bei der sekundären Peristaltik ist die Aktivität der motorischen Vagusfasern im allgemeinen geringer als während der primären Peristaltik (bestätigt Aussage in 1, a).

δ) Die motorischen Vagusfasern zeigen eine Entladungshemmung im Augenblick der buccopharyngealen Schluckphase oder bei der Distension eines Oesophagusteiles, der oberhalb des Bereiches liegt, den sie innervieren. Diese Hemmung hat einen zentralen Ursprung. Das Zentrum des Oesophagus scheint funktionell derart polarisiert zu sein, daß Bezirke, welche dem proximalen Teil der Fortleitung entsprechen, durch solche, die den distalen Abschnitten der Speiseröhre zugehören, gehemmt werden [26].

2. Die nervöse Kontrolle des glattmuskulären Oesophagus

Bei Tierspecies, deren unterer Oesophagus aus glatter Muskulatur besteht, hat eine beidseitige Vagotomie auf diesen Bereich keine Konsequenzen, während der obere, quergestreifte Abschnitt gelähmt wird. Führt man z. B. bei der Katze nach Bivagotomie einen Bolus in den unteren thorakalen Oesophagus ein, so beobachtet man eine Peristaltik, die den Bolus in den Magen befördert [7, 27, 34]. Diese Peristaltik, die in keiner Weise von der vagalen Innervation abhängt, wurde von den Physiologen zur Unterscheidung gegenüber primärer und sekundärer Peristaltik als „tertiäre Peristaltik" bezeichnet. Der Terminus „tertiär" kann bei Klinikern zur Konfusion führen, da diese unter tertiärer Peristaltik stationäre Kontraktionen des Oesophagus verstehen, d. h. nicht propulsive, bei älteren Menschen auftretende Kontraktionen (s. 3. Kapitel). Nachfolgend soll der Begriff „tertiäre Peristaltik" ausschließlich im Sinn der primitiven, „autonomen" Peristaltik gebraucht werden.

a) Charakteristika der tertiären Peristaltik

Mit Hilfe der Elektromyographie kann man zeigen, daß die tertiäre Peristaltik auf einer fortgeleiteten, gemeinsamen Kontraktion der longitudinalen und zirkulären Oesophagusmuskulatur beruht [27, 32]. Hierbei geht die Aktivität der longitudinalen Muskulatur stets derjenigen der zirkulären Muskulatur voraus (Abb. 2). Dieser Kontraktionstyp hängt von der Kontrolle des intraparietalen Nervenplexus ab: Er wird durch Ganglienblocker (Hexamethonium), welche die Erregungsübertragung der Synapsen in diesen Plexus hemmen, unterdrückt. Hinsichtlich der funktionellen Zusammenhänge haben Roman und Tieffenbach [27] gezeigt, daß

α) *die Kontraktionskraft der tertiären Peristaltik* in einem gewissen Bereich eine Funktion von der Größe des transportierten Bolus darstellt.

β) *Die Distension eines Oesophagussegmentes,* welche auf diesem Niveau eine Erregung (Kontraktion) auslöst, hemmt gleichzeitig das nachfolgende Segment. Das zeigt, daß das berühmte „Gesetz für den Darm" von Bayliss und Starling auch für den Oesophagus gilt.

Es ist bemerkenswert, daß die hier unter α) und β) mitgeteilten Fakten in gleicher Weise für den quergestreiften Oesophagus gelten (s. Abschnitt 1, b). Die verschiedenen Mechanismen aktivieren unterschiedliche Neuronenkreise, und zwar den intraparietalen Plexus für den glattmuskulären, das bulbäre Zentrum für den quergestreiften Oesophagus.

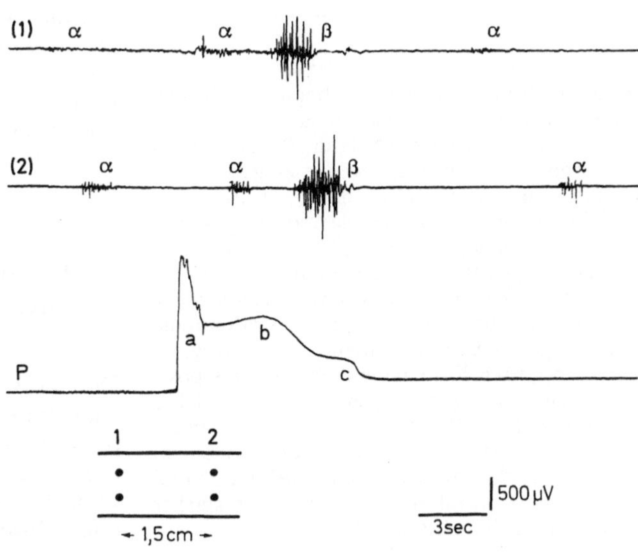

Abb. 2. Tertiäre (autonome) Peristaltik des glattmuskulären Oesophagus der bivagotomierten Katze. *1.* und *2.*: EMG-Ableitungen mit Elektroden, die von der Serosa-Seite aufgedrückt wurden (Elektrodenlage s. Schema unten). *P:* Druckänderungen eines im Oesophagus liegenden Ballons, während dessen Propulsion in den Magen. *a* Aufblasen des Ballons, *b* Beginn der peristaltischen Kontraktion, *c* Kardia-Passage. Während der Peristaltik sind aufeinanderfolgend zwei Aktivitäten (α und β) unterschiedlicher Amplitude zu registrieren. α tritt spontan auch außerhalb der Peristaltik auf und entspricht der Kontraktion der Längsmuskulatur. β ist für die Peristaltik typisch und zeigt die Kontraktion der zirkulären Muskulatur an

b) Die Bedeutung der extrinsischen vagalen Innervation

Es stellt sich nun die Frage, ob die extrinsische Innervation auch für den glattmuskulären Oesophagus eine Rolle spielt, und ob auch für diesen Bereich eine bulbäre Kontrolle der Peristaltik besteht. Hierzu ist gezeigt worden, daß die Reizung der entsprechenden Vagusfasern zu deutlichen motorischen Effekten führt [32]. Das Auftreten elektromyographischer Aktivitäten nach einmaliger Reizung weist eindeutig auf eine enge Beziehung zwischen der extrinsischen vagalen Innervation und der longitudinalen sowie der zirkulären glatten Muskulatur hin (Abb. 3).

Unter Einsatz der oben beschriebenen Technik der vago-spinalen Nervenverbindung konnten Roman und Tieffenbach [28] am wachen Affen die motorischen Efferenzen des Vagus auf den glattmuskulären Oesophagus analysieren. Diese Fasern entladen während des Schluckens bzw. der sekundären Peristaltik sukzessiv; ihre Aktivität ist aber sehr gering, und es werden nur

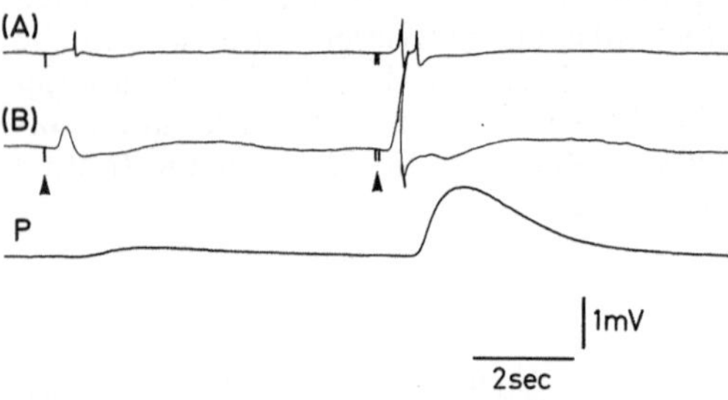

Abb. 3. Erregende Wirkung der Vagusreizung auf den glattmuskulären Oesophagus der Katze. *A* EMG der äußeren, longitudinalen Muskelfasern, *B* EMG der Ringmuskulatur, *P* Druck eines im Oesophagus liegenden, wenig aufgeblasenen Ballons. Eine erste Einzelreizung (*Pfeil*, 10 V, 1 m sec) führt zu einer Muskeldepolarisation (postsynaptisches Erregungspotential), die ihrerseits ein auf die longitudinale Muskelschicht *(A)* beschränktes Aktionspotential mit nachfolgender Kontraktion bewirkt (mäßige intraluminale Drucksteigerung). Eine zweite Vaguserregung durch Doppelreiz löst ein deutlich stärkeres postsynaptisches Erregungspotential aus, welches nicht nur zu zwei Aktionspotentialen der longitudinalen Muskulatur führt, sondern auch zu einem Aktionspotential der zirkulären Muskulatur und damit einer Kontraktion derselben mit starker intraluminaler Drucksteigerung

wenige Potentiale mit einer mittleren Frequenz unter 5/sec, wie sie für die Innervation glatter Muskulatur typisch sind, registriert. Diese schwache, zentrale Innervation dürfte hauptsächlich die Auslösung der tertiären Peristaltik durch den intraparietalen Plexus erleichtern.

Daneben kann die Reizung dieser Fasern auch zu hemmenden Effekten führen. Zum Beispiel hat Diamant [14] gezeigt, daß die Reizung des Vagus hauptsächlich die zirkulären Fasern des glattmuskulären Oesophagus hyperpolarisiert. Wir selbst haben dieselbe Beobachtung für beide Muskelschichten gemacht [29]. Diese inhibitorischen Wirkungen sind ohne Zweifel auf die Aktivierung hemmender Neuronen im Plexus durch bestimmte präganglionäre Vagusfasern zurückzuführen. Die Existenz der hemmenden Neuronen wurde durch direkte elektrische Reizung des Organs belegt [11]. Diese Neuronen, die gleichermaßen in Magen und Darm nachgewiesen wurden [4, 5] sind weder cholinerg noch adrenerg. Ihr Mediator ist möglicherweise das ATP [6]. Über die Bedeutung dieser hemmenden Vagusanteile kann man z.Z. nur Hypothesen aufstellen. Sie könnten für die Motilitätshemmung des distalen Oesophagus während des Schluckens verantwortlich sein, oder sie könnten die Funktionsweise des proximalen Oesophagus betreffen [35]. Darüber hinaus folgt der durch Vagusreizung ausgelösten Hemmung ein Erregungsrebound mit anschließender Kontraktion; dies hat Weisbrodt und Christensen [36] zu der Annahme geführt, daß die hemmenden Vagusfasern bei der Organisation der Peristaltik insofern eine bestimmende Rolle spielen könnten, als sie insgesamt zu einer postinhibitorischen Erregung führen.

II. Die nervöse Kontrolle des oberen Oesophagussphincters

Der Verschlußmechanismus und der Mechanismus zur Öffnung der pharyngo-oesophagealen Verbindung waren Gegenstand kontroverser Meinungen. Die wichtigste Ursache hierfür besteht in der Tatsache, daß zahlreiche Autoren, die an narkotisier-

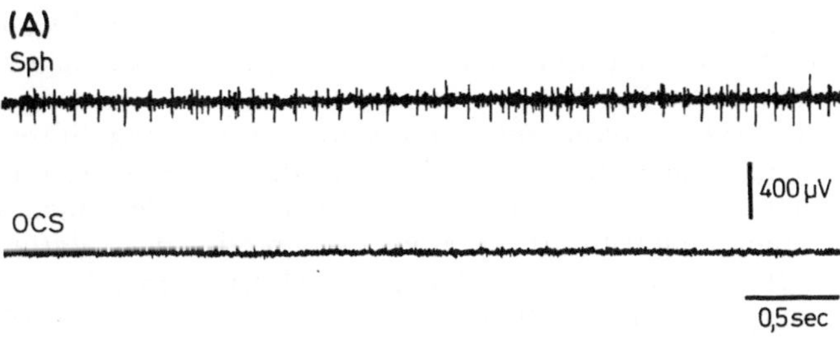

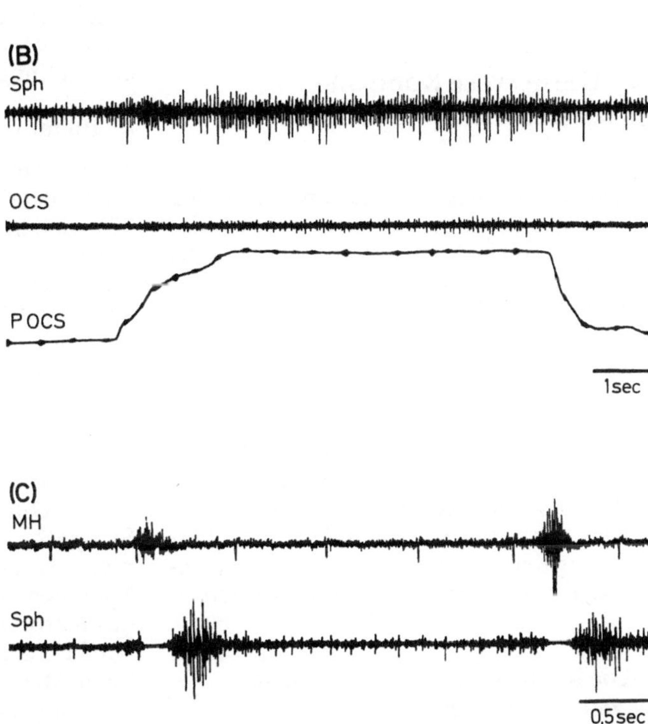

Abb. 4A–C. Elektromyographische Aktivität des oberen Oesophagussphincters am wachen Tier. Hammel mit chronisch implantierten Elektroden im M. cricopharyngeus *(Sph)*, cervicalen Oesophagus *(OCS)* und M. mylohyoideus *(MH)*. *(A)* Spontan-Aktivität: EMG zeigt permanente, tonische Entladungen des M. cricopharyngeus *(Sph)*. *(B)* Aufblasen eines kleinen, im cervicalen Oesophagus liegenden Ballons: mit der Druckzunahme im Ballon *(POCS)* wird der Sphinctertonus verstärkt (Sph) und es setzt eine reflektorische Entladung am Oesophagus-Eingang *(OCS)* ein. *(C)* Schluckvorgang: mit Beginn der bucco-pharyngealen Phase (EMG des M. mylohyoideus) hört die tonische Sphincteraktivität auf; unmittelbar danach setzt sie mit vorübergehend verstärkter Intensität wieder ein

ten, decerebrierten und sogar wachen Objekten gearbeitet haben, im EMG niemals tonische Entladungen von den quergestreiften Muskelfasern ableiten konnten, welche den Sphincter bilden (M. cricopharyngeus). Von der Tatsache des Fehlens einer beständigen Aktivität ausgehend, haben einige Autoren geschlossen, daß der Verschluß des Sphincters unter Ruhebedingungen durch einen rein passiven Mechanismus gewährleistet wird (Lit. bei [16]). Diese Konzeption erscheint derzeit überholt. In der Tat konnten am Menschen mit Hilfe intraluminaler Sonden [23, 17] und am Tier nach Dauerimplantation von Elektroden [8] elektromyographische Ableitungen durchgeführt werden, die eindeutig gezeigt haben, daß 1. der M. cricopharyngeus im EMG eine permanente Aktivität aufweist, d. h. der Verschluß des oberen Oesophagussphincters beruht auf einer tonischen Kontraktion dieses Muskels und (Abb. 4, Teil A) 2. seine Öffnung mit dem Aufhören dieser tonischen Aktivität während des Einsetzens der buccopharyngealen Phase des Schluckvorganges einhergeht (Abb. 4, Teil B).

Dieses Verhalten des quergestreiften Effectormuskels spiegelt notwendigerweise das Verhalten der motorischen Fasern wider. In der Tat hat Andrew [1] bei der Ratte gezeigt, daß efferente Vagusfasern, die zum oberen Oesophagussphincter ziehen, eine tonische Entladung aufweisen; diese Entladung wird während der buccopharyngealen Phase des Schluckvorganges gehemmt und setzt unmittelbar danach wieder ein. Diese Ergebnisse geben gleichzeitig ein Charakteristikum des Schluckzentrums wieder, wonach der Aktivierung die Information über eine Hemmung vorausgeht; die Hemmung trifft die Neuronen, während sie sich entladen und den Tonus des M. cricopharyngeus unterhalten.

III. Die nervöse Kontrolle des unteren Oesophagussphincters

Von allen Faktoren, welche zum Verschluß der Kardia beitragen können, kommt der tonischen Muskelkontraktion ohne Zweifel die größte Bedeutung zu. Diese tonische Kontraktion der glatten Sphinctermuskulatur wurde auch mittels elektromyographischer Technik durch kürzliche Arbeiten an Hunden mit chronisch implantierten Elektroden objektiviert [2,22]. Zur Untersuchung der Frage, in welcher Weise die nervöse Kontrolle der Sphincterfunktion abläuft und welche Bedeutung ihr zukommt, soll das Verhalten des Sphincters nach Ausschaltung der extrinsischen Innervation sowie bei Reizversuchen betrachtet werden.

1. Die Kardia nach Durchschneidung der zuführenden Nerven

a) Zustand und Verhalten des unteren Oesophagussphincters nach Denervation

In vitro-Versuche am terminalen Oesophagus von Meerschweinchen und jungen Katzen [20] sowie vom Hund [31] haben ergeben, daß die vollständig denervierte Kardia immer noch einen gewissen Tonus aufweist. Nach Mann *et al.* [20] führt eine kurze Dehnung des Corpus oesophagi zu einem Abfall dieses Tonus, dem eine phasische Kontraktion folgt.

Der Sphincterverschluß kann sowohl myogen als auch neurogen (durch excitatorische Neuronen des intraparietalen Nervenplexus) bedingt sein. Bei der Sphincteröffnung spielen wahrscheinlich hemmende Neuronen des Plexus eine Rolle (s. I, 2b),

deren Existenz durch elektrische Reizversuche belegt wurden [13,33].

Reizungen, die zu einer Muskelerschlaffung führen, werden durch Tetrodotoxin blockiert. Die Aktivierung der hemmenden Neuronen führt zu einer Hyperpolarisation der glatten Muskelfasern [4]; entsprechende, an der Katze durchgeführte Messungen ([14] s. oben) ergaben eine exakt auf die zirkulär verlaufende Kardiamuskulatur beschränkte Hyperpolarisation, welche ohne Zweifel die Ursache für die Sphinctererschlaffung darstellt.

b) Bilanz der Denervierungsversuche

Neben zahlreichen Fakten, die an anderer Stelle detailliert ausgeführt sind [18, 20, 22], haben die Denervierungsversuche zu folgenden Ergebnissen geführt: 1. Nach cervicaler Bivagotomie scheint der klarste Effekt in der Folge zu bestehen, daß die Kardia während des Schluckvorganges nicht mehr erschlaffen kann (Achalasie). Der Sphinctertonus in Ruhe ist nach Angabe verschiedener Autoren und bei verschiedenen Species entweder deutlich erhöht (Kardiospasmus), normal oder vermindert. 2. Die Durchschneidung der zuführenden Sympathicus-Äste führt nach Auffassung einiger Autoren zu einer Verminderung des Sphinctertonus oder einer Verminderung des Kardiospasmus beim Menschen. Daneben haben zahlreiche Arbeiten am Tier und beim Menschen ergeben, daß die Denervation des Sympathicus die Kardiafunktion nicht verändert.

2. Die Bedeutung der extrinsischen Innervation für die Kardia (Reizversuche, Spontanaktivität)

a) Effekte der Reizung zuführender Vagus- bzw. Sympathicusfasern

α) *Reizung des Vagus.* Zahlreiche mit manometrischer Technik durchgeführte Experimente haben ergeben, daß die Kardia nach Vagusreizung sowohl mit einer Erschlaffung als auch mit einer Kontraktion reagieren kann [18]. Diese Beobachtungen wurden durch neuere Untersuchungen, in denen die Sphincterreaktion nach Vagusreizung sowohl elektromyographisch als

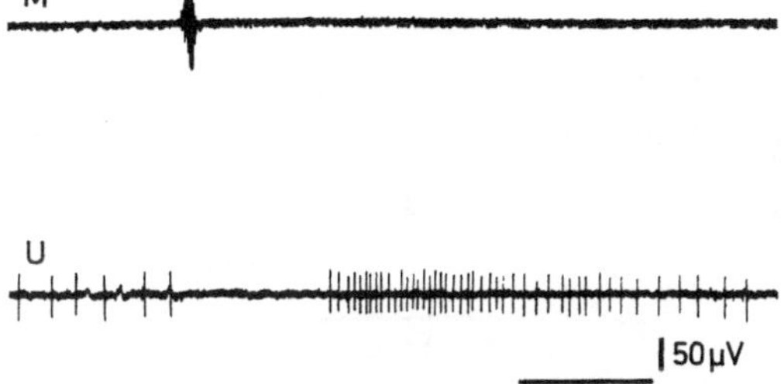

Abb. 5. Entladung einer, die glatte Kardiamuskulatur wahrscheinlich erregenden Vagusfaser eines wachen Hundes nach Nervenverbindung zwischen Vagus und Phrenicus. *M* EMG des M. mylohyoideus (Startsignal des Schluckvorgangs). *U* Entladung der Vagusfaser, die auf Höhe des durch den Vagus innervierten Zwerchfells abgeleitet wurde. Die Spontanaktivität dieser Faser wird während des Schluckvorgangs unterbrochen (s. EMG des M. mylohyoideus). Sie setzt 5 sec später mit vorübergehend erhöhter Frequenz wieder ein. Der Vergleich mit der nicht in der Abbildung enthaltenen Druckkurve zeigt, daß die Periode, während der die vagale Entladung unterbrochen ist, gleichzeitig mit der Kardia-Erschlaffung verläuft, und daß die nachfolgend verstärkte Entladung zeitlich mit dem Wiederverschluß der Kardia korreliert

auch manometrisch gemessen wurde, bestätigt [14,29]. Hiernach führt eine Einzelreizung oder eine Reizung in kurzen Salven am terminalen Oesophagus der Katze in vivo sowie in vitro zu: 1. erregenden Wirkungen, die sich entweder in einer Depolarisation mit nachfolgender Kontraktion der glatten Muskulatur dokumentieren oder zu einer Erregung, die über excitatorische Neuronen vermittelt wird und zu einer intraluminalen Drucksteigerung führt. Diese Erscheinungen entsprechen denen am Corpus oesophagi (I, 2, b; Abb. 5); 2. hemmenden Effekten, welche wie Abb. 6 zeigt, in einer Hyperpolarisation der glatten Muskulatur bestehen, der eine Depolarisation folgt, die zu Aktionspotentialen führen kann ("Rebound", postinhibitorische Erregung). Diese Effekte werden unter dem Einfluß von Atropin, d. h. nach Blockierung erregender Antworten besonders deutlich; die dabei beobachtete, lang anhaltende Hyperpolarisation der glatten Muskulatur geht mit einem Abfall des Sphinctertonus einher; die anschließende Depolarisations-

phase stellt den Ursprung von Aktionspotentialen dar, die zum Wiederverschluß der Kardia führen (Abb. 6).

Insgesamt enthält der Vagus somit zwei Arten von Fasern: excitatorische Fasern, die wahrscheinlich excitatorische Neuronen des intramuralen Plexus aktivieren (klassischer parasympathischer Weg); inhibitorische Fasern, welche inhibitorische Neuronen im Plexus aktivieren, deren Existenz gesichert werden konnte (III, 1, a).

β) Reizung des Sympathicus. Es ist gut bekannt, daß Adrenalin auf die Kardia einen erregenden Effekt hat [18, 11, 15, 29]. Daneben haben Karlson *et al.*, 1922 [9], an Katze und Hund sowie Karlson und Litt, 1923 [10], am Affen mit manometrischer Technik nach Splanchnicus-Reizung einen Spasmus der Kardia beobachtet. Diese Ergebnisse wurden in neuerer Zeit durch elektromyographische Studien an der Katze bestätigt [29]. Die motorischen Effekte des Sympathicus persistieren nach Abtragung der Nebennieren; sie verschwinden nach Applikation α-adrenolytischer Substanzen wie Ergotamin [29].

Daneben haben mehrere Autoren auch motorische Effekte an der Kardia nach Reizung des Ganglion stellatum beschrieben [3]. Somit ist für den Sympathicus ein motorischer Effekt auf die Kardia gesichert.

b) Aktivitätsmessungen der extrinsischen Nervenfasern

Mit der Technik der gekreuzten Nerven gelang es Miolan und Roman [22], die Entladung der an der oesophago-gastrischen Funktion beteiligten Vagusfasern zu studieren. Dabei wurden an einigen Fasern tonische Entladungen geringer Frequenz (1–2/ sec) gemessen, die während der buccopharyngealen und oesophagealen Phase des Schluckens unterbrochen wurde; gegen Ende der letzteren setzten die Entladungen mit vorübergehend erhöhter Frequenz wieder ein. Hieraus darf geschlossen werden, daß es sich um excitatorische Fasern handelt, die auf excitatorische Neuronen des intraparietalen Plexus einwirken und so den unteren Oesophagussphincter beeinflussen. Hierzu hat Miolan kürzlich (persönliche Mitteilung) bei Registrierung der Spontanaktivität von Vagusfasern eine starke Er-

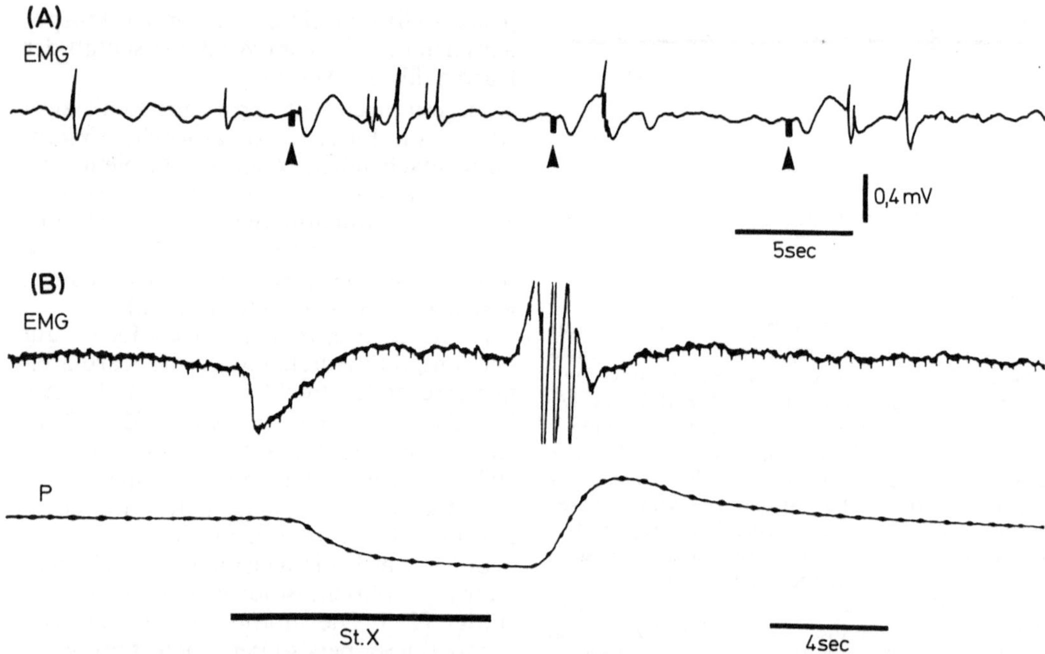

Abb. 6. Inhibitorischer Effekt der Vagusreizung auf die Kardia der Katze. Die Registrierung *A* wurde in vitro und die Registrierung *B* in vivo gewonnen. In beiden Fällen war das Präparat mit Atropin vorbehandelt worden. *EMG* Elektromyogramm, das mit einer von der Serosa-Seite aufgedrückten Elektrode abgeleitet wurde (Registrierung mit R-C-Verstärkung, die langsame Potentialänderungen verzerrt). *P* Druck in der Kardia, der durch einen gering aufgeblasenen Ballon übertragen wurde. In *A* führt jede Vagusreizung (kurze Reizsalven, *Pfeile*) zu einer Hyperpolarisation der glatten Muskulatur (postsynaptische Hemmpotentiale), der eine Depolarisation folgt, die ihrerseits Aktionspotentiale auslöst (Erregungs-rebound). In *B* wurde eine iterative Vagusreizung für 9 sec (St. X) durchgeführt, die zu einer Hyperpolarisation der Muskulatur führt (klingt in Registrierung auf Grund der R-C-Verstärkung ab) und eine Öffnung der Kardia mit Druckabfall bewirkt *(P)*. Eine Sekunde nach Reiz-Ende tritt der Erregungs-rebound auf: Die Druckregistrierung zeigt einen verstärkten Spincterschluß an, mit der eine Muskeldepolarisation einhergeht, auf welche sich Aktionspotentiale großer Amplitude aufsetzen, die auf Grund der hohen Verstärkung jedoch nicht erscheinen

höhung der Aktivitäten während der Relaxation der Kardia und eine starke Abnahme derselben nach Wiederverschluß der Kardia gefunden.

Über die Bedeutung der Sympathicusaktivität auf den unteren Oesophagussphincter geben Untersuchungen von Di Marino und Cohen [15] eine gewisse Vorstellung. Diese Autoren beobachteten am Opossum nach Denervation des Sympathicus (Vorbehandlung mit 6-Hydroxydopamin) eine Druckabnahme im Sphincter um ca. 20%. Die schluckreflektorische Erschlaffung des Sphincters war jedoch völlig normal. Dies bestätigt indirekt die obigen Ergebnisse, wonach die Sphinctererschlaffung durch den Vagus kontrolliert wird.

3. Allgemeine Schlußfolgerungen zur nervösen Kontrolle der Kardia

An der Aufrechterhaltung des Ruhetonus des unteren Oesophagussphincters ist sowohl der Sympathicus als auch der Parasympathicus beteiligt. Die Erschlaffung des Sphincters während des Schluckvorganges oder nach Dehnung der Speiseröhre wird durch zweifache Vaguswirkung vermittelt: Die Entladung der erregenden Vagusfasern wird unterbrochen, während die hemmenden Vagusfasern aktiviert werden. Der Beitrag des Sympathicus hierzu dürfte vergleichsweise gering sein, muß jedoch noch durch weitere Untersuchungen präzisiert werden. Die Einflüsse der äußeren Innervation werden zumindest von seiten des Vagus auf Neuronen des intraparietalen Nervenplexus ausgeübt. Die letzteren spielen sowohl bei der normalen Sphinctermotilität wie auch bei Störungen derselben (Achalasie), die nach Alteration des Plexus auftreten, die größte Rolle [18]. Darüber hinaus dürften diese Anteile des Plexus nach Durchschneiden der äußeren Nerven zumindest teilweise für den Tonus und die Erschlaffung des Sphincters verantwortlich sein.

Literatur

1. Andrew,B.L.: The nervous control of cervical oesophagus of the rat. J. Physiol. (Lond.) **134**, 729–740 (1956).
2. Arimori,M., Code,C.F., Jerry,F., Sturm, R.E.: Electrical activity of the canine oesophagus and gastro-oesophageal sphincter, its relation to intraluminal pressure and movement of material. Amer. J. dig. Dis. **15**, 191–208 (1970).
3. Baisset,A., Montastruc,P.: Contribution expérimentale à l'étude de l'innervation sympatique du cardia chez le chien. C.R. Soc. Biol. (Paris) **150**, 2003–2007 (1956).
4. Bennett,M.R., Burnstock,G.: Electrophysiology of intestinal smooth muscle. In: Handbook of Physiology: Alimentary canal, IV: Motility, p.1709–1732. Washington: Amer. Physiol. Soc. 1968.
5. Bortoff,A.: Digestion: Motility. Ann. Rev. Physiol. **34**, 261–290 (1972).
6. Burnstock,G.: Purinergic nerves. Pharmacol. Rev. **24**, 509–581 (1972).
7. Cannon,W.B.: Esophageal peristalsis after bilateral vagotomy. Amer. J. Physiol. **19**, 436–444 (1907).
8. Car,A., Roman,C.: L'activité spontanée du sphincter oesophagien supérieur; ses variations au cours de la déglutition et de la rumination. J. Physiol. (Paris) **62**, 505–511 (1970).
9. Carlson,A.J., Boyd,T.E., Pearcy,J.F.: The innervation of the cardia and the lower end of the oesophagus in mammals. Amer. J. Physiol. **61**, 14–41 (1922).
10. Carlson,A.J., Litt,S.: Amer. J. Physiol. **65**, 534–563 (1923). Zitiert nach Ingelfinger,F.J. (1958).
11. Christensen,J.: Pharmacological identification of the lower esophageal sphincter. J. clin. Invest. **49**, 681–690 (1970).
12. Christensen,J.: Neural control mechanisms in the esophagus: a cryptic motor innervation. In: Proceedings of the Fourth International Symposium on Gastrointestinal Motility. Vancouver: Mitchell Press 1974.
13. Christensen,J., Freeman,B.W., Miller,J.K.: Some physiological characteristics of the esophagogastric junction in the opossum. Gastroenterology **64**, 1119–1125 (1973).
14. Diamant,N.E.: Electrical activity of the cat smooth muscle esophagus: a study of hyperpolarizing responses. In: Proceedings of the Fourth International Symposium on Gastrointestinal Motility. Vancouver: Mitchell Press 1974.
15. DiMarino,A.J., Cohen,S.: The adrenergic control of lower esophageal sphincter function. In: Proceedings of the Fourth International Symposium on Gastrointestinal Motility. Vancouver: Mitchell Press 1974.
16. Doty,R.W.: Neural organization of deglutition. In: Handbook of Physiology, Alimentary canal, IV: Motility, p. 1861–1902. Washington: Amer. Physiol. Soc. 1968.
17. Hellemans,J., Vantrappen,G., Vandenbroucke,J.: The electrical activity of the human esophagus. Gastroenterology **58**, 959 (1970).
18. Ingelfinger,F.J.: Esophageal motility. Physiol. Rev. **38**, 533–584 (1958).
19. Jean,A.: Localisation et activité des neurones déglutiteurs bulbaires. J. Physiol. (Paris) **64**, 227–268 (1971).
20. Mann,C.V., Code,C.F., Schlegel,J.F., Ellis,F.M.: Intrinsic mechanisms controlling the mammalian gastro-oesophageal sphincter deprived of extrinsic nerve supply. Thorax **23**, 634–639 (1968).
21. Meltzer,S.J.: On the causes of the orderly progress of the peristaltic movements in the oesophagus. Amer. J. Physiol. **2**, 266–272 (1899).
22. Miolan,J.P., Roman,C.: Décharge des fibres vagales efférentes destinées au cardia du chien. J. Physiol. (Paris) **66**, 171–198 (1973).
23. Monges,H., Salducci,J., Roman,C.: Etude électromyographique de la contraction oesophagienne chez l'homme normal. Arch. Mal. Appar. dig. **57**, 545–560 (1968).
24. Mosso,A.: Untersuchungen Z. Naturkunde **11**, 327–349 (1876), zitiert nach Meltzer,S.J. (1899).
25. Roman,C.: Controle nerveux du péristaltisme oesophagien. J. Physiol. (Paris) **58**, 79–108 (1966).
26. Roman,C.: La commande de la motricité oesophagienne et sa régulation. Thèse Doct. es-Sciences, Marseille 1967.
27. Roman,C., Tieffenbach,L.: Motricité de l'oesophage à musculeuse lisse après bivagotomie: étude électromyographique. J. Physiol. (Paris) **63**, 733–762 (1971).

28. Roman, C., Tieffenbach, L.: Enregistrement de l'activité unitaire des fibres motrices vagales destinées à l'oesophage du babouin. J. Physiol. (Paris) **64**, 479–506 (1972).

29. Roman, C, Gonella, J., Niel, J. P., Miolan, J. P.: Effets de la stimulation vagale et action de l'adrénaline sur la musculeuse lisse du bas oesophage du chat. J. Physiol. (Paris), **69**, 191 A (1974).

30. Sumi, T.: Neuronal mechanisms in swallowing. Pflügers Arch. ges. Physiol. **278**, 467–477 (1964).

31. Thomas, P. A., Earlam, R. J.: The effect of the gastro-intestinal polypeptide hormones on the electrical activity and pressure of the isolated perfused canine gastro-oesophageal sphincter. In: Proceedings of the Fourth International Symposium on Gastro-intestinal Motility. Vancouver: Mitchell Press 1974.

32. Tieffenbach, L., Roman, C.: Role de l'innervation extrinsèque vagale dans la motricité de l'oesophage à musculeuse lisse: étude électromyographique chez le chat et le babouin. J. Physiol. (Paris) **64**, 193–226 (1972).

33. Tuch, A., Cohen, S.: Lower esophageal sphincter relaxation: studies on the neurogenic inhibitory mechanism. J. clin. Invest. **52**, 14–20 (1973).

34. Ueda, M., Schlegel, J. F., Code, C. F.: Electric and motor activity of innervated and vagally denervated feline esophagus. Amer. J. dig. Dis. **17**, 1075–1088 (1972).

35. Vantrappen, G., Hellemans, J., Pelemans, W., Janssens, J.: Electromyographic and manometric studies of the deglutitive inhibition in the esophagus. Rendic. Gastroenterol. **3**, 139 (1971).

36. Weisbrodt, N. W., Christensen, J.: Gradients of contractions in the opossum esophagus. Gastroenterology **62**, 1159–1166 (1972).

6. Kapitel

Pharmakologie des unteren Oesophagussphincters

H. M. JENNEWEIN und F. WALDECK

I. Einleitung

Pharmakologische Wirkungen auf den Oesophagus betreffen die Effekte von chemischen Substanzen auf die quergestreifte und glatte Muskulatur des Oesophagus und seiner Sphincteren. Im folgenden Kapitel werden in erster Linie die manometrisch erfaßbaren Wirkungen von Pharmaka referiert. Weiter können elektromyographische Untersuchungen, Oberflächenpotentialmessungen und Versuche an isolierten Muskelstreifen zum besseren Verständnis pharmakologischer Wirkungen beitragen. Schwer quantifizierbare Verfahren, wie z. B. Röntgenuntersuchungen, Endoskopie etc., die klinisch unentbehrlich geworden sind, haben demgegenüber für pharmakologische Untersuchungen keine Bedeutung.

II. Pharmakologie

1. Vegetatives System

a) Cholinerges System

Entsprechend den bekannten Wirkungen von cholinergen Substanzen auf glattmuskuläre Organe zeigen Parasympathomimetica auch auf den glattmuskulären Oesophagus eine stimulierende Wirkung [2, 6, 45, 65]. Direkt und indirekt wirkende Parasympathomimetica erhöhen den Druck im unteren Oesophagussphincter beim Menschen [2, 7, 44, 45, 53, 65]. Ebenso erhöhen die Cholinergica die Amplitude des Schluckdruckes [42, 50]. Solche tonisierenden Wirkungen sind bisher von Urecholin, Prostigmin, Mecholyl, Bethanechol und anderen Parasympathomimetica beim Menschen und beim Tier beschrieben worden. Über eine günstige therapeutische Wirkung von Cholinergica bei Patienten mit Reflux

berichteten Farrell *et al.* [24] sowie Higgs *et al.* [33a].

Die durch Parasympathomimetica ausgelösten Effekte können durch Atropin aufgehoben werden [1, 40, 44]. Atropin verringert den Sphincterdruck im Tierversuch deutlich [30, 45], während dieser Effekt beim Menschen in üblicher Dosierung (1 mg) nicht ausgeprägt zu sein scheint [2, 44, 52]. Hohe Atropindosen (2–3 mg) führen allerdings auch beim Menschen zu einem Abfall des Sphinctertonus; nach solchen Atropingaben ist auch die Sphincterreaktion auf Bauchkompression vermindert [44]. Die durch i.v. Einzelinjektion von Gastrin hervorgerufene Tonussteigerung im UOS kann beim Menschen durch Atropin gehemmt werden (Harris, persönliche Mitteilung), was am Hund erst in extrem hohen Dosen (10 mg/kg) möglich ist [36]. Ähnliche Befunde sind nach Vagotomie zu beobachten (vgl. 4. Kapitel).

Curare wirkt auf die quergestreifte Oesophagusmuskulatur lähmend und hemmt somit die Auslösung der Schluckperistaltik. Der glattmuskuläre Anteil des Oesophagus wird durch Curare und dessen Derivate nicht direkt beeinflußt. Unmittelbar nach der Injektion solcher Substanzen kommt es nach eigenen Beobachtungen allerdings zu einem flüchtigen Anstieg des Sphincterdruckes. Dies ist möglicherweise auf die bekannte Curare-induzierte Histaminfreisetzung zurückzuführen [31, 40].

b) Adrenerges System

Zahlreiche Arbeiten zeigen, daß α-adrenerge Substanzen den unteren Oesophagussphincter bei Mensch und Tier ausgeprägt und anhaltend tonisieren können [6, 14, 21, 40, 48, 49, 69]. Unter den α-adrenergen Substanzen sind insbesondere Phenylephrin, Noradrenalin und Imidazolin-Derivate stark wirksam [69, 40]. Demgegenüber haben β_1- und β_2-Adrenergica einen tonus-

Tabelle 1. Wirkung verschiedener Substanzen auf den intraluminalen Druck im UOS

steigernd		senkend	
Parasympathomimetica	[2, 7, 45, 65, 44, 53]	Parasympatholytica	[1, 2, 30, 40, 44, 45, 52]
α-Adrenergica	[6, 14, 21, 40, 48, 49, 69]	α-Adrenolytica	[40]
β-Adrenolytica	[48]	β-Adrenergica	[69]
Gastrin	[5, 11, 26, 37, 67]	Secretin, Glucagon	[11, 39, 37]
		CCK, CCK-Octapeptid, Caerulein	
			[38, 37, 63]
Prostaglandin $F_{2\alpha}$	[20, 29, 61]	Prostaglandin $E_{1,2}$	[20, 29, 61]
Antacida	[24, 34, 43, 64]	Zigaretten-Rauchen	[16, 17, 59, 62]
Metoclopramid	[19, 33, 47, 60]	(Barbiturate) Narkotica	[40]

senkenden Effekt [21a, 59]. Die durch Adrenergica am unteren Oesophagus ausgelösten Effekte lassen sich durch die entsprechenden Adrenolytica aufheben. So kann der tonussenkende Effekt von Isoproterenol durch Aprenolol oder Propranolol aufgehoben werden. Die alleinige Gabe von β-Blockern führt aber nur zu einer geringen Sphincterdrucksteigerung. Dies ist möglicherweise durch Blockierung inhibitorischer β-adrenerger Einflüsse zu deuten [48]. Der tonisierende Effekt von Phenylephrin kann entsprechend durch Phentolamin aufgehoben werden. Hierbei ist zu erwähnen, daß speziell die α-Adrenolytica eine stark hemmende Wirkung am unteren Oesophagussphincter haben. Vieles spricht dafür, daß es sich hierbei um substanzspezifische Eigenwirkungen handelt, wobei die Beeinflussung des α-Sympathicotonus in vivo wohl auch eine Rolle spielt. Durch Sympathicusblockade mit Reserpin wird der Sphincterdruck des Hundes nicht verändert [40].

Ebenfalls wird nach Reserpin-Vorbehandlung die Empfindlichkeit des UOS gegenüber Noradrenalin nicht beeinflußt [40]. Demgegenüber konnten Di Marino u. Cohen [21] am Opossum zeigen, daß 6-Hydroxydopamin, das eine Degeneration der sympathischen Nerven bewirkt, zu einer Verminderung des Ruhetonus im unteren Oesophagussphincter führt. Eine derartige chemische Sympathektomie bewirkt am unteren Oesophagussphincter eine Überempfindlichkeit gegenüber Noradrenalin. Ob bei der durch α-Adrenergica verursachten Erhöhung des Sphinctertonus auch endogen freigesetztes Gastrin beteiligt ist [32, 58], muß durch weitere Untersuchungen geklärt werden.

c) Purinerges System und biogene Amine

Bei elektrischer Feldstimulation zeigen isolierte Muskelstreifen aus dem unteren Oesophagussphincter einen Tonusverlust, der nerval vermittelt wird und durch Tetrodotoxin gehemmt werden kann [66]. Diese mit einer Hyperpolarisation des Muskels einhergehende Erschlaffung, (on response) [68] läßt sich jedoch weder durch Anticholinergica noch durch Adrenolytica beeinflussen [4, 8, 9, 66]. Aufgrund dieser Befunde am Opossum wird vermutet, daß diese Effekte durch nicht adrenerge inhibitorische Neuronen vermittelt werden, die durch den N. vagus innerviert sind, und deren Überträgersubstanz noch nicht bekannt ist. Möglicherweise handelt es sich hier um ATP oder ähnliche Purine, weshalb von einem „purinergen System" gesprochen wird [4]. Dipyridamol und Lidoflavin, welche die Aufnahme von ATP hemmen, bewirken tatsächlich eine Verstärkung der durch elektrische Reizung verursachten Erschlaffung des isolierten unteren Oesophagussphincters vom Opossum [15]. Diese Substanzen sollen dabei die hypothetischen Transmitter am Eintritt in die Muskelzelle hindern, wonach diese in erhöhter Konzentration an den Receptoren zur Verfügung stehen würden. Hierbei müssen jedoch mögliche Eigenwirkungen der Substanzen berücksichtigt werden. Darüber hinaus erscheint es äußerst schwierig, dieses System näher zu charakterisieren, da spezifische Blocker nicht bekannt sind.

In diesem Zusammenhang interessieren auch die Wirkungen der Phosphodiesterasehemmer Theophyllin und Coffein. Überraschenderweise weist jedoch Theophyllin in vitro keinen und Coffein in vivo einen drucksteigernden Effekt am unteren Oesophagussphincter auf [15, 18, 70]. Es erscheint zweifelhaft, ob die in Form von Sodbrennen oder ähnlichen nach Kaffee-Genuß beobachteten Unverträglichkeitserscheinungen auf einen Reflux zurückgeführt werden können.

Nach Beendigung einer elektrischen Feldstimulation am isolierten unteren Oesophagussphincter kommt es zu einer Kontraktion, die als off-response bezeichnet wird [8, 9]. Diese ebenfalls nur durch Tetrodotoxin hemmbare und mit einer Depolarisation der Muskulatur verbundene off-response [68] läßt sich durch Gastrin, Acetylcholin und Noradrenalin verstärken [13, 14].

Über die Wirkung verschiedener biogener Amine auf den unteren Oesophagussphincter ist nur wenig bekannt. Bradykinin und Serotonin wurden bislang noch nicht untersucht. Vom Histamin ist bekannt, daß es den Druck im unteren Oesophagussphincter bei Mensch und Hund zu steigern vermag [31, 40]. Interessanterweise führt der H2-Receptorblocker Metiamid ebenfalls zu einer Drucksteigerung im UOS des Opossum [71].

d) Ganglionär angreifende Substanzen

Pedersen *et al.* [52] konnten am Menschen zeigen, daß die gleichzeitige Gabe von Atropin und Hexamethonium einen Abfall des Sphinctertonus bewirkt, während die alleinige Gabe von Atropin nur einen schwachen Effekt zeigt [44]. Dies weist grundsätzlich auf die Beteiligung ganglionärer Elemente bei der Tonusregulation des unteren Oesophagussphincters hin. Auch aus in vitro Versuchen ist bekannt, daß Hexamethonium zu einer Erschlaffung der zirkulären Muskelfaserbündel des unteren Oesophagussphincters führt [48].

Zigarettenrauchen führt beim Mensch zu einer vorübergehenden Erniedrigung des Sphincterdruckes [16, 17, 59, 62]. Es ist jedoch noch nicht geklärt, inwieweit Nicotin bei diesem Vorgang ursächlich beteiligt ist. Neben der ganglioplegischen Wirkung von Nicotin diskutierte Misiewicz [49] auch eine Freisetzung von β-Adrenergica, die eine Tonusverminderung des unteren Oesophagussphincters bewirken könnten.

2. Zentral angreifende Substanzen

a) Narkotica

Die Kenntnis über den Einfluß zentral angreifender Substanzen ist vor allem im Hinblick auf intraoperative manometrische Messungen am Menschen sowie für Tierexperimente am unteren Oesophagussphincter von Bedeutung. Die meisten verwendeten Narkotika beeinflussen den unteren Oesophagussphincter vom Hund im Sinne einer Tonusverminderung. Dies trifft für fast alle Inhalationsnarkotica (Halothan, Äther, Methoxyfluran) sowie für Injektionsnarkotica wie Barbiturate, Propranidid und ähnliche Substanzen zu. Bei tiefer Narkose mit den oben genannten Substanzen kann es zu einem völligen Verschwinden des Sphinctertonus kommen. Bei oberflächlicher Narkose wird zumeist nur eine relativ geringe und gleichmäßige Tonusverminderung des unteren Oesophagussphincters beobachtet. Das bei Inhalationsnarkosen als Analgeticum verwendete Lachgas beeinflußt den unteren Oesophagussphincter nicht. Geringen Einfluß auf den unteren Oesophagussphincter des Hundes haben auch Urethan und Ketamine [40].

Ähnlich ist Rompun, ein in der Veterinärmedizin verwendetes Imidazolin-Derivat, zu beurteilen. Diese Substanz führt allerdings in höheren Dosen manchmal zu einer Steigerung des Sphinctertonus im Tierversuch.

b) Psychopharmaka

Das in Tierversuchen zur Neuroleptanalgesie verwendete Propiopromazin hat einen tonushemmenden Einfluß am unteren Oesophagusspincter. Auch Morphin bewirkt beim Menschen und am Affen einen Abfall des Sphinctertonus [30a]. Diazepam hat am Menschen nach eigenen Untersuchungen keinen Einfluß auf den unteren Oesophagussphincter [57]. Andere Autoren finden jedoch einen Sphinctertonus-Abfall nach Diazepam [30a].

3. Musculotrope Substanzen

a) Prostaglandine

Prostaglandine haben neben ihren vielfältigen Effekten auf Uterus, Herz, Kreislauf, Magen und Bronchialmuskulatur auch eine Wirkung auf den unteren Oesophagussphincter. Entsprechende Studien wurden von Dilawari *et al.* [20] am Menschen und von Goyal *et al.* [29, 61] am Opossum durchgeführt. Während Prostaglandin $F_{2\alpha}$ den Tonus im unteren Oesophagussphincter bei Mensch und Tier steigert, bewirken die Prostaglandine E_1, E_2 und A_2 eine Tonusverminderung. Hierbei ist Prostaglandin A_2 jedoch schwächer wirksam als die E-Prostaglandine. Hinsichtlich ihres Wirkungsmechanismus scheinen die Prostaglandine direkt am Muskel anzugreifen. Weder durch Parasympatholytica noch durch Adrenolytica kann der tonushemmende Effekt der E-Prostaglandine aufgehoben werden. Das Gleiche gilt für Serotonin-Antagonisten und Nervenblockade durch Tetrodotoxin [29]. Indomethazin, ein Hemmer der Prostaglandin-Synthetase, bewirkt eine Steigerung des Druckes im unteren Oesophagussphincter beim Menschen [20]. Die Hypothese, daß die Prostaglandine eine physiologische Bedeutung in der Tonusregulation des unteren Oesophagussphincters haben, kann zur Zeit weder ausreichend begründet noch ausgeschlossen werden.

b) Vasopressin, Nitrite, Dipyridamol

Beim Menschen untersuchten Boesby und Pedersen [3] manometrisch die Wirkung von Vasopressin auf den unteren Oesophagussphincter. Dabei wirkte Vasopressin auch in geringsten Dosen tonussteigernd, so daß eine physiologische Bedeutung dieses Peptids diskutiert werden kann.

Interessant ist die Wirkung von Glycerintrinitrat (Nitroglycerin), das klinisch bereits erfolgreich als Spasmolyticum zur Therapie von Oesophagusspasmen verwandt wurde [51]. Auf den unteren Oesophagussphincter wirkt die Substanz tonusvermindernd, was therapeutisch bei der Achalasie ausgenutzt wurde [22]. Eine ähnliche Wirkung könnte aufgrund experimenteller Ergebnisse, die an isolierten Muskel-

streifen gewonnen wurden, von Dipyridamol erwartet werden [15].

c) Ionen

Musculotrop wirkende Ionen wie Barium- und Kalium-Ionen wurden an isolierten Muskelstreifen aus dem UOS untersucht [48]. Diese Experimente ergaben, daß sich die glatte Muskulatur aus dem unteren Oesophagussphincter gleichartig wie die übrige glatte Muskulatur verhält, d.h. auf Barium-Ionen mit einer Erschlaffung und auf eine erhöhte Kalium-Konzentration mit einer Kontraktion reagiert.

4. Peptide

a) Gastrin

Von Giles *et al.* [26] wurde 1969 erstmals ein tonussteigernder Effekt von Gastrin am unteren Oesophagussphincter beschrieben. Diese mit unperfundierten Kathetern gewonnenen Befunde wurden in der Folgezeit mit exakter Methodik, d.h. mit perfundierten Kathetern, von zahlreichen Autoren sowohl in Humanstudien als auch in Tierexperimenten bestätigt [5, 11, 12, 37, 67]. Nach diesen Untersuchungen steigern Einzelinjektionen von Gastrin, Pentagastrin oder Tetragastrin den Sphincterdruck dosisabhängig, wobei es eine optimale Dosis gibt. Höhere Dosen führen zu geringeren Effekten, so daß die Dosiswirkungskurven charakteristischerweise abknicken [11, 12, 37]. Infusionen von Pentagastrin haben allerdings höchstens eine initiale Sphincterdrucksteigerung zur Folge, d.h. anhaltende Tonussteigerungen des unteren Oesophagussphincters sind durch Infusionen von Gastrin nicht zu erreichen [25, 26, 36]. Zur Frage über die physiologische Bedeutung von Gastrin für die Tonusregulation des unteren Oesophagussphincters sei auf das 4. Kapitel verwiesen.

Der Wirkungsmechanismus von Gastrin scheint nach Untersuchungen am isolierten Muskelstreifen vom Opossum auf einer Freisetzung von Acetylcholin aus Nervenenden zu beruhen [13]. Der Gastrin-Effekt wird durch Tetrodotoxin aufgehoben, durch Atropin vermindert, durch Eserin jedoch verstärkt. Hinsichtlich einer klinischen Anwendung wird Gastrin bzw. Pentagastrin als Funktionstest zur Beurteilung der Reaktionsweise des unteren Oesophagussphincters eingesetzt [56].

b) Secretin und Glucagon

Wie die Untersuchungen von Cohen und Lipshutz [11] sowie von Jennewein *et al.* [37] zeigen, senkt Secretin den Druck im unteren Oesophagussphincter und hemmt die Gastrinwirkung. Cohen und Lipshutz [11] diskutierten als Wirkungsmechanismus hierbei eine Inaktivierung von Gastrin vor Erreichen des Receptors. Eine physiologische Bedeutung dieses Secretin-Effektes ist zur Zeit nicht gesichert.

Glucagon, das dem Secretin chemisch verwandt ist, senkt den Ruhedruck im unteren Oesophagussphincter stark und eindeutig und hemmt außerdem die Gastrinreaktion des Sphincters in nicht kompetitiver Weise [9,39]. Da für endogen freigesetztes Glucagon am unteren Oesophagussphincter bislang kein drucksenkender Effekt demonstriert werden konnte und die bei Mensch und Tier benutzten Dosen relativ hoch sind, ist eine physiologische Wirkung von Glucagon am unteren Oesophagussphincter nicht wahrscheinlich. Auch bei der Achalasie bewirkt Glucagon einen kurzzeitigen, jedoch sehr deutlichen Abfall des Sphincterdruckes [39,55].

c) Cholecystokinin (CCK), CCK-Octapeptid und Caerulein

Bereits 1971 berichteten Giles *et al.* [27] sowie Jennewein *et al.* [36] unabhängig voneinander über einen drucksenkenden Effekt im unteren Oesophagussphincter durch Cholecystokinin nach Anwendung einer Dosis von 3 IE. Da für diese Untersuchungen jedoch nur relativ unreines Cholecystokinin (ca. 10%) zur Verfügung stand, konnten keine eindeutigen Dosiswirkungskurven ermittelt werden. Resin *et al.* [63] konnten mit dem synthetischen Octapeptid von Cholecystokinin, das alle physiologischen Wirkungen des Gesamtmoleküls aufweist, eine deutliche Verminderung des Druckes im unteren Oesophagussphincter nachweisen. Gleichzeitig fanden sie eine klare Dosiswirkungsbeziehung. Auch für CCK stehen zum Nachweis einer eventuellen phy-

siologischen Bedeutung für die Tonusregulation im unteren Oesophagussphincter noch umfangreiche Untersuchungen aus.

Das in seiner Chemie und biologischen Wirkung dem CCK verwandte Caerulein führt am Menschen ebenfalls zu einem Abfall des Sphincterdrucks [37,38]. Am Hund bewirkt Caerulein in mittleren Dosen ebenfalls einen statistisch signifikanten Druckabfall im unteren Oesophagussphincter. Die Dosiswirkungskurve von Pentagastrin wird nach diesen Tierversuchen durch Caerulein nach links verschoben und gleichzeitig abgeflacht. Somit scheint kein einfacher kompetitiver Gastrin-Antagonismus für Caerulein vorzuliegen [38].

d) Calcitonin

Calcitonin (Salm) beeinflußt den Ruhedruck des unteren Oesophagussphincters auch in pharmakologischen Dosen nicht, hemmt jedoch den durch Pentagastrin hervorgerufenen Druckanstieg des Sphincters beim Menschen [54,67]. Eine physiologische Wirkung von Calcitonin für die Tonusregulation des unteren Oesophagussphincters erscheint unwahrscheinlich.

e) Motilin

Nach ersten orientierenden Untersuchungen löst Motilin am unteren Oesophagussphincter des Hundes eine phasische Aktivität aus [41]. Diese phasischen Kontraktionen treten sowohl bei Einzelinjektionen ab 10 ng/kg i.v. als auch während intravenösen Dauerinfusionen in Dosen ab 100 ng/kg Std auf. Gleichzeitig sind die phasischen Aktivitäten im Antrum und in geringerem Maße auch die des Fundus und Duodenums verstärkt. Über entsprechende Untersuchungen am Menschen liegen noch keine Ergebnisse vor. So ist auch über eine eventuelle physiologische Bedeutung von Motilin für die Tonusregulation des unteren Oesophagussphincters noch nichts bekannt.

5. Verschiedene Substanzen

a) Antacida

Mehrere Arbeitsgruppen haben in Humanstudien den Druck im unteren Oesophagussphincter manometrisch vor und nach

Gabe verschiedener Antacida gemessen [24, 34, 43, 64]. Diese Untersuchungen ergaben insgesamt, daß eine Alkalinisierung im Magen zu einer mäßigen Tonussteigerung des unteren Oesophagussphincters führt. Dieser tonussteigernde Effekt nach Alkalinisierung im Magen wurde durch eine Freisetzung endogenen Gastrins gedeutet [11,31]. Diese Ergebnisse konnten jedoch in neueren Arbeiten, in denen neben dem Druck im unteren Oesophagussphincter auch der intragastrale pH-Wert und die Gastrinspiegel im Serum nach Verabreichung von Antacida verfolgt wurden, nicht bestätigt werden [24, 34, 64]. Es ergab sich vielmehr an gesunden Versuchspersonen, daß nach Alkalinisierung des Magens mit 4 verschiedenen Antacida der Druck im UOS anstieg, die Gastrinspiegel im Serum aber keine signifikante Änderung zeigten. Nur bei Patienten mit Ulcus duodeni führte die Einnahme von Calciumcarbonat zu einem deutlichen Anstieg des Sphincterdrucks und zu einem viel späteren Zeitpunkt auch der Gastrinspiegel. Der Sphincterdruck hatte zu dieser Zeit allerdings seinen Ausgangswert wieder erreicht [24]. Insgesamt ergibt sich aus diesen Untersuchungen, daß Antacida den Druck im unteren Oesophagussphincter erhöhen; der Wirkungsmechanismus dieses Vorgangs ist jedoch noch nicht abgeklärt und wird offenbar nicht durch Gastrin vermittelt.

b) Metoclopramid

Heitmann u. Möller [33] konnten erstmals zeigen, daß Metoclopramid bei gesunden Versuchspersonen den Druck im unteren Oesophagussphincter erhöht. Durch spätere Studien an Refluxpatienten wurde bestätigt, daß Metoclopramid in der Lage ist, Reflux-Episoden zu verhindern und den Sphincterdruck zu steigern [19,60]. Demgegenüber konnten Glanville und Walls [28] für Metoclopramid klinisch keinen therapeutischen Effekt nachweisen. Da diese Autoren lediglich radiologische Untersuchungen durchführten, ist diese Diskrepanz möglicherweise auf die unterschiedliche Methodik zurückzuführen. Alle anderen Untersucher [19, 33, 47, 60] waren demgegenüber in der Lage, dosisabhängige Effekte von Metoclopramid aufzuzeigen.

Auch bei Refluxpatienten erhöht i.v. appliziertes Metoclopramid den Druck im unteren Oesophagussphincter, vermindert die durch pH-Metrie gemessenen Reflux-Episoden und beschleunigt die Säure-Clearance [30,60].

Die Metoclopramidwirkung ist relativ kurz und kann durch Atropin aufgehoben werden. Hinsichtlich des Wirkungsmechanismus für Metoclopramid werden neben einem Einfluß auf intramurale, cholinerge Mechanismen auch zentrale Effekte diskutiert.

c) Alkohol

Mit Hilfe manometrischer Methodik konnten Hogan *et al.* [35] zeigen, daß Alkohol die Schluckperistaltik im Oesophagus hemmt und den Druck im unteren Oesophagussphincter erniedrigt. Dies könnte die Reflux-Episoden nach übermäßigem Alkoholgenuß erklären.

III. Mögliche therapeutische Konsequenzen

Einen Überblick über die den Druck im UOS beeinflussenden Pharmaka gibt Tab. 1. Im einzelnen ist dazu folgendes auszuführen: Die medikamentöse Therapie des Refluxes erfolgte bisher überwiegend mit Antacida. Für Antacida konnte neben den lange bekannten Effekten auf die Magensäure auch eine Tonussteigerung im UOS nachgewiesen werden. Daher erscheint die Anwendung von Antacida auch aus dieser Sicht sinnvoll.

Inwieweit Metoclopramid therapeutisch brauchbar ist, muß angesichts der relativ kurzen Wirkungsdauer der Substanz noch durch entsprechende Studien gesichert werden. α-Sympathomimetica wurden bisher klinisch nicht untersucht. Cholinergica wurden dagegen in einer Doppelblindstudie bei Refluxpatienten als wirkungsvoll befunden [24]. In diesem Zusammenhang sei auch erwähnt, daß Atropin oder andere Anticholinergica bei gastrooesophagealem Reflux auf Grund ihres tonussenkenden Effektes auf den unteren Oesophagussphincter möglichst vermieden werden sollten.

Die Achalasie wird bislang ausschließlich durch pneumatische Dehnung oder operative Myotomie behandelt. Hinsichtlich der medikamentösen Therapie können bei leichteren Fällen Nitrite versucht werden [22]. Injektionen von Glucagon, die auch bei ausgeprägter Achalasie zu einer Drucksenkung führen [37, 39, 55], sind wegen der Applikationsart und kurzen Wirkungsdauer therapeutisch nicht brauchbar. Auf Grund tierexperimenteller Ergebnisse [15] erscheint es nicht ganz aussichtslos, auch β-Adrenergica oder Dipyridamol therapeutisch zu versuchen.

Literatur

1. Behar, J., Kastendieck, J.: Studies on sphincter competence. Gastroenterology **66**, A 180 (1974).
2. Betarello, A., Tuttle, S. G., Grossman, M. I.: Effect of autonomic drugs on gastroesophageal reflux. Gastroenterology **39**, 340–346 (1960).
3. Boesby, S., Pedersen, S. A.: The effect of vasopressin on resting gastroesophageal sphincter pressure in man. Scand. J. Gastroenter. **9**, 587–590 (1974).
4. Burnstock, G.: Purinergic nerves. Pharmacol. Rev. **24**, 509–581 (1972).
5. Castell, D. O., Harris, L. D.: Hormonal control of gastroesophageal sphincter strength. New Engl. J. Med. **282**, 886–889 (1970).
6. Christensen, J., Daniel, E. E.: Effects of some autonomic drugs on circular esophageal smooth muscle. J. Pharmacol. exp. Ther. **159**, 243–249 (1968).
7. Christensen, J.: Pharmacologic identification of the lower esophageal sphincter. J. clin. Invest. **49**, 681–691 (1970).
8. Christensen, J.: Patterns and origin of some esophageal responses to stretch and electrical stimulation. Gastroenterology **59**, 909–916 (1970).
9. Christensen, J., Freeman, B. W., Miller, J. K.: Some physiological characteristics of the esophagogastric junction in the opossum. Gastroenterology **64**, 1119–1125 (1973).
10. Christiansen, J., Borgeskov, S.: The effect of glucagon and the combined effect of glucagon and secretin on lower esophageal sphincter pressure in man. Scand. J. Gastroent. **9**, 615–618 (1974).
11. Cohen, S., Lipshutz, W.: Hormonal regulation of human esophageal sphincter competence: Interaction of gastrin and secretin. J. clin. Invest. **50**, 449–454 (1971).
12. Cohen, S., Lipshutz, W., Hughes, W.: Role of gastrin supersensitivity in the pathogenesis of lower esophageal sphincter hypertension in achalasia. J. clin. Invest. **50**, 1241–1247 (1971).
13. Cohen, S., Green, F.: The mechanics of esophageal muscle contraction. Evidence of an inotropic effect of gastrin. J. clin. Invest. **52**, 2029–2040 (1973).
14. Cohen, S., Green, F.: Force-Velocity characteristics of esophageal muscle: Effect of acetylcholine and norepinephrine. Amer. J. Physiol. **226**, 1250–1256 (1974).
15. Cohen, S.: Augmentation of the neural inhibitory response of the lower esophageal sphincter. Proc. Soc. exper. Biol. (N.Y.) **145**, 1004–1007 (1974).
16. Cooke, A. L.: Smoking sidelines your sphincter. Gastroenterology **66**, 474–475 (1974).
17. Dennish, G. W., Castell, D. O.: Inhibitory effect of smoking on the lower esophageal sphincter. New Engl. J. Med. **284**, 1136–1137 (1971).
18. Dennish, G. W., Castell, D. O.: Coffeine and the lower esophageal sphincter. Amer. J. dig. Dis. **17**, 993–996 (1972).
19. Dilawari, J. B., Misiewicz, J. J.: Action of oral metoclopramide on the gastroesophageal junction in man. Gut **14**, 380–382 (1973).
20. Dilawari, J. B., Newman, A., Poleo, J., Misiewicz, J. J.: Response of the human cardiac sphincter to circulating prostaglandins $F_{2\alpha}$ and E_2 and to antiinflammatory drugs. Gut **16**, 137–143 (1975).
21. Di Marino, A. J., Cohen, S.: The adrenergic control of lower esophageal sphincter function. An experimental model of denervation supersensitivity. J. clin. Invest. **52**, 2264–2271 (1973).
21a. Di Marino, A. J., Cohen, S.: The adrenergic control of lower esophageal sphincter function: response to Beta-2-adrenergic agonists. Proc. Soc. Exp. Biol. (N.Y.) **148**, 1265–1269 (1975).
22. Douthwaite, A. H.: Achalasia of the cardia; treatment with nitrites. Lancet **II**, 353–354 (1943).
23. Edwards, D. A. W.: The oesophagus. Gut **12**, 948–956 (1971).
24. Farrell, R. L., Roling, G. T., Castell, D. O.: Cholinergic therapy of chronic heartburn. A controlled trial. Ann. intern. Med. **80**, 573–576 (1974).
25. Frank, S. A., Walker, C. O., Fordtran, J. S.: The effect of continuous pentagastrin (PG) infusion on lower esophageal sphincter pressure (LES). Gastroenterology **64**, 728 (1973) Abstr.
26. Giles, G. R., Mason, M. C., Humphries, C., Clark, C. G.: Action of gastrin on the lower oesophageal sphincter in man. Gut **10**, 730–734 (1969).

27. Giles, G. R., Roszkowski, A.: Der Einfluß von Hormonen auf den unteren Oesophagussphincter beim Menschen. Leber Magen Darm 2. 20–22 (1972).

28. Glanville, G. N., Walls, W. D.: Effect of intravenous metoclopramide on gastroesophageal reflux. Gut 13, 31–32 (1972).

29. Goyal, R. K., Rattan, S., Hersh, T.: Comparison of the effects of prostaglandins E, E_2 and A_2, and of hypovolumic hypotension on the lower esophageal sphincter. Gastroenterology 65, 608–612 (1973).

30. Guelrued, M.: Effect of intravenous metoclopramide on the incompetent lower esophageal sphincter. Amer. J. Gastroent: 61, 119–124 (1974).

30a. Hall, A. W., Moossa, A. R., Clerk, J., Cooley, G. R., Skinner, D. B.: The effects of premedication drugs on the lower oesophageal high pressure zone and reflux status of rhesus monkeys and man. Gut 16, 347–352 (1975).

31. Harris, L. D.: The regulation of lower esophageal sphincter strength. In: Gastrointestinal Motility (Ed. Demling, L., Ottenjann, R.) p. 32–46. Stuttgart: Thieme 1971.

32. Hayes, J. R., Ardill, J., Kennedy, T. L., Shanks, R. G., Buchanan, K. D.: Stimulation of gastrin release by catecholamines. Lancet I, 819–820 (1972).

33. Heitmann, P., Möller, N.: The effect of metoclopramide on the gastroesophageal junctional zone and the distal esophagus in man. Scand. J. Gastroenterol. 5, 621–625 (1970).

33a. Higgs, R. H., Castell, D. O.: Cholinergic stimulation of the lower esophageal sphincter in patients with vagotomy and antrectomy. Amer. J. dig. Dis. 20, 195–200 (1975).

34. Higgs, R. H., Smyth, R. D., Castell, D. O.: Gastric alkalinization. Effect on lower oesophageal sphincter pressure and serum gastrin. New Engl. J. Med. 291, 486–490 (1974).

35. Hogan, W. J., de Andrade, S. R. V., Winship, D. H.: Ethanol induced acute esophageal motor dysfunction. J. appl. Physiol. 32, 755–760 (1972).

36. Jennewein, H. M., Waldeck, F., Prahl, K.: Zur Beeinflussung des unteren Oesophagussphincters durch gastrointestinale Hormone beim Hund. Leber Magen Darm 2, 17–19 (1972).

37. Jennewein, H. M., Waldeck, F., Siewert, R., Weiser, F.: The effects of gastrointestinal hormones on the lower esophageal sphincter (LES) in man and dog. In: Function of the esophagus (Ed. Sørensen, H. R., Jepsen, O., Pederson, S. A.), p. 2–9. Odense: University Press 1973.

38. Jennewein, H. M., Siewert, R., Waldeck, F.: Zur Beeinflussung des unteren Oesophagus-

39. Jennewein, H. M., Waldeck, F., Siewert, R., Weiser, F., Thimm, R.: The interaction of glucagon and pentagastrin on the lower oesophageal sphincter in man and dog. Gut 14, 861–864 (1973).

40. Jennewein, H. M.: Unveröffentlichte Ergebnisse.

41. Jennewein, H. M., Hummelt, H., Siewert, R., Waldeck, F.: The motor-stimulating effect of natural motilin on the lower esophageal sphincter, fundus, antrum, and duodenum in dogs. Digestion 13, 246–250 (1975).

42. Kantrowitz, P. A., Siegel, C. I., Hendrix, T. R.: Differences in motility of the upper and lower esophagus in man and its alteration by atropine. Bull. John. Hopk. Hosp. 118, 476–491 (1966).

43. Kline, M. M., Curry, N., Sturdevant, R. A. L., Mc Callum, R. W.: Effect of gastric alkalinization on lower esophageal sphincter pressure and serum gastrin. Gastroenterology 66, A 70/724 (1974).

44. Lind, J. F., Crispin, J. S., Mc Iver, D. K.: The effect of atropine on the gastroesophageal sphincter. Canad. J. Physiol. Pharmacol. 46, 233–238 (1967).

45. Lipshutz, W., Cohen, S.: Physiological determinants of lower esophageal sphincter function. Gastroenterology 61, 16–24 (1971).

46. Lipshutz, W. H., Gaskins, R. D., Lukash, L. W. M., Sode, J.: Pathogenesis of lower sphincter incompetence. New Engl. J. Med. 289, 182–184 (1973).

47. Mc Callum, R. W., Kline, M., Curry, N., Sturdevant, R.: Comparative effects of metoclopramide and mecholine on lower esophageal sphincter pressure in reflux patients. Gastroenterology 66, A 88/742 (1974).

48. Misiewicz, J. J., Waller, S. L., Anthony, P. P., Gummer, J. W. P.: Achalasia of the cardiapharmacology and histopathology of isolated cardiac sphincteric muscle from patients with and without achalasia. Quart. J. Med. 38, 17–30 (1969).

49. Misiewicz, J. J.: Clinical pharmacology and therapeutics of the oesophagus and the lower oesophageal sphincter. Postgrad. med. J. 50, 194–197 (1974).

50. Niemann, H., Jakob, G.: Die Testung von Spasmolytika mittels der Oesophagusmanometrie beim Mensch. Arzneimittelforsch. 21, 1217–1221 (1971).

51. Orlando, R. C., Bozymski, E. M.: Clinical and manometric effects of nitroglycerin in diffuse esophageal spasm. New Engl. J. Med. 289, 23–25 (1973).

52. Pedersen, S. A., Alstrup Nielsen, P., Rahbek - Sørensen, H.: The effect of atropine and hexa-

methonium in combination on the lower oesophageal sphincter. Scand. J. Gastroenterol. **9**, 43–47 (1971).

53. Shepard, J. K., Diamant, N. E.: Mecholyl test: Comparison of balloon kymography and intraluminal pressure measurement. Gastroenterology **63**, 557–563 (1972).

54. Siewert, R., Hesch, R. D., Jennewein, H. M., Fuchs, K.: Die Beeinflussung der Magensekretion und des UOS durch Calcitonin. Langenbecks Arch., Suppl. Chir. Forum 241–244 (1972).

55. Siewert, R., Früh, E., Waldeck, F., Schmidt, H.: Zur Beeinflussung des unteren Oesophagussphincters durch Polypeptidhormone bei der Achalasie. Z. Gastroent. **12**, 117–120 (1974).

56. Siewert, R., Weiser, F., Jennewein, H. M., Waldeck, F.: Clinical and manometric investigations of the lower oesophageal sphincter and its reactivity to pentagastrin in patients with hiatus hernia. Digestion **20**, 287–297 (1974).

57. Siewert, R., et al.: Nicht veröffentlichte Ergebnisse (1975).

58. Stadil, F., Rehfeld, J. F.: Release of gastrin by epinephrine in man. Gastroenterology **65**, 210–215 (1973).

59. Stanciu, C., Bennet, J. R.: Smoking and gastroesophageal reflux. Brit. med. J **1972 III**, 793–795.

60. Stanciu, C., Bennet, J. R.: Metoclopramide in gastroesophageal reflux. Gut **14**, 275–279 (1973).

61. Rattan, S., Hersh, T., Goyal, R. K.: Effect of prostaglandin $F_{2\alpha}$ and gastrin pentapeptide on the lower esophageal sphincter. Proc. Soc. exp. Biol. (N.Y.) **141**, 573–575 (1972).

62. Read, N. W., Grech, P.: Effect of cigarette smoking on competence of the pylorus. Brit. med. J. **1973 III**, 313–316.

63. Resin, H., Stern, D. H., Sturdevant, R. A. L., Isenberg, J. I.: Effect of the c-terminal octapeptide of cholecystokinin on lower esophageal sphincter pressure in man. Gastroenterology **64**, 946–949 (1973).

64. Rogers, A. J., Rothman, S. L., Arostegni, M.: Lower esophageal sphincter (LES) responsiveness to postprandial antacids in humans. Gastroenterology **66**, A 222/876 (1974).

65. Roling, G. T., Farrell, R. L., Castell, D. O.: Cholinergic response of the lower esophageal sphincter. Amer. J. Physiol. **222**, 967–972 (1972).

66. Tuch, A., Cohen, S.: Lower esophageal sphincter relaxation: Studies on the neurogenic inhibitory mechanism. J. clin. Invest. **52**, 14–20 (1973).

67. Waldeck, F., Siewert, R., Jennewein, H. M., Weiser, F.: Das Druckprofil im unteren Oesophagussphincter beim Menschen und seine Beeinflussung durch Gastrin, Calcitonin und Glucagon. Dtsch. med. Wschr. **98**, 1059–1063 (1973).

68. Weisbrodt, N. W.: Response of the smooth muscle of the opossum esophagus to electrical stimulation. Gastroenterology **62**, 827 (1972) Abstr.

69. Zfass, A. M., Prince, R., Allen, F. N., Farrar, J. T.: Inhibitory β-adrenergic receptors in the human distal esophageus. Amer. J. dig. Dis. **15**, 303–310 (1970).

70. Cohen, S., Booth, G. H.: Gastric acid secretion and lower esophageal sphincter pressure in response to coffee and caffeine, New England Journal of Medicine **293**, 897–899 (1975).

71. Cohen, S., Snape, W. J.: Action of metiamide on the lower esophageal sphincter, Gastroenterology **69**, 911–919 (1975).

7. Kapitel

Grenzgebiete der Physiologie des Oesophagus

J. HELLEMANS und J. JANSSENS

I. Oesophagusmotilität bei Neugeborenen und Kindern

1. Tubulärer Oesophagus

Motilitätsstudien an Neugeborenen und Kindern müssen insgesamt unter großen Vorbehalten gesehen werden, da die kleinen Patienten nicht kooperieren und eine geringe Sedation schon zu Artefakten führen kann.

Im tubulären Oesophagus von Frühgeborenen und Neugeborenen wurden bei manometrischen Untersuchungen in 20% der registrierten Druckkurven simultane sowie biphasische Kontraktionswellen beobachtet [13, 14]. Bei Kindern bis zu 2 Jahren wurde nur noch in 15% und bei solchen über 2 Jahren nur noch in 10% simultane Kontraktionen gemessen. Hier ist zu berücksichtigen, daß die Versuchsbedingungen und die Natur des Bolus schlecht zu standardisieren sind und auch die Aufeinanderfolge der Schluckakte zu abnormen Kontraktionen geführt haben kann. Bei Kindern unter 2 Jahren scheint die primäre Peristaltik über den Oesophagus hinauszugehen und auch einige Zentimeter des Magenfundus zu erfassen.

Die Geschwindigkeit der peristaltischen Progression beträgt bei Neugeborenen in den ersten Stunden nach der Geburt durchschnittlich 9,3 cm/sec, wobei in einzelnen Fällen bis zu 20 cm/sec gemessen wurde; 60–72 Std nach der Geburt beträgt sie im Mittel nur noch 5 cm/sec. Hierdurch, sowie durch die geringe Oesophaguslänge beträgt die Transitzeit eines Kontrastmittel-Schluckes bei Säuglingen nur 3,3 sec gegenüber 5,4 sec bei Kindern von 1–4 Jahren und 7,2 sec bei Kindern von 5–9 Jahren [34].

2. Unterer Oesophagussphincter

Der untere Oesophagussphincter (UOS) liegt bei reifen Neugeborenen zwischen 12 und 17 cm caudal von den Lippen [14]. Radiologische Untersuchungen [43], post mortem-Studien [6] und manometrische Messungen [13, 39] zeigen, daß der größte Teil des Sphincters oberhalb des Zwerchfells liegt und der intraabdominelle Teil praktisch fehlt. Bei Frühgeborenen ist der Sphincter praktisch immer hypoton [15]; bei Neugeborenen ist der intraluminale Druck im UOS sehr niedrig. Der Sphincterdruck steigt nach 6 Tagen [13], nach 2 Wochen bis 1 Monat [39] oder nach 2 Monaten [43] allmählich an. An 6 Monate alten Kindern wurde mit perfundierten Kathetern ein Mittelwert des maximalen Drucks im UOS von 21,5 mm Hg gemessen [10]. Grundsätzlich sehr ähnliche Verhältnisse findet man beim neugeborenen Opossum [7].

Diese manometrischen Ergebnisse werden durch die röntgenologische Beobachtung ergänzt, wonach bei Säuglingen der UOS im allgemeinen offen ist. Hiernach ist verständlich, daß Säuglinge häufig einen gastro-oesophagealen Reflux aufweisen. Beobachtungen an 1100 Kindern während der ersten 5 Lebenstage ergaben, daß bei 38% derselben eine Regurgitation auftrat [24]; dies führte jedoch nur äußerst selten zu Störungen der Ernährung. Nur bei einem kleinen Teil der Patienten bleibt die Regurgitation bestehen, und es entwickelt sich eine Oesophagitis mit evtl. Verkürzung des Oesophagus [32] und der Gefahr pulmonaler Komplikationen [8]. In solchen Fällen kann eine chirurgische Korrektur erforderlich werden [12, 40]. Bei diesen regurgitierenden Kindern wurde ein deutlich erniedrigter Sphincterdruck gefunden [13, 43]. Obwohl die Neuroblasten den embryonalen Oesophagus schon vor dem 10-mm-Stadium erreichen [36], scheint die Unreife des Nervensystems die Ursache dieser Beobachtungen zu sein. Für den unteren Oesophagussphincter wurde demgegenüber nachgewiesen [26], daß die neurale Differenzierung viel langsamer verläuft. Auch ist die Empfindlichkeit des unteren Oesophagussphincters am jungen Opossum gegenüber Gastrin geringer als am erwachsenen Tier [7]. Ähnlich wurden an jungen Hunden Störungen der Oesophagusmotilität beobachtet, für die eine Unreife der Innervation verantwortlich sein könnte [9].

II. Presby-Oesophagus

Im hohen Alter nimmt die Qualität der Koordination der Oesophagusmotorik ab. So wurde bereits in früheren radiologischen und manometrischen Untersuchungen eine Zunahme simultaner Kontraktionen bei über 50jährigen beschrieben [19]. Röntgenkinematographische Studien der Oesophagusmotilität von 146 Versuchspersonen im Alter von 21–90 Jahren ergaben eine signifikante Abnahme der primären Peristaltik bei zunehmender Häufigkeit nicht-peristaltischer Kontraktionen [28]. Bei den 81–90jährigen war die Entleerungszeit des Oesophagus fast verdoppelt. Andere Untersucher fanden bei 90% von 41 untersuchten 90jährigen Störungen der peristaltischen Kontraktion und bei 60% eine verzögerte Oesophagusentleerung [45]; auch war der Oesophagus häufig dilatiert [44]. Ein Teil dieser Gruppe, der manometrisch untersucht wurde, zeigte nur in 51% der Schluckakte eine bis in den unteren Oesophagus durchlaufende Peristaltik [37];

nicht progressive Kontraktionen wurden nach 45% und wiederholte Kontraktionen nach 12% der Schluckakte dieser Gruppe gefunden.

Derartige Veränderungen fangen bereits im Alter von 50 Jahren an und sind im unteren Drittel der Speiseröhre zunächst stärker ausgeprägt als im mittleren Abschnitt; im oberen Oesophagus-Drittel bleibt die Peristaltik voll erhalten [17]. In Tab. 1 sind entsprechende Daten zusammengefaßt, die nach Leerschlucken gewonnen wurden. Beim Schlucken von jeweils 2 ml Wasser zeigt sich bereits eine Verbesserung der Peristaltik; hierbei führen 72% der Schlucke bei 65jährigen oder älteren Menschen zu einer peristaltischen Kontraktion gegenüber 92% bei jungen Erwachsenen [17]. Wahrscheinlich begünstigen auch am Menschen afferente, durch den Bolus ausgelöste Impulse den Mechanismus der Peristaltik. Mit größeren Schlucken von 5 ml fanden andere Autoren [20] hingegen nur nach 1,8% der Schluckakte bei einer gesunden Personengruppe im Alter von 70–87 Jahre nicht-peristaltische Kontraktionen. Die in diesem Kollektiv mit einem neuen Transducer (Honeywell) gemessenen Druckamplituden waren jedoch geringer als bei jugendlichen Erwachsenen; nach cholinerger Stimulation nahm die Druckamplitude zu, ohne jedoch den Wert der jugendlichen Erwachsenen zu erreichen.

Die Progressionsgeschwindigkeit der Peristaltik ist im höheren Lebensalter unverändert [18, 20]. Eine Ausnahme hiervon macht lediglich die Übergangszone zwi-

Tabelle 1. Einfluß des Alters auf die Oesophaguskontraktionen nach Schlucken bei normalen Versuchspersonen

Alter [Jahre]	Mittleres Drittel					Unteres Drittel				
	20–34	35–49	50–64	≫65	p	20–34	35–49	50–64	≫65	p
Anzahl der Schluckkomplexe	356	309	391	506		418	365	477	504	
Peristaltische Wellen [%]	91,6	90,4	71,2	67,1	<0,01	87,6	84,9	64,5	58,0	<0,01
Simultane Wellen über 5–10 cm [%]	8,4	9,6	28,8	32,9	<0,01	12,4	15,1	35,5	42,0	<0,01
Biphasische oder wiederholte Kontraktionen [%]	2,1	2,4	6,5	13,6	<0,01	2,5	4,8	10,5	13,9	<0,01

schen quergestreifter und glatter Muskulatur der Speiseröhre, in der die Progressionsgeschwindigkeit bei älteren Menschen größer ist als bei jüngeren. Bei Diabetikern mit und ohne Neuropathie ist die Progressionsgeschwindigkeit hingegen vermindert [16]. Schließlich wird der Schluckvorgang bei älteren Menschen durch einen vorausgehenden Schluckakt häufiger beeinflußt, als dies bei Jugendlichen der Fall ist. Obwohl im Alter eine durch gastro-oesophagealen Reflux bedingte Oesophagitis häufiger auftritt, findet man den Ruhetonus im UOS praktisch normal [11, 17, 37]. Die Reaktion des UOS auf ein Cholinergicum (Tensilon) ist im höheren Lebensalter etwas abgeschwächt [11]; ebenso geht die Häufigkeit der Sphinctererschlaffung beim Schlucken etwas zurück [17, 37]. Im Gegensatz hierzu haben andere Untersucher [20] in ihrem Kollektiv alter, gesunder Menschen eine Erschlaffung des UOS in 98,4% der Schlucke gefunden, was den an jüngeren Probanden gewonnenen Daten entspricht.

Über die Ursache des Presby-Oesophagus ist bis heute nur wenig Gesichertes bekannt. Die Dichte der intramuralen Ganglienzellen geht im Alter auf ca. 50% der Ausgangswerte zurück [25], der Mecholyl-Test bleibt jedoch im Alter negativ [44].

III. Das Erbrechen

1. Definitionen

Unter *Erbrechen* versteht man den retrograden Transport von Magen- bzw. Dünndarm-Inhalt durch Speiseröhre und Mund nach außen. Der Vorgang des Erbrechens wird im allgemeinen durch Übelkeit (Nausea) und Würgen eingeleitet. Bei der *Nausea* handelt es sich um ein unangenehmes Gefühl, das durch verschiedene Reize, wie Stimulation des Labyrinths, Eingeweideschmerz sowie unangenehme Empfindungen oder Vorstellungen ausgelöst werden kann. Beim anschließenden *Würgen* handelt es sich um eine Serie rhythmischer Kontraktionen der Atmungsmuskulatur bei verschlossener Glottis und geschlossenem Mund. Hierbei wirken thorakale Atmung und Bauchpresse einander entgegen.

Die Speiseröhre ist am Erbrechen nur passiv beteiligt. Eine Antiperistaltik tritt beim Menschen im Gegensatz zu den Vorgängen beim Wiederkäuer nicht auf [38].

2. Bewegungsvorgänge beim Würgen und Erbrechen

Das Würgen kommt durch eine Reihe spastischer und abortiver respiratorischer Bewegungen zustande. Bei geschlossener Glottis vollführen Intercostalmuskulatur und Diaphragma inspiratorische Bewegungen, während sich die Bauchmuskulatur gleichzeitig kontrahiert (Exspiration). An decerebrierten Katzen konnten während der Würgephase im Thorax eine Reihe in ihrer Stärke zunehmender rhythmischer subatmosphärischer Druckwellen registriert werden, während im Abdomen gleichzeitig positive Druckwellen auftraten (Abb. 1). Dabei wurden transdiaphragmale Druckunterschiede bis zu 200 mm Hg gemessen [29, 30]. Radiokinematographisch konnte für jede dieser Druckwellen eine Senkung des Diaphragma beobachtet werden, wobei die Kardia über das Zwerchfell zu liegen kam, d. h. es entstand während der Caudalbewegung des Diaphragma jeweils das Bild einer axialen Hiatushernie. Im Verlauf des Würgens nehmen diese Verschiebungen zu, und der Reflux tritt auf, wenn der gastro-oesophageale Übergang sich im Thorax befindet. Der stärkste Rückstrom von Magen-Inhalt durch die Kardia kommt ca. 0,3 sec nach dem intrathorakalen Druckminimum zustande [30]. Der gastro-oesophageale Übergang steht in dieser Phase offen, und die Speiseröhre ist dilatiert [27, 30].

Die Austreibungsphase des Erbrechens ist durch einen gleichzeitigen Druckanstieg in Thorax und Abdomen gekennzeichnet. Dabei ist der intraabdominelle Druckanstieg in der Regel größer und von längerer Dauer als während der vorangehenden Würgebewegungen (Abb. 1). Das Zwerchfell zeigt bei der Austreibung im Gegensatz zur Würgephase eine schnelle Bewegung nach vorne und cranial, wodurch der intrathorakale Druck erhöht wird (Abb. 1 [29, 30]). Die Wirbelsäule wird während der Austreibungsphase gebeugt und der Mund weit geöffnet.

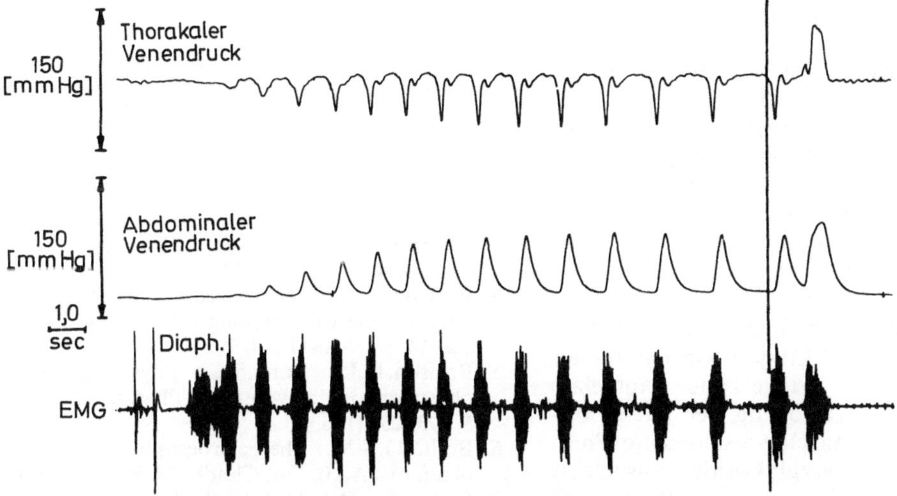

Abb. 1. Registrierung des Venendruckes in Thorax und Abdomen sowie des EMG des Diaphragma (Diaph.) während Würgen (Bildmitte) und einer Brechepisode (rechts). Das Erbrechen ist durch die positive Druckwelle im Thorax charakterisiert [29]

Diese, an decerebrierten Katzen mit Hilfe gleichzeitiger manometrischer, elektromyographischer und röntgenkinematographischer Untersuchungen gewonnen Ergebnisse können als Modell für die Brechbewegungen am Menschen angesehen werden. Das Entstehen einer „Hiatushernie" konnte für den Menschen [23, 27] und für den Hund [22] belegt werden. Ob am Zustandekommen der Intrathorakalverlagerung der Kardia eine Kontraktion der Längsmuskulatur des Oesophagus eine Rolle spielt [22], ist wenig wahrscheinlich, da eine Denervierung der Speiseröhre diese Brechbewegungen nicht beeinflußt [3, 5, 21].

3. Gastrointestinale Motilität bei Nausea, Würgen und Erbrechen

In der Phase der Nausea wird die Magenmotilität gehemmt, und der basale, elektrische Rhythmus stark verlangsamt. Vor und während des Erbrechens werden im Magen meist keine Aktionspotentiale mehr registriert [31, 42]. Eine Relaxation des Magens wurde auch manometrisch [1] und radiologisch [27] festgestellt. Diese Erschlaffung wird wahrscheinlich über vagale, nicht adrenerge Nervenbahnen vermittelt [1]. Mitunter wurde eine Antiperistaltik des Antrums gefunden [31], und bei radiologi-

schen Studien zeigte sich eine Anreicherung des Kontrastmittels im Magenfundus [27].

Im Gegensatz hierzu ist die Motorik in Duodenum und Jejunum während der Nausea erhöht. Elektromyographische Studien an Katzen [42] und Hunden [31] nach Verabreichung von Morphin bzw. Apomorphin zeigten eine Phase kurzer Hemmung, der eine erhöhte Aktivität folgte. Der basale, elektrische Rhythmus läßt während dieser Zeit nach oder sistiert während einiger Cyclen vollständig; in dieser Zeit werden auch keine Aktionspotentiale registriert. Anschließend setzt eine hyperkinetische Phase ein, in der auf jeden Komplex des basalen elektrischen Rhythmus Aktionspotentiale superponiert sind, oder bei der eine anhaltende, langsam oralwärts fortschreitende Salve von Aktionspotentialen auftreten kann [2, 31, 42]. Diese Salve endet mit Beginn des Würgens. Nach dem Erbrechen setzt der basale elektrische Rhythmus wieder ein, wobei die langsamen Wellen jedoch anfänglich noch nicht in Phase verlaufen, oder sogar oralwärts gerichtet sind [42]. Kinematographisch werden hierbei rückläufige Verschiebungen des Kontrastmittels aus dem Jejunum in das Duodenum bzw. in den Magen beobachtet [27, 35]. Ein massiver Reflux aus dem Dünndarm in den Magen führt bei bestehender Nausea ohne zwischengeschaltetes Würgen unmittelbar zum Erbrechen [35].

4. Das Brechzentrum

Die Brechbewegungen werden durch das Brechzentrum in der Medulla oblongata koordiniert. Das Zentrum liegt unter dem Boden des 4. Ventrikels in Nachbarschaft der dorsalen Vaguskerne. Es steht in enger Beziehung zu anderen Zentren, wie dem Atemzentrum, Vasomotorenzentrum, Defäkationszentrum u. a. [5].

Das Brechzentrum kann von der Area postrema (Retzius) aktiviert werden, die als chemo-receptive Triggerzone aufgefaßt wird [4]. Nach Zerstörung der Area postrema bleibt das durch verschiedene Pharmaka (Opiate, Herzglykoside) ausgelöste Erbrechen aus, während andere Reize noch Erbrechen hervorrufen können. Eine direkte, elektrische Reizung des Brechzentrums hat ein „projektiles Erbrechen" zur Folge, d. h. ein plötzliches Erbrechen ohne vorausgehende Nausea und Würgen. Pathologische Prozesse in der Nähe des 4. Ventrikels oder intrakranielle Drucksteigerungen können durch direkte Reizung des Brechzentrums zum projektilen Erbrechen führen. Das Brechzentrum kann auch vom Labyrinth aus oder durch die verschiedensten psychischen Stimuli und schließlich durch Reize aus nahezu der gesamten Körperperipherie erregt werden. Auf Schmerzempfindungen, die vom Abdomen, den Beckenorganen, den Harnwegen oder den Testes ausgehen, führen häufig zu Erbrechen [33].

Die afferenten Impulse erreichen das Brechzentrum über den Vagus oder den Sympathicus. So verschwindet das durch Dehnung im Intestinalbereich ausgelöste Erbrechen nach Sympathektomie, nicht aber nach Vagotomie. Durch Kupfersulfat, Staphylokokkenenterotoxin oder Peritonitis ausgelöstes Erbrechen wird durch alleinige Vagotomie oder Sympathektomie nicht verhindert, durch diese beiden Eingriffe jedoch unterdrückt [3, 5]. Die efferenten Bahnen vom Brechzentrum sind hauptsächlich somatisch, zumal sie im wesentlichen zur quergestreiften Muskulatur führen; auch beim intestinal vagotomierten und sympathektomierten Tier verläuft der Brechakt ungestört.

Literatur

1. Abraham, H.: Studies on the inhibitory nervous control of gastric motility. Acta physiol. scand. Suppl. **390**, 5–33 (1973).
2. Bass, P., Wiley, J. N.: Electrical and extraluminal contractile activity of the duodenum of the dog. Amer. J. dig. Dis. **10**, 183–200 (1965).
3. Borison, H. L.: Role of gastrointestinal innervation in digitalis emesis. J. Pharmacol. exp. Ther. **104**, 396–403 (1952).
4. Borison, H. L.: Area postrema: chemoreceptor trigger zone for vomiting—Is that all? Life Sci. **14**, 1807–1817 (1974).
5. Borison, H. L., Wang, S. C.: Physiology and pharmacology of vomiting. Pharmacol. Rev. **5**, 193–230 (1953).
6. Botha, G. S. M.: The gastroesophageal region of infants. Arch. Dis. Childh. **33**, 78–94 (1958).
7. Cohen, S.: Developmental characteristics of lower esophageal sphincter function: a possible mechanism for infantile chalasia. Gastroenterology **67**, 252–258 (1974).
8. Davis, M. V., Fiuzat, J.: Application of the Belsey hiatal hernia repair to infants and children with recurrent bronchitis, bronchiolitis, and pneumonitis due to regurgitation and aspiration. Ann. thorac. Surg. **3**, 99–110 (1967).
9. Diamant, N., Szczepanski, M., Mui, H.: Idiopathic megaesophagus in the dog: reasons for spontaneous improvement and a possible method of medical therapy. Canad. vet. J. **15**, 66–71 (1974).
10. Espinoza, J., Heitmann, P.: The gastroesophageal sphincter in the first year of life. Gastroenterology **60**, 773 (Abstract), (1971).
11. Farrell, R. L., Nebel, O. T., McGuire, A. T., Castell, D. O.: The abnormal lower esophageal sphincter in pernicious anemia. Gut **14**, 767–772 (1973).
12. Ferguson, C. F.: Esophageal dysfunction and other swallowing difficulties in early life. Ann. Otol. (St. Louis) **80**, 541–548 (1971).
13. Gryboski, J. D.: The swallowing mechanism of the neonate. I. Esophageal and gastric motility. Pediatrics **35**, 445–452 (1965).
14. Gryboski, J. D., Thayer, W. R., Spiro, H. M.: Esophageal motility in infants and children. Pediatrics **31**, 382–395 (1963).
15. Gryboski, J. D.: Suck and swallow in the premature infant. Pediatrics **43**, 96–102 (1969).
16. Heitmann, P., Stöss, U., Martini, G. A.: Disorders of esophageal motility in patients with diabetes. In: The function of the esophagus (Ed. Sørensen, H. R., Jepsen, O., Pedersen, S. A.), p. 119–121, Odense University Press 1973.
17. Hellemans, J.: Invloed van de leeftijd op de motorische functie van de slokdarm. Tielt: Uitg. Lannoo 1970.

18. Hellemans,J., Vantrappen,G.: Presbyesophagus. In: Diseases of the esophagus (Ed. Vantrappen,G., Hellemans,J.), p.372–378. Berlin-Heidelberg-New York: Springer 1974.

19. Hightower,N.C.: Swallowing and esophageal motility. Amer. J. dig. Dis. 3, 562–583 (1958).

20. Hollis,J.B., Castell,D.O.: Esophageal function in elderly men. A new look at "presbyesophagus". Ann. intern. Med. 80, 371–374 (1974).

21. Hwang,K., Essex,H.E., Mann,F.C.: A study of certain problems resulting from vagotomy in dogs with special reference to emesis. Amer. J. Physiol. 149, 429–448 (1947).

22. Johnson,H.D.: Active and passive opening of the cardia and its relation to the pathogenesis of hiatus hernia. Gut. 7, 392–401 (1966).

23. Johnson,H.D., Laws,J.W.: The cardia in swallowing, eructation and vomiting. Lancet II, 1268–1273 (1966).

24. Keitel,H.G., Ziegra,S.R.: Regurgitation in the full-term infant: a controlled clinical study. Amer. J. Dis. Child. 102, 749–750 (1961).

25. Köberle,F.: Chagas' disease and Chagas' syndromes: the pathology of american trypanosomiasis. Advanc. Parasitol. 6, 63 116 (1968).

26. Lorenz,J.: Observations comparatives sur l'innervation intramurale du cardia, du pylore et de la valvule iléocoecale chez l'homme normal au cours de l'age. Z. mikr.-anat. Forsch. 68, 540–563 (1962).

27. Lumsden,K., Holden,W.S.: The act of vomiting in man. Gut 10, 173–179 (1969).

28. Mandelstam,P., Lieber,A.: Cineradiographic evaluation of the esophagus in normal adults: a study of 146 subjects ranging in age from 21 to 90 years. Gastroenterology 58, 32–39 (1970).

29. McCarthy,L.E., Borison,H.L.: The respiratory mechanics of vomiting in decerebrate cats. Amer. J. Physiol. 226, 738–743 (1974).

30. McCarthy,L.E., Borison,H.L., Spiegel,P.K., Friedlander,R.M.: Vomiting: radiographic and oscillographic correlates in the decerebrate cat. Gastroenterology 67, 1126–1130 (1974).

31. Monges,H., Salducci,J., Naudy,B.: Electrical activity of the gastrointestinal tract in dog during vomiting. In: Proc. Fourth Internat. Symp. Gastrointest. Motility, p.479–488, Vancouver: Mitchell Press 1974.

32. Olsen,A.M., Holman,C.B., Harris,L.E.: Hiatal hernias in children: special reference to the short esophagus. Dis. Chest 38, 495–506 (1960).

33. Rettenmaier,G.: Erbrechen. In: Handbuch der inneren Medizin, Band III/2: Magen, S.487–501. Berlin-Heidelberg-New York: Springer 1974.

34. Shepard,R., Fenn,S., Sieber,W.K.: Evaluation of esophageal function in postoperative esophageal atresia and tracheoesophageal fistula. Surgery 59, 608–617 (1966).

35. Smith,C.O., Brizzee,K.R.: Cineradiographic analysis of vomiting in the cat. I. Lower esophagus, stomach and small intestine. Gastroenterologie 4, 654–664 (1961).

36. Smith,R.B., Taylor,I.M.: Observations on the intrinsic innervation of the human foetal oesophagus between the 10 mm and the 140 mm crown-rump length stages. Acta anat. (Basel) 81, 127–138 (1972).

37. Soergel,K.H., Zboralske,F.F., Amberg,J.R.: Presbyesophagus: esophageal motility in nonagenarians. J. clin. Invest. 43, 1472–1479 (1964).

38. Stevens,C.E., Sellers,A.F.: Pressure events in bovine esophagus and reticulorumen associated with eructation, deglutition and regurgitation. Amer. J. Physiol. 199, 598–602 (1960).

39. Strawczynski,H., Beck,I.T., McKenna,R.D., Nickerson,G.H.: The behaviour of the lower esophageal sphincter in infants and its relationship to gastroesophageal regurgitation. J. Pediat. 64, 17–23 (1964).

40. Vos,A., Booroma,I.: Surgical treatment of gastroesophageal reflux in infants and children. J. Pediat. Surg. 6, 101–111 (1971).

41. Wang,S.C., Borison,H.L.: Copper sulfate emesis: a study of afferent pathways from the gastrointestinal tract. Amer. J. Physiol. 164, 520–526 (1951).

42. Weisbrodt,N.W., Christensen,J.: Electrical activity of the cat duodenum in fasting and vomiting. Gastroenterology 63, 1004–1010 (1972).

43. Willich,E.: The function of the cardia in childhood. Progr. Pediat. Surg. 3, 141–167 (1971).

44. Zboralske,F.F.: The esophagus in the geriatric patient. Radiol. Clin. N. Amer. 3, 321–330 (1965).

45. Zboralske,F.F., Amberg,J.R., Soergel,K.H.: Presbyesophagus: cineradiographic manifestations. Radiology 82, 463–467 (1964).

Diagnostik

8. Kapitel

Klinische Untersuchung

A. L. BLUM

Der Oesophagus entzieht sich infolge seiner versteckten Lage einer direkten Untersuchung — oral sichtbare Ursachen der Dysphagie, cervical tastbare Riesendivertikel und Tumoren sind selten. Klinisch erkennbar sind nur Komplikationen von Oesophaguskrankheiten wie Kachexie, Aspirationspneumonie, Blutungen und Metastasen. Das Ziel der Diagnostik besteht jedoch im Erkennen der Ursachen vor Auftreten der Komplikationen. Dabei leistet die Anamnese wertvolle Dienste. Durch eine sorgfältige Befragung ist in den meisten Fällen eine Unterscheidung zwischen Funktionsstörungen und organischen Läsionen möglich.

I. Dysphagie

Definition

1. Streng genommen ist die Dysphagie eine schmerzlose Behinderung des Schluckaktes; Schmerzen beim Schlucken werden als Odynophagie bezeichnet.

2. Im allgemeinen wird Dysphagie als Oberbegriff für alle schmerzhaften und schmerzlosen Schluckstörungen verwendet.

3. Bei der oropharyngealen Dysphagie ist der Transport des Bolus aus dem Mund in den Oesophagus gestört. Der Bissen bleibt während des Schluckaktes im Mund liegen; in anderen Fällen tritt er in Nase oder Trachea über. Bei der oesophagealen Dysphagie liegt das Passagehindernis im Oesophagus.

Fragen bei oropharyngealer Dysphagie

1. Bestehen neben der Dysphagie weitere Beschwerden?
Nur in Ausnahmefällen ist eine oropharyngeale Dysphagie erstes oder einziges Symptom einer Myasthenia gravis oder anderer neuromuskulärer Erkrankungen. Umgekehrt verursachen Webs und Hypopharynxtumoren oft keine Symptome außer der Dysphagie.

2. Wird die Störung durch Trinken gebessert?
Dies ist der Fall bei Speicheldrüsenerkrankungen. Falls umgekehrt Trinken die Dysphagie verstärkt, liegt wahrscheinlich eine neuromuskuläre Erkrankung vor.

3. Nehmen die Beschwerden beim Essen zu?
Dies ist ein typischer Befund beim Zenkerschen Divertikel und bei der Myasthenia gravis. Divertikel verursachen allerdings häufiger eine oesophageale als eine oropharyngeale Dysphagie.

Fragen bei oesophagealer Dysphagie

1. Seit wann bestehen die Beschwerden?
Bei einer Dauer von mehr als einem Jahr ist ein Carcinom unwahrscheinlich. Jahrelange Beschwerden sind bei der Achalasie typisch.

2. Besteht die Schwierigkeit bei jedem Essen?
Dies ist häufig, aber nicht immer der Fall beim Carcinom, wo die Dysphagie innerhalb Wochen rasch zunimmt.

3. Nehmen die Beschwerden beim Essen zu?
Die Zunahme ist typisch für Divertikel, die sich progressiv füllen. Bei der Achalasie mit starker Oesophagusdilatation tritt die Dysphagie ebenfalls erst nach Auffüllen des Oesophagusreservoirs in Erscheinung. Bei organischen Stenosen führt besseres Kauen zu weniger Beschwerden im Verlauf der Mahlzeit.

4. Besteht die Schwierigkeit für feste und flüssige Speisen?
Bei einer Achalasie besteht von Anfang an eine Dysphagie für flüssige und feste Speisen, wobei allerdings eine Erhöhung des hydrostatischen Drucks in der Speiseröhre durch Nachtrinken das „elastische"

Hindernis überwinden kann. Beim Carcinom ist das Hindernis „unelastisch" und besteht zuerst nur für feste, später auch für flüssige Speisen. Bei Oesophagus-Ringen kommt es bei sonst völligem Wohlbefinden plötzlich zur Impactation schlecht gekauter Fleischstücke. Bei der Refluxkrankheit wird die Dysphagie durch heiße Speisen, Alkohol und saure Getränke, welche die Peristaltik der Speiseröhre stören, verstärkt.

5. Ist das Steckenbleiben schmerzhaft?

Patienten mit Oesophaguscarcinom verspüren Schmerzen, bis der impactierte Bissen regurgitiert oder geschluckt werden kann. Im späteren Verlauf der Krankheit nimmt die Dysphagie zu, der Impactationsschmerz ab. Bei Refluxkranken sind Schmerzen beim Schlucken weniger häufig, als oft behauptet wird (vergl. 20. Kapitel).

6. Wird das Hindernis nur beim Schlukken verspürt?

Ein Fremdkörpergefühl auch zwischen den Mahlzeiten findet sich bei vielen Stenosen. Falls dagegen der Patient das Fremdkörpergefühl *nur* zwischen den Mahlzeiten, und beim Essen sogar eine Besserung verspürt, handelt es sich nicht um eine Dysphagie, sondern um ein Globusgefühl (s. II).

7. Wo spürt der Patient das Hindernis?

Praktisch alle Patienten mit einer Dysphagie verspüren das Hindernis an einem eng umschriebenen Ort. Im Gegensatz zu einer verbreiteten Meinung stimmt die vom Patienten angegebene Lokalisation nur in etwa der Hälfte der Fälle mit dem objektiven Befund überein. Besonders oft wird das Steckenbleiben im Hals oder hinter dem Manubrium empfunden, während die Läsion im distalen Oesophagus sitzt. Umgekehrt wird bei hochsitzenden Läsionen das Hindernis gelegentlich im distalen Oesophagus empfunden [1].

8. Wie verhält sich der Patient, wenn ein Bissen steckenbleibt?

Falls der Patient durch Nachtrinken eine Besserung verspürt, spricht dies für eine Achalasie. Regurgitation bei jedem Schluckakt spricht für eine organische Stenose. Die Zeit bis zur Regurgitation läßt Rückschlüsse auf die Höhe der Stenose zu.

9. Gingen der Schluckstörung andere Beschwerden voraus?

Epigastrische Schmerzen, Sodbrennen und Regurgitation sind typische Vorläufer bei peptischen Stenosen. Eine ähnliche Anamnese wird jedoch auch bei einem Adenocarcinom infolge eines Barrett-Syndroms erhoben. Angina pectoris-artige Retrosternalschmerzen als Vorboten der Dysphagie sprechen für diffusen Oesophagusspasmus. Gurgeln und Spannungsgefühl im Hals sind Symptome eines Divertikels. Eine seit langem vorbestehende Anämie spricht für ein Web. Im übrigen besteht bei der Kombination von Dysphagie und Anämie ein starker Carzinomverdacht.

10. Bestehen neben der Dysphagie andere Symptome?

Schmerzen, Fremdkörpergefühl, Sodbrennen, Regurgitation, Speichelfluß und Husten werden in den folgenden Fragen behandelt. Bei Carcinom sind Dauerschmerz (Einwachsen ins Mediastinum), Husten (oesophagotracheale Fistel) und Heiserkeit (Recurrensparese) oft Hinweise auf Inoperabilität.

11. Wird die Dysphagie durch psychischen Stress verstärkt?

Dies ist bei praktisch allen organischen, durch Funktionsstörung und psycho-organisch bedingten Dysphagien der Fall.

II. Globusgefühl

Definition

Fremdkörpergefühl im Hals, speziell Pharynx, das durch Schlucken von Bissen nicht beeinflußt oder sogar gebessert wird.

Fragen

Hat das Schlucken von Nahrung einen Einfluß auf das Globusgefühl?
Bleibt das Gefühl unverändert oder wird es gebessert, handelt es sich um ein echtes Globusgefühl. Wird es verstärkt, handelt es sich um eine Dysphagie. Leer schlucken verstärkt das Globusgefühl.

III. Regurgitation

Definition

Regurgitation ist das von Willensanstrengung unabhängige Zurückfließen geschluckter Nahrung in den Pharynx.

Willkürlich induzierte Regurgitation wird als Rumination oder Mercyrismus bezeichnet.

Fragen

1. Wie rasch nach dem Schlucken wird regurgitiert?

Bei Webs wird sofort regurgitiert, bei tiefersitzenden Stenosen innerhalb von wenigen Minuten, bei Achalasie je nach Dilatation des Oesophagus innerhalb von Minuten bis Stunden, bei Refluxkrankheit oft Stunden nach dem Essen.

2. Was wird regurgitiert?

Feste Bissen werden beim Web und bei organischen Stenosen regurgitiert, feste Bissen und Flüssigkeit ohne Beigeschmack bei Divertikeln, saure, bittere oder gallige Flüssigkeit beim Reflux. Bei besonders großen Divertikeln erfolgt die Regurgitation oft mehrere Stunden nach der Nahrungseinnahme. Nächtliche Regurgitation von Speichel ist typisch für eine Achalasie, nicht selten aber auch für ein Carcinom.

3. Wieviel wird regurgitiert?

Ein ganzer Mund voll spricht für eine schwere Oesophagusdilatation (z.B. bei der Achalasie), für ein großes Divertikel oder für einen schweren Reflux.

4. In welcher Körperlage wird regurgitiert?

Besonders beim Reflux wird beim Bükken und Liegen Mageninhalt regurgitiert. Nächtliche Regurgitation von Speichel, s. oben.

IV. Aufstoßen von Luft

Fragen

1. Leitet der Patient das Aufstoßen willkürlich ein, um sich Erleichterung (oder Aufmerksamkeit) zu verschaffen?

In solchen Fällen handelt es sich um oesophageales Aufstoßen. Zuerst wird Luft in die Speiseröhre aspiriert, dann mehr oder weniger laut wieder abgelassen. Ein Teil der aspirierten Luft gelangt in den Magen und erhöht das Bedürfnis nach Wiederholung des Manövers. Es handelt sich um eine psychoorganische Veränderung. Diese Art des Aufstoßens ist auch die Grundlage der Oesophagussprache.

2. Kommt es nach dem Essen — gegen den Willen des Patienten — zum Aufstoßen?

Hier wird verschluckte Luft aus dem Magen abgelassen. Dieser Vorgang ist recht charakteristisch für die Refluxkrankheit.

V. Schmerz

Oesophagusschmerzen werden hauptsächlich entlang der Achse Epigastrium-Pharynx verspürt, doch sind auch Ausstrahlungen in Kopf, Rücken und Arme möglich. Oesophagusschmerzen entstehen durch Motilitätsstörungen, speziell tertiäre Kontraktionen durch Schädigung der Schleimhaut vor allem im oberen Drittel der Speiseröhre oder durch eine akute Dilatation der Speiseröhre. Maligne Oesophagustumoren verursachen Schmerzen durch Einwachsen in das Medistinum. Manchmal ist das erste Symptom solcher Malignome ein periauriculärer Schmerz.

Fragen

1. Ist das Schlucken schmerzhaft? (vgl. Dysphagie, Frage 5)

Schmerzhafte Dysphagien finden sich im Frühstadium des Carcinoms. Im späteren Verlauf nimmt der Schmerz ab, die Dysphagie zu. Postprandiale Schmerzen unabhängig vom Schlucken sind typisch für den Reflux. Heftige Schmerzanfälle unabhängig vom Essen (Oesophaguskolik) kommen bei der Achalasie und dem diffusen Oesophagusspasmus, gelegentlich auch bei sonst scheinbar völlig gesunden Individuen vor.

2. Welchen Charakter hat der Schmerz?

Epigastrischer Schmerz, der gegen den Pharynx ausstrahlt und hier ein saures Brennen verursacht, ist typisch für den Reflux. „Oesophaguskolik" siehe oben. Im übrigen hat der Schmerzcharakter wenig diagnostische Bedeutung.

3. Wo ist der Schmerz lokalisiert?

Auch die Lokalisation der Schmerzen ist diagnostisch nicht sehr bedeutungsvoll. Die Tatsache, daß Oesophaguskrankheiten auch epigastrische Schmerzen verursachen können, wird oft zu wenig berücksichtigt.

VI. Sodbrennen

Definition

Sodbrennen im engeren Sinn ist ein pharyngeales Brennen mit saurem Geschmack, das vom Sternum her aufsteigen kann. Oft werden unter Sodbrennen alle Beschwerden subsummiert, die epigastrisch, retrosternal oder im Rachen Brennen oder ein Gefühl von Übersäuerung bewirken.

Vorkommen

Sodbrennen ist ein häufiges Symptom bei der Refluxkrankheit.

VII. Husten

Husten sofort nach dem Schlucken ist typisch bei neuromuskulären Störungen. Falls der Husten erst nach einigen Schluckakten auftritt, handelt es sich entweder um ein Überlaufen der Speiseröhre bei einer Achalasie oder um eine kleine, frisch ausgebildete Fistel beim Carcinom bzw. Bestrahlungstherapie.

VIII. Varia

Würge- und Erstickungsgefühl kommen durch Impactation eines großen Bissens oder ausgeprägte Dilatation der Speiseröhre zustande. Lautes *Gurgeln* im Hals wird gelegentlich von Patienten mit Zenkerschen Divertikeln beim Trinken verspürt. Plötzlicher, starker Speichelfluß — nicht durch Regurgitation bedingt — wird bei manchen Refluxkranken, aber auch bei Ulcuskranken beobachtet. *Übler Mundgeruch* ist so häufig, daß er diagnostisch nicht verwertbar ist. Immerhin klagen manche Patienten mit Achalasie und Zenkerschen Divertikeln über dieses Symptom. *Heiserkeit* kann Folge eines Refluxes sein (Larynxpachydermie). Selten kommt es bei Carcinomen zu einer Recurrensparese. *Herzrhythmusstörungen und Synkopen* beim Schlucken können selten einmal bei diffusem Spasmus, Divertikel und peptischer Stenose beobachtet werden. Erstaunlich häufig klagen Oesophaguskranke über „atypische" Beschwerden, welche im allgemeinen nicht auf eine Veränderung in der Speiseröhre zurückgeführt werden, z. B. *Nausea, Erbrechen und Singultus* [2].

Literatur

1. Edwards, D. A. W.: History and symptoms of esophageal disease. In: Handbuch Innere Medizin, Bd. III/1: Diseases of the esophagus, p. 103–118. Berlin-Heidelberg-New York: Springer 1974.
2. Siegrist, P. W., Krejs, G. J., Blum, A. L.: Symptomatik der gastro-oesophagealen Refluxkrankheit. Dtsch. med. Wschr. **99**, 2088–2094 (1974).

9. Kapitel

Allgemeine radiologische Untersuchungstechnik

G. CARO

I. Einleitung

Bildverstärkerröhren, Bandspeicheraufnahmen und Röntgenkinematographie haben in den letzten Jahren wesentliche Fortschritte in der Diagnostik der Funktionsstörungen der Speiseröhre gebracht. Die ersten röntgenkinematographischen Untersuchungen gastrointestinaler Bewegungsabläufe wurden von Kästle u. Mitarb. [2] vor fast 70 Jahren durchgeführt. Eine systematische Verwendung dieses und ähnlicher Verfahren im klinischen Routinebetrieb ist jedoch erst seit 10 Jahren zu verzeichnen. Die neuen Methoden erlauben eine exakte, bei entsprechendem Untersuchungsprotokoll quantitative Untersuchung des Bewegungsablaufes ohne Einführen von Sonden, welche den Patienten belästigen und die Motilität beeinflussen können. Mit speziellen Untersuchungsmethoden sind ferner exakte Aussagen über das Ausmaß des gastrooesophagealen Refluxes möglich.

Im folgenden werden einige praktische Hinweise auf die radiologische Untersuchung der Speiseröhre gegeben. Spezielle oder von der Routine abweichende Methoden der Oesophagusdarstellung werden im 10. Kapitel im Zusammenhang mit den verschiedenen Krankheitsbildern der Speiseröhre besprochen.

II. Apparatur

Die Untersuchung wird auf einem Kipptisch durchgeführt, der nach Möglichkeit mit einem Bildverstärker ausgerüstet ist. Bei Fehlen dieser Einrichtung sollte zum mindesten die Möglichkeit bestehen, mittels eines Zielgerätes Aufnahmen im gewünschten Moment durchzuführen. Wegen des Strahlenschutzes wird ein 6 Puls-Generator verwendet, der eine Belichtungszeit von weniger als $^1/_{10}$ sec erlaubt. Es gibt heute spezielle Fixier- und Lagerungsvorrichtungen, die hauptsächlich bei Untersuchungen von behinderten Patienten und Säuglingen verwendet werden. Es handelt sich hier um motorisch verstellbare Mulden, die Längs-, Quer- und Drehbewegungen erlauben.

Die Dokumentation der Untersuchung mittels Bandspeicher oder Kinematographie erlaubt bei geringer Strahlenbelastung wiederholtes, falls nötig, verlangsamtes Abspielen, Diskussion oder „blinde" Beurteilung durch Dritte. Außerdem stehen uns heute auch 100 mm Blattfilmkameras und 70 mm Rollfilmkameras zur Verfügung, die besonders für Funktionsdiagnostik geeignet sind. Mit diesen kann man Einzel- und Serienaufnahmen mit 1, 2, 3, 4 und 6 Bildern/sec anfertigen.

III. Kontrastmittel

Im allgemeinen wird eine mikronisierte Bariumsulfatsuspension verwendet. Wasserlösliche Kontrastmittel sind nur bei Verdacht auf eine Perforation zu empfehlen. Es stehen zwei Sorten von Bariumsulfat zur Verfügung: eine viscöse Paste aus zwei Teilen Bariumsulfatpuder und einem Teil Wasser, sowie ein dünnflüssiger Bariumsulfatbrei aus zwei Teilen Wasser und einem Teil Bariumsulfat.

Die Paste ergibt im oberen Oesophagus einen besseren Beschlag der Speiseröhre als der dünnflüssige Brei. Falls nur eine Oesophagusuntersuchung verlangt wird, soll deshalb mit der Paste begonnen werden. Diese eignet sich speziell für die Untersuchung des Hypopharynx unter der Voraussetzung, daß eine oropharyngeale Dysphagie ausgeschlossen ist (Cave Aspiration!).

Der Patient wird aufgefordert, die Paste im Mund zu zerkauen und einen Schluck nach dem anderen zu nehmen. Jeder Schluck wird unter Durchleuchtung genau verfolgt. Es ist wichtig, daß die peristaltische Welle, die jeweils einem einzelnen Kontrastmittelschluck folgt, bis zur Ankunft an die Cardia beobachtet wird, denn weitere darauf folgende Schlucke unterbrechen reflektorisch die vorausgehende peristaltische Welle.

Bei radiologischer Untersuchung des ganzen oberen Magen-Darm-Traktes wird die Untersuchung mit dem *dünnflüssigen Brei* begonnen, da die Paste einen ungenügenden Schleimhautbeschlag im Magen und z.T. auch im unteren Oesophagus und an der Kardia gibt. Die Lagerung des Patienten und die Wahl der Barium-Sorte sollte je nach Vorgeschichte erfolgen.

Nach Verabreichung der Bariumsulfatpaste kann die Darstellung der Schleimhaut mittels folgender Methode verbessert werden: nach der Passage der Paste bleibt ein relativ dicker Beschlag haften. Wenn der Patient anschließend Wasser trinkt, kommt ein *Doppelkontrastbild* der Oesophaguswand zustande. Eine noch bessere Doppelkontrastbilddarstellung der Schleimhaut ist durch Hypotonisierung des Oesophagus möglich [4, 7]. Der Patient trinkt in rechter Bauchlage dünnflüssiges Bariumsulfat. Nach einigen Schlucken wird Buscopan (40–60 mg je nach Körpergewicht) intravenös appliziert. Der Tisch wird in 20° Kopftieflage gekippt, ohne daß der Patient seine Lage ändert. Bei ungenügender Blähung des Oesophagus trinkt der Patient einige Schlucke Bariumsulfat nach. In Kopftieflage tritt regelmäßig ein Doppelkontrast auf, ohne daß zusätzlich Luft insuffliert werden muß (Abb. 1). Dieses Verfahren gehört zur allgemeinen Abklärung des Oesophagus, ist jedoch für die Funktionsdiagnostik eher unbedeutend.

IV. Körperlage

Die Untersuchung wird bei jedem Patienten im Liegen (Bauchlage) und im Stehen durchgeführt. Bei der Untersuchung im Liegen kann die Stärke der peristaltischen

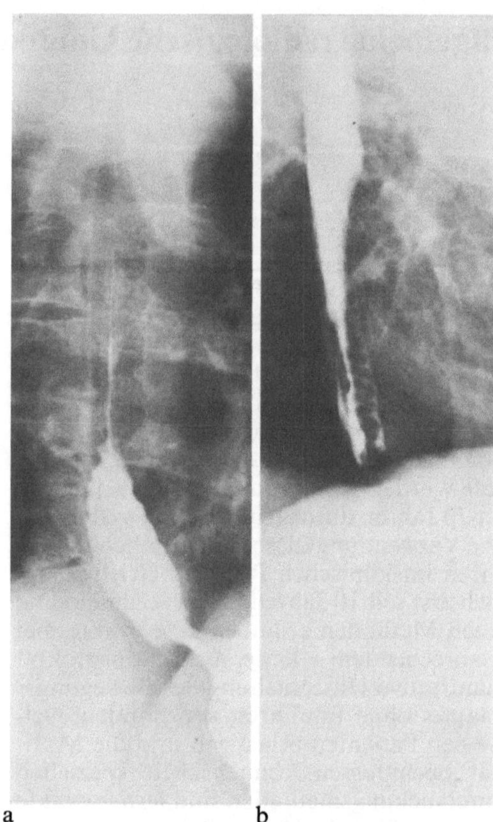

a   b

Abb. 1a u. b. (a) Der Oesophagus vor der Hypotonisierung. (b) Nach der Hypotonisierung mit 40 mg Buscopan i.v.: Wulstartiger Füllungsdefekt, der die Varicen darstellt

Wellen ohne den störenden Einfluß der Schwerkraft beurteilt werden. Diese Untersuchung ist besonders nützlich für die Beurteilung der Funktionsstörungen der Speiseröhre, für die Beobachtung von Rückfluß des Mageninhaltes und für die Darstellung der axialen Hiatushernien. Die Untersuchung im Stehen erlaubt eine genauere Beurteilung von Strikturen und Ringen im unteren Oesophagusbereich. In solchen Fällen kann der Einfluß der Schwerkraft notwendig sein, damit das Kontrastmittel durch die Enge hindurch weiter befördert wird und auch die distalen Oesophagusabschnitte füllt. In der aufrechten Körperhaltung wird auch geprüft, ob Hiatushernien reponibel sind oder nicht. Die Röntgenuntersuchung beginnt gewöhnlich in Bauchlage, wobei die linke Körperseite des Pa-

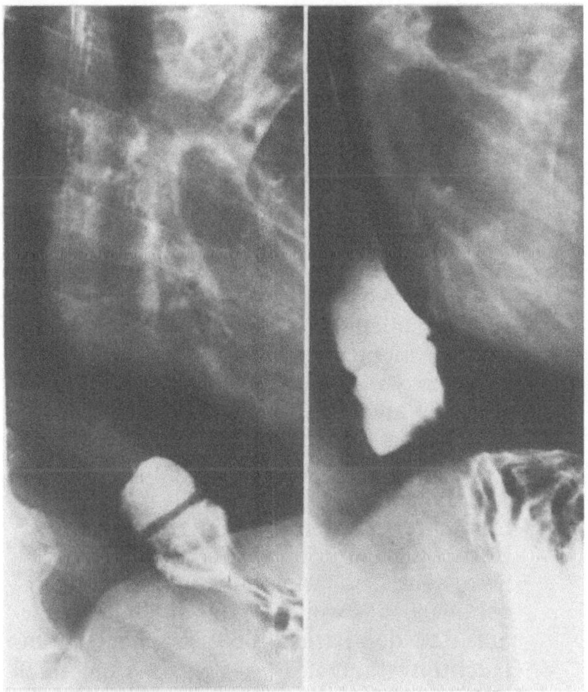

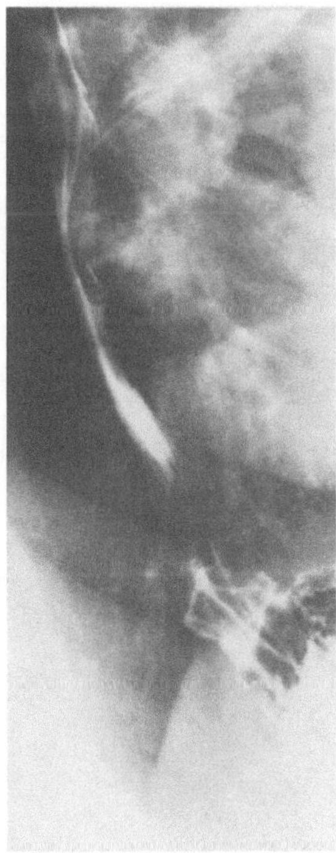

Abb. 2   Abb. 3

Abb. 2. 2 Fälle von Hiatushernie mit Darstellung der drei Einschnürungen, wobei die mittlere das Aussehen eines Ringes hat (links). Auf dem Bild rechts fehlt der obere Ring, dagegen stellt sich die durch die tiefe Inspiration deutlich sichtbare Einschnürung dar

Abb. 3. Kleine Gleithernie bei weitem Hiatus. In diesem Fall ist der wichtigste Hinweis das Vorhandensein von Magenschleimhautfalten oberhalb des Hiatus

tienten etwas angehoben sein soll (rechte Schräglage). Nur bei Achalasie und bei Patienten mit schwerer oropharyngealer Dysphagie wird der Patient zuerst im Stehen untersucht — im einen Fall, um die Höhe des Flüssigkeitsspiegels festzustellen, im anderen, damit der Patient nicht aspiriert.

V. Nachweis von Hiatushernien

Das sicherste Zeichen einer Hiatushernie ist selbstverständlich der Nachweis von Magenschleimhaut oberhalb des Hiatus (Abb. 2, 3). Der Nachweis kleiner Hiatushernien kann röntgenologisch schwierig sein. Manöver zur Provokation solcher Hernien sind ähnlich wie die Refluxprovokationsmanöver, die unten ausführlich besprochen werden.

Nach Hafter [1] kann eine axiale Hiatushernie als gesichert gelten, wenn sich im gastro-oesophagealen Übergangsgebiet bei Weitstellung im Inspirium drei ringförmige Strukturen nachweisen lassen. Der obere Ring entspricht der Grenze zwischen dem tubulären Oesophagus und dem Vestibulum, die mittlere Einschnürung der Schleimhautgrenze zwischen Oesophagus und Magen und die untere Einschnürung dem Zwerchfell. Da die mittlere Einschnürung öfters fehlt, kann die Abgrenzung gegenüber einer normalen epiphrenischen Ampulle, die bei gefülltem Oesophagus oder tiefer Inspiration praktisch bei jedem normalen Individuum zu erkennen ist, sehr schwierig sein. Die Darstellung der Hiatushernie soll deshalb in der Exspirationsphase geschehen. Die physiologische mittlere Einschnürung am gastro-oesophagealen Übergang sollte nicht als ein Schatzki-

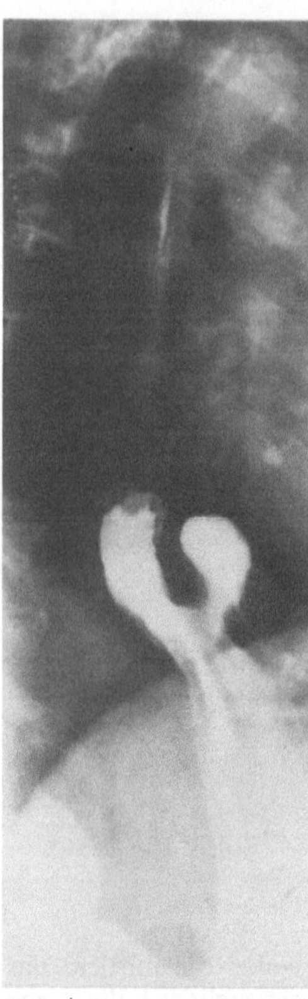

Abb. 4. Paraoesophageale Hernie, bei der sich der gastrooesophageale Übergang über dem Zwerchfell befindet. Somit handelt es sich hier um eine Mischform

Ring (lower esophageal ring) bezeichnet werden [5, 6]. Beim Schatzki-Ring handelt es sich um eine pathologische Variante des mittleren Ringes, d.h. um eine konstante Einengung, welche zu Dysphagien führen kann, falls ihr Innendurchmesser weniger als 13 mm beträgt.

Bei der paraoesophagealen Hernie, die röntgenologisch meistens keine diagnostischen Schwierigkeiten bereitet, tritt ein Teil des Magens neben der Kardia vorbei in den Thorax. Im Gegensatz zur axialen Hernie ist die Kardia unterhalb des Zwerchfells. Etwas schwieriger zu erkennen sind Mischformen axialer und paraoesophagealer Hernien. Ein typisches Beispiel zeigt Abb. 4. Größere paraoesophageale Hernien lassen sich oftmals auch ohne Verwendung von Kontrastmitteln auf der Thoraxaufnahme als rundliche Verschattungen mit Spiegelbildung im unteren Mediastinum para- oder retrokardial diagnostizieren.

VI. Refluxdiagnostik

Von Spontanreflux wird gesprochen, wenn es schon unter dem Einfluß der Lagerung, wie bei Kopftieflage, zu einem Reflux kommt. Zur Provokation von gastro-oesophagealem Reflux und zur Darstellung von Hiatushernien werden zahlreiche Methoden empfohlen, welche ein Druckgefälle zwischen Abdomen und Thorax erzeugen. Dabei sollen physiologische Stressbedingungen nicht überschritten werden, da ein extremes Ansteigen des intraabdominellen Druckes auch bei normalen Personen zu einem Reflux führen kann.

Die meist verwendete Methode ist die Untersuchung in Bauch- und Kopftieflage mit Unterlegen eines nicht röntgendichten Polsters direkt unter den Rippenbogen. Die linke Seite des Patienten ist dabei etwas angehoben. Eine weitere Methode beruht darauf, daß der Patient bei seitlicher Durchleuchtung aufgefordert wird, sich nach vorne zu bücken und mit den Händen die Schuhe zu berühren. Beim Müller-Manöver versucht der Patient, gegen die verschlossene Glottis einzuatmen. Dabei wird die Bildung einer Hernie nicht begünstigt. Wenn der Patient dagegen beim Valsalva-Manöver versucht, gegen die verschlossene Glottis auszuatmen, steigt der intrathorakale Druck, das Zwerchfell flacht sich ab, und das Speiseröhrensegment innerhalb des Hiatus wird durch den Zwerchfellschenkeldruck stranguliert. Deshalb wird die weitere Passage des Kontrastmittels von der Speiseröhre in den Magen verzögert, und die Bildung einer Hiatushernie wird gefördert. Fragwürdig ist die viel propagierte Methode, bei welcher der Patient nach Kontrastmittelfüllung des Magens in Rükkenlage mit angehobener linken Seite ein Glas kaltes Wasser trinkt [3]. In einer eigenen Studie konnte mit dieser Methode bei sämtlichen gesunden Kontrollen Reflux provoziert werden.

Von viel größerer Bedeutung als einzelne Provokationsmanöver ist ein exaktes Protokoll, gemäß dessen in immer gleicher Reihenfolge eine Serie von Provokationsmanövern ausgeführt wird. In Anlehnung an den pH-metrischen Refluxprovokationstest (vgl. 14. Kapitel) führen wir folgende Serie von Untersuchungen durch. Zunächst wird der Patient im Stehen untersucht. Der Patient trinkt Bariumsulfat in Fechterstellung. Nach vorheriger genauer Instruktion führt er ein Valsalva-Manöver aus, dann ein Müller-Manöver. Anschließend wird der Oberbauch mit einem Ballon, der zwischen Zielgerät und Bauchdecken eingeklemmt wird, komprimiert. Für den zweiten Teil der Untersuchung wird der Tisch in Horizontallage gekippt. Der Patient dreht sich um ca. 45° auf die rechte Seite. Dadurch kommt die Cardia an den tiefsten Punkt. Der Bariumsulfatbecher steht neben dem Kopf des Patienten, und das Kontrastmittel wird durch ein Plastikröhrchen getrunken. In gleicher Reihenfolge werden wiederum Valsalva-Manöver, Müller-Manöver und Bauchdeckenkompression durchgeführt. Anschließend trinkt der Patient ein Glas kaltes Wasser. Der dritte Teil der Untersuchung erfolgt in 20° Kopftieflage. Dabei liegt der Patient auf dem Rükken. Die vier Provokationen — Valsalva-Manöver, Müller-Manöver, Bauchkompression, Wassertrinken — sind dieselben wie in Horizontallage. Der Ablauf der Untersuchung wird auf Film- oder Bandspeicher aufgenommen. Abgesehen von den beiden Wassersiphonagetests, welchen keine diagnostische Bedeutung zukommt, werden somit insgesamt neun Provokationstests durchgeführt. Falls Reflux nur bei Provokation in Kopftieflage auftritt, wird er als leicht bewertet. Wiederholter Reflux am stehenden Patienten wird als schwer bewertet.

Bei Stenosen wird vor eingreifenderen Manipulationen die Höhe der Flüssigkeitssäule oberhalb der Stenose bestimmt. Falls es durch die üblichen Methoden nicht gelingt, die Oesophagusabschnitte distal von der Stenose mit Kontrastmittel zu füllen, kann mittels eines dünnen Polyäthylenschlauches, der durch eine Seldingerspirale stabilisiert wird, die Kardia sondiert werden. Anschließend wird Kontrastmittel durch den Polyäthylenschlauch installiert.

Literatur

1. Hafter, E.: Röntgendiagnostik der kleinen Hiatushernie und ihre Abgrenzung von der Ampulla epiphrenica. Bibl. gastroenterol. (Basel) Suppl. **1**, 75 (1960).
2. Kästle, C., Rieder, H., Rosenthal, J.: Über kinematographisch aufgenommene Röntgenogramme (Bio-Röntgenographie) der inneren Organe des Menschen. Münch. med. Wschr. **56**, 280–282 (1909).
3. Linsman, J. F.: Gastrooesophageal reflux elicited while drinking · water (water siphonage test): its clinical correlation with pyrosis. Amer. J. Roentgenol. **94**, 325 (1965).
4. Pruszynski, B.: Zastosowanie Silnie Dzialajacych Srodkow Rozkurczowych W Rentgeno-Diagnostyche Zylakow Przelyku (the application of active spasmolytic drugs in the radiological diagnosis of esophageal varices). Pol. Przegl. radiol. Med. Nukl. **13**, 71 (1969).
5. Schatzki, R., Gray, J. E.: Dysphagia due to diaphragm-like localized narrowing in lower esophagus ("Lower esophageal ring"). Amer. J. Roentgenol. **70**, 911–922 (1953).
6. Schatzki, R.: The lower esophageal ring. Long term follow-up of symptomatic and asymptomatic rings. Amer. J. Roentgenol. **90**, 805–810 (1963).
7. Uthgenannt, H., Strömlid, A., Zwand, H.-D.: Die Röntgenuntersuchung des Oesophagus in Buscopan-Hypotonie. Fortschr. Röntgenstr. **119**, 1, 10–16 (1973).

10. Kapitel

Spezielle Röntgendiagnostik von Funktionsstörungen der Speiseröhre

Martin W. Donner

I. Einleitung

Nachdem im vorangehenden Kapitel die heute verfügbaren röntgenologischen Methoden zur Untersuchung der Speiseröhre und ihrer Sphincteren beschrieben wurden, soll nachfolgend die Röntgendiagnostik bei Funktionsstörungen dieser Abschnitte besprochen werden. Ausgehend von der Röntgen-Anatomie und -Physiologie werden die bei der Durchleuchtung erfaßbaren Phänomene nach Gabe von Pharmaka beschrieben.

Auf diesen Grundlagen aufbauend wird die Röntgendiagnostik bei Störungen im Bereich des oberen Oesophagussphincters, des tubulären Oesophagus und des unteren Oesophagussphincters beschrieben. Dabei werden spezielle oder von der Routineuntersuchung abweichende Methoden der Oesophagusdarstellung im Zusammenhang mit den verschiedenen Krankheitsbildern diskutiert.

II. Röntgen-Anatomie und -Physiologie

1. Muskelschichten und Sphincteren

Da die Anatomie der Speiseröhre im 1. Kapitel detailliert beschrieben ist, sollen an dieser Stelle nur die anatomischen Merkmale besprochen werden, die für die Röntgendiagnostik bei verschiedenen Erkrankungen bedeutungsvoll sind (Abb. 1). Der *tubuläre Oesophagus* enthält eine äußere Längs- und eine innere Ringmuskellage. Im oberen Drittel bestehen beide Schichten aus quergestreifter Muskulatur. Weiter caudal vermischen sich glatte und quergestreifte Muskelfaserbündel, und im unteren Drittel herrscht glatte Muskulatur vor. Bestimmte

Krankheiten der Speiseröhre können entweder die eine oder die andere Muskelart befallen. Ist z.B. bei der Sklerodermie der Oesophagus miterkrankt, so beschränken sich die röntgenologischen Manifestationen auf die unteren zwei Drittel der Speiseröhre, die glatte Muskulatur enthalten.

Die Schleimhaut der Speiseröhre läßt auf Grund der darunterliegenden Submucosa eine deutliche Verschieblichkeit gegenüber den Muskelschichten erkennen. Diese Verschieblichkeit ist für das genaue Verständnis der verschiedenen Typen von Oesophagusringen von Bedeutung.

Die Anatomie des *oberen Oesophagussphincters* (Pharyngo-oesophagealer Sphincter, OOS) und des unteren Oesophagussphincters (gastro-oesophagealer Sphincter, UOS) ist komplex und z.T. noch umstritten (s. 1. Kapitel). Oberhalb des Speiseröhren-Eingangs gehen Muskelfasern des M. constrictor pharyngis inferior in die Pars cricopharyngea über und bilden den oberen Oesophagussphincter. Obwohl anatomische Präparate den oberen Oesophagussphincter auf etwa 4 cm Länge bemessen, ist dessen röntgenologische Darstellung nicht konstant. Außer in höheren Altersgruppen, wo man gelegentlich eine Einkerbung des pharyngo-oesophagealen Segmentes durch den M. cricopharyngeus sehen kann, ist der Sphincter beim gesunden Menschen nicht zu erkennen [52].

Über die Anatomie des *unteren Speiseröhrensegmentes* und des Übergangs der Speiseröhre in den Magen sind die Meinungen noch geteilt. Eine vereinfachte Unterteilung dieses Bereiches aus anatomischer und physiologischer Sicht, wie sie dem Röntgenologen erscheint, ist in Abb. 2 wiedergegeben. Das subdiaphragmale Segment der Speiseröhre verschmilzt distal mit den Fasern der Magenmuskulatur etwa an der gastro-oesophagealen Grenze. Da weder der Übergangsbereich der Muskulatur

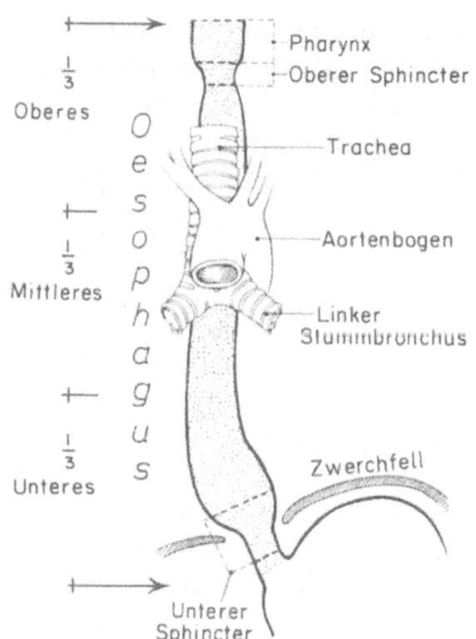

Abb. 1. Gebräuchliche Einteilung der Speiseröhre in oberes, mittleres und unteres Drittel zur einfachen Bezugnahme auf die Lokalisation von Motilitätsstörungen. Begrenzung der Speiseröhre durch oberen und unteren Sphincter und Verhältnis zu Luftröhre und Aortenbogen sind dargestellt

noch derjenige der Schleimhaut (Ora serrata oder Z-Linie) röntgenologisch darstellbar sind, muß man andere anatomische Anhaltspunkte finden, um die gastro-oesophageale Grenze zu lokalisieren. So kann man gelegentlich die Schlingfasern der Mageninnenmuskulatur identifizieren, wenn sie den tubulären Oesophagus einkerben, oder man versucht die funktionelle Anatomie dieser Region zu analysieren. Im weiteren besteht die Möglichkeit, den unteren Oesophagussphincter mit Hilfe der Manometrie während der Röntgenuntersuchung zu lokalisieren.

Der Übergang von der Speiseröhre in den Magen bildet an der großen Curvatur einen spitzen Winkel (His); der Verlust dieses Winkels soll den gastro-oesophagealen Reflux fördern. Ein gradliniger Eintritt der Speiseröhre in den Fundus des Magens stellt eine seltene anatomische Variation dar (Malposition cardiotuberositaire), die gelegentlich mit einem Reflux vergesellschaftet ist. Die Darstellung des Hisschen Winkels erfolgt am besten bei Untersuchung des stehenden Patienten in linker, hinterer Schrägstellung.

2. Abdrücke und Einkerbungen in die Speiseröhre

Im unteren Speiseröhrensegment kann man häufig eine Reihe von Einkerbungen und Ringen sehen, die normale Strukturen darstellen. Das *phreno-oesophageale Ligament* ist eine Bindegewebsmembran, die von der Unterfläche des Zwerchfells in den Oesophagus einstrahlt; das Ligament überzieht die Ampulla epiphrenica und ist bei manchen Patienten für ringförmige Einkerbungen 3–4 cm oberhalb des Zwerchfells verantwortlich. Diese Einkerbungen sind funktionell bedingt und werden wahrscheinlich durch quergestreifte Muskelfasern innerhalb des phreno-oesophagealen Ligamentes verursacht. Flüchtige Ringformen im unteren Oesophagus, die auf Grund der relativen Verschieblichkeit der Mucosa gegenüber der Muscularis zustande kommen, kann man häufig bei gesunden Personen beobachten. Sie stellen nicht notwendiger-

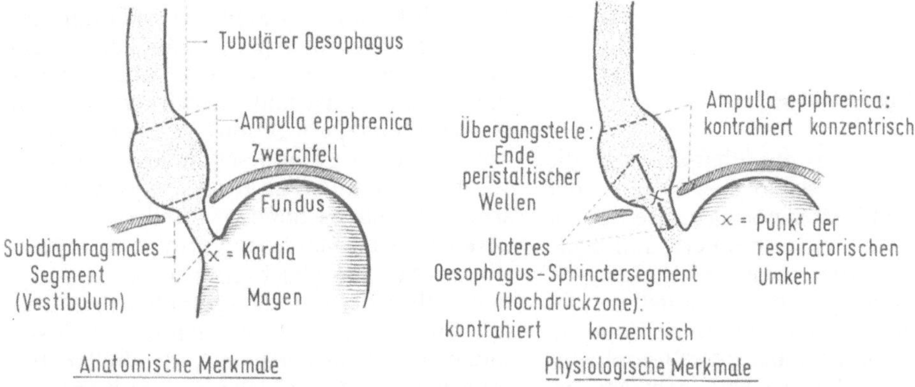

Abb. 2. Unterer Speiseröhrenbereich: anatomische und physiologische Merkmale

weise die Ora serrata oder die Grenze zwischen Magen und Oesophagus dar.

Eine offensichtliche Einkerbung unterhalb der Ampulla epiphrenica sieht man häufig dort, wo der Oesophagus durch den Zwerchfellhiatus tritt. Gezielte Untersuchungen über die topographische Beziehung zwischen Zwerchfellhiatus und kontrastmittelgefülltem Oesophaguslumen haben einen deutlichen Unterschied zwischen der scheinbaren Durchtrittsstelle des Oesophagus durch das Zwerchfell und der tatsächlichen Lokalisation im Hiatus ergeben. Bei manometrischer Lokalisation des unteren Oesophagussphincters befindet sich dieser bei normalen Personen teils in der Ampulla epiphrenica und teils im subdiaphragmalen Segment (Abb. 2).

Normale Einkerbungen und Eindrucksstellen an der Speiseröhre müssen von pathologischen Veränderungen unterschieden werden. Im Halsbereich liegt die Hinterfläche der Speiseröhre nahe an der Wirbelsäule; hier können von den Halswirbeln nach vorne verlaufende Osteophyten den Oesophagus eindrücken und zu Schluckbeschwerden führen, was bei Bariumsulfat-Füllung zu erkennen ist. Im Thorax verläuft die Speiseröhre fast über ihre gesamte Länge gemeinsam mit der Aorta. Links, seitlich an der Speiseröhre sieht man meistens den Abdruck des Aortenbogens (Abb. 1); unterhalb des linken Hauptstammbronchus ist die Speiseröhre an ihrer Vorderfläche schräg von oben nach unten und von rechts nach links eingedellt. Beim Verlauf in Zwerchfellnähe biegt der Oesophagus leicht nach vorne ab, um über eine kurze, variable Strecke in den Bauchraum einzutreten.

3. Peristaltische Wellen

Der Schluckvorgang im Pharynx und die folgenden peristaltischen Bewegungen der Speiseröhre sind unter normalen Bedingungen gut miteinander koordiniert, und beide Bereiche funktionieren wie eine Einheit [49, 58]. Im Ruhezustand verschließen der obere und untere Oesophagussphincter auf Grund ihres Dauertonus den Oesophagus gegenüber dem Pharynx bzw. dem Magen. Der obere Oesophagussphincter verhindert

somit, daß sich die Speiseröhre während der Inspiration mit Luft füllt, während der untere Sphincter als Barriere gegen einen Rückfluß von Mageninhalt in die Speiseröhre dient [46]. Beim Schlucken erschlafft der obere Sphincter wesentlich vor dem Eintreffen des Bolus, und der Bissen wird durch einen fortschreitenden Kontraktionsring aus dem Pharynx in den Oesophagus befördert. Diese peristaltische Welle läuft ohne Unterbrechung ab, falls nicht ein kurz darauffolgender Schluck die vorangegangene peristaltische Welle hemmt. Wie der obere Sphincter, so erschlafft auch der untere Oesophagussphincter bereits vor Eintreffen des Bolus in der unteren Speiseröhre [67].

Röntgenologisch sind in der Speiseröhre die primäre und die sekundäre Peristaltik zu erkennen (s. 3. Kapitel). *Primäre peristaltische Wellen* werden durch den Schluckvorgang ausgelöst und laufen über den gesamten Oesophagus mit einer Geschwindigkeit von 2–4 cm/sec ab [49]. Sie kommen an der Grenze zwischen dem tubulären Oesophagus und der Ampulla epiphrenica zum Stillstand; ihnen folgt unmittelbar eine konzentrische Kontraktion des unteren Oesophagussphincters. Daran anschließend tritt der Bolus an der Kardia in den Magen ein.

Sekundäre peristaltische Wellen entstehen durch lokale Reizung der Speiseröhre. Die häufigste Ursache dafür ist eine Dehnung des Oesophagus durch intraluminale Speisereste. Diese können nach einer primären peristaltischen Welle in der Speiseröhre zurückbleiben oder aus dem Magen in die Speiseröhre zurückgeflossen sein. Diese Peristaltik kann als Schutzvorrichtung gegenüber „Fremdkörpern" angesehen werden, die sich möglicherweise schädlich auf die Oesophaguswand auswirken würden (Entzündung, Perforation). Während es sich bei der primären und sekundären Peristaltik um kontinuierlich fortschreitende Kontraktionswellen handelt, stellen *tertiäre „Wellen"* stationäre, ringförmige Kontraktionen dar, die gleichzeitig an verschiedenen Stellen des unteren Oesophagus auftreten. Sie können als Kräuselung der Oesophaguswand oder als stehende Wellen beschrieben werden. Flache tertiäre Kontraktionen sieht man häufig bei älteren Menschen, aber auch bei Krankheitsbildern wie der Achalasie. Tiefe lokale Kontraktionen kann man beim diffusen Oesophagusspasmus beobachten.

4. Erbrechen

Über das Verhalten der Speiseröhre beim Erbrechen sind nur wenige röntgenologische Beschreibungen veröffentlicht worden (s. 7. Kapitel). Einige Beobachtungen haben gezeigt, daß der untere Oesophagussphincter und der tubuläre Oesophagus mit Beginn des Würgens erschlaffen. Durch den erhöhten abdominellen Druck wird der Mageninhalt über den erschlafften Fundus in die Speiseröhre getrieben. Während des Brechaktes erweitert sich der untere Oesophagus-Abschnitt auf das Mehrfache seines gewöhnlichen Durchmessers. Wie auf der schematischen Zeichnung (Abb. 3) von der kinematographischen Untersuchung eines Kindes während des Brechaktes zu sehen ist, erweitert sich die Speiseröhre oberhalb der Kardia um das 5- bis 6fache des normalen Durchmessers. Beim Erwachsenen kann man ähnliche Beobachtungen machen mit Überdehnung auf das 3- bis 4fache des normalen Kalibers. Der Umfang dieser plötzlichen, manchmal explosionsartigen Erweiterung der unteren Speiseröhre erleichtert das Verständnis der Schäden, die beim Mallory-Weiss- oder beim Boerhaave-Syndrom auftreten, wo gewöhnlich bereits bestehende Schäden der Speiseröhrenschleimhaut im Sinn einer Oesophagitis das Einreißen der Mucosa bzw. den vollständigen Riß durch alle Schichten der Speiseröhre ermöglichen.

5. Rumination (Merycismus)

Das Syndrom der gastro-oesophagealen Regurgitation stellt keine eigentliche Krankheit dar, sondern die Fähigkeit, eine meistens hastig eingenommene Mahlzeit in großen Mengen bis zur Mundhöhle zu regurgitieren, wiederzukäuen und erneut zu verschlucken. Röntgenologen werden gelegentlich zu Rate gezogen, um bei derartigen Patienten, besonders bei Kindern, eine organische Ursache auszuschließen. Kinematographische

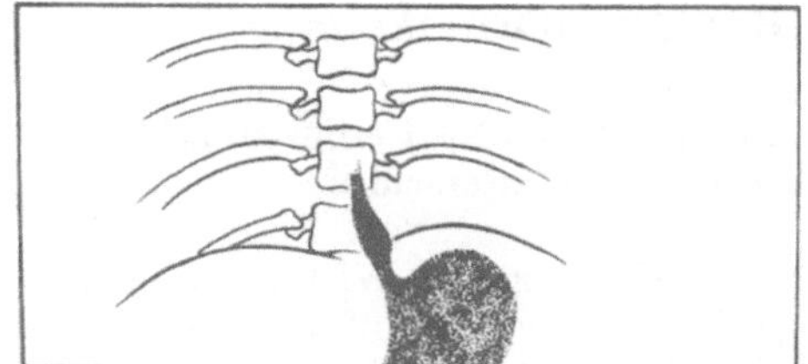
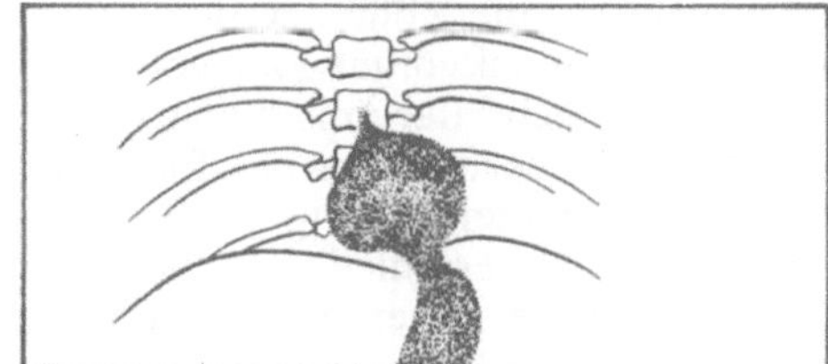
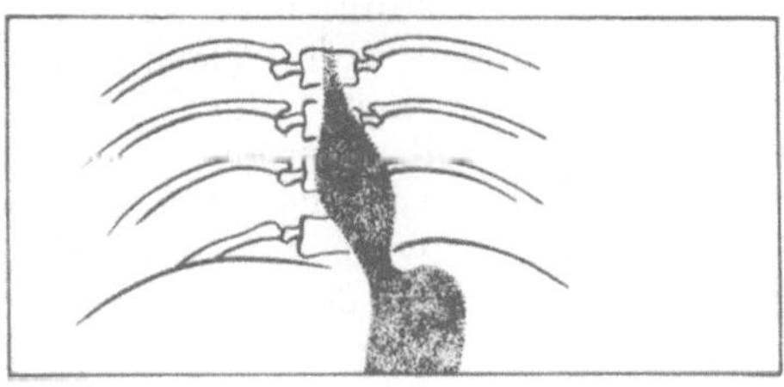
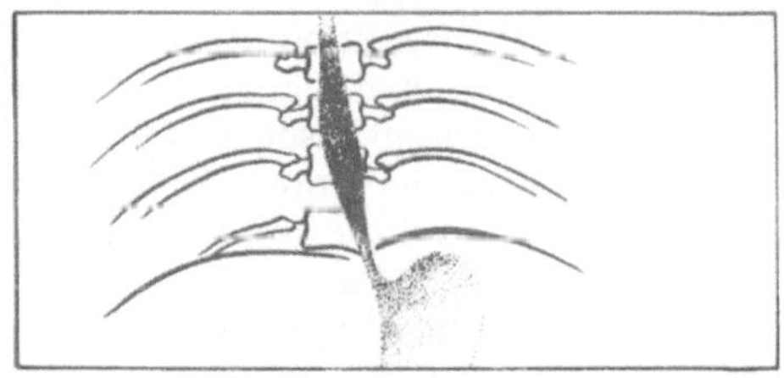

Abb. 3. Schematische Wiedergabe von kinematographischen Bildern der unteren Speiseröhre während des Brechaktes bei einem Kind. Erhebliche Erweiterung der Ampulla epiphrenica

Aufnahmen während der Rumination beim stehenden Patienten haben in solchen Fällen maximale Erweiterungen des unteren Oesophagus durch Luft und Kontrastmittel gezeigt [36], ähnlich dem Vorgang bei spontan erfolgendem Erbrechen. Nach Ansicht einer Reihe von Autoren [84] „ist immer eine neuropathische Basis mit pathologischer Fixation eines bestimmten lustbetonten Vorgangs im Sinn eines bedingten Reflexes nach Pawlow anzunehmen". Gleichzeitig scheint eine persistierende Kardia-Insuffizienz zu bestehen, wobei Artisten und Froschschlucker, die große Flüssigkeitsmengen zusammen mit lebenden Tieren schlucken und wieder auswerfen können, ihren unteren Oesophagussphincter unter willkürlicher Kontrolle halten können [83].

III. Röntgenpharmakologie

1. Beeinflussung der Speiseröhrenfunktion durch Temperaturunterschiede

Vor der Diskussion der Wirkung pharmakologischer Substanzen auf die motorische Funktion der Speiseröhre erscheinen einige Bemerkungen über die Rolle der *Bolustemperatur* auf den Schluckvorgang angebracht. Obwohl gewöhnlich Bariumsulfatsuspensionen mit Zimmertemperatur für die röntgenologische Untersuchung verabreicht werden, ist das unterschiedliche Verhalten der Speiseröhre gegenüber extremen Temperaturen von Getränken interessant und anamnestisch wie klinisch verwertbar. Nach Untersuchungen von Winship *et al.* [86] verlangsamen kalte Flüssigkeiten die peristaltischen Wellen der Speiseröhre oder hemmen diese vollständig. Im unteren Oesophagusabschnitt wird die Kontraktionsphase verlängert, und der Sphincter erfährt eine verspätete, aber verlängerte Erschlaffung. Andererseits beschleunigen heiße Getränke die Reaktion der Speiseröhre auf den Schluckvorgang, d. h. die Wellenausbreitung erfolgt rascher, die Wellendauer ist verkürzt, der untere Sphincter erschlafft nur kurz, und die Sphincterkontraktion ist von geringer Amplitude.

Bei der dystrophischen Myotonie können geringe Veränderungen der Pharynx- oder cervicalen Oesophagusmuskulatur (Formes frustes) durch eisgekühlte Bariumsulfatsuspension röntgenologisch sichtbar gemacht

Tabelle 1. Pharmakologische Beeinflussung der Oesophagusfunktion bei der Röntgendiagnostik

Substanzen	Indikationen
1. Mecholyl	Achalasie
Urecholin	Achalasie, Reflux-Krankheit
2. Atropin	Achalasie, diffuser Spasmus
Probanthin	Varicen
3. Secretin	Varicen
Glucagon	Achalasie
4. Nitroglycerin	diffuser Spasmus
Amylnitrit	diffuser Spasmus
5. Salzsäure	Refluxkrankheit (Säureempfindlicher Oesophagus)
6. Gastrin	Kardia-Lokalisation

werden. Diese Kälteempfindlichkeit der quergestreiften Schluckmuskulatur bei der Myotonie entspricht dem ähnlichen Verhalten der Extremitätenmuskulatur dieser Patienten bei kalter Außentemperatur [43]. Eine Überempfindlichkeit der Speiseröhre gegenüber kalten oder warmen Getränken besteht auch bei Patienten, die gleichzeitig säureempfindlich sind (s. Oesophagitis).

2. Radiologische Pharmakologie der Speiseröhre

Die Innervation der Speiseröhre und ihrer Sphincteren erfolgt hauptsächlich durch den Vagus und ist damit cholinerg. Der untere Oesophagussphincter wird außerdem von einer Reihe biogener Substanzen, wie Überträgersubstanzen des autonomen Nervensystems, Polypeptidhormonen und Prostaglandinen beeinflußt ([13, 14, 18, 23, 47]; s. 3., 5. u. 6. Kapitel).

Die Röntgendurchleuchtung, vorzugsweise mit Kinematographie oder Bandaufnahmen kombiniert, ist eine geeignete diagnostische Methodik zur Untersuchung der Wirkung von Substanzen auf die Speiseröhre des Menschen [65]. Ihr Wert ist jedoch zumindest für den klinischen Pharmakologen sehr begrenzt, da die erzielten Ergebnisse, wie bei der Endoskopie, nicht quantitativ ausgewertet werden können. Quantitative Daten über die Speiseröhrenfunktion erhält man jedoch durch die Messung intraluminaler Drucke. Aus diesem Grund werden seit mehreren Jahren in einer Reihe von Forschungszentren kinematographische Untersuchungen mit gleichzeitig durchgeführten Druckmessungen kombiniert. Unser heutiges Wissen auf dem Gebiet der Speiseröhren-Pharmakologie und -Pathophysiologie geht im wesentlichen auf diese Untersuchungsmethoden zurück; diese Erkenntnisse haben in den letzten Jahren auch zu praktischen Anwendungen in der Klinik geführt.

Die Peristaltik des tubulären Oesophagus wird durch *cholinerge Innervation* vermittelt [16]. Die Erregungsübertragung auf die quergestreifte Muskulatur im oberen Oesophagusdrittel erfolgt über motorische Endplatten. Da diese Erregungsübertragung durch *d-Tubocurarin* gehemmt wird, führt die Gabe dieser Substanz im Bereich der quergestreiften Oesophagusmuskulatur zu einer Verminderung der Amplitude der Peristaltik, ohne die glatte Muskulatur zu beeinflussen [53].

Die an der glatten Muskulatur der Speiseröhre stattfindende Erregungsübertragung wird durch *Atropin* gehemmt. Atropin führt in Gesamtdosen zwischen 0,65 und 2,0 mg zu einer dosisabhängigen Senkung der Amplitude der peristaltischen Wellen im mittleren und unteren Speiseröhren-Drittel. Mit dieser Substanz ist somit eine pharmakologische Differenzierung zwischen glatter und quergestreifter Muskulatur möglich, was für die Differentialdiagnose neuromuskulärer Erkrankung der Speiseröhre von Bedeutung ist.

Obwohl hohe Atropindosen nach manometrischer Registrierung die peristaltischen Wellen unterdrücken können, waren die Kontraktionen röntgenologisch noch zu erkennen [50]. Diese Diskrepanz ist jedoch am ehesten durch methodische Probleme bei der Manometrie zu deuten (s. 12. Kapitel).

Die Anwendungsbreite von Atropin zur Behandlung funktioneller Speiseröhren-Erkrankungen ist sehr begrenzt. Das beruht darauf, daß die für eine Wirkung erforderlichen hohen Atropindosen zahlreiche unerwünschte Nebenwirkungen haben und außerdem zu einer Erschlaffung des unteren Oesophagussphincters mit konsekutivem gastro-oesophagealem Reflux führen (Tab. 1). Entsprechendes gilt für die *synthetischen Anticholinergica* Methanthelin und Propanthelin, d.h. Anticholinergica vermindern die Speiseröhrenkontraktionen, unterdrücken sie in den üblichen Dosen jedoch nicht vollständig. Zur Unterstützung diagnostischer Bemühungen sind diese Präparate sowie Hyoscin-N-butylbromid i.v. jedoch gelegentlich von Nutzen ([21]; s. Varicen-Darstellung).

Cholinerge Substanzen haben auf die glatte Muskulatur der normalen Speiseröhre nur einen geringen Einfluß. Sie können aber bei der Röntgendiagnose der Achalasie und der verwandten Chagas-Krankheit eine nützliche Rolle spielen. Direkt wirkende Cholinergica wie Methacholin und Bethanechol [34, 70] führen bei diesen Erkrankungen zu kräftigen Kontraktionen im mittleren und unteren Speiseröhren-Drittel (s. 17. Kapitel). Cholinesterase-Hemmer wie Neostigmin und Physostigmin haben ebenfalls keine Wirkung auf den normalen Schluckvorgang, werden aber diagnostisch und therapeutisch bei der Myasthenie eingesetzt [16]. *Metoclopramid*, dessen Wirkungsmechanismus noch nicht exakt bekannt ist, erhöht die Amplitude peristaltischer Wellen im tubulären Oesophagus und den Druck im unteren Oesophagussphincter [24,45].

Zu Pharmaka, die den Tonus des tubulären Oesophagus vermindern, gehören *Morphium*, *Amylnitrit* und *Nitroglycerin*. Amylnitrit und Nitroglycerin vermindern darüber hinaus die Amplitude der Peristaltik in der Speiseröhre beim Gesunden [5] und auch besonders bei Patienten mit diffusem Oesophagusspasmus [68].

Die Erschlaffung und Kontraktion des unteren Oesophagussphincters während des Schluckaktes läßt sich durch röntgenologische Durchleuchtung allein nur qualitativ beurteilen. Das Gleiche gilt für Aussagen über die Wirksamkeit pharmakologischer Substanzen auf den Sphinctertonus in Ruhe sowie bei Öffnung während des Schluckvorganges. Die erschlaffende Wirkung von Atropin oder anderen Anticholinergica auf den UOS ist insofern für den Röntgenologen bemerkenswert, als ein gastro-oesophagealer Reflux, der an einem derart vorbehandelten Patienten festgestellt wird, von fraglicher Bedeutung erscheint [8]. Wird Metoclopramid während der Funktionsdiagnostik des Magens eingesetzt, so ist dessen tonussteigernde Wirkung am UOS (Refluxverhinderung) zu berücksichtigen [24, 45].

Glucagon senkt den Druck im UOS [52] im Rahmen seiner allgemein hemmenden Wirkung auf die Motilität des Magen-Darm-Kanals. Auf Grund dieser Eigenschaft wird das Hormon diagnostisch und therapeutisch bei der Achalasie eingesetzt [76].

IV. Funktionsstörungen des oberen Oesophagussphincters

Schluckstörungen, bei denen Öffnung bzw. Verschluß des Sphincters unzureichend koordiniert sind, werden durch Störungen im afferenten oder efferenten Schenkel des Reflexbogens (Rachennerven) sowie durch Schädigung im Schluckzentrum selbst verursacht. Radiologische Untersuchungen beginnen mit dem Versuch, das Bestehen eines mechanischen Verschlusses auszuschließen, da Funktionsstörungen nicht selten mit organischen Erkrankungen verbunden sind. Sobald oro-pharyngeale Schluckstörungen als funktionell erkannt sind, muß der Röntgenologe auf eine Reihe von charakteristischen Zeichen achten wie *Motilitätsstörungen* der Zunge und Pharynxmuskulatur [29], *Restfüllung der Pharynxräume* nach beendetem Schluckvorgang und *Aspiration* in den Epipharynx oder in die Luftröhre.

Unter den neuromuskulären Erkrankungen des Pharynxbereiches [26, 30, 66], die diese Veränderungen häufig in verschiedenen Kombinationen aufweisen, werden im folgenden nur diejenigen besprochen, die mit Sphincterstörungen einhergehen.

1. Sphincterhypertrophie im Alter

Einkerbungen in das Lumen des Hypopharynx durch Muskelbündel des unteren Pharynxconstrictors (Teil des OOS) finden sich gelegentlich *im Alter* als Zufallsbefund. Schluckbeschwerden treten nur dann auf, wenn das Lumen mehr als 50% durch die vorspringende Muskulatur eingeengt ist. Die Beschwerden beziehen sich charakteristischerweise weniger auf das Schlucken von Flüssigkeiten, die den Engpaß im Hypopharynx gewöhnlich ohne sichtbare Störung passieren, sondern auf breiige oder feste Nahrung [73].

2. Funktionsstörungen des oberen Oesophagussphincters bei der Refluxkrankheit [48] und bei Pharynxdivertikeln (Zenker)

Bei einer Reihe von Patienten mit gastrooesophagealem *Reflux* werden die Beschwerden im Pharynxbereich lokalisiert, anstatt im unteren Thorax oder oberen Bauchabschnitt. Die Beschwerden im Pharynxbereich beobachtet man vor allem, wenn spastische Kontraktionen den Speiseröhreninhalt proximal gegen den verschlossenen Sphincter drängen (Abb. 4) und somit zu einem Globusgefühl oder einer Aspiration führen ([15]; s. Pathophysiologie der Oesophagitis). Nach neueren Untersuchungen [22] ist anzunehmen, daß diese pathophysiologischen Vorgänge der Re-

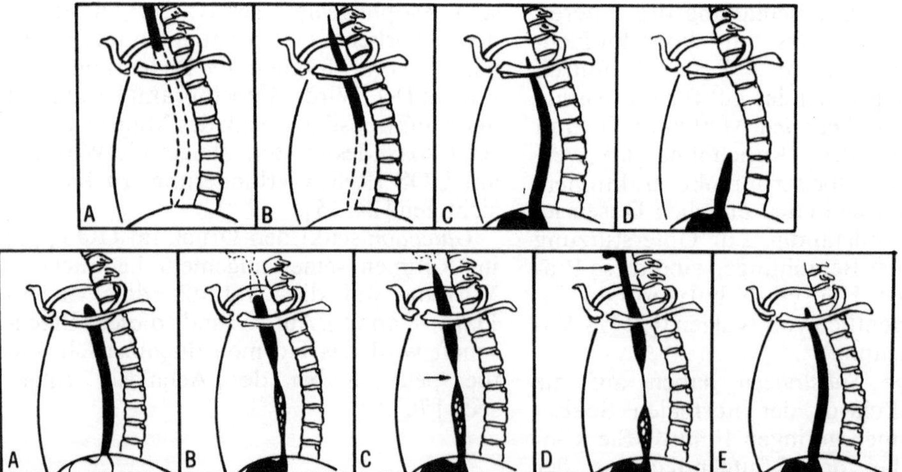

Abb. 4. Schematische Darstellung von Motilitätsstörungen der Speiseröhre mit Schluckbeschwerden im Pharynxbereich. Obere Reihe: normale, progressive Peristaltik. Untere Reihe: *A* Fehlen der Peristaltik. *B* spastische Kontraktion. *C* Verdrängung des Speiseröhreninhalts in den cervicalen Oesophagus und gegen den verschlossenen oberen Sphincter. *D* Spastisch kontrahierter Oesophagus bei offenem oberen Sphincter. *E* Kontrastgefüllter Oesophagus mit Rückfluß von Mageninhalt

flux-Krankheit mit Beeinträchtigung des Pharynx für die Entwicklung der Zenkerschen Divertikel eine Rolle spielen (s. 18. Kapitel).

3. Schleimhautfalten (Webs) und Sphincterprominenz

Eine membranartige Einengung des Lumens im Hypopharynx bei Plummer-Vinson-Syndrom (Brown-Kelly-Patterson-Syndrom) ist röntgenologisch gewöhnlich oberhalb des Sphincters sichtbar (Abb. 5). Dabei ist das Sphinctersegment meistens als geringgradige längliche Verengung unterhalb der Schleimhautfalte zu erkennen.

Histologische Untersuchungen der Falten haben überwiegend normales Schleimhautgewebe gezeigt [30]. Lumenverengende Schleimhautfalten im Hypopharynx oder im oberen Oesophagusbereich sind auch bei Sichelzellanämie, Epidermolysis bullosa, Pemphigus und verschiedenartigen anderen Erkrankungen beobachtet worden [84]. In Europa wird über Webs offenbar häufiger ohne Zweitkrankheit berichtet als in den USA.

4. Sphinctermotilität bei Erkrankungen des Hirnstamms (s. 27. Kapitel)

Im Verlauf von Krankheiten, die den Hirnstamm betreffen [29, 30], ist das Versagen der normalen Erschlaffung des oberen Oesophagussphincters am eindrucksvollsten. Verbunden mit dieser Funktionsstörung findet man Rückstände von Nahrungsmitteln, oder bei völliger Lähmung des Pharynx tritt Aspiration in den Epipharynx, in den Larynx oder die Luftröhre auf [9]. Krankheitsprozesse, die den Hirnstamm nur einseitig befallen, führen wegen asymmetrischer Schwäche der Pharynxconstrictoren zur Abweichung des Bolus nach dem einen oder anderen seitlichen Nahrungskanal. In diese Krankheitsgruppe [77] gehören u. a.: Poliomyelitis (bulbäre Form; [2]), Bulbärparalyse, Gefäßveränderungen (z. B.

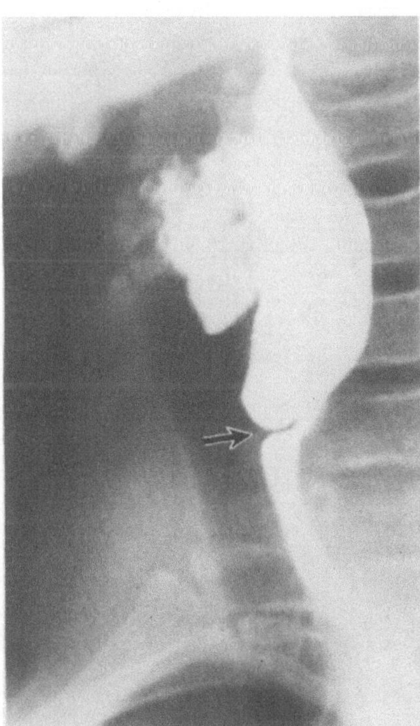

Abb. 5. Incisurähnliche Aussparung der ventralen Hypopharynxwand (Web) oberhalb des Sphincters bei Plummer-Vinson-Syndrom. Sphinctersegment ist eingeengt (Spasmus oder Hypertrophie)

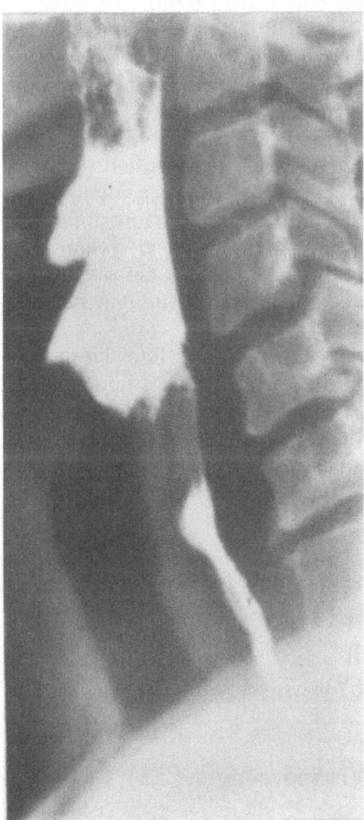

Abb. 6. Prallfüllung des Pharynxraumes mit Bariumsulfat bei ungeöffnetem, oberen Oesophagussphincter. Hirnstammläsion (Thrombose der A. cerebellaris inferior posterior)

Thrombose der A. cerebellaris inferior posterior [30]; Abb. 6), amyothrophische Lateralsklerose [10], Multiple Sklerose und die familiäre Dysautonomie [63].

5. Myasthenia gravis (s. 29. Kapitel)

Bei dieser Überleitungsstörung an der motorischen Endplatte sind fortschreitende Ermüdungserscheinungen beim Schluckvorgang kennzeichnend. Sogar während einer Röntgenuntersuchung nehmen die Veränderungen an Schwere zu, wie es gewöhnlich auch während einer Mahlzeit der Fall ist. Neben den verschiedenartigen Motilitätsstörungen im Pharynxbereich ist auch der obere Oesophagussphincter betroffen. Die subcutane Verabreichung von Neostigmin hilft bei der Diagnostik und bestätigt die Angemessenheit therapeutischer Bemühungen.

6. Muskelerkrankungen des Pharynx mit Sphincterbeteiligung (s. 29. Kapitel)

Bei der dystrophischen Myotonie [11, 43] kommt es wegen des ungleichmäßigen Befalls verschiedener Muskelgruppen im Pharynx zu Verschiebungen zwischen Larynx, Zunge und Hyoid. Dabei sieht man Druckerscheinungen am Hypopharynx einschließlich des Sphinctersegmentes, die wie ein Tumor imponieren (Pseudotumor-Effekt). Der Sphincter öffnet sich jedoch gewöhnlich rechtzeitig und vollständig [30]; es ist aber nicht ungewöhnlich, einen Rückfluß von Bariumsulfat aus dem Oesophagus in den Pharynx zu sehen. Die Funktionsstörungen bei der Myotonie werden bei Verabreichung eiskalter Bariumsulfatsuspension verstärkt.

Ähnliche kinematographische Bilder kann man bei Kollagen-Krankheiten, die die quergestreifte Pharynxmuskulatur befallen (Polymyositis, Lupus erythematodes), bei seltener granulomatöser Myositis (Sarcoidosis [75]) und bei der oculopharyngealen Myopathie [73] sehen.

V. Funktionsstörungen des tubulären Oesophagus, einschließlich des unteren Oesophagussphincters

1. Allgemeine dyskinetische Veränderungen [25]

a) Nicht-peristaltische Kontraktionen (s. 3. u. 7. Kapitel)

Der primären und sekundären Peristaltik steht die nicht-peristaltische Motilität gegenüber; dabei handelt es sich um lokale Bewegungen kontraktilen oder spastischen Typs, die sich in verschiedenen Formen zeigen können. Als Übergang zwischen physiologischer und pathologischer Oesophagusmotilität gelten die tertiären Kontraktionen, die z. B. bei älteren Menschen gehäuft beobachtet werden (s. 7. Kapitel). Eine Kräuselung der Speiseröhrenwand tritt auch zusammen mit Tonusveränderungen des Oesophagus auf, wie das sehr häufig bei der Achalasie und besonders beim diffusen Oesophagusspasmus ausgeprägt ist („Curling", „Korkenzieher-Oesophagus", „Abschnittskontraktionen", Spasmes étagés, pseudo-diverticuläres Syndrom Bársony; Abb. 7; [84]). Eine zweite Form nicht-peristaltischer Kontraktionen stellen die segmentalen Kontraktionen dar, die einen kurzen Abschnitt der Speiseröhre befallen und longitudinal verengen (bei Mediastinal-Erkrankungen, frischen Verätzungen und Pilzkrankheiten der Speiseröhre).

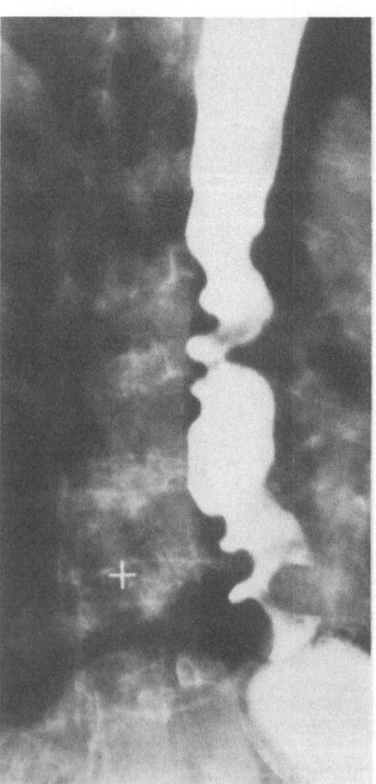

Abb. 7. Korkenzieheroesophagus bei Speiseröhrenspasmus nach gastro-oesophagealem Rückfluß

Beide Formen von Oesophagusspasmen sind unkoordiniert, kommen nicht aus dem darüberliegenden Teil des Oesophagus, pflanzen sich auch nicht auf die Abschnitte unmittelbar darunter fort [82] und verändern außerdem den Tonus der Kardia nicht (im Gegensatz zur primären und sekundären Peristaltik).

b) Tonusstörungen

Während Patienten, bei denen man gelegentlich oder auch häufiger nicht-peristaltische Kontraktionen beobachten kann, ab und zu normale progressive peristaltische Wellen aufweisen, vermißt man diese vollständig bei Kranken mit ausgeprägter Oesophagushypotonie. In diesen Fällen (Sklerodermie, Achalasie u.a.) ist die Speiseröhre deutlich erweitert und enthält größere Mengen verschluckter Luft, die man als Luftsäule gelegentlich auf seitlichen Thorax-Aufnahmen bereits ohne Kontrastmittel erkennen kann. Am stärksten ausgeprägt ist die Speiseröhren-Erweiterung bei der Achalasie, wobei das Organ sigmoidartig verlängert ist und außer Luft auch Flüssigkeit (Speichel, Nahrungsreste) enthält (s. 17. Kapitel). Eine hypotone Oesophagusdyskinesie sieht man auch bei der Sklerodermie, gewissen Krankheiten des zentralen Nervensystems (cerebrale spastische Paralyse) und bei Frischoperierten (Thoraxoperationen, Schilddrüsenerkrankungen). Durch die Überdehnung der Speiseröhre sind im Röntgenbild keine Schleimhautfalten zu erkennen [84].

2. Vorwiegend funktionelle Erkrankungen der Speiseröhre

a) Achalasie (s. 17. Kapitel)

Die Achalasie der Speiseröhre ist charakterisiert durch das Fehlen einer progressiven Peristaltik, der Unfähigkeit des unteren Oesophagussphincters während des Schluckvorgangs zu erschlaffen [19], und einer Überempfindlichkeit des UOS gegenüber Gastrin I sowie cholinergen Substanzen (Methacholin, Bethanechol). Die bereits oben erwähnte beträchtliche *Erweiterung der tubulären Speiseröhre* ist röntgenolo-

gisch bei weitem der eindruckvollste Befund. Ein *Flüssigkeitsspiegel* läßt sich bereits ohne Verabreichung von Kontrastmitteln beim stehenden Patienten erkennen, wenn man im ersten oder zweiten schrägen Durchmesser untersucht (Abb. 8). Die Lokalisation des Flüssigkeitsspiegels wird durch Aufforderung des Patienten zu husten erleichtert, wodurch sich die Flüssigkeit bewegt. Um dem Gastroenterologen einen Anhaltspunkt über die Stärke des Sphincterdruckes zu geben, empfiehlt es sich, die Höhe des Flüssigkeitsspiegels in Relation zu den Nachbarorganen zu setzen. Je höher der Spiegel, desto kräftiger ist die Sphincterkontraktion ("support-level"). Bei fast allen Patienten mit voll entwickelter Achalasie vermißt man die beim Normalen übliche Luftblase im Magenfundus.

Nach Verabreichung von Kontrastmittel mischt sich dieses mit der Flüssigkeit im Oesophagus und der Flüssigkeitsspiegel steigt an; hierbei steigt der hydrostatische Druck, der auf dem unteren Oesophagussphincter lastet, an, und gewisse Mengen des Oesophagusinhaltes treten in den Magenfundus über. Fast bei allen Achalasie-Patienten sieht man dann, besonders entlang der unteren Speiseröhrenwand, schwache tertiäre Kontraktionen. Zum Ausschluß von Erkrankungen, die eine Achalasie vortäuschen können, wie mechanischer Verschluß des Speiseröhrenausgangs bei Tumoren oder Stricturen und Sklerodermie ist es vorteilhaft, die Reaktion der Speiseröhre auf cholinerge Substanzen zu prüfen, sowie die tonushemmende Wirkung von Glucagon auf den UOS zu untersuchen [76]. Die Untersuchung der Speiseröhrenreaktion geschieht am besten mit parenteral verabreichtem Methacholin [33], das nach subcutaner Injektion von 2,5 mg bis evtl. 7,5 mg im postiven Fall zu einer kräftigen Kontraktion bis zur Obliteration des Speiseröhrenlumens mit entsprechendem Druckanstieg führt. Eine entsprechende Reaktion der Speiseröhre erhält man bei der Chagas-Krankheit. Wir haben bei der Achalasie zwei verschiedene Kontraktionsformen der Speiseröhre nach Methacholin gesehen; einer häufiger auftretenden, *segmental obliterierenden Form* steht eine Form mit *zirkulären Kontraktionen* gegenüber, die an das röntgenologische Bild von

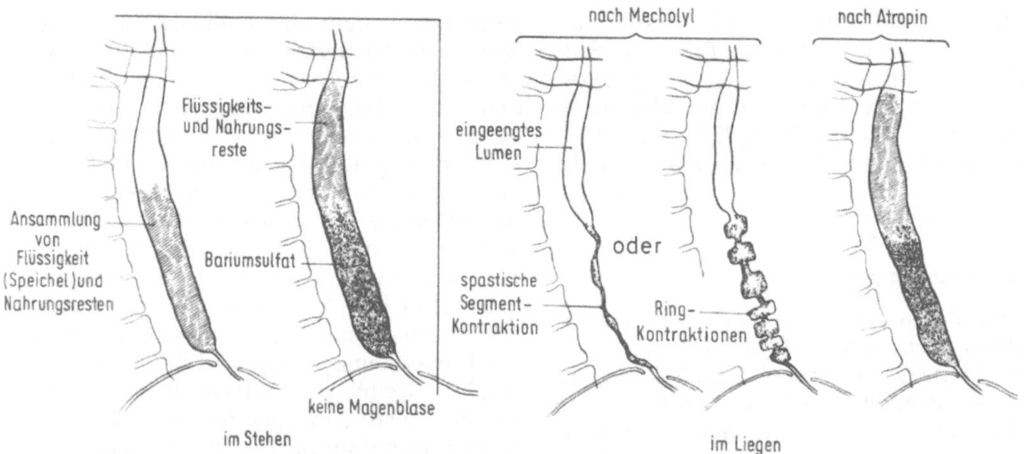

Abb. 8. Röntgenologischer Untersuchungsgang bei der Achalasie (s. Text)

Haustren im Colon erinnern. Die durch Methacholin ausgelösten Kontraktionen führen gewöhnlich zu starken, substernalen Schmerzen, die jedoch sofort auf intravenös verabreichtes Atropin (1 mg) verschwinden; dabei kehrt der Oesophagus in den Ausgangszustand des erweiterten Lumens zurück. Patienten mit normaler Speiseröhre, Speiseröhrencarcinom und -strikturen sprechen hingegen nicht auf Methacholin an. Die Wirkung von Methacholin und anderen cholinergen Substanzen auf den unteren Oesophagus bei der Achalasie entspricht dem Cannonschen Denervationsgesetz und ist durch die Zerstörung des Auerbachschen Plexus bedingt. Pharynx und oberer Oesophagussphincter zeigen bei der Achalasie während des Schluckvorgangs eine normale Motorik.

In einigen Fällen von diffusem Oesophagusspasmus sieht man nach Gabe von Cholinergica ebenfalls eine Zunahme spastischer Kontraktionen, worauf der Verdacht beruht, daß diese Erkrankung der Achalasie nahesteht. Bei solchen Patienten mit charakteristischen Funktionsstörungen der Speiseröhre, wie sie bei der Achalasie beobachtet werden, sinkt eigenartigerweise der Druck im unteren Oesophagussphincter während des Schluckaktes zwar ab, aber erst später als beim normalen Oesophagus. Beck et al. [6] gaben diesem Krankheitsbild den Namen „Dyschalasie", da sie vermuteten, daß es sich um eine Variante oder eine Frühform der Achalasie handelt.

Die Röntgenuntersuchung und -Beurteilung von Patienten mit einer Achalasie beschränkt sich nicht allein auf die Diagnostik, sondern erstreckt sich auch auf die zur Zeit bevorzugte Behandlung: die *pneumatische Dilatation*. Offensichtlich kann keine Behandlungsmethode die verlorengegangene Oesophagusperistaltik wiederherstellen. Durch die pneumatische Dilatation wird jedoch die Durchgängigkeit des oesophago-gastralen Übergangs wieder erreicht (vgl. 17. Kapitel). Für die Dilatation hat sich uns die pneumatische Dilatation nach Hurst-Tucker bewährt. Bei richtiger Lage und Dehnung muß der Ballon in seiner Mitte eine Einschnürung des Sphincters erkennen lassen; ist dies nicht der Fall, muß der Schlauch mit dem Ballon entsprechend nach proximal oder distal verschoben werden (Abb. 9). Die Durchleuchtungskontrolle durch den Röntgenologen ist dabei von kritischer Bedeutung. Der hohe Druck wird etwa 60 sec lang beibehalten und der Ballon dann durch Luftablassen entleert. Am nächsten Tag wird das Dilatations-Ergebnis durch eine kurze Durchleuchtungsuntersuchung kontrolliert. Gewöhnlich kann man dabei eine beträchtliche Verminderung des Oesophaguslumens bis auf die Hälfte (oder weniger) des vor der Erweiterung dokumentierten Durchmessers der Speiseröhre feststellen; gleichzeitig ist die Passage von Kontrastmittel durch den nunmehr durchgängigen Sphincterbereich und eine Luftblase im Magenfundus nachweisbar.

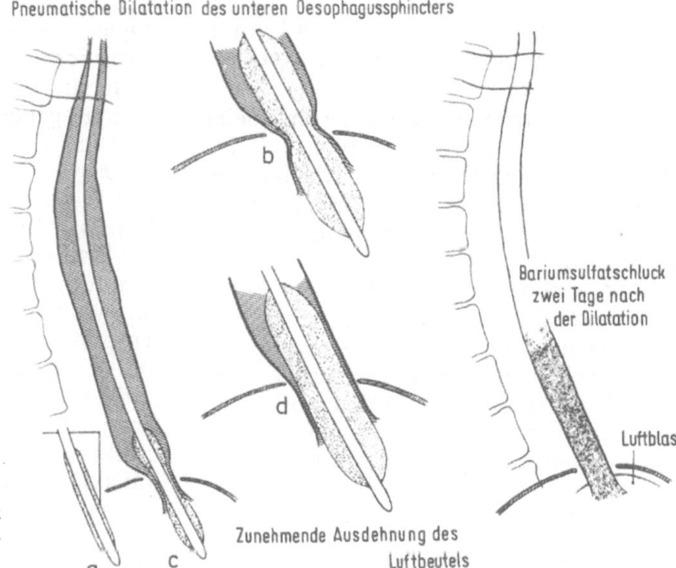

Abb. 9. Pneumatische Dilatation des unteren Oesophagussphincters (s. Text)

b) Chagas-Krankheit

Hinsichtlich klinischer Symptomatologie sowie der röntgenologischen und manometrischen Befunde gleicht diese Erkrankung der Achalasie [33, 44]. Zusätzlich zur Erweiterung der Speiseröhre (Mega-Oesophagus) werden Mega-Formen des Colon, der Ureteren und anderer Hohlorgane beobachtet [55].

Wie bei der Achalasie reagiert die Speiseröhre auf cholinerge Substanzen mit kräftigen spastischen Kontraktionen. Die durch Trypanosoma cruzi (endemisch in Chile und Brasilien) hervorgerufenen Veränderungen können histologisch durch Erregernachweis in der Speiseröhrenmuskulatur sowie durch die Zerstörung der Ganglienzellen nachgewiesen werden. Röntgenologisch sieht man in den Anfangsstadien vielfache, unkoordinierte Speiseröhrenkontraktionen und im späteren Verlauf der Erkrankung die bereits beschriebene Erweiterung der Speiseröhre mit Hypotonie. Außer gelegentlichen schwachen tertiären Kontraktionen besteht keinerlei Motilität.

c) Diffuser Oesophagusspasmus

Obwohl in den Frühstadien der Achalasie gelegentlich unkoordinierte Kontraktionen beobachtet werden, ist der diffuse Oesophagusspasmus eine eigene Krankheit ([38, 61]; s. auch 16. Kapitel). Röntgenologisch sowie manometrisch findet man sich wiederholende, simultane Kontraktionen in der glattmuskulären Speiseröhre [35]. Eine Peristaltik sieht man praktisch nur im oberen Speiseröhren-Drittel (quergestreifte Muskulatur). Oberer und unterer Oesophagussphincter verhalten sich gewöhnlich normal. Wenn bei der Durchleuchtung ein Bariumsulfatbolus den unteren Oesophagus erreicht, so wird die Kontrastmittelsäule plötzlich durch eine starke Kontraktion eng gestellt und verzerrt, die Speiseröhrenwände berühren sich, und Bariumsulfat kann gleichzeitig in beide Richtungen verdrängt werden. Das Ergebnis sind Windungen und ziehharmonikaähnliche Veränderungen der Speiseröhre bis zur Korkenzieherdeformation mit Pseudodivertikelbildung. Da sich die Speiseröhre bei den massiven Kontraktionen verkürzt, sieht man gewöhnlich eine Hiatusgleithernie. Während des Schluckvorgangs nimmt der Sphincterdruck in normalem Umfang ab, was röntgenologisch durch die Sphinctererschlaffung bestätigt wird. Patienten mit diffusen Oesophagusspasmen werden zunächst im Stehen untersucht. Am Ende eines Schluckvorgangs wird der obere Speiseröhrenabschnitt auf peristaltische Aktivität untersucht. Die zusätzliche Untersuchung

im Liegen ist erforderlich, um die Speiseröhrenfunktion ohne den störenden Einfluß
der im Stehen herrschenden Schwerkraft
kennenzulernen.

Gewöhnlich reagiert die Speiseröhre beim
diffusen Oesophagusspasmus nicht auf Injektionen von Methacholin; Ausnahmen
kommen allerdings vor [56]. Die Inhalation
von Amylnitrit oder die sublinguale Verabreichung von Nitroglycerin inhibieren jed-
wede Speiseröhrenaktivität für eine kurze
Zeitperiode; dies ist jedoch eine unspezifische Wirkung. Die Gabe von Atropin, das
zum Erreichen eines sichtbaren Effektes in
hohen Dosen verabreicht werden muß, sollte
auf Grund der bekannten unangenehmen
Nebenwirkungen vermieden werden.

d) Presby-Oesophagus

Die mit zunehmendem Alter auftretenden
Veränderungen der Speiseröhrenfunktion
sind gewöhnlich nicht mit Schluckbeschwerden verbunden. Der Röntgenologe
findet jedoch, daß die Oesophagusperistaltik oft träge und flach verläuft und nur im
proximalen Oesophagus zu erkennen ist.
Vorwiegend tertiäre Kontraktionen erstrek-
ken sich auf ein langes Segment der unteren
Speiseröhre [78, 88]. Beim Schlucken erschlafft der untere Sphincter gelegentlich
nicht zeitgerecht, was eine Speiseröhren-
erweiterung zur Folge haben kann. Auf
Grund der Vielfalt der mit Presby-Oesophagus verbundenen röntgenologischen
Veränderungen (s. auch 7. Kapitel) kann die
Differentialdiagnose gegenüber dem diffusen Oesophagusspasmus, den Kollagen-
Krankheiten, der Achalasie und bestimmten Formen der Refluxkrankheit schwierig
sein.

e) Reflux-Krankheit (vgl. 20. u. 32. Kapitel)

α) Chalasie. Ein normaler Tonus des unteren Oesophagussphincters entwickelt sich
bei Säuglingen erst ca. 4–6 Wochen nach
der Geburt (vgl. 7. Kapitel). Bleibt die Kardia geöffnet, so führt schon ein geringer Anstieg des intraabdominellen Druckes zur
Füllung der Speiseröhre vom Magen her.
Eine solche Sphincterinsuffizienz bei Kleinkindern kann zu wiederholtem und anhaltendem Erbrechen führen. Als Folge werden die bekannten Komplikationen der

Oesophagitis wie Stricturen und Verkür-
zungen der Speiseröhre mit gleichzeitiger
Hiatushernie beobachtet. Während der
Röntgenuntersuchung sieht man in solchen
Fällen ungehemmten Rückfluß von Barium-
sulfat beim Aufstoßen oder Schreien des
Kindes.

*β) Reflux-Oesophagitis (peptische Oeso-
phagitis).* Die klinische Diagnose der Oesophagitis basiert meistens auf subjektiven
Symptomen wie Sodbrennen, retrosterna-
lem Unbehagen und Schmerzen. Diese
Symptome sind jedoch oft nicht spezifisch,
und der Röntgenologe wird zur Differentialdiagnose zwischen Speiseröhrenveränderungen und Herz- oder Skeletmuskel-Er-
krankungen zu Rate gezogen. Eine solche
Differenzierung kann oft sehr schwierig
sein, falls die Speiseröhre nicht eine Defor-
mierung, Narbenbildung oder Geschwüre
als Endstadium einer chronischen Oesophagitis aufweist. Eine der kritischsten Fragen in dieser Beziehung ist die klinische Bedeutung einer kleinen Gleithernie oder eines unteren Speiseröhrenringes, die sich
röntgenologisch darstellen [28].

Es ist allgemein akzeptiert, daß der Rückfluß von Magen-Inhalt in die Speiseröhre
nach einer gewissen Zeit zur Oesophagitis
führen kann, und daß die Schmerzen auf die
damit verbundene Schleimhautentzündung
zurückzuführen sind. Viele Patienten mit
Refluxbeschwerden haben jedoch endoskopisch oder histologisch keine Entzündungszeichen. In diesen Fällen dürften sich die
Beschwerden mehr auf die durch Magensäure hervorgerufenen Motilitätsstörungen
als auf die Entzündungserscheinungen beziehen [74].

Ein bisher noch unbekannter Vorgang
führt bei all diesen Patienten zu einer ungewöhnlich starken Reaktion der Speiseröhre
auf den Rückfluß von Magen-Inhalt: Die
Speiseröhre ist säureempfindlich geworden
[27, 31]. Die Empfindlichkeit der Speiseröhre gegenüber sauren Flüssigkeiten kann
man auch nach dem Genuß von sehr heißen
oder kalten Getränken sowie nach gewürz-
ten Speisen beobachten.

Die Röntgenuntersuchungen bei Patienten mit Refluxbeschwerden (s. auch 9. Kapitel) wird in Bauchlage, d. h. 45° rechter
Seitenlage und im Stehen ausgeführt. In
Bauchlage ist die Kraft peristaltischer Wel-

len besser zu beurteilen, und der störende Einfluß der Schwerkraft, der beim stehenden Patienten eine Rolle spielt, entfällt. Außerdem lassen sich im Liegen Motilitätsstörungen der Speiseröhre und ein gastrooesophagealer Reflux besser beobachten, und der Nachweis von Gleithernien ist besser zu führen. Strikturen und untere Oesophagusringe untersucht man hingegen am besten am stehenden Patienten, um bei gleichzeitig vorhandener Funktionsstörung den zusätzlichen Einfluß der Schwerkraft auf die Dehnung des Speiseröhrenabschnittes zu erfassen. Im Stehen untersucht man auch, ob eine dargestellt Hiatushernie reponibel ist.

Die Durchleuchtungsuntersuchung ermöglicht es, Bariumsulfatschlucke vom Pharynx bis zum unteren Speiseröhrensphincter zu verfolgen, wobei der Fortschritt jeder einzelnen peristaltischen Welle bis zum Ende verfolgt wird.

Die Darstellung einer Gleithernie oder eines Reflux von Mageninhalt in die Speiseröhre wird mit Hilfe von Maßnahmen, die den intraabdominellen Druck erhöhen (z. B. Bauchlage auf hartem Kissen), durchgeführt. Nach unseren Erfahrungen an einem großen Krankengut gelingt es mit dieser Technik nur bei etwa 40% aller Patienten, bei denen mit Hilfe anderer Untersuchungsmethoden (pH-Metrie, Bernstein-Test [7], Manometrie, Oesophagoskopie) ein Reflux direkt oder indirekt demonstriert worden ist, einen Rückfluß der Bariumsulfatsuspension nachzuweisen. Bei Verabreichung konventioneller Bariumsulfatsuspensionen sieht man bei Patienten mit Refluxbeschwerden gewöhnlich eine normale Speiseröhrenperistaltik.

Je nach dem untersuchten Krankengut ist es jedoch möglich, daß die Motilität besonders im unteren Drittel der Speiseröhre von der normalen abweicht, d. h. man kann spastische Kontraktionen beobachten, die mit hypotonen Zuständen und vollständig fehlender Peristaltik abwechseln [69]. Unter solchen Umständen ist der untere Oesophagussphincter gewöhnlich erschlafft, so daß auch schon ein geringes Ansteigen des intraabdominellen Druckes zum Rückfluß von Magen-Inhalt in die Speiseröhre führt. Patienten ohne morphologische Veränderungen der Speiseröhre und ohne spontane

Motilitätsstörungen im unteren Speiseröhrenanteil können durch Verabreichung einer *angesäuerten Bariumsulfatsuspension* hinsichtlich einer evtl. *Säureempfindlichkeit ihrer Speiseröhre* untersucht werden. Dabei wird jedem Patienten die übliche flüssige Bariumsulfatsuspension (neutral, pH 6–7) und anschließend eine saure Bariumsulfatsuspension verabreicht. Die saure Bariumsulfatsuspension wird durch den Zusatz von 0,5 ml konzentrierter Salzsäure (37%) zu 100 ml regulärer Bariumsulfatsuspension hergestellt. Der resultierende pH-Wert muß um 1,6–1,7 liegen. Es empfiehlt sich, das saure Barium vor jeder Untersuchung frisch herzustellen und auf Grund der etwas unterschiedlichen Zusammensetzung handelsüblicher Barium-Mischungen gelegentlich den pH-Wert zu kontrollieren. Saure Bariumsuspensionen mit zu niedrigem pH-Wert (z. B. 1,4) lösen bereits bei nicht symptomatischen Patienten Motilitätsstörungen aus, während schwach saure Bariumsuspensionen (z. B. pH 2,5) eine irreführend negative, d. h. normale Reizantwort geben:

Bei der Untersuchung werden:

1. die Patienten in Bauchlage, d. h. in 45° rechter Seitenlage untersucht, um die Stärke jeder einzelnen peristaltischen Welle ohne den störenden Einfluß der Schwerkraft zu untersuchen.

2. Mehrere Schlucke mit regulärer Bariumsulfatsuspension werden fluoroskopisch beobachtet und jede einzelne progressive peristaltische Welle wird vom Pharynx bis zum Mageneingang verfolgt. Hierbei ist es wichtig zu bedenken, daß ein rasch auf einen ersten Schluck folgender Zweitschluck die vorangegangene peristaltische Welle unterbricht; hieraus resultiert beim Trinken größerer Flüssigkeitsmengen ohne Unterbrechung, daß nur dem letzten Schluck eine vollständige peristaltische Welle folgt.

3. Hiernach wird saure Bariumsulfatsuspension verabreicht. Vor der Durchleuchtung soll der Patient zur Begünstigung des Kontaktes der Oesophagusschleimhaut mit dem Säuregemisch zunächst die Hälfte der Flüssigkeit trinken; erst dann werden mehrere zusätzliche Schlucke einzeln ausgewertet und falls möglich auf Film oder Band aufgenommen.

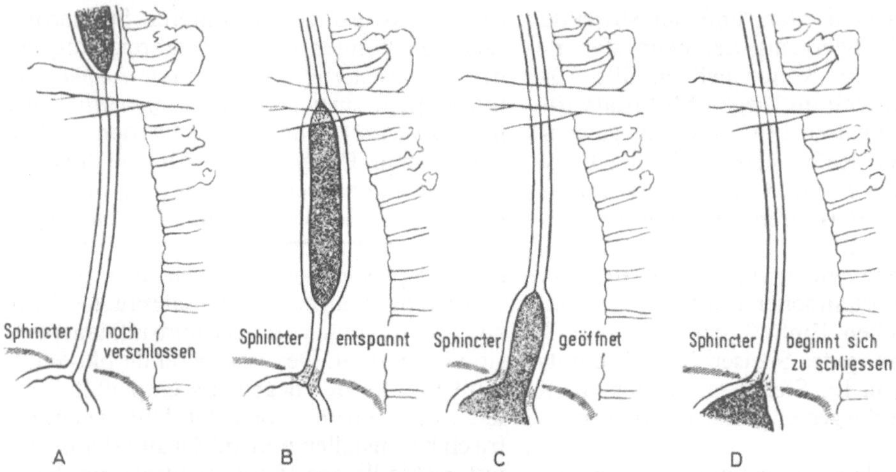

Abb. 10. Schematische Darstellung des Ablaufs einer normalen peristaltischen Welle mit neutralem Bariumsulfat bei Patienten mit säureempfindlichem Oesophagus

4. Anschließend werden ca. 30 ml einer säurebindenden Lösung verabreicht, um die in der Speiseröhre verbliebene Säure zu neutralisieren.

5. Schließlich wird die Oesophagusperistaltik noch einmal mit regulärer Bariumsulfatsuspension beobachtet, um zu sehen, ob sich die Funktion der Speiseröhre wieder normalisiert hat.

Als *Ergebnis der Untersuchung mit saurem Bariumsulfat* [59, 64] ergibt sich, daß die normale Speiseröhre bei beschwerdefreien Personen gegenüber saurem Bariumsulfat unempfindlich ist, d.h. die peristaltischen Wellen laufen ebenso wie nach neutralem Bariumsulfat ab (Abb. 10). Nur gelegentlich reagiert die Speiseröhre mit einer geringen Verzögerung in der Auslösung der Peristaltik.

Die Mehrzahl der *Patienten mit Refluxbeschwerden* reagiert auf neutrales Barium mit normaler, progressiver Peristaltik. Demge-

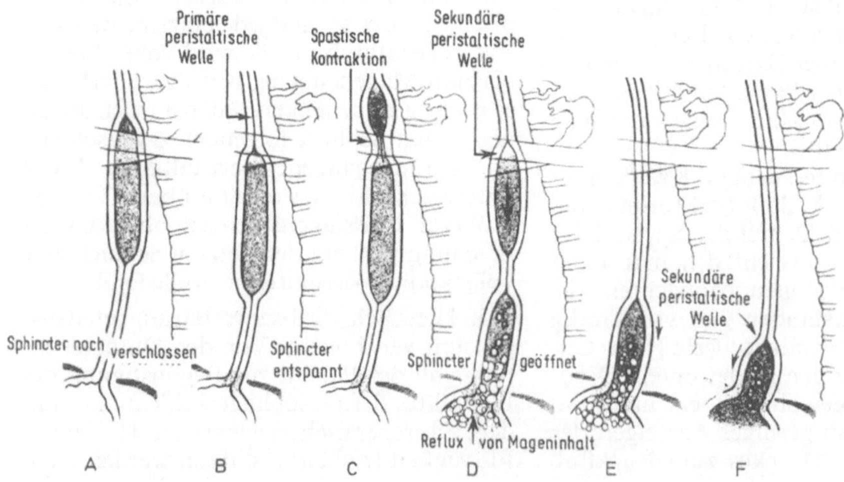

Abb. 11. Reaktion des gleichen Patienten wie in Abb. 10 auf saures Bariumsulfat: Fehlen von Peristaltik, spastische Kontraktionen, Rückfluß von Mageninhalt in die untere Speiseröhre (s. Text)

genüber kommt es nach saurem Barium in der unteren Hälfte der Speiseröhre zum Stillstand der Peristaltik, und es treten segmentale, spastische Kontraktionen von 20–30 sec Dauer auf. Während dieser Zeit kann man häufig einen Rückfluß von Magen-Inhalt in die untere Speiseröhre beobachten, bis schließlich eine sekundäre peristaltische Welle das zurückgeflossene Material aus der Speiseröhre entleert (Abb. 11). Bei Patienten mit derartigen Motilitätsstörungen nach saurem Bariumsulfat normalisiert sich die Speiseröhrenfunktion vollständig oder nahezu vollständig, wenn säurebindende Medikamente verabreicht und die Röntgenuntersuchung dann mit neutralem Bariumsulfat abgeschlossen wird.

In positiven Fällen können Beschwerden gelegentlich während des Tests mit saurem Bariumsulfat ausgelöst werden. In den meisten Fällen ist jedoch die verabreichte Menge der sauren Suspension zu gering und die Einwirkungszeit in der Speiseröhre zu kurz, um Sodbrennen oder retrosternale Schmerzen hervorzurufen. Der Test mit saurem Bariumsulfat ist bei Patienten mit Refluxbeschwerden in 85% aller Untersuchungen positiv. Bei weiteren 12% derartiger Patienten sieht man bereits mit neutralem Barium starke Oesophagusspasmen.

In der säureempfindlichen Speiseröhre bleibt nicht nur die normale Progression der Peristaltik in der unteren Speiseröhrenhälfte aus und wird durch peristaltische Kontraktionen und Hypotoniezustände ersetzt (Abb. 12), sondern auch der untere Oesophagussphincter ist in Erwartung des ankommenden Bolus und der nachfolgenden Peristaltik erschlafft. Unter diesen Bedingungen kommt es leicht zum Rückfluß von Mageninhalt in die untere Speiseröhre. Erst der komplette Sphincterverschluß nach einer abgelaufenen sekundären Peristaltik, die die Speiseröhre vom restlichen Inhalt reinigt, verhindert einen weiteren Rückfluß. Demnach entwickelt sich ein Circulus vitiosus, der immer von Neuem einsetzt, wenn Reizsubstanzen, wie saure, stark gewürzte, sehr kalte oder sehr heiße Speisen die säureempfindliche Speiseröhre durchlaufen und die beschriebenen, unphysiologischen Motilitätsphänomene auslösen. Der kompetente untere Oesophagussphincter und sein regelrechter Verschluß

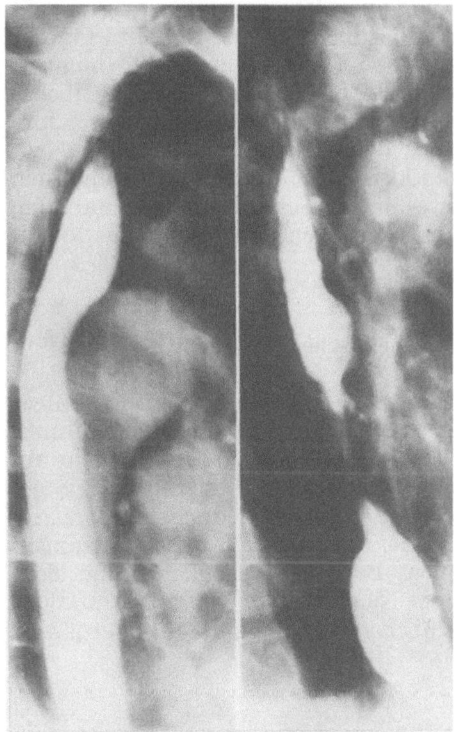

Abb. 12. Röntgenzielaufnahme einer positiven Reaktion auf saures Bariumsulfat. Im linken Bild: persistierende Füllung der Speiseröhre mit Bariumsulfat mangels normaler Peristaltik. Rechts: spastische Kontraktion im mittleren Oesophagusdrittel

nach abgelaufenem Schluckvorgang ist die Voraussetzung für die Verhinderung des Refluxmechanismus. Der Test mit saurem Bariumsulfat imitiert damit bei Patienten mit Refluxbeschwerden die Situation, die im Alltag die Beschwerden auslöst. Die Entstehung der Symptome wird auf Grund der von Ismail-Beigi [51] beschriebenen Korrelation zwischen gastro-oesophagealem Reflux und dem typischen histologischen Befund verständlich. Das saure Bariumsulfat führt zu einer Irritation der bei Oesophagitis relativ oberflächlich liegenden Papillen, die die Nerven enthalten. Während die meisten Patienten eine Anamnese bieten, die auf eine Speiseröhren-Erkrankung schließen läßt, gibt es aber auch viele Kranke, die eine derartige charakteristische Vorgeschichte vermissen lassen; bei diesen Patienten ermöglicht der Bernstein-

Test und die Röntgenuntersuchung mit saurem Bariumsulfat eine Lokalisation der Beschwerden. Die spontane Auslösung von Motilitätsstörungen und deren zeitliches Verhältnis zur Verabreichung von Säure wie auch deren Verminderung nach Neutralisierung stellen die nachdrücklichsten Beweise für die Schlußfolgerung dar, daß die Veränderungen im Oesophagus lokalisiert sind.

f) Nicht-peptische Oesophagitis

Bei Patienten mit gastro-oesophagealem Reflux sind die morphologischen und funktionellen Veränderungen gewöhnlich auf die untere Speiseröhre beschränkt. Die gesamte Speiseröhre ist jedoch bei *Infektionen* [39, 54, 71] und bei Laugenverätzungen betroffen. Bei der Durchleuchtung sieht man eine träge primäre Peristaltik, und der Bariumbelag der Schleimhaut haftet länger

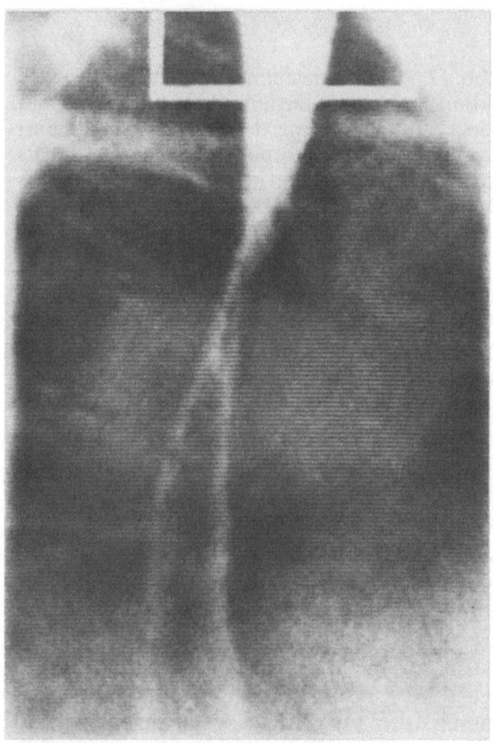

Abb. 13. Schmerzhafte spastische Kontraktion der oberen Speiseröhre bei Moniliasis (vergrößertes kinematographisches Bild)

als normalerweise. Schmerzanfälle bei Patienten mit Pilzerkrankungen, besonders Moniliasis, sind das Ergebnis kräftiger, vorübergehender Segmentkontraktionen der Speiseröhre ([71]; s. Abb. 13). Nach entsprechenden therapeutischen Maßnahmen heilt eine Pilzoesophagitis ohne Narbe ab, während chemische Verätzungen fast immer zu Strikturen führen.

g) Kollagen-Krankheiten (s. 28. Kapitel)

Funktionsstörungen der Speiseröhre werden bei einer Reihe von Kollagen-Krankheiten beobachtet, hauptsächlich bei der *Sklerodermie* [4, 42]. In diesen Fällen ist der Magen-Darm-Kanal in den Krankheitsprozeß einbezogen worden, wobei Veränderungen an der Speiseröhre gewöhnlich am frühesten zu beobachten sind. Röntgenologisch kann man verschiedene Stadien während des Fortschreitens der Krankheit erkennen. Anfangs fallen ab und zu peristaltische Wellen aus; später sind die Amplituden der Peristaltik deutlich herabgesetzt und nicht-peristaltische Kontraktionen treten in der unteren Speiseröhre auf. Schließlich führt die Erkrankung zur völligen Aperistalsis und zur Erweiterung der Speiseröhre (*Atonie*, Abb. 14). Der untere Sphincter ist in den Spätstadien der Krankheit mit befallen, und es kommt daher häufig zum Rückfluß von Magen-Inhalt in die erweiterte Speiseröhre. Da die Speiseröhre bei diesen Patienten nicht in der Lage ist, sich gegen den zurückgeflossenen Magen-Inhalt mit Hilfe der sekundären Peristaltik zu schützen und diese Patienten auf Grund der mangelhaften Kontraktilität der Speiseröhre auch keine wesentlichen Symptome entwickeln, sieht man bei der Sklerodomie häufig Strikturen im unteren Oesophagusabschnitt ohne Refluxanamnese (vgl. 28. Kapitel).

In einer Untersuchungsreihe war Aperistalsis sogar häufiger verbunden mit dem *Raynaudschen Syndrom* als mit den Hautveränderungen der Sklerodermie. Daraus könnte man schließen, daß die Funktionsstörungen der Speiseröhre bei diesen Patienten auf Störungen im autonomen Nervensystem beruhen und nicht auf einer Oesophagussklerose [4, 79, 80]. Während

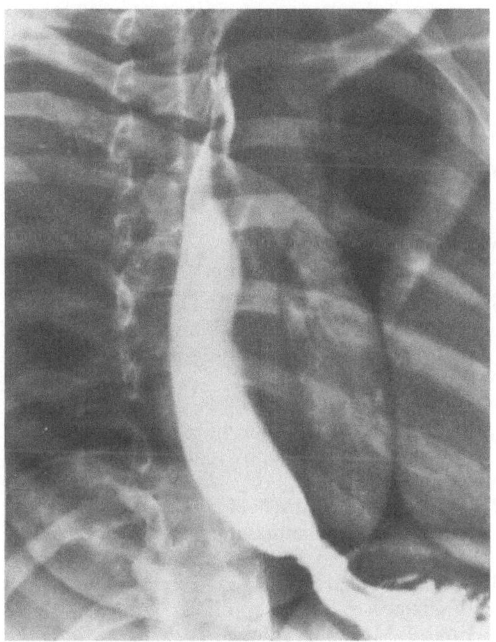

Abb. 14. Erweiterter, atonischer Oesophagus (im Bereich der glatten Muskulatur) mit Befall des unteren Sphincters (klaffend) bei Sklerodermie

das Fehlen einer peristaltischen Funktion bei über 80% aller Patienten mit Sklerodermie beobachtet wird, sieht man Aperistalsis auch gelegentlich beim *Lupus erythematodes* (10–25% [40]).

Bei der *Dermatomyositis* sind gelegentlich die quergestreifte Muskulatur des Pharynx und des oberen Oesophagus-Drittels befallen mit entsprechenden röntgenologisch erkennbaren Funktionsstörungen. Sieht man bei diesen Patienten zusätzlich Aperistaltik im unteren Oesophagus, so handelt es sich meistens um eine Überlagerung zweier Kollagen-Krankheiten, z.B. Dermatomyositis und Sklerodermie.

Bei rheumatischer Arthritis ist die Speiseröhrenfunktion normal.

h) Stoffwechsel und Endokrinium [25]

Funktionsstörungen der Speiseröhre treten bei Patienten mit chronischen Stoffwechselerkrankungen auf, besonders wenn diese, wie beim Diabetes mellitus [62] oder beim chronischen Alkoholismus [85] mit peripheren Neuropathien einhergehen. Sehr wahrscheinlich ist eine Neuropathie des Vagus die zugrundeliegende Ursache.

Beim Diabetes sind Motilitätsstörungen, wie Unterbrechung der peristaltischen Wellen in der proximalen Speiseröhre, verspätete Entleerung und nicht-peristaltische, segmentale Kontraktionen [62] zu erkennen. Ähnliche unkoordinierte, nicht-propulsive Kontraktionen werden beim chronischen Alkoholiker [85] mit Polyneuropathien beschrieben. In einer Vergleichsserie von Patienten mit chronischem Alkoholismus, aber ohne Neuropathien traten keine Funktionsstörungen der Speiseröhre auf.

i) Postvagotomiesyndrom

Schluckstörungen nach beidseitiger Vagotomie stellen eine bekannte Komplikation dieses chirurgischen Eingriffs dar und treten bei etwa 10% dieser Patienten auf [1]. Bei der Durchleuchtung sieht man sowohl eine Verengerung [20] der unteren Speiseröhre mit mangelnder Sphinctererschlaffung als auch gelegentlich eine geringe Erweiterung, ähnlich den Frühveränderungen bei der Achalasie [41]. Schluckbeschwerden und röntgenologisch sichtbare Funktionsstörungen verlieren sich in den meisten Fällen wenige Wochen nach der Operation.

j) Postthorakotomiesyndrom

Nach eigenen Beobachtungen sind vorübergehende Störungen der Speiseröhrenfunktion nach Thorakotomien nicht selten. Obwohl es verständlicherweise an manometrischen und exakten Röntgenuntersuchungen des Schluckvorganges bei Frischoperierten fehlt, kann man Oesophagushypotonien auf Thorax-Aufnahmen durch den starken Luftgehalt des erweiterten Speiseröhrenlumens leicht erkennen. Bei diesen Patienten sind Operationen mit Eröffnung des Mediastinum durchgeführt worden. Schluckbeschwerden sind meistens für ein paar Tage vorhanden und klingen mit dem Verschwinden der Oesophagushypotonie ab [1].

k) Neuromuskuläre Erkrankungen

In dieser Krankheitsgruppe mit einer Vielzahl von Störungen des Nervensystems oder der Muskulatur [72] sind in den meisten Fällen starke Veränderungen des Pharynx zu beobachten, die die Funktionsstörungen der Speiseröhre in ihrem Schweregrad bei weitem übertreffen [77]. Man findet röntgenologische Veränderungen, die ein weites Spektrum an Variabilität umfassen und meistens nicht spezifisch sind [25]. Gelegentlich ist es möglich, aus einem charakteristischen Bild die zugrundeliegende Erkrankung zu identifizieren. Der Röntgenologe wird allerdings in der Mehrzahl der Fälle bei bereits feststehender Diagnose zu Rate gezogen, um das Ausmaß und den

Schweregrad der Funktionsstörung zu beurteilen. Es ist jedoch wesentlich, an dieser Stelle darauf hinzuweisen, daß Motilitätsstörungen der Speiseröhre vorgetäuscht oder überbewertet werden können, wenn Bolusrückstände in den Taschen des Pharynxraumes zu wiederholten Schluckbemühungen Anlaß geben und dazu führen, daß die primärperistaltischen Wellen in der Speiseröhre mit jedem Schluckvorgang unterbrochen werden. Diese Unterbrechung peristaltischer Wellen kann als Motilitätsstörung mißgedeutet werden.

Krankheiten des Hirnstammes und der supranucleären Leitungsbahnen, die den Pharynx und den oberen Oesophagussphincter mit beeinflussen, sind bereits beschrieben worden (s.a. 27. Kapitel). Sie können gleichzeitig erhebliche Störungen der Speiseröhrenfunktion hervorrufen. Hierzu gehören auch Krankheiten des extrapyramidalen Nervensystems wie Huntingtonsche Chorea, Parkinsonismus und die Wilsonsche Erkrankung. Primäre Muskelerkrankungen, wie die Myotonien und die muskuläre und oculopharyngeale Dystrophie können quergestreifte wie glatte Muskulatur und damit den Pharynxbereich wie die gesamte Speiseröhre befallen. Während sich die Auswirkungen der Myasthenie gewöhnlich auf den Pharynx und den proximalen Oesophagus beschränken und die Funktion während aufeinanderfolgender Schluckvorgänge sich progressiv verschlechtert, tritt bei der Myotonie z.B. im Laufe einer Mahlzeit eine Besserung der Schluckfähigkeit ein. Bei der Myasthenie wie auch bei der Myotonie klafft der obere Oesophagussphincter, so daß man oft bei der Röntgendurchleuchtung vom Pharynx bis in die Speiseröhre eine ununterbrochene Kontrastmittelsäule sehen kann.

Literatur

1. Anderson, H.A., Schlegel, J.F., Olsen, A.M.: Postvagotomy dysphagia. Gastroint. Endosc. **13**, 13 (1966).
2. Ardran, G.M., Kemp, F.H., Wegelius, C.: Swallowing defects after poliomyelitis. Brit. J. Radiol. **30**, 169–189 (1957).
3. Atias, A., Neghme, A., MacKay, L.A., Jarpa, S.: Megaesophagus, megacolon and Chagas' Disease in Chile. Gastroenterology **44**, 433–437 (1963).
4. Atkinson, M., Summerling, M.D.: Oesophageal changes in systemic sclerosis. Gut **7**, 402–408 (1966).
5. Baylis, J.H., Kauntze, R., Trounce, J.R.: Observations on distension of the lower end of the esophagus. Anact. J. Med. **24**, 143–155 (1955).
6. Beck, I.T., Hernandez, N.A., Solymar, J.: Dyschalasia: a variant or early phase of achalasia. Canad. med. Ass. J. **95**, 941–946 (1966).
7. Bernstein, L.M., Baker, L.A.: A clinical test for esophagitis. Gastroenterology **34**, 760–781 (1958).
8. Betarello, A., Tuttle, S.G., Grossman, M.I.: Effect of autonomous drugs on gastro-esophageal reflux. Gastroenterology **39**, 340 (1960).
9. Bosma, J.F.: Deglutition — pharyngeal stage. Physiol. Rev. **37**, 275 (1957).
10. Bosma, J.F., Brodie, D.R.: Disabilities of the pharynx in amyotrophic lateral sclerosis as demonstrated by cineradiography. Radiology **92**, 97–103 (1969).
11. Bosma, J.F., Brodie, D.R.: Cineradiographic demonstration of pharyngeal area myotonia in myotonic dystrophy patients. Radiology **92**, 104–109 (1969).
12. Cassella, R.R., Ellis, F.H., Jr., Brown, A.L., Jr.: Fine structure changes in achalasia of the esophagus. Amer. J. Path. **46**, 279–288 (1965).
13. Castell, D.O., Harris, L.D.: Hormonal control of gastroesophageal sphincter strength. New Engl. J. Med. **282**, 866–889 (1970).
14. Castell, D.O., Levine, S.M.: Lower esophageal sphincter response to gastric alkalinization: a new mechanism for treatment of heartburn with antacids. Ann. intern. Med. **74**, 223–227 (1971).
15. Cherry, J., Siegel, C.I., Margulies, S.I., Donner, M.: Pharyngeal localization of symptoms of gastroesophageal reflux. Ann. Otol. (St. Louis) **79**, 912–915 (1970).
16. Christensen, J.: Pharmacology of the esophageal motor function. Ann. Rev. Pharmacol. **15**, 243–258 (1975).
17. Cohen, S., Fisher, R., Tuch, A.: The site of denervation in achalasia. Gut **13**, 556–558 (1972).
18. Cohen, S., Lipshutz, W.: Hormonal regulation of human lower esophageal sphincter competence: interaction of gastrin and secretin. J. clin. Invest. **50**, 449–454 (1971).
19. Cohen, S., Lipshutz, W.: Lower esophageal sphincter dysfunction in achalasia. Gastroenterology **61**, 814–820 (1971).
20. Dagradi, A.E., Stempien, S.J., Seifer, H.W., Weinberg, J.A.: Terminal esophageal (vestibular) spasm after vagotomy. Arch. Surg. **85**, 955–968 (1962).
21. Dalinka, M.K., Smith, E.H., Wolfe, R.D., Goldenberg, D., Langdon, D.E.: Pharmacologically enhanced visualization of esophageal varices with probanthine. Radiology **102**, 281–282 (1972).
22. Delahunty, J.E., Margulies, S.I., Alonso, W.A., Knudson, D.H.: The relationship of reflux

esophagitis to pharyngeal pouch (Zenker's Diverticulum) formation. Laryngoscope (St. Louis) **81**, 570–577 (1971).

23. Dennish,G.W., Castell,D.O.: Caffeine and the lower esophageal sphincter. Am. J. Dig. Dis. (N.S.) **17**, 993–996 (1972).
24. Dilawari,J.B., Misiewicz,J.J.: Action of oral metoclopramide on the gastro-oesophageal junction in man. Gut **14**, 380 (1973).
25. Dodds,W.J., Harell,G.S.: Motility disorders chapter. In: Alimentary tract roentgenology (Eds.: Margulis,A.R., Burhenne,H.J.) Vol.I. St.Louis: Mosby 1973.
26. Donner,M.W.: Swallowing mechanism and neuromuscular disorders. Seminars Roentgenol. **9**, 273–282 (1974).
27. Donner,M.: Der Schluckvorgang mit saurem Barium: ein neuartiger Röntgentest bei Patienten mit Refluxbeschwerden. Radiologe **13**, 372–376 (1973).
28. Donner,M.W., Margulies,S.I.: Radiographic examination. In: Gastroesophageal reflux and hiatal hernia (Eds. Skinner, Belsey, Hendrix, Zuidema). Boston: Little, Brown and Co. 1972.
29. Donner,M.W., Siegel,C.I.: The evaluation of pharyngeal neuromuscular disorders by cinefluorography. Amer. J. Roentgenol. **94**, 299–307 (1965).
30. Donner,M.W., Silbiger,M.L.: Cinefluorographic analysis of pharyngeal swallowing in neuromuscular disorders. Amer. J. med. Sci. **251**, 600–616 (1966).
31. Donner,M.W., Silbiger,M.L., Hookman,P., Hendrix,T.R.: Acid-barium swallows in the radiographic evaluation of clinical esophagitis. Radiology **87**, 220–225 (1966).
32. Donner,M., Teschendorf,W.: Zur Funktionsdiagnostik der Speiseröhre. Fortschr. Röntgenstr. **82**, 1 (1955).
33. Ennis,J.T., Lewicki,A.M.: Mecholyl esophagography. Amer. J. Roentgenol. **119**, 241–244 (1973).
34. Farrell,R.L., Roling,G.T., Castell,D.O.: Stimulation of the incompetent lower esophageal sphincter. Amer. J. dig. Dis. **8**, 646–650 (1973).
35. Fleshler,B.: Diffuse esophageal spasm. Gastroenterology **52**, 559–564 (1967).
36. Geffen,N.: Rumination in man. Amer. J. Dig. Dis. N.S. **11**, 963–972 (1966).
37. Giles,G.R., Mason,M.C., Humphries,C., Clark,C.G.: Action of gastrin on the lower esophageal sphincter in man. Gut **10**, 730–734 (1969).
38. Gonzalez,G.: Diffuse esophageal spasm. Amer. J. Roentgenol. **117**, 251–258 (1973).
39. Gonzalez,G.: Esophageal moniliasis. Amer. J. Roentgenol. **113**, 233–236 (1971).
40. Gould,D.M., Daves,M.L.: A review of roentgen findings in systemic lupus erythematosus (SLE). Amer. J. med. Sci. **235**, 596–610 (1958).
41. Guillory,J.R., Clagett,O.T.: Postvagotomy dysphagia. Surg. Clin. N. Amer. **47**, 833 (1967).
42. Hale,C.H., Schatzki,R.: Roentgenological appearance of gastrointestinal tract in scleroderma. Amer. J. Roentgenol. **51**, 407–420 (1944).
43. Harvey,J.C.: Myotonia dystrophica. Trans. Amer. clin. climat. Ass. **74**, 176–191 (1963).
44. Heitmann,P., Espinoza,J.: Oesophageal manometric studies in patients with chronic Chagas disease and megacolon. Gut **10**, 848–851 (1969).
45. Heitmann,P., Möller,N.: The effect of metoclopramide on the gastroesophageal junctional zone and the distal esophagus in man. Scand. J. Gastroenterol. **5**, 620–626 (1970).
46. Hendrix,T.R.: "Dysphagia and Heartburn" section on diseases of the gastrointestinal tract. In: The principles and practice of medicine (Ed. Harvey, Johns, Owens, Ross), 18th Ed. New York: Appleton-Century-Crofts 1972.
47. Hollis,J.B., Levine,S.M., Castell,D.O.: Differential sensitivity of the human esophagus to pentagastrin. Amer. J. Physiol. **222**, 870 (1972).
48. Hant,P.S., Connell,A.M., Smiley,T.B.: The cricopharyngeal sphincter in gastric reflux. Gut **11**, 303–306 (1970).
49. Ingelfinger,F.J.: Esophageal motility. Physiol. Rev. **38**, 533–584 (1958).
50. Ingelfinger,F.J.: Kramer,P., Sanchez,G.C.: Gastroesophageal vestibule, its normal function and its role in cardiospasm and gastroesophageal reflux. Amer. J. Med. Sci. **228**, 417–425 (1954).
51. Ismail-Beigi,F., Horton,P.F., Pope,II,C.E.: Histological consequences of gastroesophageal reflux in man. Gastroenterology **58**, 163–174 (1970).
52. Jennewein,H.M., Waldeck,F., Siewert,R., Weiser,F.: The effects of gastrointestinal hormones on the lower esophageal sphincter (LES) in man and dog. Proc. Europ. Symp. Odense (1973).
53. Kantrowitz,P.A., Siegel,C.I., Strong,M.J., Hendrix,T.R.: Response of the human esophagus to d-tubocurarine and atropine. Gut **11**, 47–50 (1970).
54. Kaufman,S.A., Scheff,S., Levene,G.: Esophageal moniliasis. Radiology **75**, 726 (1960).
55. Köberle,F., Penha,P.A.: Chagas-Megaesophagus. Z. Tropenmed. Parasit. **10**, 291 (1959).
56. Kramer,P., Fleshler,B., McNally,E., Harris,L.D.: Oesophageal sensitivity to Mecholyl in symptomatic diffuse spasm. Gut **8**, 120–127 (1967).

57. Lenz, H.: Zur Pathophysiologie der pharyngoösophagealen Phase des Schluckaktes. Fortschr. Röntgenstr. **105**, 717–727 (1966).
58. Lenz, H.: Zur Physiologie der Ösophagusperistaltik und des vestibulären Funktionsmechanismus. Fortschr. Röntgenstr. **105**, 527–536 (1966).
59. McCall, I. W., Davies, E. Rhys, Delahunty, J. E.: The acid barium test as an index of intermittent gastro-oesophageal reflux. Brit. J. Radiol. **46**, 578–584 (1973).
60. McNally, E. F., DelGaudio, W.: The radiopaque esophageal marshmallow bolus. Amer. J. Roentgenol. **101**, 485–489 (1967).
61. McNally, E. F., Katz, I.: The roentgen diagnosis of diffuse esophageal spasm. Amer. J. Roentgenol. **99**, 218–222 (1967).
62. Mandelstam, P., Siegel, C. I., Lieber, A. et al.: The swallowing disorder in patients with diabetic neuropathy. Gastroenterology **56**, 1–12 (1969).
63. Margulies, S. I., Brunt, P. W., Donner, M. W., Silbiger, M. L.: Familial dysautonomia. Radiology **90**, 107–112 (1968).
64. Mayer, A., Vansant, J. H.: Demonstration of esophagitis by acid barium swallow. Virginia med. Mth. **96**, 390–391 (1969).
65. Misiewicz, J. J.: Clinical pharmacology and therapeutics of the esophagus and the lower esophageal sphincter. Postgrad. med. J. a50, 194–197 (1974).
66. Murray, J. P.: Neuromuscular and functional disorders of the pharynx. J. Fac. Radiol. (Lond.) **9**, 135–141 (1958).
67. Nebel, O. T., Castell, D. O.: Lower esophageal sphincter pressure changes after food ingestion: a possible mechanism for fatty food intolerance. Clin. Res. **19**, 659 (1971).
68. Orlando, R. C., Bozymski, E. M.: Clinical and manometric effects of nitroglycerin in diffuse esophageal spasm. New Engl. J. Med. **289**, 23–25 (1973).
69. Ramirez, J., Guarner, V., Pazmino, F.: Alterations in motility of the esophagus in peptic esophagitis. Amer. J. Proctol. **19**, 67–73 (1968).
70. Roling, G. T., Castell, D. O.: A cholinergic response of the lower esophageal sphincter. Clin. Res. **19**, 401 (1971).
71. Sanders, E., Levinthal, C., Donner, M. W.: Monilial esophagitis in a patient with hemoglobin SC diesease. Ann. intern. Med. **57**, 650–654 (1962).
72. Schotland, D. L., Rowland, L. P.: Muscular dystrophy. Arch. Neurol. (Chic.) **10**, 433–442 (1964).
73. Seaman, W. B.: Roentgenology of pharyngeal disorders. In: Alimentary tract Roentgenology (Ed. Margulis, Burhenne). St. Louis: Mosby 1973.
74. Siegel, C. I., Hendrix, T. R.: Esophageal motor abnormalities induced by acid perfusion in patients with heartburn. J. clin. Invest. **42**, 686–695 (1963).
75. Siegel, C. I., Honda, M., Salik, J., Mendeloff, A. E.: Dysphagia due to granulomatous myositis of the cricopharyngeus muscle. Trans. Ass. Amer. Phycns. **24**, 342–352 (1961).
76. Siewert, R., Früh, E., Waldeck, F.: Pressure decrease in the lower oesophageal sphincter in achalasia by glucagon. Germ. med. Mth. **3**, 107–108 (1973).
77. Silbiger, M. L., Pikielney, R., Donner, M. W.: Neuromuscular disorders affecting the pharynx — cineradiographic analysis. Invest. Radiol. **2**, 442–448 (1967).
78. Soergel, K. H., Zboralske, F. F., Amberg, J. R.: Presbyesophagus: esophageal motility in nonagenarians. J. clin. Invest. **43**, 1472–1479 (1964).
79. Stevens, M. B., Hookman, P., Siegel, C., I., Esterly, J. R., Shulman, L. E., Hendrix, T. R.: Aperistalsis of the esophagus in patients with connective tissue disorders and Raynaud's phenomenon. New Engl. J. Med. **270**, 1218–1222 (1964).
80. Tatelman, M., Keech, M.: Esophageal motility in systemic lupus erythematosus, rheumatoid arthritis and scleroderma. Radiology **86**, 1041–1046 (1966).
81. Truelove, S. C., Jewell, D. P.: Topics in gastroenterology. Oxford: Blackwell Scientific Publications 1973.
82. Turano, L.: Radiologische Physiologie des Ösophagus. Fortschr. Röntgenstr. **90**, 527–546 (1959).
83. Vesin, S.: Hinweise auf physiologische und funktionell pathologische Veränderungen des Magens. In: Handbuch der Medizinischen Radiologie, Vol. XI, Teil 1. Berlin-Heidelberg-New York: Springer 1969.
84. Wenz, W.: Ösophagus. In: Handbuch der Medizinischen Radiologie, Band XI, Teil 1. Berlin-Heidelberg-New York: Springer 1969.
85. Winship, D. H., Catlisch, C. R., Zboralske, F. F., Hogan, W. J.: Deterioration of esophageal peristalsis in patients with alcoholic neuropathy. Gastroenterology **55**, 173 (1968).
86. Winship, D. H., Viegas de Andrade, S. R., Zboralske, F. F.: Influence of bolus temperature on human esophageal motor function. J. clin. Invest. **49**, 243–250 (1970).
87. Wright, J. T.: Buscopan and oesophageal achalasia. Brit. J. Radiol. **34**, 113–119 (1961).
88. Zboralske, F. F., Amberg, J. R., Soergel, K. H.: Presbyesophagus: cineradiographic manifestations. Radiology **82**, 463–467 (1964).

11. Kapitel

Endoskopische Diagnostik von Funktionsstörungen der Speiseröhre

W. RÖSCH

I. Allgemeine Vorbemerkungen

1. Instrumente

Das starre Oesophagoskop ist durch sein hervorragendes optisches Auflösungsvermögen und die Möglichkeit zur Entnahme ausreichend tiefer Biopsien den Instrumenten auf Fiber-Glas-Basis überlegen. Wegen der stärkeren Belästigung für den Patienten, die im wesentlichen auf die Lagerung mit extremer Lordose der Halswirbelsäule zurückzuführen ist, und der in manchen Kliniken 10mal höheren Komplikationsrate werden die starren Endoskope heute fast ausschließlich für operative Zwecke (Fremdkörperextraktion), bei Untersuchung in Narkose zur Beurteilung des Oesophagusmundes und zur Photodokumentation eingesetzt. Glasfaserendoskope gestatten auch bei Patienten mit verdrängter Speiseröhre (Kyphoskoliose, mediastinale Prozesse) eine Inspektion des Organs. Am besten eignen sich 120 cm lange Pancndoskope, die auf die funktionelle Einheit des oberen Verdauungstrakts Rücksicht nehmen und eine Inspektion von Oesophagus, Magen und Duodenum in einem Arbeitsgang gestatten. Kippoptiken mit Seit- und Vorausblick sowie Schrägoptiken erlauben eine Nahbeurteilung der Schleimhaut und eine Sondierung von Fisteln oder Divertikeleingängen. Letztlich hat sich die Entscheidung, ob mit einem starren oder einem flexiblen Oesophagoskop gearbeitet wird, an der Erfahrung des Untersuchers zu orientieren. An vielen gastroenterologischen Zentren wird das starre Endoskop nicht mehr für die Routinediagnostik verwandt und seine Handhabung in der Ausbildung junger Endoskopiker nicht mehr gelehrt.

2. Prämedikation

Nach Prämedikation gestaltet sich die Oesophagoskopie für Patienten und Arzt angenehmer als ohne Vorbereitung. Insbesondere bei der Beurteilung des Peristaltikablaufs und des oesophago-kardialen Übergangs macht sich eine gute Sedierung des Patienten bezahlt, allerdings für den Preis einer möglichen pharmakologischen Beeinflussung der Motorik.

Als *Prämedikation* empfehlen sich etwa 30 min vor der Untersuchung 0,5 mg Atropin sowie 10 mg Psyquil i.m. Atropin verhütet vago-vagale Reflexe beim Einführen des Endoskops und dient vor allem zum Trokkenlegen der Speichelproduktion. Unmittelbar vor Beginn der Untersuchung erhält der Patient 50–100 mg Meperidin (Dolantin) i.v. bzw. 5–10 mg Valium i.v. Andere Untersucher benützen Aponal bzw. Thalamonal.

Die Gabe eines *Entschäumers* (20 ml Endo-Paractol oder SAB-simplex-Tropfen) beseitigt, vor allem in tieferen Abschnitten des Verdauungstrakts, störende Schaumblasen.

Zur *Rachenanaesthesie* hat sich ein Novesine-Spray bewährt, auf den die Patienten bei wiederholten Untersuchungen selbst großen Wert legen. Wegen der theoretisch möglichen Aspirationsgefahr sollte der Patient für ein bis zwei Stunden nach der Untersuchung keine Nahrung zu sich nehmen.

Bei ambulant durchgeführten Untersuchungen sollte dafür gesorgt werden, daß der prämedizierte Patient sich nach der Untersuchung nicht selbst ans Steuer setzt, sondern von Angehörigen oder mit einem Taxi nach Hause gebracht wird.

3. Untersuchungstechnik

Das Fiberendoskop wird in der Regel in Linksseitenlage eingeführt, wobei der Patient den Kopf etwas nach vorne beugt. Die linke Hand des Untersuchers schient mit Zeige- und Mittelfinger die Instrumentenspitze und zieht gleichzeitig den Zungengrund nach vorn, während die rechte Hand das Instrument einführt. Häufig kann auf die Assistenz der linken Hand verzichtet werden, und das Endoskop wird wie ein Magenschlauch vorgeschoben. Tiefes Einatmen und Schlucken erleichtern die Passage des Instruments durch den Oesophagusmund.

Die endoskopische Untersuchung der Speiseröhre beginnt mit einem kurzen, orientierenden Blick beim Vorschieben des Endoskops. Beim anfänglichen Würgen wird häufig ein gastrooesophagealer Prolaps gesehen [12]. Vor dem Durchtritt des Endoskops durch die Kardia wird die Oesophagus-Kardia-Schleimhautgrenze (Ora serrata, „Zig-Zag-Line"), die immer oberhalb der anatomischen Kardia liegt, inspiziert. Vom Magen her wird der Kardiabereich durch ein Inversionsmanöver betrachtet. Die ausführliche Inspektion der Speiseröhre erfolgt erst beim langsamen Herausziehen des Endoskops bis zum Oesophagusmund, wobei insbesondere auf umschriebene Befunde und eine Unterbrechung der Peristaltik zu achten ist.

Die Biopsie umschriebener Schleimhautveränderungen ist dann relativ einfach, wenn es sich um einen stenosierenden Prozeß handelt, der primär von der Speiseröhre ausgeht. Kardiacarcinome hingegen wachsen häufig unterminierend und schieben die normale Oesophagusschleimhaut vor sich her, so daß eine histologische Sicherung der Diagnose nicht selten mißlingt. Bei hochgradigen Stenosen, die mit dem Endoskop nicht passiert werden können, wird die Biopsiezange durch die Stenose bis zu einem Widerstand vorgeschoben und blind biopsiert. In solchen Situationen bewähren sich auch die nur wenige Millimeter dicken Kinderendoskope und die Bürstencytologie. Bei entzündlichen Schleimhautveränderungen ist die histologische Ausbeute häufig dürftig, da die parallel zum Endoskop vorgeschobene Biopsiezange nur tangentiale oberflächliche Schleimhautschichten erfaßt. Hier hilft ein Fiberendoskop mit Schrägoptik, bei dem die Biopsiezange seitlich austritt. Ansonsten kann die Speiseröhre durch Absaugen von Luft weitgehend zum Kollabieren gebracht werden und somit ein günstigerer Winkel für die Biopsiezange geschaffen werden.

Da sich die Entzündung der Speiseröhre im wesentlichen in der Tunica propria manifestiert, sollte der Biopsiepartikel nicht nur einen Plattenepithelstreifen, sondern auch Anteile der Submucosa umfassen. Diese Forderung ist mit den Biopsiezangen der Fiberendoskope nur in begrenztem Maße zu erfüllen. In solchen Fällen empfiehlt sich eine Endoskopie mit dem starren Instrument oder eine Blindbiopsie.

Mit der Saugbiopsie nach Henning und Heinkel, wie sie früher für die Aspirationsbiopsie der Magenschleimhaut verwendet wurde, lassen sich genügend tiefe (im Mittel 0,45 mm dicke) Biopsiepartikel gewinnen. Der Aspirationssog beträgt 250 mm Hg über 3–5 sec. Die Blindbiopsie wird mit Vorteil direkt nach der Fiberendoskopie durchgeführt, bei der die Lage der Ora serrata bestimmt worden ist.

Eine spezielle Nachsorge der endoskopierten Patienten ist nicht erforderlich, es sei denn, daß Schwierigkeiten beim Einführen des Endoskops vorgelegen hatten oder daß multiple Biopsien vorgenommen wurden, die zu einer stärkeren Blutung geführt haben. Der Patient wird informiert, daß er für etwa 4–6 Stunden nach üblicher Prämedikation in seinem Reaktionsvermögen beeinträchtigt sein könnte.

Die simultane Messung des aktuellen pH in der Speiseröhre während der endoskopischen Untersuchung ist technisch möglich (vgl. 14. Kapitel). Druckmessungen lassen sich verläßlicher und ohne Beeinträchtigung durch eine Prämedikation in einem getrennten Untersuchungsgang vornehmen.

4. Indikationen und Kontraindikationen zur Endoskopie

Grundsätzlich sollten alle Patienten mit Verdacht auf Funktionsstörungen der Speiseröhre endoskopiert werden. Eine Funktionsstörung darf erst diagnostiziert werden, wenn eine organische Ursache der Beschwerden, speziell ein Carcinom, endoskopisch ausgeschlossen worden ist. Zudem werden organische Folgen der Funktionsstörung (Oesophagitis, Zylinderzellmetaplasien, Stenosen, Carcinom) endoskopisch erfaßt.

Besonders wichtige Indikationen zur Oesophagoskopie sind umschriebene radiologische Befunde und Schluckstörungen ohne röntgenologisches Korrelat.

Als Komplikationen sind Reaktionen auf Lokalanaesthetica, die bis zum Bewußtseinsverlust mit Atemstillstand und Krampfanfällen, Bronchospasmus und anhaltendem Vasomotorenkollaps gehen können, eine Aspirationspneumonie, vagovagale Reflexe und eine Perforation im Recessus piriformis bzw. an der subkardialen Magenhinterwand zu nennen. Die wichtigste Kontraindikation für eine endoskopische Untersuchung ist der nicht kooperative Patient, der sich gegen die Untersuchung wehrt. Als relative Kontraindikationen gelten ausgeprägte Kyphoskoliose, Aneurysma der Aorta ascendens und Pulsionsdivertikel. Während nach einer Magenteilresektion unter zwingender Indikation bereits nach 24 Stunden endoskopiert werden kann, sollte wegen der besonderen Anastomosenprobleme bei Operationen an der Speiseröhre länger abgewartet werden, bevor postoperativ eine endoskopische Untersuchung durchgeführt wird.

II. Spezielle endoskopische Diagnostik

1. Globusgefühl

Durch die Endoskopie werden dysphagische Beschwerden mit einer organischen Einengung des Lumens von Sensationen differenziert, für die keine makroskopisch erkennbare Erklärung gefunden werden kann. Es handelt sich hierbei um eine reine Ausschlußdiagnostik. Trotz der beschriebenen Erhöhung des Drucks im oberen Oesophagussphincter bei Patienten mit Globusgefühl [25], erfolgt das Einführen des Endoskops auch bei Patienten mit Globussensationen ohne Schwierigkeiten.

2. Oesophagusdivertikel

Die Diagnostik der Zenkerschen Speiseröhrendivertikel ist eine Domäne der Radiologie, während der endoskopischen Diagno-

stik nur eine untergeordnete Bedeutung zukommt. Insbesondere kleine Divertikel können dem endoskopischen Nachweis ganz entgehen, bei großen Divertikeln ist zumeist nur der Eingang einsehbar. Nicht selten sieht man auch im Divertikel flottierende Nahrungsreste. Thorakale Divertikel werden häufig übersehen. Die Oesophagoskopie ist jedoch in der Lage, Divertikelcarcinome bzw. Carcinome in der unmittelbaren Nachbarschaft von Divertikeln zu erfassen [21].

Die Perforationsgefahr in einem Divertikel durch unvorsichtiges Instrumentieren wird überschätzt, doch empfiehlt es sich, bei bekanntem Zenkerschen Divertikel das Endoskop nur unter Sichtkontrolle vorzuschieben.

3. Gastro-oesophagealer Prolaps

Beim gastro-oesophagealen Prolaps handelt es sich um eine außerordentlich häufige Erscheinung, die vor allem zu Beginn einer endoskopischen Untersuchung beobachtet wird, wenn der Patient noch würgt. Immer sind es Anteile der großen Kurvatur und der Vorderwand des Magens, die durch einen weiten Hiatus in das untere Drittel der Speiseröhre hochgepreßt werden.

Der Prolaps ist fast immer mit einer Hiatushernie verbunden und kann durch Incarceration zu einer vollständigen Verlegung der Speiseröhre führen. Nicht selten ist er auch Ursache traumatischer Schleimhautveränderungen im Magenfundus und Oesophagus [13], wobei neben mikroskopisch kleinen Schleimhautblutungen auch große Einrisse bis hin zum klassischen Mallory-Weiss-Syndrom beobachtet werden können. Entsprechend dem oesophagoskopischen Aspekt lassen sich hierbei verschiedene Stadien eines Prolapses vom einfachen pilzförmigen Hochschlüpfen der Magenschleimhaut beim Aufstoßen von Luft bis hin zur kompletten Verlegung der Speiseröhre differenzieren, wobei im letztgenannten Fall ein endoskopischer Repositionsversuch angezeigt ist.

4. Achalasie

Wesentlicher Bestandteil der endoskopischen Untersuchung bei der Achalasie ist

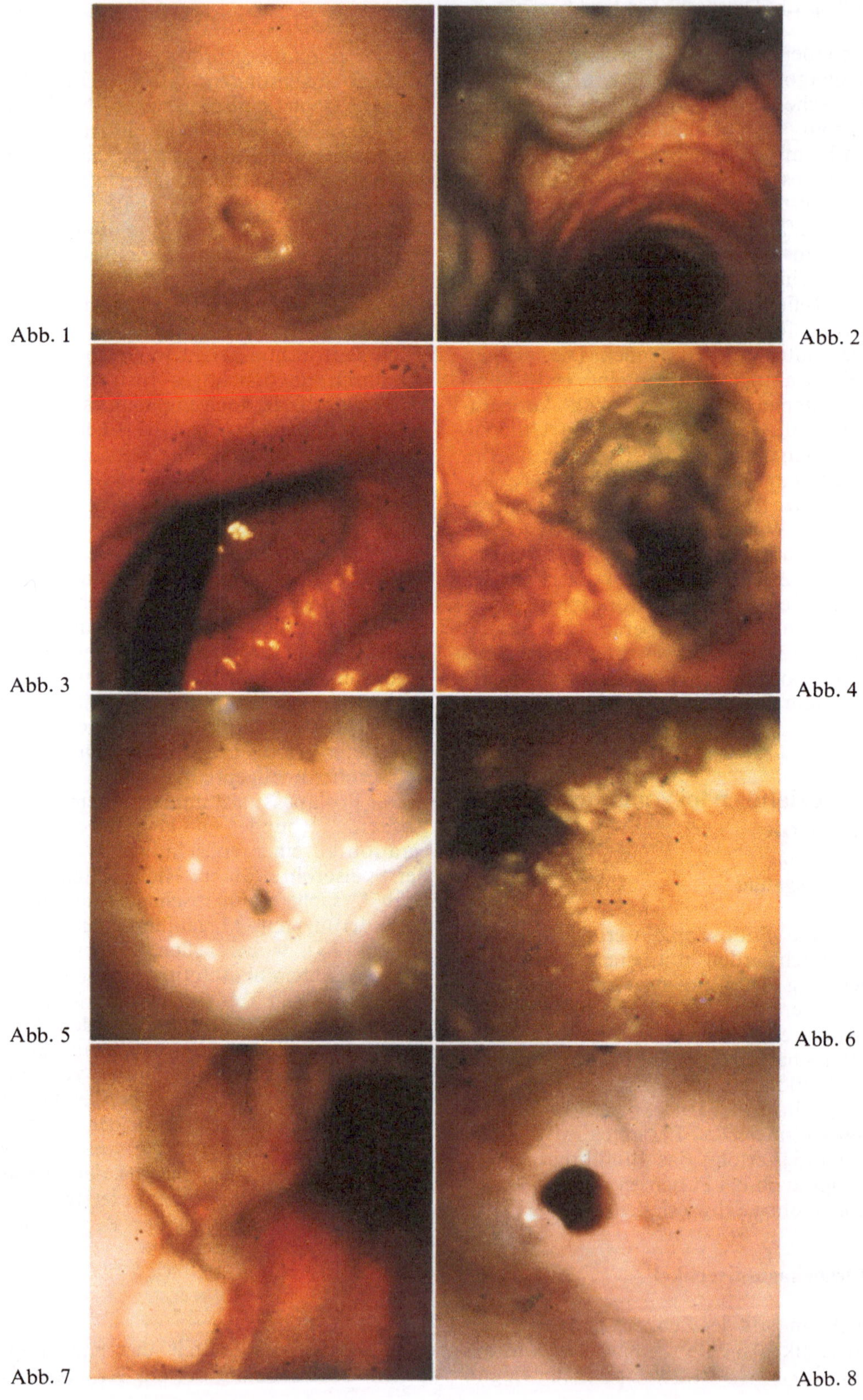

Abb. 1

Abb. 2

Abb. 3

Abb. 4

Abb. 5

Abb. 6

Abb. 7

Abb. 8

die sorgfältige Inspektion der Kardia. Der klassische röntgenologische [40] und manometrische [8] Aspekt einschließlich eines positiven Mecholyltests kann auch durch ein Kardianeoplasma bedingt sein.

Im Stadium 2 der Achalasie macht die ausgeprägte Nahrungsretention eine Passage des Instruments unter Sicht unmöglich. In diesen Fällen muß vor der Endoskopie eine Spülung vorgenommen werden. Bei klarer Sicht machen folgende Kriterien eine Achalasie wahrscheinlich: 1. Deutliche Dilatation der Speiseröhre, 2. reichlich Flüssigkeit in den bei Linksseitenlage abhängigen Partien, 3. Kräuselperistaltik bei Fehlen einer gerichteten peristaltischen Welle sowie 4. eine stets geschlossene Kardia [19]. Die Passage des Endoskopes durch den oesophago-kardialen Übergang geht jedoch bei den meisten Patienten glatt vonstatten, wenn nicht eine durch eine frühere Dilatationsbehandlung oder Operation bedingte peptische oder narbige Stenose vorliegt. Bei Verdacht auf organische Lumenstenose hat sich der Einsatz eines nur wenige Millimeter starken Kinderendoskops bewährt.

Die Schleimhaut bietet bei der Achalasie ein charakteristisches makroskopisches Bild, das an eine belegte Zunge erinnert und möglicherweise einer Epithelverdickung infolge mangelnder Abschilferung entspricht.

Eine makroskopisch erkennbare Oesophagitis auf dem Boden einer unbehandelten Achalasie ist relativ selten, die Literaturangaben bewegen sich um 5%. Bei einer über viele Jahre bestehenden Achalasie muß an die Möglichkeit eines Carcinoms gedacht werden, dessen Incidenz 6 bis 27mal häufiger sein soll als in einer Vergleichspopulation [23]. Das Carcinom auf dem Boden einer Achalasie tritt dabei in jüngerem Lebensalter auf und zeigt eine Bevorzugung des mittleren Speiseröhrendrittels; ein multizentrisches Wachstum der Plattenepithelcarcinome ist hierbei nicht selten. Da sich das Carcinom in dem dilatierten Oesophagus fast immer stumm entwickelt, kommt der endoskopischen Erkennung, evtl. sogar im Rahmen einer Vorsorgeuntersuchung, eine wesentliche Rolle zu.

Blutungen bei einer Achalasie, die eine Notfallendoskopie erforderlich machen, sind selten. Neben einer erosiven Oesophagitis, einem Carcinom und den unmittelbaren Folgen einer Kardiadilatation werden gelegentlich Varicen beobachtet [11], die auf eine Kompression der Vena azygos und hemiazygos durch den dilatierten Oesophagus zurückgeführt werden und die den sogenannten „downhill"-Varicen zuzuordnen sind.

Außerordentlich selten sind synkopale Anfälle bei der Achalasie, die durch das Instrumentieren oder die Dehnungsbehandlung provoziert werden [18]. Gelegentlich kann es bei Patienten während einer Oesophagoskopie zu einer Frequenzverlangsamung, einem arteriellen Blutdruckabfall und supraventriculären sowie ventriculären Extrasystolen kommen.

Da das Einführen einer Starkschen Sonde oder eines pneumatischen Dilatators bei einer verschleppten Achalasie mit monströser Erweiterung und Torquierung der Speiseröhre mitunter mißlingt, ist es gelegentlich notwendig, das Legen der Sonde oesophagoskopisch zu kontrollieren [5].

◁ Abb. 1. Achalasie mit geschlossener Kardia und Flüssigkeitsretention in der Speiseröhre

Abb. 2. Sogenannte Downhill-Varicen im oberen Drittel der Speiseröhre

Abb. 3. Axiale Hiatushernie, vom Magen aus betrachtet

Abb. 4. Nekrotisierende Refluxoesophagitis bei großer Hiatushernie

Abb. 5. Peptische Strictur von 1 mm lichter Weite nach totaler Gastrektomie wegen Zollinger-Ellison-Syndrom. Die polypoide Schleimhaut in Bildmitte stellt eine belassene Insel von säureproduzierender Corpusschleimhaut im Oesophagus dar

Abb. 6. Sooroesophagitis, gekennzeichnet durch die weißen Beläge

Abb. 7. Multiple Ulcera im terminalen Oesophagus

Abb. 8. Ringförmige Stenose der Speiseröhre in Höhe der Bifurkation bei Barrett-Oesophagus

---

Alle Abbildungen wurden mit Olympus-Endoskopen aufgenommen.

Mit einem Fiberendoskop lassen sich die während einer Dehnungsbehandlung gesetzten Schleimhautläsionen vom Magen her direkt beobachten, wie erste kasuistische Mitteilungen zeigen [15]. Eine routinemäßige, simultane endoskopische Kontrolle des Dilatationsvorganges wird jedoch nur in wenigen Kliniken durchgeführt; sie erscheint auch nicht notwendig.

5. Diffuser idiopathischer Oesophagusspasmus

Während sich beim spastischen Oesophagus ein klassisches radiologisches und manometrisches Bild findet [7] (s. 16. Kapitel), trägt die Oesophagoskopie nur wenig zur Diagnostik dieses Krankheitsbildes bei. Gelegentlich werden während der Untersuchung Pseudodivertikelbildungen gesehen, doch ist dieser Befund keineswegs beweisend. Wie bei der Achalasie kann auch ein diffuser Oesophagusspasmus durch ein plexuszerstörendes Kardiacarcinom bedingt sein [24], so daß auch bei diesem Krankheitsbild gezielt nach einem Neoplasma gesucht werden sollte.

Eine Bolusobstruktion durch spastische Kontraktionen der Speiseröhre stellt ein seltenes Ereignis dar. Hier kann bei persistierenden Beschwerden und röntgenologisch nachgewiesener Passageverlegung ein endoskopischer Extraktionsversuch mit einer Schlinge durchgeführt werden, wenn es nicht gelingt, durch Spasmolytica einen Weitertransport des Bolus zu erreichen.

6. Axiale Hiatushernie [20]

Für die Diagnose von Hiatushernien ist die Radiologie, nicht zuletzt dank der Möglichkeit von Positionsänderungen des Patienten, der Endoskopie deutlich überlegen. Die Grenze zwischen Plattenepithel der Speiseröhre und Zylinderepithel der Kardia liegt physiologischerweise 2–3 cm oberhalb der anatomischen Kardia. Erst wenn dieser Abstand mehr als 3 cm beträgt und die Schleimhaut im Hiatusbereich wellig erscheint, kann eine Hiatushernie vermutet werden [14]. Als anerkannte endoskopische Kriterien einer axialen Hiatushernie

bei Betrachtung des oesophago-kardialen Übergangs mit einem Vorausblickendoskop gelten [17, 22]

1. zwei offenstehende ringförmige Strukturen (Diaphragmahernie und unterer Oesophagusring).

2. inspiratorisches Hochgleiten der Magenschleimhaut durch den Hiatus („wandering junction").

Die Verkürzung des Abstands des oesophago-gastralen Übergangs von der vorderen Zahnreihe (weniger als 38 cm) ist kein zuverlässiges Zeichen.

Bei der Betrachtung der Kardiaregion vom Magen aus spricht eine glockenförmige Ausstülpung in den Thoraxraum für eine Hiatushernie. Gelegentlich läßt sich auch von unten die Oesophagus-Kardia-Schleimhautgrenze ausmachen. Entscheidend ist der Nachweis von sternförmig auf den Hiatus zulaufenden Schleimhautfalten, die bei tiefer Inspiration über den Hiatusrand nach oben rollen.

Da Patienten mit einer Hiatushernie häufig die insufflierte Luft schlecht halten können und die diagnostische Treffsicherheit bei der Inversion vom Luftgehalt des Magens abhängt, sollte immer eine kombinierte prograde und retrograde Inspektion des oesophago-kardialen Übergangs durchgeführt werden.

Boyce [2] hat unlängst ein weiteres Manöver zum Nachweis einer Hiatushernie angegeben: den *Sniff-Test*. Hierbei wird der Patient aufgefordert, forciert durch die Nase einzuatmen (schnüffeln). Dabei kommt es zu einem deutlichen Hervortreten einer ringförmigen Struktur am oesophago-gastrischen Übergang.

Neben dem häufig zu beobachtenden *dynamischen oder intermittierenden unteren Oesophagusring*, der immer der Schleimhautgrenze Plattenepithel-Zylinderepithel entspricht, wird gelegentlich auch ein statischer oder persistierender Ring beobachtet, der bei einer Einengung des Lumens auf weniger als 13 mm zu dysphagischen Beschwerden führen kann. Anatomische Untersuchungen machen es wahrscheinlich [6], daß die Ringbildung auf eine Ansammlung von Bindegewebe, Muskelfasern der Muscularis mucosae und Blutgefäßen zurückgeht. Dieser sogenannte *Schatzki-Ring* wird immer in Verbindung mit einer Hiatushernie angetroffen, entzündliche Infiltrationen fehlen. Daneben scheint es auch noch *muskuläre Ringbildungen* aus Fasern des unteren Oesophagussphincters zu geben [6], die, zumindest am excidierten Oesophagus, immer oberhalb der Schleimhautgrenze liegen.

7. Refluxkrankheit und Barrett-Oesophagus

Vergleiche 21. Kapitel.

8. Webs im Oesophagus

Webs sind spinnenwebartige, maximal 2 mm dicke Schleimhautfalten, die zwischen Oesophagusmund und Aortenenge lokalisiert sind. In gewissen Ländern finden sie sich bei 10% aller Patienten mit Eisenmangelanämie [3] und gehören zum klassischen Bild des Plummer-Vinson(Paterson-Kelly)-Syndroms, das treffender sideropenische Dysphagie genannt wird. Aus andern Gegenden wird kein Zusammenhang von Webs und Anämie berichtet [4]. Nicht selten soll sich auf dem Boden von Webs ein postcricoidales Carcinom entwickeln [3]. Der Nachweis der Webs ist in erster Linie röntgenologisch zu führen, wobei sie unterhalb des Musculus cricopharyngeus am anterioren Aspekt zur Darstellung kommen. Häufig werden sie bei der endoskopischen Untersuchung, ohne bemerkt zu werden, zerstört. Die Therapie der Wahl besteht deshalb auch entweder in einer mechanischen Rupturierung mit dem Endoskop oder in einer Bougierungsbehandlung. Theoretisch käme auch eine Durchtrennung mit einer Diathermiesonde in Frage.

Literatur

1. Bachmann, K., Ottenjann, R., Graf, N., Stadelmann, O.: Der Kreislauf bei Oesophagoskopie — oesophago-kardialer Reflex. In: Ottenjann, R.: Fortschritte der Endoskopie. Stuttgart: Schattauer 1970.
2. Boyce, H. W., Jr.: The sniff test for demonstrating the lower esophageal ring and hiatus hernia. III. Congreso international de endoscopia gastrointestinal, Mexico 1974.
3. Chisholm, M.: The association between webs, iron and postcricoid carcinoma. Postgrad. med. J. **50**, 215 (1974).
4. Gall, F.: Kardiasprengung bei verschlepptem Kardiospasmus unter endoskopischer Sicht. In: Ottenjann, R.: Fortschritte der Endoskopie. Stuttgart: Schattauer 1969.
5. Goyal, R. K., Bauer, J. L., Spiro, H. M.: The nature and location of lower esophageal ring. New Engl. J. Med. **284**, 1175 (1971).
6. Heitmann, P.: Der idiopathische diffuse Oesophagospasmus. Spastischer Oesophagus. Dtsch. med. Wschr. **96**, 1668 (1971).
7. Herrera, A. F., Colon, J., Valdes-Dapena, A., Roth, J. L. A.: Achalasia or Carcinoma? The significance of the mecholyl test. Amer. J. Dig. Dis. **15**, 1073 (1970).
8. Ismail-Beigi, F., Pope, C. E.: Distribution of the histological changes of gastro-esophageal reflux in the distal esophagus of man. Gastroenterology **66**, 1109 (1974).
9. Kolodny, M., Schrager, Z. R., Rubin, W., Hockman, R., Sleisenger, M. H.: Esophageal achalasia probably due to gastric carcinoma. Ann. intern. Med. **69**, 569 (1968).
10. Kraft, A. R., Frank, H. A., Glotzer, D. J.: Achalasia of the esophagus complicated by varices and massive hemorrhage. New Engl. J. Med. **288**, 405 (1973).
11. Miller, G.: Der gastro-oesophageale Prolaps — ein vergessenes Krankheitsbild. Schweiz. med. Wschr. **101**, 1207 (1971).
12. Miller, G., Savary, M., Gloor, F.: Der gastro-oesophageale Prolaps als Ursache traumatischer Schleimhautveränderungen im Magenfundus und Oesophagus. Dtsch. med. Wschr. **99**, 553 (1974).
13. Ortega, J. A.: New criterion in the esophagoscopic diagnosis of sliding type hiatal hernia. Amer. J. Gastroent. **57**, 410 (1972).
14. Overbeck, P., Schmidt-Dannert, D.: Dilation of achalasia under endoscopic control. Endoscopy **7**, 41 (1975).
15. Price, J. D., Stanciu, C., Bennett, J. R.: A safer method of dilating oesophageal strictures. Lancet **1974 I**, 1141.
16. Rösch, W., Ottenjann, R.: Endoskopische Diagnostik der Hiatushernie. Endoscopy **1**, 156 (1969).
17. Rösch, W., Bachmann, K., Ottenjann, R.: Achalasia with asystolic cardiac arrest. Germ. med. Mth. **15**, 386 (1970).
18. Rösch, W.: Endoscopy in achalasia. Postgrad. med. J. **50**, 211 (1974).
19. Rösch, W.: Gastro-oesophageal reflux and hiatus hernia-endoscopy. Postgrad. med. J. **50**, 199 (1974).
20. Rueff, F., Bedacht, R., Pelzl, H.: Klinik und Therapie der Speiseröhrendivertikel. Chir. Praxis **14**, 215 (1970).

21. Seifert, E., Kawai, K.: Endoskopische Diagnose der Hiatushernie. In: Ottenjann, R.: Refluxkrankheit der Speiseröhre. Baden-Baden: Witzstrock 1973.
22. Seliger, G., Lee, T., Schwartz, S.: Carcinoma of the proximal esophagus, a complication of long-standing achalasia. Amer. J. Gastroent. **57**, 20 (1972).
23. Serebro, H. A., Venkatachalam, B., Prentice, R. S. A., Neuman, H. W., Beck, I. T.: Possible pathogenesis of motility changes in diffuse esophageal spasm associated with gastric carcinoma. Canad. med. Ass. J. **102**, 1257 (1970).
24. Watson, W. C., Sullivan, S. N.: Hypertonicity of the cricopharyngeal sphincter: a cause of globus sensation. Lancet **1974 II**, 1417.

12. Kapitel

Grundlagen der Oesophagusmanometrie

F. WALDECK

I. Einleitung

Die intraluminale Manometrie des Oesophagus und seiner Sphincteren stellt einen entscheidenden Teil des Methodenspektrums für die Oesophagus-Diagnostik dar. Obgleich die Oesophagusmanometrie ein vergleichsweise altes Verfahren ist, war sie lange Zeit in Mißkredit. Dies beruht darauf, daß bei zahlreichen klinischen Untersuchungen keine Korrelation zwischen der klinischen Symptomatologie und dem Ergebnis der Druckmessungen bestand. Ursache hierfür ist die Tatsache, daß zahlreiche Autoren methodisch unzulängliche Verfahren angewandt haben.

Methodische Untersuchungen zur Oesophagusmanometrie haben in den letzten Jahren zu exakten, d.h. *quantitativen Verfahren* geführt, die sich für die Funktionsanalyse im unteren Oesophagussphincter (UOS) allgemein durchgesetzt haben. Daneben wurden Verbesserungen der Manometrie im tubulären Oesophagus sowie im oberen Oesophagussphincter (OOS) erreicht. Ein gezielter Einsatz manometrischer Verfahren setzt Grundlagenkenntnisse der verfügbaren Methoden voraus.

II. Besonderheiten intraluminaler Druckmessungen im Oesophagus und seinen Sphincteren

1. Der intraluminale Druck als Parameter für die Kontraktionskraft der Muskulatur

Bei den Motilitätsphänomenen in der Speiseröhre handelt es sich um Kontraktions- bzw. Erschlaffungsvorgänge sowohl quergestreifter als auch glatter Muskulatur. Der dabei hauptsächlich interessierende Grundparameter ist die Kontraktionskraft der Muskulatur, die an den Sphincteren als Tonus und am tubulären Oesophagus zumeist als peristaltische Kontraktion in Erscheinung tritt. Da die Kontraktionskraft der Oesophagusmuskulatur am Menschen bislang nicht und im Tierversuch nur sehr aufwendig direkt gemessen werden kann [2, 40], wird der *intraluminale Druck als Meßparameter* benutzt. Die Verwendung des intraluminalen Druckes als Maß für die Kontraktionskraft ist erlaubt, sofern quantitative Manometrieverfahren zur Anwendung kommen. Die Berechtigung dieses Vorgehens konnte durch Studien zahlreicher Arbeitsgruppen belegt werden [3, 6, 7, 11, 23, 24, 35, 43]. Dies gilt vor allem deswegen, weil die entscheidenden Kontraktionskräfte im Oesophagus und seinen Sphincteren sich in Richtung des jeweiligen Lumens auswirken.

2. Anforderungen an eine Meßkette

Eine Meßeinheit zur Druckmessung im Oesophagus besteht aus einer sogenannten *Meßkette*, die sich aus Drucküberträger (wassergefüllter Katheter, Ballonkatheter), Druckwandler (mechano-elektrischer Umformer, Transducer), Verstärker und Registriersystem zusammensetzt. Das jeweils schwächste Glied einer solchen Meßkette bestimmt deren Übertragungseigenschaften. Im Hinblick auf Druckmessungen ist neben einer linearen Anzeige vor allem die zeitlich getreue Wiedergabe der Druckänderungen bedeutsam, die durch die sogenannte Eigenfrequenz der Meßkette bestimmt wird. Eine getreue Registrierung rascher Druckänderungen setzt eine hohe Eigenfrequenz der Meßkette voraus. Handelsübliche Druckwandler, Verstärker und Registriersysteme wurden meistens für Kreislaufmessungen entwickelt und erfüllen im allgemeinen alle Anforderungen zur Druckmessung im Oesophagus.

Da die handelsüblichen Druckwandler (z.B. Statham-Transducer) wegen ihrer Größe nicht in die Speiseröhre eingeführt werden können, werden bei der Oesophagusmanometrie wassergefüllte Katheter oder Ballonkatheter als Drucküberträger in den Oesophagus eingeführt und außen an einen Druckwandler angeschlossen. Diese Drucküberträger stellen bei der Oesophagusmanometrie aufgrund von Übertragungsproblemen das schwächste Glied der Meßkette dar. Die unten beschriebenen Katheter-Klein-Transducer dürften von diesen Problemen weitgehend frei sein.

3. Druckänderungen im Oesophagus und seinen Sphincteren

Zur Bestimmung der minimalen Eigenfrequenz, die für Druckmessungen im Oesophagus und seinen Sphincteren erforderlich ist, muß von den im Oesophagus auftretenden Druckänderungsgeschwindigkeiten ausgegangen werden. Hiervon ausgehend sollte, wie nachfolgend abgeleitet wird, die Eigenfrequenz der Meßkette für Druckmessungen im tubulären Oesophagus und oberen Oesophagussphincter 10 Hz betragen; für Messungen im unteren Oesophagussphincter erscheint eine Eigenfrequenz der Meßkette von ca. 1–2 Hz ausreichend.

Die größten Druckänderungen hinsichtlich Absolutbetrag und Geschwindigkeit treten im tubulären Oesophagus und im OOS auf. Demgegenüber sind die Druckänderungen im UOS wesentlich geringer. Als Hinweis auf die größte, zu erwartende Druckänderung in der Speiseröhre kann aus Arbeiten der Gruppe von Code [3, 4] für den Absolutdruck im tubulären Oesophagus ein Wert von 150 mm Hg und für die Anstiegsgeschwindigkeit des aufsteigenden Schenkels der Druckkurve ein Wert von 120 mm Hg/0,6 sec entnommen werden. Ein Druckmeßsystem für quantitative Untersuchungen im tubulären Oesophagus muß daher mindestens diese Druckänderungen übertragen können [21].

Zur Ermittlung des geringsten Frequenzumfanges, den eine Meßkette übertragen können muß, kann die aus einer Druckkurve ermittelte kürzeste Anstiegszeit zwischen Beginn und Maximum als Halbwelle einer Sinuskurve angesehen werden (Abb. 1). Die Frequenz dieses Ereignisses entspricht dann dem Doppelten dieser Halbwelle. Die Frequenz dieser Sinuskurve (f_g) stellt gleich-

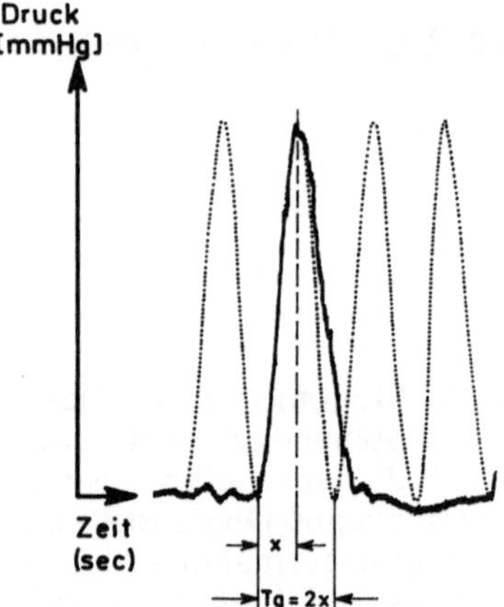

Abb. 1. Ermittlung des geringsten Frequenzumfanges einer Meßkette zur exakten Wiedergabe einer Druckkurve. Die obere Grenzfrequenz (f_g) wird aus der kürzesten Anstiegszeit der Kurve des Schluckdruckes ermittelt; f_g ist die Frequenz der Sinusschwingung, welche die gleiche Anstiegszeit x aufweist wie die Druckkurve; Tg = Schwingungsdauer

zeitig die obere Grenzfrequenz der Druckkurve dar. Sie ergibt sich aus der Schwingungsdauer (T_g) nach $f_g = 1/T_g$. Bei der oben erwähnten Anstiegszeit der Halbwelle von 0,6 sec erhält man bei einer Schwingungsdauer von 1,2 sec für die obere Grenzfrequenz der Druckkurve einen Wert von 0,825 Hz. Das bedeutet, daß die Meßkette mindestens bis zu dieser Frequenz getreu übertragen muß, d.h. ihre Eigenfrequenz muß mindestens 0,825 Hz betragen.

Da der hier benutzte Wert für die Druckänderung von 120 mm Hg/0,6 sec jedoch nicht mit einem quantitativen Verfahren gewonnen wurde, ist in Wirklichkeit mit höheren Werten zu rechnen. Daher sollte die Eigenfrequenz der Meßkette mindestens 2 Hz betragen. Um evtl. zusätzlich auftretende Spitzen und Zacken (Oberschwingungen) der Druckkurve exakt zu erfassen, muß die Eigenfrequenz von 2 Hz wie z.B. bei der Blutdruckmessung üblich, um einen Sicherheitsfaktor von 5 vergrößert werden. Hiernach sollte die Eigenfrequenz einer Meßkette für Druckmessungen im tubulären Oesophagus und OOS wenigstens 10 Hz betragen. Keinesfalls sollte man sich mit der pragmatischen Anforderung einiger Autoren begnügen [30, 31], wonach ein Meßsystem lediglich so schnell anzeigen können muß, wie die erwartete Druckänderung abläuft. Da die Tonusänderungen im UOS von deutlich geringerer absoluter Größe und Geschwindigkeit sind, ist zur Messung in diesem Bereich eine Eigenfrequenz der Meßkette von ca. 1–2 Hz ausreichend.

III. Übertragungsprobleme bei Verwendung verschiedener Drucküberträger

1. Übertragungsprobleme bei Benutzung wassergefüllter Katheter als Drucküberträger

Wassergefüllte, mit end- oder seitenständiger Öffnung versehene Katheter stellen prinzipiell ausgezeichnete Drucküberträger dar, sofern sie zur Druckübertragung aus einem flüssigkeitsgefüllten System benutzt werden.

Die Übertragungsqualität (Frequenzverhalten) solcher Katheter wird unter diesen Umständen im wesentlichen durch die Katheterlänge, den Innendurchmesser und die Elastizität des Wandmaterials bestimmt. So überträgt ein PVC-Katheter (Länge 1 m, Innendurchmesser 3 mm, Wandstärke 0,8 mm) mit einem Statham-Transducer (P23-De) Druckänderungen ohne Amplitudenverminderung von einer Frequenz bis zu ca. 10 Hz [21].

Bei solchen Messungen in einem flüssigkeitsgefüllten System (z. B. wassergefüllte Kapsel) kommuniziert die Flüssigkeit in der Kapsel mit derjenigen im Drucküberträger. Ein Druckanstieg in der Kapsel pflanzt sich ungehindert auf die Flüssigkeitssäule im Katheter bis zur Membran des Transducers fort. Da der Katheter bei einem Druckanstieg ausgedehnt und die Transducermembran eingedrückt wird, ist eine kleine Flüssigkeitsverschiebung aus der Kapsel in den Katheter zum Druckaufbau unbedingt erforderlich. Das Ausmaß der Katheterdehnung und der Ausbuchtung der Transducermembran hängen vom jeweils einwirkenden Druck ab und können durch die sog. Compliance definiert werden; dabei handelt es sich um die Volumenzunahme in Abhängigkeit vom einwirkenden Druck (V/P).

Bei Verwendung wassergefüllter Katheter als Drucküberträger aus der Speiseröhre treten innerhalb des Oesophagus *Übertragungsprobleme* auf [23, 34, 35, 43]. Diese Übertragungsprobleme bestehen bei den meist benutzten, endständig verschlossenen Kathetern mit seitlicher Öffnung im wesentlichen darin, daß die Oesophagusschleimhaut durch die Kontraktion der Ringmuskulatur in die Katheteröffnung eingedrückt wird und diese „verstopft". Hierdurch wird die zum Druckaufbau im flüssigkeitsgefüllten Überträgersystem erforderliche Volumenverschiebung nur un-

vollständig oder überhaupt nicht erreicht. Folgerichtig kommt es zu einer unzureichenden und vor allem nicht reproduzierbaren Druckanzeige.

Zur Überwindung dieser Schwierigkeiten werden die Katheter kontinuierlich mit Wasser perfundiert [23, 34, 43]. Dabei wird eine *volumenkonstante Perfusion* angewandt und der jeweils resultierende Druck gemessen. Durch die Perfusion wird das zum Druckaufbau im Überträgersystem erforderliche Flüssigkeitsvolumen zur Verfügung gestellt. Gleichzeitig wird durch die Perfusion erreicht, daß bei Kompression der Katheteröffnung von außen (Muskelkontraktion) ein Druck im Überträger aufgebaut wird. Der Druck im Überträgersystem steigt dabei zu einer solchen Größe an, bis der von außen auf die Katheteröffnung wirkende Druck gerade eben überwunden wird und das Wasser abfließt. Damit wird insgesamt die Einstellung eines Druckgleichgewichtes zwischen dem von außen auf die Katheteröffnung ausgeübten Druck und dem Druck im Überträgersystem erreicht [23, 34, 35, 43]. Zur Verdeutlichung der unterschiedlichen Ergebnisse, die man bei Benutzung nicht perfundierter bzw. perfundierter Katheter erhält, sind in Abb. 2 Registrierbeispiele von Modellversuchen, Tierexperimenten und Humanstudien, zusammengestellt.

Voraussetzung für eine ausreichend hohe und insbesondere zeitgerechte Druckeinstellung im Katheter ist die Verwendung einer Perfusionspumpe, die in der Lage ist, praktisch momentan alle intraluminal auftretenden Drucke zu überwinden [10, 30, 34, 35]. Dies bedeutet, daß die Perfusionspumpe selbst keine oder keine nennenswerte zusätzliche Compliance aufweisen darf und dazu in der Lage sein muß, Drucke bis zu ca. 200 mm Hg sehr schnell aufzubauen. Somit bestimmen diese Eigenschaften der Pumpe gleichzeitig die Eigenfrequenz des Übertragungssystems. Jede für derartige Messungen benutzte Pumpe muß in dieser Hinsicht überprüft werden; dies geschieht in einfacher Weise dadurch, daß man den Abfluß eines mit der Pumpe verbundenen Drucküberträgers abklemmt und die Druckanstiegsgeschwindigkeit bestimmt, wobei selbstverständlich die Belastbarkeit des Drucküberträgers berücksich-

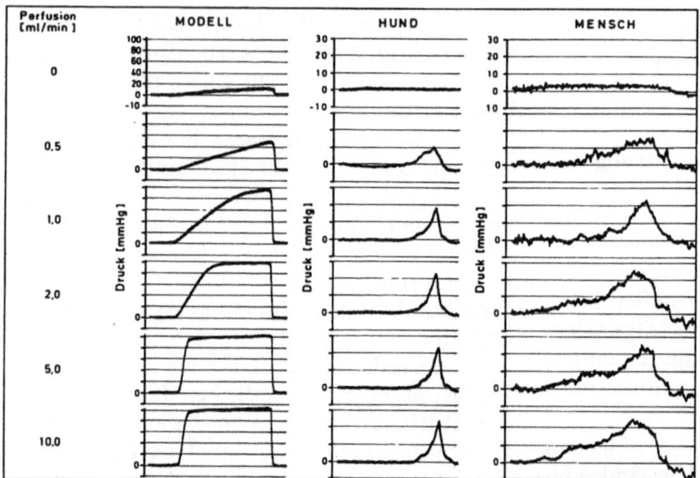

Abb. 2. Auswirkung der Perfusion auf die Druckübertragung eines 4-Loch-Katheters in Modellversuchen, im UOS eines narkotisierten Hundes und im UOS eines Menschen. Das Modell besteht aus einem Starlingschen Widerstand [34]. Der Modelldruck betrug 80 mm Hg. In allen Versuchsserien wurde ein gleichdicker Katheter mit einer Geschwindigkeit von jeweils 5 mm/sec und unterschiedlicher Perfusion durch die jeweilige Hochdruckzone hindurchgezogen. Die Registrierbeispiele zeigen für alle drei Fälle, daß bei fehlender Perfusion kein oder nur ein ganz geringer Druck übertragen wird. Bei geringer Perfusion (0,5 bzw. 1 ml/min) wird stets nur ein kleiner Druck übertragen; eine Perfusion von 2 ml/min oder größer führt zur Übertragung von Drucken bzw. Druckprofilen, deren Höchstwert sich auch bei weiterer Erhöhung der Perfusion (5 bzw. 10 ml/min) nicht mehr ändert. Die höheren Perfusionsstärken führen lediglich in den Modellversuchen zu einer etwas schnelleren Druckanstiegsgeschwindigkeit

tigt werden muß. Diese Zusammenhänge wurden im Hinblick auf Druckmessungen im unteren Oesophagussphincter und im tubulären Oesophagus detailliert durch Modellversuche, Tierexperimente und Humanstudien analysiert. Dabei ergab sich insbesondere, daß für Druckmessungen im UOS bei den dort ablaufenden, relativ kleinen Druckänderungsgeschwindigkeiten eine vergleichsweise geringe Perfusionsstromstärke ausreicht [21, 23, 34, 35, 43]. Demgegenüber sind für eine exakte Druckübertragung im tubulären Oesophagus und dem OOS bei den dort viel größeren Druckänderungsgeschwindigkeiten wesentlich höhere Stromstärken erforderlich [10, 21, 31, 37]. Der Einsatz stark perfundierter Katheter für Druckmessungen im tubulären Oesophagus und insbesondere im OOS ist jedoch dadurch stark limitiert, daß durch das hohe, in die Speiseröhre einströmende Flüssigkeitsvolumen peristaltische Kontraktionen ausgelöst werden.

Die Schwierigkeiten der Pumpen-Compliance und des hohen Perfusionsvolumens für Druckmessungen im tubulären Oeso-phagus und OOS können durch die Verwendung eines pneumatisch-hydraulischen Infusionssystems unter Benutzung einer Capillare praktisch umgangen werden [1a]. In diesem System wurde die Pumpe durch eine Preßluftflasche und die wassergefüllte Infusionsspritze durch ein Vorratsgefäß mit capillärer Ausflußöffnung ersetzt. Die Ausflußöffnung ist mit einem entsprechenden Katheter verbunden, in dessen Nebenschluß der Transducer liegt. Der Druck an der Preßluftflasche wird so eingestellt, daß aus der Capillare z.B. 1 ml/min ausströmt. Aufgrund des hohen Druckes im Vorratsgefäß vor der Capillare kommt es bei einer Druckerhöhung im Katheter (Oesophagus) nicht zu einem „Rückstrom" von Flüssigkeit, d.h. das System hat keine störende Compliance. Die Compliance des Katheters und Transducers besteht jedoch nach wie vor. Eine einfach herzustellende Variante dieser Vorrichtung unter Verwendung eines Nadelventils als „Capillare" und bei Trennung des Druckluftraumes von der Perfusionsflüssigkeit wurde ebenfalls kürzlich beschrieben [16a].

Einer gesonderten Betrachtung bedürfen die Übertragungsvorgänge beim sogenannten 4-Loch-Katheter. Dabei handelt es sich um einen PVC-Katheter von ca. 1,2 m Länge (Außendurchmesser 4,2 mm, Innendurchmesser 3,4 mm), der 8–12 cm oberhalb seines verschlossenen Endes auf gleicher Höhe 4 Öffnungen mit je 1 mm Durchmesser aufweist, die in gleichen Abständen voneinander um die Circumferenz verteilt sind [34, 36].

Aufgrund der Perfusion steigt der Druck im Katheter dann so stark an, bis der äußere Gegendruck an wenigstens einer Öffnung gerade überwunden wird und das Perfusat abströmen kann. Das bedeutet, daß bei diesem Vorgehen stets der niedrigste auf eine der 4 seitlichen Öffnungen wirkende Druck gemessen wird. Mißt man mit diesem Katheter den maximalen Druck im UOS z. B. mit dem Durchzugverfahren (s. unten), so erfaßt man stets den geringsten Höchstdruck, der aus einer Richtung in das Oesophaguslumen gerichtet ist [10, 37]. Dies ist insofern von Bedeutung, als die im UOS von verschiedenen Seiten in das Lumen gerichteten Drucke unterschiedlich groß sind [15] und dieser geringste Höchstdruck im Hinblick auf die Funktion des Sphincters die entscheidende Größe darstellt.

Untersuchungen zum Übertragungsverhalten perfundierter Katheter ergaben für den 4-Loch-Katheter bei Anschluß an einen Statham-Transducer (P23-De) und einer Perfusion von 15 ml/min, daß Frequenzen von 5 Hz ohne Amplitudenverringerung übertragen wurden [21]. Für Katheter mit einer seitenständigen Öffnung wurde ebenfalls eine wesentlich bessere Druckübertragung aus dem tubulären Oesophagus belegt, wenn dieser perfundiert wurde [24]. Werden die Öffnungen dieses Katheters während mäßiger Perfusion verlegt, so kommt es erst nach Verschluß aller 4 Öffnungen zu einem Druckanstieg im Katheter (Abb. 3, 4).

Eine weitere Arbeitsgruppe [31] kam bei Benutzung 150 cm langer PVC-Katheter mit 1,6 mm Innendurchmesser und einer seitlichen Öffnung zu dem Ergebnis, daß für einwandfreie Druckmessungen im tubulären Oesophagus Perfusionsstromstärken von 6–12 ml/min erforderlich sind, ohne jedoch das Frequenzverhalten zu analysieren. Unter solchen Bedingungen gemessene Druckänderungen im tubulären Oesophagus können unter gewissen Vorbehalten quantitativ verwertet werden. Demgegenüber erhält man bei Perfusion eines Katheters mit 2–4 ml/min zur Druckmessung im tubulären Oesophagus keine quantitativen Werte, obgleich derart gewonnene Daten eine bessere Reproduzierbarkeit zeigen und für vergleichende klinische Belange eher verwertbar sind [41] als solche, die ohne Perfusion registriert wurden [22, 27].

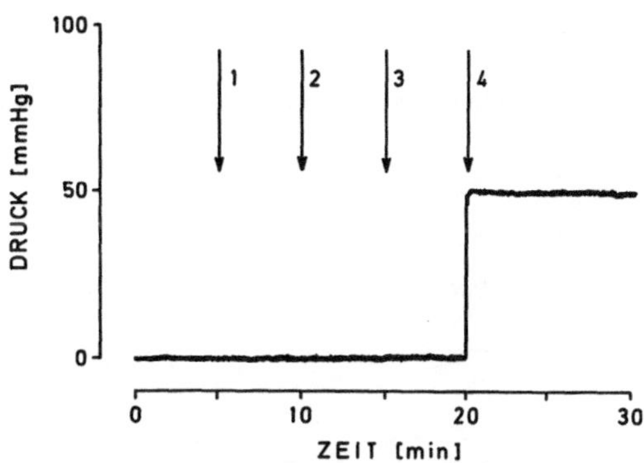

Abb. 3. Auswirkung eines aufeinanderfolgenden Verschlusses der 4 seitlichen Öffnungen des 4-Loch-Katheters während Perfusion desselben. Der aufeinanderfolgende Verschluß von 1, 2 bzw. 3 der seitlichen Öffnungen des Katheters (Pfeil) führt nicht zu einem Druckanstieg, da das Perfusat über die vierte Öffnung abfließen kann. Erst der zusätzliche Verschluß der vierten Katheteröffnung bewirkt eine von der zum Verschluß angewandten Federspannung abhängige Druckerhöhung

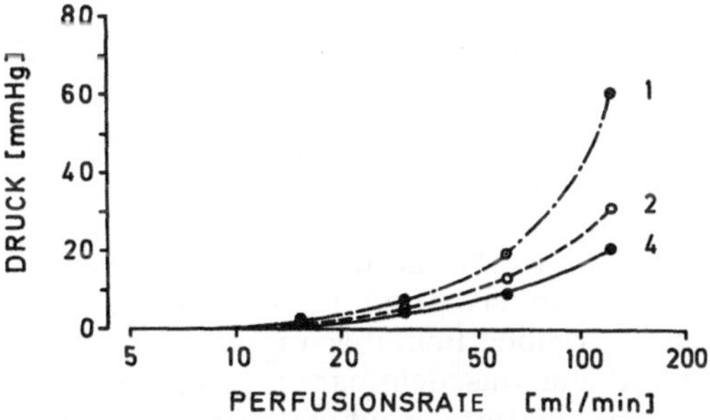

Abb. 4. Druckeinstellung im 4-Loch-Katheter bei freiem Abfluß aus 1, 2 oder 4 Öffnungen in Abhängigkeit von der Perfusionsstromstärke. Erst bei Stromstärken über 10 ml/min tritt aufgrund des Strömungswiderstandes eine geringe Druckerhöhung auf. Bei höheren Stromstärken wird diese Druckerhöhung größer; sie ist um so deutlicher, je weniger Öffnungen am Katheterende offen sind

2. Übertragungsprobleme bei Benutzung von Ballonkathetern als Drucküberträger

Katheter mit end- oder seitenständigem Ballon werden seit langem zur Manometrie im Oesophagus und seinen Sphincteren benutzt [4, 19]. Wassergefüllte Ballonkatheter haben den Vorteil, daß sie innerhalb des Ballons das für eine Druckeinstellung im

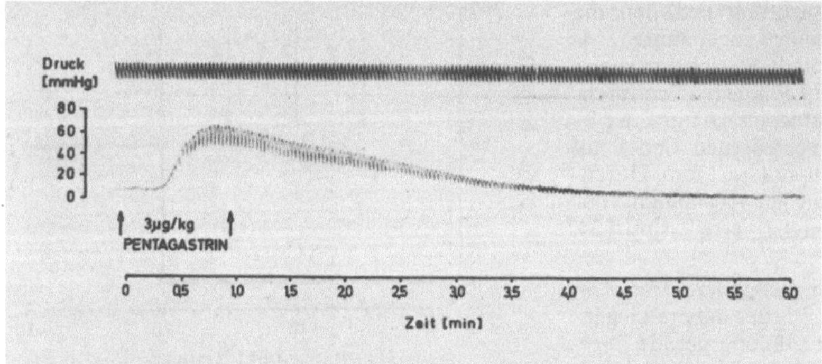

Abb. 5. Kontinuierliche Registrierung des Druckes im UOS eines Hundes mit einem Ballonkatheter vor und nach i.v.-Injektion von 3 µg/kg Pentagastrin. Die kontinuierliche Registrierung zeigt, daß bereits während der Pentagastrin-Gabe (1 min) der Druck im UOS von ca. 8 auf ca. 46 mm Hg ansteigt, um anschließend wieder allmählich abzufallen

Übertragungssystem erforderliche Flüssigkeitsvolumen enthalten. Andererseits haben sie den Nachteil, daß die bislang allgemein verwendeten Ballonmaterialien (Gummi, Latex, Silicon-Kautschuk) eine große Dehnbarkeit aufweisen. Auch solche Katheter stellen in einem vollständig mit Flüssigkeit gefüllten System (z.B. wassergefüllte Kapsel) ausgezeichnete Drucküberträger dar und übertragen Frequenzen von über 20 Hz [21, 37].

Studien, in denen die Druckübertragung von Ballons mit derjenigen perfundierter Katheter in vivo und in vitro verglichen wurde, ergaben Fehlübertragungen für Ballonkatheter aus dehnbarem Material [25, 35]. Dies beruht darauf, daß z.B. durch die peristaltische Kontraktion in der Speiseröhre der proximale Teil des Ballons eines solchen Katheters zunächst komprimiert wird und der distale, noch nicht komprimierte Anteil sich in nicht überschaubarer Weise druckabhängig ausdehnt [35]. Entsprechendes geschieht, wenn ein solcher Ballon in einem Sphincter liegt, d.h. er wird im Bereich des höchsten Druckes komprimiert, dehnt sich aber in den angrenzenden Bereichen aus, und es resultieren Fehlübertragungen. Danach sind endständige oder seitenständige Ballons aus dehnbaren Materialien für quantitative Messungen im Oesophagus nicht brauchbar [10, 35].

Demgegenüber konnte gezeigt werden [21, 37, 38], daß Ballons aus eindrückbarem, aber praktisch nicht dehnbarem Material (z.B. 6–12 µ dicke Polyesterfolie; gewe-

beverstärkter Latexballon) sehr gute Drucküberträger darstellen. Solche Ballonkatheter weisen eine Eigenfrequenz von über 20 Hz auf [21]. Sie eignen sich daher zur Druckmessung im UOS [37, 38], tubulären Oesophagus [38] und OOS [21, 39]. Sie übertragen aufgrund ihrer fehlenden Dehnbarkeit stets den an einer Stelle des Ballons lastenden Höchstdruck. Ihr einziger Nachteil besteht darin, daß sie den jeweiligen Druck als zu lang übertragen. So erscheint die Registrierung z.B. einer peristaltischen Welle im tubulären Oesophagus so lang, wie die Kontraktionswelle über den Ballon hinwegläuft. Die Länge des Druckprofils im UOS und OOS wird bei Durchzugversuchen mit solchen Ballons ebenfalls scheinbar vergrößert [10]. Dies ist jedoch nur bei Ballonlängen von über 1 cm von praktischer Bedeutung.

3. Übertragungsprobleme bei Benutzung von Katheter-Klein-Transducern als Drucküberträger

Unter Katheter-Klein-Transducern sind Vorrichtungen zu verstehen, bei denen der Druckwandler so klein ist, daß er selbst oder nach Einbau in einen Katheter in den Oesophagus eingeführt werden kann. Ein derartiger zylinderförmiger Druckwandler (3 mm Außendurchmesser) mit endständiger, druckempfindlicher Membran wurde von Fyke und Code [3, 9] erstmals für Messungen im Oesophagus und seinen Sphincteren eingesetzt. Dieser Druckwandler übertrug in vitro Frequenzen ohne Amplitudenverminderung bis zu 12 Hz, zeigte jedoch in vivo offenbar aufgrund der endständigen Position der druckempfindlichen Membran gewisse Übertragungsprobleme.

Untersuchungen mit einem neueren Katheter-Klein-Transducer (Millar, Typ PC-370) mit seitenständiger, druckempfindlicher Membran zeigten eine starke Temperaturabhängigkeit und ergaben bei Anwendung in der Speiseröhre ebenfalls Übertragungsprobleme sowie Schleudereffekte [21]. Diese unerwünschten Effekte konnten durch Überzug des druckempfindlichen Katheterendes mit einem der oben beschriebenen speziellen Ballons weitgehend behoben werden [37].

In neuerer Zeit wurde über einen Katheter-Klein-Transducer berichtet [13, 30, 31], der speziell für die Oesophagusmanometrie entwickelt wurde (Honeywell motility probe, Modell 310). Dieser Katheter enthält im Abstand von 5 cm voneinander 3 druckempfindliche Meßstellen. Der druckempfindliche Bereich jeder Meßstelle erstreckt sich jedoch nicht auf die gesamte Circumferenz. Diese Einheit weist bei einer Eigenfrequenz um 5000 Hz (Herstellerangabe) jedoch ebenfalls eine störende Temperaturabhängigkeit auf.

IV. Manometrische Methoden zur Untersuchung des oberen Oesophagussphincters (OOS)

1. Messung des Ruhedruckes im OOS

Als Maß für den Ruhetonus der Muskulatur des OOS kann der intraluminale Druck in diesem Bereich mit Hilfe perfundierter Katheter (0,5–1,0 ml/min; [20, 26]) und durch Einsatz undehnbarer Ballonkatheter [18, 4, 12] quantitativ gemessen werden. Dabei kann durch Zurückziehen aus dem Oesophagus in den Pharynx ein *Druckprofil der Hochdruckzone* ([29], s. 2. Kap. Abb. 1) oder durch Vor- und Zurückschieben der maximale Druck dieses Bereiches gemessen werden. Bei der Interpretation der mit beiden Drucküberträgern gewonnenen Daten müssen immer Störmöglichkeiten durch den

Wasseraustritt bzw. die mechanische Manipulation bedacht werden. Gleichzeitig ist zu berücksichtigen, daß eine unterschiedliche radiale Orientierung des Druckes im OOS besteht (s. 2. Kapitel; [42]). Da mit Ballonkathetern aus undehnbaren Materialien stets der höchste von außen einwirkende Druck gemessen wird, spielt die unterschiedliche radiale Orientierung der Drucke im OOS bei Benutzung dieser Katheter keine Rolle [39].

2. Messung der Druckänderungen im OOS während des Schluckvorganges

Druckänderungen im OOS während des Schluckvorganges wurden in zahlreichen Untersuchungen mit qualitativen Methoden verfolgt. Hierbei kamen entweder wassergefüllte, nicht perfundierte Katheter [8, 20, 28], gering perfundierte Katheter [1, 17, 29], Ballonkatheter aus dehnbaren Materialien [18] oder Katheter-Klein-Transducer mit endständiger, druckempfindlicher Membran [3, 7] zum Einsatz. Diese Messungen lassen lediglich eine Beurteilung der zeitgerechten Öffnung des OOS usw. zu.

Über eindeutig quantitative Messungen der Druckänderungen im OOS während des Schluckvorganges ist bislang nur wenig berichtet worden [37, 39].

V. Manometrische Methoden für Untersuchungen im tubulären Oesophagus

Für die Anwendung nicht oder gering perfundierter Katheter oder Ballonkatheter zur Manometrie im tubulären Oesophagus gelten die oben für den OOS beschriebenen Vorbehalte, d. h. sie erlauben keine quantitative Bestimmung der Schluckdrucke. Eine Messung der Progressionsgeschwindigkeit der peristaltischen Welle bzw. der Koordination der Peristaltik ist jedoch durchaus möglich.

Durch den Einsatz neuer Verfahren können auch quantitative Daten für den Schluckdruck gewonnen werden. Dabei handelt es sich einmal um Messungen mit stark perfundierten Kathetern [10, 12, 21,

24, 30, 31, 37]. Zum anderen wurden erste Ergebnisse mitgeteilt, die mit Ballonkathetern aus undehnbarem Material [10, 21, 37] bzw. mit Katheter-Klein-Transducern gewonnen wurden [12, 30, 31].

VI. Manometrische Methoden zur Untersuchung des unteren Oesophagussphincters (UOS)

1. Messung des Ruhedruckes im UOS

Für Druckmessungen im UOS kamen früher luft- oder wassergefüllte Ballons [16, 19] und nach den Untersuchungen der Gruppe Code [4] zumeist wassergefüllte, jedoch nicht perfundierte Katheter zur Anwendung. Diese Katheter wurden in Schritten von 0,5–1,0 cm aus dem Magen durch den UOS in den tubulären Oesophagus gezogen. Aus solchen Messungen konnte zwar der grundsätzliche Verlauf der Hochdruckzone ermittelt [4, 5], nicht jedoch der maximale Druck im UOS quantitativ erfaßt werden.

Demgegenüber haben 1967 unabhängig voneinander zwei Arbeitsgruppen [23, 43] unter Hinweis auf die oben beschriebenen Übertragungsprobleme gezeigt, daß mit gering perfundierten Kathetern eine quantitative Druckmessung im UOS möglich ist. Diese Autoren benutzten einen endständig verschlossenen Polyäthylenkatheter mit seitenständiger Öffnung, der kontinuierlich mit Wasser perfundiert wurde (0,05 ml/min) und in Schritten von 0,5–1,0 cm aus dem Magen durch die Hochdruckzone bis in den tubulären Oesophagus gezogen wurde. Aus den dabei an jeder Stelle gewonnenen Druckwerten läßt sich ein Druckprofil für die Hochdruckzone konstruieren (vgl. 4. Kapitel, Abb. 1). Dieses Verfahren wurde in der Folgezeit von den meisten Arbeitsgruppen übernommen. Entscheidend gestützt wurde dieses Vorgehen durch Humanstudien, in denen gezeigt wurde, daß der maximale Druck im UOS linear mit der Kraft korreliert, die erforderlich ist, Kugeln verschiedenen Durchmessers durch die Hochdruckzone hindurchzuziehen [6].

In Weiterentwicklung dieses Vorgehens wurde die *Durchzugmanometrie* entwickelt [33, 34]. Hierbei wird der oben beschriebene 4-Loch-Katheter verwendet [34, 36], der nach Einführen in den Magen mit konstanter Geschwindigkeit (5 mm/sec) soweit aus diesem durch die Hochdruckzone herausgezogen wird, bis die 4 seitenständigen Öffnungen im tubulären Oesophagus liegen. Während des Durchzugs wird der Katheter kontinuierlich mit Wasser (5 ml/min) perfundiert. Diese Perfusionsstromstärke gewährleistet bei der angewandten Durchzuggeschwindigkeit die exakte Registrierung aller im UOS auftretenden Drucke [34, 35, 36]. Die Durchzugmanometrie eignet sich vor allem zur Untersuchung des Ruhetonus im UOS.

Vorteile dieses Vorgehens sind: 1. Im Gegensatz zum schrittweisen Durchzug erhält man ein Druckprofil der Hochdruckzone, aus dem der vor allem interessierende maximale Druck im UOS unmittelbar abgelesen werden kann. 2. Die Registrierung eines Druckprofils erfolgt innerhalb weniger Sekunden. 3. Einzelmessungen können an wachen Probanden im Abstand von 1–2 min vorgenommen werden. 4. Da sich das Druckmaximum beim Menschen mitunter nur über wenige Millimeter erstreckt, wird dieses bei Registrierung eines Druckprofils stets, bei stufenweisem Durchzug eines Katheters jedoch nur unregelmäßig erfaßt. Messungen des maximalen Druckes im UOS des Hundes sind mit stufenweisem Durchzug aufgrund des kurzen Maximums praktisch unmöglich, mit der Durchzugmanometrie jedoch problemlos. 5. Die Reproduzierbarkeit des Meßverfahrens ist ausgezeichnet; die Reproduzierbarkeit des in vivo gemessenen maximalen Druckes im UOS ist mit einer Streuung von ±10–20% um den Mittelwert gut. 6. Nachdem gezeigt werden konnte, daß im UOS die von verschiedenen Seiten in das Lumen gerichteten Drucke von unterschiedlicher Größe sind [15], bringt der 4-Loch-Katheter den Vorteil, daß mit seiner Hilfe stets der minimale Höchstdruck im UOS gemessen wird (s. oben). Dieser minimale Höchstdruck stellt im Hinblick auf den gastro-oesophagealen Verschluß die entscheidende Größe dar. Als Nachteil der Durchzugmanometrie ist die Möglichkeit einer mechanischen Alteration des Sphincters zu erwähnen, die jedoch erfahrungsgemäß gering ist.

Ein Druckprofil im UOS bzw. der maximale Druck innerhalb der Hochdruckzone kann auch mit Hilfe von Ballonkathetern aus undehnbarem Material oder Katheter-Klein-Transducern quantitativ gemessen werden. Hierbei ist jedoch die jeweilige Länge der druckempfindlichen Meßstelle zu berücksichtigen.

2. Messung rascher Druckänderungen im UOS

Rasche Druckänderungen im UOS, wie sie reflektorisch beim Schluckvorgang oder nach Abdominalkompression auftreten, können qualitativ mit stationär liegendem, gering perfundiertem Katheter erfaßt werden. Dieses Vorgehen wird bei der sog. Dreipunktmanometrie gewählt (s. 13. Kapitel).

Zur quantitativen Analyse rascher Druckänderungen im UOS eignen sich Ballonkatheter aus undehnbarem Material. Für entsprechende Messungen werden die Ballons in den Bereich des maximalen Druckes eingeschoben und bleiben dort während des Untersuchungszeitraumes liegen. Mit einem solchen Ballonkatheter kann neben der schluckreflektorischen Erschlaffung oder der Reaktion auf Abdominalkompression auch, wie Abb. 5 zeigt, eine rasche Druckänderung, wie sie z. B. nach Injektion von Pentagastrin beobachtet wird, verfolgt werden [35, 37].

3. Bestimmung der Dehnbarkeit des UOS

Untersuchungen des Druckes im UOS mit perfundierten Kathetern verschiedenen Durchmessers ergaben an Ratten [3a] und Menschen [15a] eine Abhängigkeit des gemessenen Druckes vom jeweiligen Katheterdurchmesser. Bei den gesunden Versuchspersonen wurden bei einem Katheterdurchmesser von 3,2 mm endexspiratorisch maximale Drucke im UOS von $9,5 \pm 3.6$ mm Hg ($\bar{x} + SD$; $n = 10$) und bei einem Katheterdurchmesser von 7 mm Drucke von $14,3 \pm 6,6$ mm Hg gemessen [15a]. Hieraus wurde geschlossen, daß die mit perfundierten Kathetern gemessenen Drucke im UOS tatsächlich dessen Verhalten gegenüber Dehnung widerspiegeln. In eigenen Humanstudien traten bei Anwendung von Katheterdurchmessern von 2–8 mm richtungsmäßig entsprechende Unterschiede auf, waren jedoch statistisch nicht signifikant.

Dieses Verhalten des UOS entspricht dem grundsätzlichen Ruhe-Dehnungsverhalten glatter Muskulatur. Gleichzeitig ist hier jedoch zu berücksichtigen, daß bei einem Ringmuskel nach der Laplaceschen Beziehung der Innendruck (P) während Dehnung bei konstanter Wandspannung (S) dem Innenradius (r) umgekehrt proportional ist ($P = S \cdot d/r$; $d =$ Dicke des Muskelringes). Da die Wandspannung bei der Dehnung jedoch zunimmt, kommt es bei der Dehnung eines Ringmuskels in dessen Lumen zu einem geringen Druckabfall, wenn sich der Muskel völlig passiv verhält; ein Druckanstieg resultiert, wenn der Tonus der Muskelfasern ansteigt. Entsprechend den Kurven für die isometrischen und isotonischen Maxima der Herzmuskulatur bei verschiedener Vordehnung entwickelt auch ein Ringmuskel nach Reizung bei einer Vordehnung höhere Drucke als ohne Vordehnung.

Neuere Untersuchungen über das Verhalten des UOS gegenüber Dehnung, d h Druckmessungen mit perfundierten Kathetern verschiedenen Durchmessers an Patienten mit inkompetentem UOS sowie gesunden Versuchspersonen nach Atropin-Vorbehandlung, ergeben einen linearen Anstieg des gemessenen Druckes bei zunehmendem Durchmesser des Katheters [3b]. Demgegenüber weisen gesunde Versuchspersonen, Refluxpatienten nach Fundoplicatio oder nach Urecholin bei Katheterdurchmessern von 5–7,5 mm geringere intraluminale Drucke auf als bei Katheterdurchmessern von 2 bzw. 10 mm. Inwieweit diese unterschiedlichen Drucke in Abhängigkeit des Katheterdurchmessers diagnostisch relevant sind und inwieweit derartige Untersuchungen klinisch praktikabel sind, muß durch weitere Studien noch abgeklärt werden.

Literatur

1. Alstrup, P., Pedersen, S. A., Hansen, J. B.: Pharyngoesophageal Diverticula. A manometric follow-up study of ten cases treated by diverticulotomy. In: Sorensen, H. R., Jepsen, O., Petersen, S. A. (Eds.): The function of the esophagus. Proceedings of an European Symposium, Odense 1972, p. 60–63. Odense: Odense University press 1973.
1a. Arndorfer, R. C.: The pneumo-hydraulic capillary infusion system. Arndorfer Medical Specialties Co. 4629 South Str., Greenfield, Wisconsin 53220.

2. Bass, P., Wiley, P.: Contractile force transducer for recording muscle activity in unanesthetized animals. J. appl. Physiol. **32**, 567–570 (1972).

3. Code, C. F., Creamer, B., Schlegel, J. F.: An atlas of oesophageal motility in health and disease. Springfield/Ill.: Ch. C. Thomas 1958.

3a. Biancani, P., Goyal, R. K., Phillipps, A., Spiro, H. M.: Mechanics of sphincter action. J. clin. Invest. **52**, 2973–2978 (1973).

3b. Biancani, P.: Gastroenterology **68**, 862 R (1975).

4. Code, C. F., Schlegel, J. F.: The pressure profile of the gastro-oesophageal sphincter in man: an improved method of detection. Proc. Mayo Clin. **33**, 406–415 (1958).

5. Code, C. F., Schlegel, J. F.: Motor action of the oesophagus and its sphincters. In: Handbook of Physiology, Section 6, Vol. IV, Chapter 90. Washington: American Physiological Society 1969.

6. Cohen, S., Harris, L. D.: Lower esophageal sphincter pressure as an index of lower esophageal sphincter strength. Gastroenterology **58**, 157–162 (1970).

7. Diamant, N. E., Harris, L. D.: Comparison of objective measurement of anal sphincter strength with anal sphincter pressures and levator ani function. Gastroenterology **56**, 110–116 (1969).

8. Ellis, F. H., Jr., Schlegel, J. F.: Cricopharyngeal myotomy for pharyngo-esophageal diverticulum. Ann. Surg. **170**, 340–349 (1969).

9. Fyke, F. E., Jr., Code, C. F.: Resting and deglutition pressures in the pharyngo-esophageal region. Gastroenterology **29**, 24–34 (1955).

10. Graubner, P.: Methodische Untersuchungen zur Druckmessung im unteren Oesophagussphincter. Dissertation Mainz 1973.

11. Harris, L. D., Winans, Ch. S., Pope, Ch. E.: Determination of yield pressure: a method for measuring anal sphincter competence. Gastroenterology **50**, 754–760 (1966).

12. Hollis, J. B., Castell, D. O.: Amplitude of esophageal peristalsis as determined by rapid infusion. Gastroenterology **63**, 417–422 (1972).

13. Johnson, A. G., Kirk, C. J. C., March, C. S.: Does pyloric competence depend on antroduodenal co-ordination? Proc. 4th Internat. Sympos. on Gastrointestinal Motility, Banff, Alberta, Canada, Sept. 6–8, 1973.

14. Kaye, M. D., Showalter, J. P., Rock, K. C., Johnson, E.: A circumferentially-sensitive miniature transducer for study of human esophageal motility. Gastroenterology **64**, A-69/752 (1973).

15. Kaye, M. D., Showalter, J. P.: Manometric configuration of the lower esophageal sphincter in normal human subjects. Gastroenterology **61**, 213–223 (1971).

15a. Kaye, M. D., Showalter, J. P.: Measurement of pressure in the lower esophageal sphincter. The influence of catheter diameter. Amer. J. Dig. Diseases **19**, 860–863 (1974).

16. Kelley, M. C., Wilbur, D. L., Schlegel, J. F., Code, C. F.: Deglutitive responses in the gastroesophageal sphincter of healthy human beings. J. appl. Physiol. **15**, 483–488 (1960).

16a. Koelz, H. R., Brändli, H. H., Blum, A. L.: Simple perfusion pump for gastrointestinal manometry. Lancet II, 1075 (1975).

17. Lund, W. S.: The function of the cricopharyngeal sphincter during swallowing. Acta otolaryng. (Stockh.) **59**, 497–510 (1965).

18. Lund, W. S.: A study of the cricopharyngeal sphincter in man and in the dog. Ann. Roy. Coll. Surg. Engl. **37**, 225–246 (1965).

19. Muller-Botha, G. S., Astley, R., Carre, I. J.: A combined cineradiographic and manometric study of the gastro-esophageal junction. Lancet **I**, 659–662 (1957).

20. Mansson, J., Sandberg, N.: Pathophysiology of the pharyngoesophageal junction. In: The function of the esophagus. Proceedings of an European Symposium, Odense 1972 (Eds. Sorensen, H. R., Jepsen, O., Pedersen, S. A.), p. 55–59. Odense: Odense University Press 1973.

21. Nieder, B.: Methodische Untersuchungen verschiedener Überträger-Systeme zur Druckmessung im Oesophagus und seinen Sphincteren. Dissertation, Mainz (1974).

22. Niemann, H., Jakob, G.: Die Testung von Spasmolytika mittels der Oesophagusmanometrie beim Menschen. Arzneimittel-Forsch. **21**, 1217–1220 (1971).

23. Pope, Ch. E.: A dynamic test of sphincter strength: its application to the lower esophageal sphincter. Gastroenterology **52**, 779–786 (1967).

24. Pope, Ch. E.: Effect of infusion on force of closure measurements in the human esophagus. Gastroenterology **56**, 626–624 (1970).

25. Rinaldo, J. A., Levey, J. F.: Correlation of several methods for recording esophageal sphincteral pressures. Amer. J. Dig. Dis. **13**, 882–890 (1968).

26. Siewert, R., Weiser, F., Jennewein, H. M., Waldeck, F.: Clinical and manometric investigations of the lower esophageal sphincter and its reactivity to pentagastrin in patients with hiatus hernia. Digestion **10**, 287–297 (1974).

27. Silber, W.: The technique and importance of motility studies in the diagnosis of benign oesophageal disease. 4th World Congress of Gastroenterology, Kopenhagen 1970, p. 85.

28. Smiley, T. B.: Cricopharyngeal complications of gastroesophageal reflux. In: Sorensen, H. R., Jepsen, O., Pedersen, S. A. (Eds.): The function of the esophagus. Proceedings of

an European Symposium, Odense 1972, p. 64–68. Odense: Odense University Press 1973.

29. Sokol, E. M., Heitmann, P., Wolf, B. S., Cohen, B. R.: Simultaneous cineradiographic and manometric study of the pharynx, hypopharynx and cervical esophagus. Gastroenterology **51**, 960–974 (1966).

30. Stef, J. J., Dodds, W. J., Hogan, W. J., Linehan, J. H.: Intraluminal esophageal manometry: an analysis of variables affecting recording fidelity of peristaltic pressures. Gastroenterology **67**, 221–230 (1974).

31. Stef, J. J., Wylie, M. E., Dodds, J., Hogan, W. J., Linehan, J. H.: Esophageal Manometry: Component analysis of systems used to record intraluminal pressure. In: Proc. 4th Internat. Sympos. on Gastrointestinal Motility, Banff, Alberta, Canada, p. 337–346. Vancouver: Mitchell Press 1974.

32. Thomas, P., Earlam, R. J.: The effect of the gastro-intestinal polypeptide hormones on the electrical and pressure activity of the isolated perfused canine gastro-oesophageal sphincter. In: Proc. 4th Internat. Sympos. on Gastrointestinal Motility, Banff, Alberta, Canada, p. 243–250. Vancouver: Mitchell Press 1974.

33. Waldeck, F.: Functional analysis of the lower esophageal sphincter. Pflügers Arch. ges. Physiol. **307**, R 99 (1969).

34. Waldeck, F.: A new procedure for functional analysis of the lower esophageal sphincter (LES) Pflügers Arch. ges. Physiol. **335**, 74–84 (1972).

35. Waldeck, F., Jennewein, H. M., Graubner, P.: Methodische Untersuchungen zur Druckmessung im Oesophagus. Leber Magen Darm **2**, 14–16 (1972).

36. Waldeck, F., Jennewein, H. M., Siewert, R.: The continuous withdrawal method for the quantitative analysis of the lower oesophageal sphincter (LES) in humans. Europ. J. Clin. Invest. **3**, 331–337 (1973).

37. Waldeck, F., Jennewein, H. M., Siewert, R.: Manometric methods for measuring rapid pressure changes in the esophagus and its sphincters. In: Proc. 4th Internat. Sympos. on Gastrointestinal Motility, Banff, Alberta, Canada, p. 449–456. Vancouver: Mitchell Press 1974.

38. Waldeck, F., Jennwein, H. M., Siewert, R., Nieder, B.: Manometric methods for functional analysis of the lower esophageal sphincter (LES) and the act of swallowing. In: The function of the esophagus. Proceedings of an European Symposium, Odense 1972 (Eds. Sorensen, H. R., Jepsen, O., Pedersen, S. A.), p. 2–9. Odense: Odense University Press 1973.

39. Waldeck, F., Siewert, R., Jennewein, H. M.: Pressure measurements in the upper esophageal sphincter by means of undistensible balloon catheters. Digestion, in preparation.

40. Weisbrodt, N. W.: Application of extraluminal force transducer to motility. In: Proc. 4th Internat. Sympos. on Gastrointestinal Motility, Banff, Alberta, Canada, p. 333–336. Vancouver: Mitchell Press 1974.

41. Wienbeck, M.: Die intraoesophageale Druckmessung in der Differentialdiagnose der Dysphagie. In: Verhandlungen der Deutschen Gesellschaft für Innere Medizin. 80. Kongreß für Innere Medizin, Wiesbaden 1974, p. 353–360. München: Bergmann 1975.

42. Winans, F.: The pharyngoesophagcal closure mechanism: A manometric study. Gastroenterology **63**, 768–777 (1972).

43. Winans, C. S., Harris, L. D.: Quantitation of lower esophageal sphincter competence. Gastroenterology **52**, 773–778 (1967).

44. Dodds, W. J., Stef, J. J., Hogan, W. J.: Factors determining pressure measurement accuracy by intraluminal esophageal manometry. Gastroenterology **70**, 117–123 (1976).

13. Kapitel

Klinische Anwendung der Oesophagusmanometrie

R. SIEWERT, H. F. WEISER und F. WALDECK

I. Einleitung

Im Mittelpunkt der klinischen Manometrie steht die sogenannte *Dreipunktmanometrie*. Sie erlaubt eine klinisch relevante Funktionsanalyse im Bereich des Oesophagus und seiner Verschlußsysteme. Die *Durchzugmanometrie* stellt eine Ergänzung dieser Untersuchungsmethode dar. Sie dient zur Beurteilung des Tonus im unteren Oesophagussphincter (UOS) bei pharmakologischen Funktionstests und klinisch-experimentellen Untersuchungen. Die *verläßlichste Diagnostik* geschieht durch Anwendung beider Manometrieverfahren.

Die Manometrie ist ein zeitaufwendiges, aber für den Patienten wenig belästigendes und praktisch risikoloses Untersuchungsverfahren. Sorgfalt des Untersuchers und Kooperationsbereitschaft des Patienten sind unabdingbare Voraussetzungen. Die Interpretation der Druckkurven ist oftmals schwierig und erfordert Übung und Erfahrung. Da die Manometrie nur einen — wenn auch wesentlichen — Teil der möglichen Untersuchungsverfahren am Oesophagus darstellt, erzielt sie auch nur in Kombination mit diesen Verfahren ein Optimum an Aussagekraft.

II. Aussagefähigkeit der Manometrie

Die Manometrie ist nur in der Lage, Druckänderungen zu erfassen. Morphologische Diagnosen sind durch dieses Untersuchungsverfahren nicht möglich. So ist die Diagnose einer Hiatushernie ebensowenig wie die einer Oesophagitis durch Druckmessungen möglich. Auch zur Verifizierung tumoröser Veränderungen in der Speiseröhre vermag die Manometrie keinen Beitrag zu leisten.

Welche *Fragen* können durch die Manometrie beantwortet werden:

1. Lokalisation der Sphincteren, insbesondere des UOS.
2. Ruhedruck in UOS, oberem Oesophagussphincter (OOS) und tubulärem Oesophagus.
3. Schluckreflektorische Erschlaffung des UOS oder OOS (koordiniert?, ausreichend?).
4. Tonisierbarkeit des unteren Oesophagussphincters (z.B. unter Bauchkompression).
5. Schluckperistaltik im tubulären Oesophagus (koordiniert?, propulsiv?, simultan?, repetitiv?, Progressionsgeschwindigkeit).
6. Tonusänderungen unter Pharmaka.

Zur Beantwortung dieser Fragen sind die Dreipunktmanometrie und die Durchzugmanometrie in der Regel ausreichend. Modifikationen dieser Verfahren — in Form der Radiomanometrie und der Pharmakomanometrie — stehen zur Untersuchung spezieller Fragen zur Verfügung.

III. Dreipunktmanometrie

Prinzip

Messung von Druckänderungen an drei verschiedenen Stellen des Oesophagus mit kontinuierlich perfundierten Kathetern.

Durchführung

Material:

1. Die intraluminalen Druckmessungen bei der Dreipunktmanometrie werden mit 3 jeweils an den distalen Enden verschlossenen Polyvinylschläuchen (Innendurchmesser 2 mm, Außendurchmesser 3 mm) durchgeführt. Unmittelbar oberhalb des verschlossenen Endes jeder Sonde befindet sich eine Öffnung von 1 mm Durchmesser.

Empfehlenswert ist die Verwendung von Metallzwischenstücken mit gebohrtem Loch. Die Meßkatheter sind in ganzer Länge parallel so mit einem PVC-Kleber aneinandergeklebt, daß alle 3 Öffnungen frei liegen. In der Höhe sind die Katheteröffnungen jeweils 5 cm voneinander entfernt, wodurch eine gleichzeitige Druckübertragung an 3 verschiedenen Punkten möglich ist. Die Länge der Kathetereinheit beträgt ca. 1,5 m.

2. Die Meßkatheter werden luftblasenfrei an Druckwandler (z.B. Bell u. Howell bzw. Statham) angeschlossen.

3. Über ein T-Rohr steht jeder Katheter außerdem mit einem Perfusor in Verbindung (z.B. Unita-I, Fa. B. Braun). Während der Messungen werden die 3 Katheter getrennt volumenkonstant und kontinuierlich mit Wasser perfundiert (2 ml/min).

4. Die Drucke werden auf einem Registriergerät (z.B. Pigmentbandpolygraph, Fa. Hellige) fortlaufend registriert.

5. Gleichzeitig werden die Atemphasen mit einem an der Nase angebrachten Thermistor auf dem gleichen Schreiber aufgezeichnet.

6. Über eine zusätzliche Drucksonde kann der Beginn des Schluckaktes im Mund registriert werden.

Testprotokoll

1. Aufklärung des Patienten über den beabsichtigten Test und die Harmlosigkeit der Untersuchung.

2. Einführen des luftblasenfrei mit destilliertem Wasser gefüllten Kathetersystems am sitzenden Patienten durch den Mund bis in den Magen.

Zur Manometrie Einnahme der horizontalen Rückenlage des Patienten; die Druckwandler werden dabei in Höhe der mittleren Axillarlinie (Oesophagusniveau) auf einem verstellbaren Zusatztisch fixiert.

3. Vor Beginn der Untersuchung wenigstens 15minütige Pause zur Gewöhnung des Patienten an die liegenden Meßsonden.

4. Nochmalige Durchspülung des Kathetersystems.

5. Überprüfung der Sondenlage durch Registrierung der Druckschwankungen. Dabei müssen typische intraabdominale, von der Atmung abhängige, gleichmäßige Druckkurven für alle 3 Katheter registrierbar sein.

Während der gesamten Untersuchung wird durch eine Markierung am Registriergerät die jeweilige Lage des Kathetersystems in Zentimetern, bezogen auf die distale Sonde, registriert. Alle Druckwerte werden in mm Hg gemessen. Definitionsgemäß werden stets die endexspiratorischen Drucke ausgewertet. Als Null-Linie wird die Fundusdruckkurve gewählt.

6. Beginn der Untersuchung. Manuelles, schrittweises Zurückziehen der Katheter aus dem Magenfundus in Abständen von 0,5 cm. An den einzelnen Meßpunkten werden die Katheter für jeweils wenigstens 30 sec belassen. Schließlich werden sie so lokalisiert, daß die distale Öffnung noch im Magenfundus, die mittlere Öffnung an der Stelle höchsten Druckes im unteren Oesophagussphincter und die proximale Öffnung 5 cm oberhalb im tubulären Oesophagus liegen. In dieser Position erfolgt die Registrierung der Ruhedrucke über mehrere Minuten. Die Patienten werden mehrmals aufgefordert, Speichel zu schlucken. Dabei Registrierung der Speiseröhrenperistaltik und des schluckreflektorischen Verhaltens des unteren Oesophagussphincters. Es ist notwendig, wenigstens 8–10 Schluckakte zu registrieren.

7. *Bauchkompressionstest.* Hierbei wird der intraabdominelle Druck (gemessen am Fundusdruck) durch externe Bauchkompression auf ca. 20 mm Hg erhöht. Die Druckänderungen im Sphincterbereich und in der distalen Speiseröhre werden dabei gleichzeitig registriert. Eine intraabdominelle Druckerhöhung kann auch durch das Anhebenlassen der gestreckten Beine des Patienten erzielt werden. Dabei entstehen jedoch relativ hohe intraabdominelle Drucke (ca. 40–60 mm Hg). Ebenso kann die intraabdominelle Drucksteigerung durch willkürliche Bauchpresse bei geöffneter Stimmritze erreicht werden.

8. Danach wird das Kathetersystem weiter schrittweise in 0,5 cm Abständen zurückgezogen, bis die Öffnung des distalen Katheters im unteren Oesophagussphincter liegt. In dieser Position erneut Registrierung von wenigstens 8–10 Schluckakten.

9. Danach Fortsetzen des schrittweisen Zurückziehens in 0,5 cm Abständen und

Registrierung der Schluckperistaltik in verschiedenen Positionen im Bereich des tubulären Oesophagus.

10. Lokalisation des oberen Oesophagussphincters. Das Kathetersystem wird so weit zurückgezogen, daß die mittlere Meßöffnung im oberen Oesophagussphincter liegt. Die proximale Öffnung liegt dann im Pharynx 5 cm oral vom OOS, und die distale Öffnung befindet sich 5 cm aboral davon im tubulären Oesophagus. Registrierung von 8–10 Schluckakten zur Überprüfung des schluckreflektorischen Verhaltens des oberen Oesophagussphincters.

11. Entfernung der Meßkatheter.

Beurteilung

Sämtliche oben beschriebenen Fragestellungen können mit der Dreipunktmanometrie bearbeitet werden. Als Normalbefund für den unteren Oesophagussphincter gilt, daß der durch externe Bauchkompression

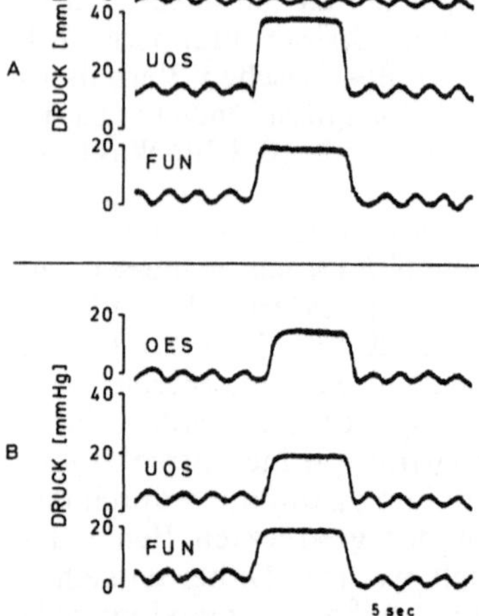

Abb. 1. Simultane Druckregistrierung im tubulären Oesophagus (*OES*), *UOS* und Magenfundus (*FUN*) (Dreipunktmanometrie) bei Abdominalkompression an einer gesunden Versuchsperson (Teil A) und einem Patienten mit Sphincterinsuffizienz (Teil B). Beim Gesunden steigt der Sphincterdruck bei Abdominalkompression auf einen Wert über den Fundusdruck an und der Druck im Oesophagus bleibt konstant. Der Patient mit Sphincterinsuffizienz zeigt nach Abdominalkompression nur eine geringe Drucksteigerung im *UOS* sowie eine Druckübertragung in den tubulären Oesophagus

erzeugte intragastrale Druck zu einer überschießenden Drucksteigerung im UOS führt und im distalen Oesophagus keine Druckerhöhung nachweisbar ist (Abb. 1). Eine im Oesophagus nachweisbare Drucksteigerung unter unphysiologisch hohen intraabdominellen Drucken ist nicht als pathologischer Befund zu werten. Der untere Oesophagussphincter selbst muß in Koordination zur propulsiv ablaufenden Peristaltik des tubulären Oesophagus ausreichend, d. h. bis auf Fundusdruck, schluckreflektorisch erschlaffen (vgl. 4. Kapitel, Abb. 3). Für den oberen Oesophagussphincter gilt, daß die rasch ablaufende schluckreflektorische Erschlaffung in Koordination zur Druckwelle im Pharynx ebenfalls bis auf Null erfolgen muß (vgl. 2. Kapitel, Abb. 3).

Für spezielle Krankheitsbilder typische Befunde werden in den entsprechenden Kapiteln besprochen.

Interpretation

Die mit dieser Versuchsanordnung zu erzielenden Informationen sind in erster Linie funktionell und qualitativ. Sie gestatten im klinischen Rahmen eine einwandfreie Diagnostik von Motilitätsstörungen der Speiseröhre und ihrer Verschlußsysteme. Quantitative Ergebnisse sind dagegen mit der Dreipunktmanometrie nur bedingt zu gewinnen.

IV. Radiomanometrie

Prinzip

Kombinierte röntgenologisch-manometrische Lokalisation des unteren Oesophagussphincters bzw. der Kardia.

Pathophysiologische Grundlage

Beim Vorliegen peptischer Oesophagusstenosen ist es durch radiologische Untersuchung allein oftmals schwierig, einwandfrei den unteren Oesophagussphincter zu lokalisieren. Eine derartige Lokalisation ist aber für die exakte Klassifikation der Stenosen (s. 22. Kapitel) von großem Interesse. Mit Hilfe der Radiomanometrie ist eine derartige Lokalisation einwandfrei möglich.

Durchführung

1. Entsprechend den unter III. dargestellten Bedingungen wird mit einer Dreipunktsonde der UOS so lokalisiert, daß die mittlere Öffnung im Bereich höchsten Druckes im UOS liegt. Gelegentlich bereitet diese Lokalisation auch manometrisch Schwierigkeiten, wenn nur noch eine geringe oder gar keine Hochdruckzone mehr nachweisbar ist. In diesen Fällen sollte eine Tonisierung der Sphinctermuskulatur durch Pentagastrin (0,6 µg/kg KG i.v.) versucht werden.

Oftmals gelingt mit dieser Stimulation eine manometrische Darstellung der Hochdruckzone. Gelingt in Ausnahmefällen auch dann noch keine einwandfreie Lokalisation, so hat definitionsgemäß das Ende der oesophagustypischen Schluckperistaltik als Kardia zu gelten.

2. Nach so erfolgter Lokalisation wird die Manometriesonde befestigt und röntgenologisch zur Darstellung gebracht. Dafür ist eine Markierung der Manometriesonde mit einem röntgendichten Metallstreifen erforderlich.

3. Nach manometrischer Lokalisation erfolgt mit einem Gastrografinschluck die röntgenologisch-topographische Lokalisation.

Beurteilung

Durch die Radiomanometrie gelingt eine zuverlässige Lokalisation des UOS.

V. Durchzugmanometrie

Prinzip

Registrierung eines Druckprofils im unteren Oesophagussphincter bei einmaligem Durchzug eines perfundierten 4-Loch-Katheters.

Material

1. 1,2 m langer PVC-Schlauch, dessen aborales Ende verschlossen ist. Der Katheter enthält ca. 10 cm oberhalb seines verschlossenen Endes auf gleicher Höhe 4 seitliche Öffnungen von je 1 mm Durchmesser (oder Metallzwischenstück mit 4 Bohrungen).

2. Der Katheter wird an einen Druckwandler (z.B. Bell u. Howell oder Statham) angeschlossen.

3. Mit einer Perfusionspumpe (z.B. Unita-I, Fa. B.Braun) wird der Katheter kontinuierlich volumenkonstant (5 ml/min) perfundiert.

4. Der Katheter wird mit Hilfe eines Motors mit konstanter Geschwindigkeit (5 mm/sec) aus dem Magen durch den unteren Oesophagussphincter in den tubulären Oesophagus zurückgezogen.

5. Fortlaufende Druckregistrierung auf einem Registriergerät (z.B. Pigmentbandpolygraph, Fa. Hellige) während des Durchzugs.

Testprotokoll

1. Aufklärung des Patienten über den beabsichtigten Test und die Harmlosigkeit der Untersuchung.

2. Einführen des luftblasenfrei mit Wasser gefüllten Katheters in sitzender Position des Patienten.

3. Wenigstens 15 min Gewöhnung des Patienten an den liegenden Katheter in horizontaler Körperlage.

4. Erneutes Durchspülen des Katheters mit Wasser.

5. Überprüfung der Katheterlage durch Registrierung der typischen, intraabdominellen, atemabhängigen Druckschwankungen.

6. Erklären des Testes und Üben des Atemstillstandes mit dem Patienten.

7. Durch schrittweises (0,5 cm Abstände) Zurückziehen des Katheters wird der untere Oesophagussphincter lokalisiert. Danach erneutes Vorschieben des Katheters für etwa 3–4 cm.

8. Nach tiefer Inspiration in endexspiratorischem Atemstillstand maschinelles Zurückziehen des Katheters unter entsprechender Dauerperfusion. Der Katheter wird dabei aus dem Magenfundus durch den unteren Oesophagussphincter bis in den tubulären Oesophagus zurückgezogen. Das dabei entstehende Druckprofil wird unmittelbar mit dem Schreiber registriert. Beendigung des Durchzugvorganges und der Perfusion unmittelbar nach Passieren der Hochdruckzone.

9. Der Katheter wird nach dem Meßvorgang wieder so weit vorgeschoben, daß die Öffnungen 3–4 cm aboral des unteren Oesophagussphincters liegen.

10. Erneute Messung nach ca. 2–3 min.

Beurteilung

Bei dieser Manometriemethode wird das gesamte Druckprofil im unteren Oesophagussphincter kontinuierlich und direkt registriert. Aus diesen Kurven ist leicht das entscheidende Druckmaximum abzulesen. Aufgrund von Modellversuchen ist davon auszugehen, daß mit dieser Manometriemethode eine quantitative Registrierung der Drucke im unteren Oesophagussphincter erfolgt. Die bei klinischen Untersuchungen gelegentlich auftretenden Unregelmäßigkeiten im Druckprofil können durch eine mechanische Irritation des Sphincters, durch psychische Einflüsse oder durch eine unwillkürliche tertiäre Peristaltik im distalen Oesophagus bzw. schluckreflektorische Erschlaffung des unteren Oesophagussphincters unter Versuchsbedingungen zustande kommen.

VI. Pharmako-Manometrie

Prinzip

Registrierung der Druckänderungen im unteren Oesophagussphincter unter pharmakologischer Beeinflussung.

Pathophysiologische Grundlage

Manometrische Untersuchungen der letzten Jahre haben gezeigt, daß der Ruhedruck im unteren Oesophagussphincter allein praktisch keine eindeutige Aussage über die Funktion des Verschlußsystems erlaubt. Es ist daher von größerem Interesse, die Leistungsfähigkeit des Sphincters zu erfassen. Dazu dient die Registrierung der maximalen Tonisierbarkeit des Sphincters unter pharmakologischer Stimulation. Als Pharmaka stehen Polypeptidhormone (Pentagastrin) oder Parasympathicomimetica (Urecholin etc.) zur Verfügung. In entsprechender Weise kann auch die Reaktion des UOS bei Vorliegen eines über die Norm erhöhten Druckes auf z.B. Glucagon, Secretin oder Parasympatholytica (Atropin) untersucht werden.

Material

Diese Untersuchungen können sowohl mit der Dreipunktmanometrie als auch mit der Durchzugmanometrie erfolgen. Wegen der quantitativen Aussagekraft der Durchzugmanometrie ist diesem Verfahren der Vorzug zu geben.

Testprotokoll

1. Vorgehen wie bei der Durchzugmanometrie einschließlich der Registrierung der Ruhedrucke.

2. Nach Registrierung von 4–6 gleichmäßigen Ruhedruckprofilen intravenöse Injektion der Testsubstanz.

3. Weitere Registrierung des Druckprofils nach 1, 3, 5, 7, 10 und 15 min.

Beurteilung

Als normale Zunahme des Höchstdruckes ist nach Gabe von 0,6 µg/kg KG Pentagastrin i.v. eine Druckerhöhung um wenigstens 20 mm Hg anzusehen [26].

Literatur

s. 12. Kapitel.

14. Kapitel

Säureperfusion und pH-Metrie

A. L. BLUM und G. J. KREJS

I. Säureperfusionstest (sog. Bernstein-Test)

Prinzip

Erfassung subjektiver Beschwerden bei Säureperfusion der Speiseröhre

Pathophysiologische Grundlage

Bei der Refluxkrankheit führt eine Ansäuerung der Speiseröhre zu subjektiven Beschwerden. Der Grund für die Beschwerden ist nicht sicher bekannt. Die Ansäuerung der Speiseröhre Refluxkranker bewirkt tertiäre Kontraktionen und andere Motilitätsstörungen [10]. Obwohl eine Behandlung mit Anticholinergica die abnorme Motilität zum Verschwinden bringt, können die Beschwerden bestehen bleiben [1]. Es ist somit nicht sicher, ob die abnorme Motilität die Ursache für die Beschwerden ist. Oesophagitis, d.h. entzündliche Infiltration der Lamina propria und eventuell Acanthose des Epithels könnten eine Ursache verstärkter Säureempfindlichkeit sein, doch findet sich ein positiver Bernstein-Test auch bei Reflux-Patienten ohne histologisch erkennbare Veränderungen der Oesophagusschleimhaut [5], während umgekehrt der Test bei Oesophagitis negativ sein kann. Schmerz bei Säureperfusion bedeutet nicht, wie ursprünglich von Bernstein [4] angenommen, das Vorhandensein einer Oesophagitis, sondern nur Überempfindlichkeit der Speiseröhre auf Ansäuerung, wie sie bei Refluxkranken, gelegentlich aber auch bei Gesunden vorkommt.

Durchführung

Material

— Polyäthylenkatheter (äußerer Durchmesser 3 mm) mit röntgendichten Markern im Abstand von 5 cm, röntgendichte Magensonde.

— 2 Infusionspumpen für Infusionsgeschwindigkeiten von 3 und 6 ml/min, oder Infusionsflaschen mit Tropfenzählern, zu Beginn geeicht auf 120 Tropfen pro Minute.

— Dreiwegehahn zur Verbindung des Katheters mit Infusionspumpen oder Infusionsflaschen.

— Körperwarme 0,1 n HCL-Lösung und physiologische NaCl-Lösung. Während des Tests erhält der Patient ca. 1 g NaCl. In Fällen, in denen NaCl kontraindiziert ist, kann 5% Glucose verwendet werden.

— pH-Indikatorpapier (pH 1–12).

— Durchleuchtungsgerät.

— Bequemer Stuhl oder Sessel.

— Vorgedrucktes Protokoll für 5minütige Befragung nach subjektiven Symptomen.

Testprotokoll

— Erklären des Tests, speziell Hinweis auf die Befragung in 5minütigen Abständen und Aufforderung, Beschwerden auch spontan zu melden.

— Einführen des Katheters durch die Nase in den Magen unter Durchleuchtungskontrolle.

— Aspiration von Magensaft, Kontrolle mit pH-Indikatorpapier.

— Zurückziehen des Katheters unter radiologischer Kontrolle; wenn Spitze am Übergang mittleres/oberes Oesophagusdrittel liegt (ca. 25 cm distal von oberer Zahnreihe), Sonde an Nase und Wange mit Heftpflaster fixieren.

— Patienten mit Rücken gegen Infusionspumpen oder Infusionsflaschen setzen. Umschaltmanöver müssen für den Patienten unsichtbar und unhörbar geschehen.

— Befragung nach subjektiven Symptomen gemäß Protokoll in 5minütigen Abständen während des ganzen Tests. Ins Protokoll werden auch die spontan geäußerten Beschwerden eingetragen.

— Perfusion von NaCl 3 ml/min im Zeitraum von 0–15 min.

— Perfusion von 0,1 n HCl 3 ml/min im Zeitraum von 15–30 mm,

— falls dabei keine Beschwerden, Perfusion von 0,1 n HCl 6 ml/min im Zeitraum von 30–45 min,

— falls Beschwerden, Perfusion von 0,1 n HCl 3 ml/min im Zeitraum von 30–45 min,

— falls während HCl-Perfusion keine Beschwerden, Abbruch nach 45 min,

— falls Beschwerden, NaCl 3 ml/min im Zeitraum von 45–60 min.

Beurteilung

Pathologischer Test: Subjektive Symptome beginnen in den ersten 15 min der HCl-Perfusion und verschwinden anschließend während der NaCl-Perfusion wieder. Die Beschwerden sind identisch mit den anamnestisch angegebenen Beschwerden.

Normaler Test: Keine subjektiven Beschwerden während des Tests.

Fraglicher Test: Symptome auch während NaCl-Perfusion; nicht identisch mit anamnestisch angegebenen Beschwerden; treten erst am Ende der HCl-Perfusion auf; verschwinden bereits vor Abbruch der HCl-Perfusion wieder.

Etwa die Hälfte der Patienten mit einem pathologischen Test klagt über retrosternales Brennen und Sodbrennen, ein Viertel nur über epigastrische Schmerzen, der Rest über beides.

Interpretation der Resultate

Ein pathologischer Test ist vereinbar mit Refluxkrankheit. Der Test ist bei ca. 50% der Refluxkranken normal oder fraglich pathologisch, bei ca. 10% der gesunden Kontrollen pathologisch [5].

II. Säureclearancetest

Prinzip

Zählen der Schluckakte bis zur vollständigen Entleerung eines Säurebolus aus dem Oesophagus in den Magen.

Physiologische Grundlage

Ein verlängerter Kontakt der Speiseröhre mit Säure und anderen Verdauungssäften kann zur Schädigung der Oesophagusschleimhaut führen.

Ein Reflux von Mageninhalt wird auch bei Gesunden beobachtet, doch vermag die gesunde Speiseröhre das Regurgitat rasch wieder in den Magen zurückzubefördern. Eine Störung der Fähigkeit zur Selbstreinigung kann vier Ursachen haben:

1. Unfähigkeit, einen willkürlich ausgelösten Schluckakt in eine bis zum unteren Sphincter durchgehende peristaltische Welle umzuwandeln,

2. Verminderte Kontraktionskraft (neurogen bzw. myogen) des tubulären Oesophagus.

3. Komplette Inkompetenz des unteren Oesophagussphincters; der Versuch zur Selbstreinigung wird durch kontinuierlichen Reflux zunichte gemacht.

4. Stenose im terminalen Oesophagus, Erschwerung des Austritts von Flüssigkeit aus der Speiseröhre.

3 ist ein typischer Befund bei der Refluxkrankheit, *1* findet sich bei Refluxkranken insbesondere nach Ansäuerung der Speiseröhre und ist charakteristisch für den diffusen Spasmus und die Achalasie, *2* ist besonders charakteristisch für die Sklerodermie und *4* für die Achalasie.

Durch den Säureclearance-Test wird somit ein komplexer Vorgang gemessen, der sowohl von der Funktion des tubulären Oesophagus als auch des unteren Sphincters abhängt [7].

Der Test eignet sich nicht für differentialdiagnostische Untersuchungen, da ein pathologisches Resultat verschiedenste Ursachen haben kann. Es handelt sich um eine hochempfindliche Untersuchung; ein normales Resultat ist mit einer Funktionsstörung der unteren Speiseröhre schwer vereinbar.

Durchführung

Material

— Manometrieeinheit zur Lagebestimmung des unteren Sphincters. Nötigenfalls läßt sich die Sphincterlage auch radiologisch abschätzen.

— pH-Elektrode (z. B. Ingold, Modell 440) mit pH-Meter. Das pH-Meter (digital) seinerseits wird an einem Schreiber angeschlossen, welcher die pH-Schwankungen registriert. Die kontinuierliche Registrierung des pH ist fakultativ.

— Polyvinylkatheter mit einem äußeren Durchmesser von 3 mm wird mit Tetrahydrofuran an die Elektrode geklebt. Das offene Ende des Katheters liegt 10 cm proximal von der Elektrode. Der Katheter wird durch einen Adapter mit einer 20 ml-Kunststoff-Injektionsspritze verbunden.

— 15 ml 0,1 n HCl in Injektionsspritze.

— Zählwerk (z. B. Leucozytenzähler), welches mit der Markierfeder des Schreibers verbunden ist. Der Proband drückt bei jedem Schluckakt eine Taste. Die Manschette wird an einen separaten Kanal des Schreibers angeschlossen. Falls die Mittel beschränkt sind, werden die Schluckakte ohne Registrierung fortlaufend durch den Versuchsleiter gezählt. Besonders vorteilhaft ist die Registrierung der Oesophagusperistaltik in Höhe der pH-Elektrode durch einen nicht perfundierten Katheter, der an der pH-Elektrode befestigt ist.

Testprotokoll

— Vor dem Test muß der untere Oesophagussphincter lokalisiert werden.

— Erklären des Tests.

— Einführen der Elektrode durch den Mund in den Magen, Messung des Magen-pH.

— Zurückziehen der Elektrode. Wenn Spitze 5 cm proximal vom oberen Ende des unteren Oesophagus liegt, wird das Kabel fixiert.

— Die folgenden Schritte werden zuerst im Stehen, dann im Sitzen und schließlich im Liegen durchgeführt.

— Einschalten des pH-Meters und Schreibers, Messen des neutralen Oesophagus-pH.

— Instillation von 15 ml 0,1 n HCl innerhalb von 5 sec.

— Aufforderung zum willkürlichen Schlucken. Die Schluckfrequenz wird dem Probanden freigestellt.

— Registrierung der Schluckakte, bis pH 6 erreicht ist. Falls nach 60 Schluckakten das pH noch immer kleiner als 6 ist, wird der Test abgebrochen; Nachtrinken von Wasser, bis das pH über 6 steigt.

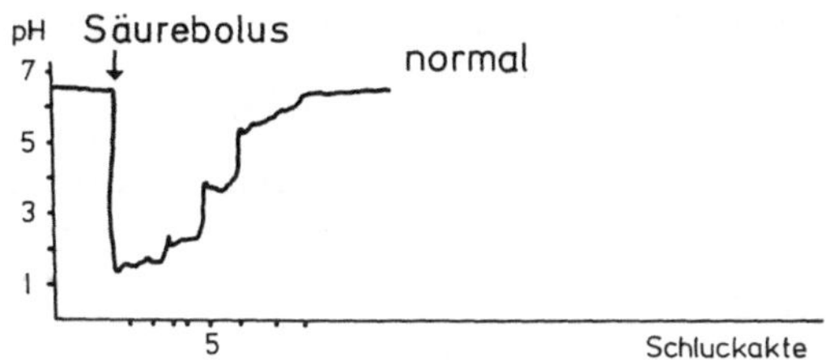

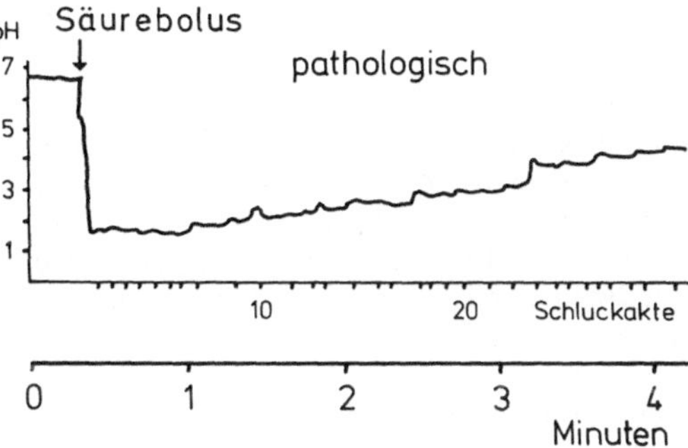

Abb. 1. Regelrechte (oben) und pathologische (unten) Säureclearance

Beurteilung

Wenn die Summe der Schluckakte im Stehen 12, Sitzen 21, Liegen 17, bzw. bei allen drei Positionen zusammen 58 übersteigt, ist das Resultat pathologisch. Abbildung 1 zeigt einen typischen normalen und pathologischen Test.

Interpretation der Resultate

Der Test ist bei den meisten Refluxkranken pathologisch [5]. Die Häufigkeit falsch positiver und falsch negativer Tests ist in Tab. 1 angegeben. Die diagnostische Aussagekraft des Tests wird jedoch dadurch beschränkt, daß gewisse Patienten ohne Speiseröhrenerkrankung, z.B. solche mit Angina pectoris, ebenfalls eine abnorme Säure-Clearance haben (Kappeler, unveröffentlichte Resultate).

III. Refluxprovokationstest

Prinzip

pH-metrische Erfassung von Refluxepisoden während Provokationsmanövern.

Tabelle 1. Säureclearance (Mittelwert $\pm$ Standarddeviation)

Körperstellung	Anzahl Schluckakte		Refluxpatienten mit normalem Tests (%)	Gesunde mit pathologischen Tests (%)
	Refluxpatienten	Gesunde Kontrollen		
stehend	23 ± 17	8 ± 4	12	37
sitzend	27 ± 18	10 ± 6	21	31
liegend	40 ± 19	19 ± 13	17	44
Summe aller drei Tests	92 ± 43	37 ± 21	17	23

Pathophysiologische Grundlage

Die entscheidende Funktion des unteren Oesophagussphincters — und eventuell anderer Antirefluxmechanismen — (vgl. 20. Kapitel) besteht in der Verhütung eines Refluxes während Episoden mit vorübergehend starker Zunahme des Druckgradienten zwischen Abdomen und Thorax. Der inkompetente untere Sphincter ist nicht so sehr durch eine Verminderung des Ruhedrucks als vielmehr durch eine ungenügende reflektorische Kontraktion während solcher Episoden charakterisiert. Diese Fähigkeit, einen Reflux auch unter schwierigen Bedingungen, speziell nach Ansäuerung des Duodenums, zu verhüten, wird im Refluxprovokationstest erfaßt.

Durchführung

Material

—Manometrieeinheit zur Lagebestimmung des unteren Sphincters. Nötigenfalls läßt sich die Sphincterlage auch radiologisch abschätzen.

— pH-Elektrode (z.B. Ingold, Modell 440) mit digitalem pH-Meter. Ein Schreiber zur Registrierung der pH-Schwankungen ist fakultativ.

— Testprotokoll (vgl. Tab.2).

Testprotokoll

— Vor dem Test muß der untere Oesophagussphincter lokalisiert werden.

— Erklären des Tests.

— Position der Elektrode wie beim Säureclearancetest.

— Durchführung der Provokationsmanöver gemäß der in Tab.2 angegebenen Reihenfolge, beginnend mit einer Untersuchung auf spontanen Reflux in Rückenlage bis zum Schlucken in Kopftieflage.

— Instillation von 300 ml 0,1 n HCl in den Magen.

— Durchführung der zweiten Serie von Provokationsmanövern.

— Als Reflux wird ein Abfall des pH unter 4 gewertet.

Tabelle 2. Punktesystem für Refluxprovokationstest

Körperlage	spontan	Husten	Valsalva	Müller	gestreckte Beine anheben	Schluk-ken	Total
Vor Säureinstillation							
Rückenlage	10	6	6	6	6	—	34
linke Seitenlage	8	4	4	4	—	—	20
Kopftieflage	8	4	4	4	4	4	28
Nach Säureinstillation							
Rückenlage	5	3	3	3	3	—	17
linke Seitenlage	4	2	2	2	—	—	10
Kopftieflage	4	2	2	3	2	2	15
Total	39	21	21	22	15	6	124

Falls in allen geprüften Positionen Reflux auftritt, wird der Test mit 124 Punkten bewertet, falls nur einmal nach Säureinstillation beim Schlucken in Kopftieflage Reflux auftritt, mit 2 Punkten. Bei Reflux im Stehen (Spontanreflux) erhält der Patient die maximale Punktzahl und der Test wird abgebrochen.

Beurteilung

Mehr als 22 Punkte sind pathologisch.

Interpretation

In unseren Untersuchungen hatten Refluxpatienten im Mittel 29±21 Punkte, gesunde Kontrollen 12±12 Punkte (Mittel ± Standarddeviation). Mehr als zwei Drittel der Gesunden haben Werte von weniger als 10 Punkten, bei 8% der Gesunden ist der Test pathologisch. Ein normaler Test fand sich bei 42% der Refluxpatienten [5]. Dieser Test ist vor allem in Kombination mit radiologischen Refluxprovokationstests (vgl. 10. Kapitel) nützlich und wird zur Erfolgsbeurteilung von Antirefluxoperationen empfohlen.

IV. Säurerefluxtest

Prinzip

Zählen der willkürlichen Schluckakte bis zur Neutralisierung der Speiseröhre, nachdem durch Rückziehen einer Sonde Reflux provoziert worden ist.

Pathophysiologische Grundlagen

Die Grundlagen sind dieselben wie für Säureclearance- und Refluxprovokationstest [3].

Durchführung

Material
Ähnlich wie bei Säureclearance-Test. 100 oder 200 ml Kunststoffinjektionsspritze, 300 ml 0,1 n HCl.

Testprotokoll

— Vor dem Test muß der untere Oesophagussphincter lokalisiert werden.
— Erklären des Tests.

— Einführen der Elektroden-Sondeneinheit während Durchleuchtungskontrolle durch den Mund in den Magen; Messung des Magen-pH.
— Instillation von 300 ml 0,1 n HCl in den Magen innerhalb 3 Minuten.
— Einschalten von pH-Meter und Schreiber.
— Rasches Zurückziehen der Elektrode, Spitze 5 cm proximal des unteren Oesophagussphincters.
— Aufforderung zum willkürlichen Schlucken. Die Schluckfrequenz wird dem Probanden freigestellt. Registrierung der Schluckakte, bis pH 6 erreicht ist.

Beurteilung

Mehr als 15 Schluckakte sind pathologisch.

Interpretation

Bei 12% der Gesunden ist der Test pathologisch, bei 38% der Refluxpatienten normal [5].

V. Langzeit-pH-Metrie

Prinzip

Messung von Refluxepisoden nach dem Essen und während des Schlafs.

Pathophysiologische Grundlagen

Die meisten Refluxpatienten verspüren die stärksten Beschwerden nach den Mahlzeiten und nachts. Fette und andere Bestandteile der Nahrung hemmen die Sphincterkontraktion [9]. Im Schlaf fallen die willkürlichen Schluckakte weg, und zudem ist der Sphincterdruck im Liegen niedriger als im Stehen [2]. Refluxepisoden, die während eines normalen Tag-Nacht-Rhythmus auftreten, sollen mit der Langzeit-pH-Metrie gemessen werden. Der Wert der Methode wird dadurch geschmälert, daß der Patient das lange Verweilen der pH-Elektrode als störend empfindet. Würgen kann zu Reflux führen. Patienten mit liegender pH-Sonde können oft nicht schlafen. Zudem ist der Test nur an hospitalisierten Patienten durchführbar. Trotz dieser Nachteile wird der Test von manchen Zentren als der zuverlässigste Refluxtest empfohlen.

Durchführung

Material

— Manometrieeinheit zur Lagebestimmung des unteren Sphincters.
  — pH-Elektrode (Ingold, Modell 440).
  — Digitales pH-Meter.
  — Schreiber zur Registrierung des pH.

Testprotokoll

— Einführen der Elektrode am späten Nachmittag.
  — Zum Abendessen Flüssigkeiten nach Belieben, aber keine festen Speisen.
  — Meßperiode von 20.30 bis 06.00 Uhr.

Beurteilung

Ein pH unter 4 von insgesamt länger als einer halben Stunde ist pathologisch.

Interpretation

Patienten mit geringgradigen Refluxbeschwerden sollen in über 90% ein normales Resultat haben, Patienten mit starken. Refluxbeschwerden in über 90% ein pathologisches [8]. Zahlreiche Fehlerquellen durch Verrutschen der Elektrode, Störung der Eichung etc. sind zu berücksichtigen.

VI. Endoskopische pH-Metrie

Prinzip

pH-Messung während Fiberendoskopie.

Physiologische Grundlage

Eine zuverlässige Untersuchung auf Reflux ist während einer Fiberendoskopie nicht möglich. Dagegen kann das Oberflächen-pH der Schleimhaut gemessen werden.

Durchführung

Material

— Fiberendoskop mit Geradeaus-Optik, z. B. Olympus GIF-D.
  — pH-Elektrode (Ingold, Typ 142-M2, $\emptyset$ 2 mm).
  — Digital-pH-Meter.

Untersuchungsprotokoll

Die pH-Elektrode wird durch den Biopsiekanal des Endoskops eingeführt.

Beurteilung

Inseln oder Zungen von Schleimhaut im Oesophagus mit saurem Oberflächen-pH sind pathologisch.

Interpretation

Es handelt sich um eine Zusatzuntersuchung in Fällen von Endobrachy-Oesophagus.

Literatur

1. Atkinson, M., Bennett, J. R.: Relationship between motor changes and pain during esophageal acid perfusion. Amer. J. dig. Dis. **13**, 346–350 (1968).
2. Babka, J. C., Hager, G. W., Castell, D. O.: The effect of body position on lower esophageal sphincter pressure. Amer. J. dig. Dis. **18**, 441–442 (1973).
3. Benz, L. J., Hootkin, L. A., Margulies, S., Donner, M. W., Cauthorne, R. T., Hendrix, T. R.: A comparison of clinical measurements of gastroesophageal reflux. Gastroenterology **62**, 1–5 (1972).
4. Bernstein, L. M., Baker, L. A.: A clinical test for esophagitis. Gastroenterology **34**, 760–781 (1958).
5. Krejs, G. J., Seefeld, U., Brändli, H. H., Bron, B. A., Caro, G., Schmid, P., Blum, A. L.: Gastro-oesophageal Reflux Disease: Correlation of Subjective Symptoms with 7 Objective Oesophageal Function Tests. Acta hepatogastroent. im Druck 1976.
6. Krejs, G. J., Bühler, H. R., Keller, H., Bron, B. A., Peter, P., Landolt, M., Akovbiantz, A., Blum, A. L.: Die Funktion des unteren Oesophagus-Sphincters nach Fundoplicatio. Schweiz. Med. Wschr., im Druck 1976.
7. Krejs, G. J., Lobsiger, M. M., Rau, R., Bron, B. A., Peter, P., Brunner, D. P., Pyrozynski, W., von Büren, U. S., Blum, A. L.: Esophageal function in scleroderma. Acta Hepato-Gastroent., im Druck 1976.
8. Lichter, I.: Measurement of gastro-oesophageal acid reflux: its significance in hiatus hernia. Brit. J. Surg. **61**, 253–258 (1974).
9. Nebel, O. T., Castell, D. O.: Inhibition of the lower oesophageal sphincter by fat—a mechanism for fatty food intolerance. Gut **14**, 270–274 (1973).
10. Siegel, C. I., Hendrix, T. R.: Esophageal abnormalities induced by acid perfusion in patients with heartburn. J. clin. Invest. **42**, 686–695 (1963).

Spezielle Erkrankungen

15. Kapitel

Pathophysiologie des oberen Oesophagussphincters*

F. H. Ellis Jr.

Die Mechanismen, welche zu Funktionsstörungen des oberen Oesophagussphincters (OOS) führen, sind bislang nicht klar definiert. In Tab.1 wurde der Versuch unternommen, die pathologischen Bedingungen, welche zu Funktionsstörungen des pharyngo-oesophagealen Übergangs führen, zu klassifizieren. Leider gibt es nur wenig objektive Daten über die Art der Veränderungen, welche die aufgeführten Erscheinungen charakterisieren. Gerade dieser Mangel hat dazu geführt, daß die Störungen in der Literatur häufig als „crico-pharyngeale Achalasie" bezeichnet wurden. Soweit bekannt, gibt es bislang jedoch keine Untersuchungsergebnisse, welche die Existenz eines solchen Zustandsbildes belegen.

I. Historisches

Für Schluckstörungen, die in England als Patterson-Kelly-Syndrom und in den USA als Plummer-Vinson-Syndrom bekannt wurden, vermutete Kelly 1919 [17] erstmals, daß ein Spasmus am Eingang des Oesophagus dieser Patienten bestehen müsse. Hiervon ausgehend wurden zahlreiche Theorien zur Deutung von Funktionsstörungen des pharyngo-oesophagealen Übergangs entwickelt. Lahey machte 1946 den M.cricopharyngeus für die Entstehung von Oesophagusdivertikeln verantwortlich [19] und schlug neben der chirurgischen Entfernung des Divertikels eine kräftige Dilatation dieses Muskels vor. Negus riet ebenfalls zur Dilatation bei Patienten mit cervicalem Oesophagusdivertikel, obgleich er eine cricopharyngeale Inkoordination ursächlich für wichtiger hielt als einen Spasmus [23, 24]. Eine verzögerte Sphinctererschlaffung wurde von Cross *et al.* als wichtig angesehen [6].

---

* Übersetzt von F. Waldeck

Ein ähnliches Konzept ist das der cricopharyngealen Achalasie. Nach dieser Theorie erschlafft der Sphincter unzureichend. Bereits 1926 postulierten Jackson u. Shallow [15], daß eine fehlende Erschlaffung für die Entstehung pharyngo-oesophagealer Divertikel verantwortlich sei. Asherson [3] wird das Verdienst zugeschrieben, den Begriff Achalasie im Jahr 1950 für verschiedenartige neuromuskuläre Störungen des M.cricopharyngeus eingeführt zu haben. Sutherland [32] belebte den Begriff 1962 wieder und hielt diesen Mechanismus für die Entwicklung pharyngo-oesophagealer Divertikel für verantwortlich.

Eine vorzeitige Sphincterkontraktion wurde von Ardran und Camp 1961 [2] aufgrund röntgenologischer Studien als mögliche Ursache der Dysphagie im oberen Oesophagus vermutet. Lund [9] beschrieb ähnliche Beobachtungen in Fällen mit pharyngo-oesophagealem Divertikel, nachdem er aufgrund manometrischer Studien an solchen Patienten das Konzept der vorzeitigen Sphincterkontraktion bestätigen konnte.

Tabelle 1. Klassifizierung pathologischer Störungen des pharyngo-oesophagealen Übergangs

Zentrales Nervensystem	Cerebrovasculärer Insult, bulbäre Poliomyelitis, multiple Sklerose, Parkinsonsche Krankheit.
Muskelkrankheiten	Muskuläre Dystrophie, Dermatomyositis, Myasthenia gravis, thyreotoxische Myopathie.
Verschiedenes	Dysphagie nach Operation, Recurrens-Lähmung, gastro-oesophagealer Reflux.
Primäre Koordinationsstörungen	Pharyngo-oesophageale Divertikel

II. Klassifizierung der Funktionsstörungen des pharyngo-oesophagealen Übergangs

Tabelle 1 gibt den Versuch einer Klassifizierung von Funktionsstörungen des pharyngo-oesophagealen Übergangs auf der Grundlage eigener Beobachtungen und Literaturangaben wieder. Zur weiteren Aufklärung der exakten pathophysiologischen Grundlagen dieser Störungen bleibt noch viel zu tun.

1. Funktionsstörungen bei Erkrankungen des zentralen Nervensystems

Es gibt zahlreiche Hinweise dafür, daß nach Verletzungen des Hirnstammes, wie z. B. cerebrovasculärem Insult oder bulbärer Poliomyelitis [16] bei einzelnen Patienten Schluckstörungen auftreten. Etwa 50% der Patienten mit multipler Sklerose haben Schwierigkeiten beim Schlucken; hierbei handelt es sich im allgemeinen um Störungen des tubulären Oesophagus und unteren Oesophagussphincters. Einige Patienten haben jedoch eine Dysphagie im Bereich des oberen Oesophagussphincters, wobei insbesondere Schwierigkeiten bei der Einleitung des Schluckaktes bestehen [7]. Während nur 10–15% der Patienten mit Parkinsonscher Krankheit über Schluckbeschwerden klagen, haben doch nahezu alle spezifische Motilitätsstörungen; diese betreffen sämtliche Phasen des Schluckvorgangs und sind hauptsächlich durch eine Verzögerung der Passagezeit charakterisiert [21]. Die orale Phase des Schluckens ist schon früh bei der Entwicklung der Parkinsonschen Krankheit betroffen, und die Störungen verschlimmern sich mit Fortschreiten der Krankheit. Dabei liegt weder eine crico-pharyngeale Achalasie noch ein übermäßiger Tonus des oberen Oesophagussphincters vor.

2. Muskelkrankheiten

Erkrankungen, welche die Muskelaktivität direkt betreffen, können ebenfalls zu Schluckstörungen führen [20, 26, 27]. Zu den häufigsten gehören die muskuläre Dystrophie, Dermatomyositis, Myasthenia gravis und die Myopathie bei Thyreotoxikose (vgl. 29. Kapitel).

Eine anomale Sphinctererschlaffung soll typischerweise durch Läsionen im zentralen Nervensystem charakterisiert sein, während Muskelerkrankungen unmittelbar die Pharynxkontraktion betreffen [29]. In vereinzelten Fällen dieser Art wurde eine Myotomie des M.cricopharyngeus mit Erfolg angewandt [1].

3. Verschiedenes

Eine Dysphagie des oberen Oesophagus kann bei zahlreichen, recht unterschiedlichen Zustandsbildern, wie nach Halsoperationen, Recurrenslähmung und bei gastro-oesophagealem Reflux auftreten.

Ausgedehnte Operationen im oro-pharyngealen Bereich können zu Dysphagie-Symptomen führen, für die ein Spasmus des M.cricopharyngeus verantwortlich gemacht wurde [28]. So traten Dysphagien nach Operationen, wie Resektion einer Hälfte oder mehr des Oropharynx oder Hypopharynx, nach totaler Glossektomie, nach Entfernung der Epiglottis, nach supraglottischer Laryngektomie und nach Resektion der Hälfte oder mehr des Zungengrundes auf. Daher wurde vorgeschlagen, bei Patienten, die solchen Operationen unterzogen werden sollen, routinemäßig eine cricopharyngeale Myotomie durchzuführen [22, 25].

Henderson *et al.* [13] haben kürzlich über das Auftreten einer Dysphagie im oberen Oesophagus bei 18 Patienten mit Recurrenslähmung berichtet, von denen 15 ein Bronchialcarcinom hatten. 3 dieser Patienten wurden durch cricopharyngeale Myotomie gebessert.

Smiley *et al.* [30] konnten bei Patienten mit gastro-oesophagealem Reflux einen erhöhten Ruhedruck im oberen Oesophagussphincter nachweisen; dies wurde durch Hunt *et al.* [14] an 28 von 30 Patienten mit pharyngo-oesophagealem Divertikel und begleitender Hiatushernie bestätigt. Eine Beziehung zwischen dem gastro-oesophagealen Reflux und der Entwicklung der Divertikel im Bereich des oberen Oesophagus wurde in diesen Studien zwar unterstellt, konnte aber von anderen Autoren nicht bestätigt werden [31].

4. Primäre Koordinationsstörungen

In eigenen Untersuchungen haben wir kürzlich eine Art der Inkoordination bei Patienten mit pharyngo-oesophagealem Divertikel beschrieben, die ätiologisch bedeutsam sein könnte, zumal sie die oben erwähnten, früheren röntgenologischen Beobachtungen bestätigt. Im Rahmen von Motilitätsstudien des Oesophagus wurden 21 Druckregistrierungen in Pharynx und Oesophagus an 11 Patienten mit Divertikel des oberen Oesophagus registriert und mit Daten von 21 Patienten ohne Oesophaguserkrankung verglichen. Dabei ergab sich, daß die Hochdruckzone des OOS der Patienten mit Divertikel etwas länger und die maximalen Drucke etwas niedriger als bei gesunden Individuen waren. Mit Beginn des Schluckaktes zeigten alle untersuchten Patienten eine unmittelbare Erschlaffung des Sphincters mit nachfolgender Kontraktion desselben, d.h. die Existenz einer cicro-pharyngealen Achalasie konnte klar ausgeschlossen werden. In allen Fällen bestand jedoch eine anomale zeitliche Beziehung zwischen der Pharynxkontraktion und der Sphinctererschlaffung mit nachfolgender Kontraktion, wobei insbesondere die Sphincterkontraktion bereits vor Beendigung der Pharynxkontraktion wieder ein-

setzte (Abb. 1). Anders ausgedrückt heißt dies, daß eine vorzeitige Erschlaffung und Kontraktion des oberen Oesophagussphincters bei diesen Patienten vorliegt; hiernach ist anzunehmen, daß diese Koordinationsstörung unabhängig von ihrer Ursache für die Entwicklung der Divertikel verantwortlich sein dürfte. Obgleich Kodicek u. Creamer [18] in ihrer Publikation über manometrische Studien an Patienten mit Divertikeln des oberen Oesophagus nicht spezifisch hierauf Bezug nehmen, zeigt ihre Druckkurve ebenfalls eine vorzeitige Spincterkontraktion.

III. Pharyngo-oesophageale Divertikel

1. Ätiologie, Diagnostik

Die bei weitem häufigste pathologische Veränderung, die sich aus einer Funktionsstörung des oberen Oesophagussphincters entwickelt, ist das pharyngo-oesophageale Divertikel. Die meisten dieser Divertikel entwickeln sich bei Patienten, die 50 Jahre oder älter sind und treten vor dem 30. Lebensjahr kaum auf. Die oben beschriebene Theorie der Koordinationsstörung des oberen Oesophagussphincters hat inzwischen alle anderen Theorien einschließlich der Annahme einer inhärenten Schwäche der posterioren Wand im unteren Teil des Pharynx ersetzt.

Abb. 1. Schluckdrucke des pharyngo-oesophagealen Übergangs einer gesunden Versuchsperson und von 2 Patienten mit pharyngo-oesophagealem Divertikel. Beim Gesunden (linkes Bild) ist der OOS während der gesamten Dauer der Pharynxkontraktion offen; bei den beiden Patienten mit Divertikel fällt ein Teil oder die gesamte Periode der Pharynxkontraktion in die Zeit nach Verschluß des OOS (mittlere und rechte Darstellung). (Nach [10])

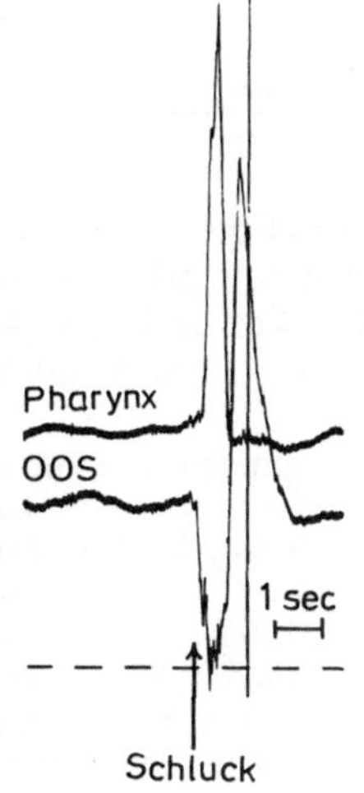

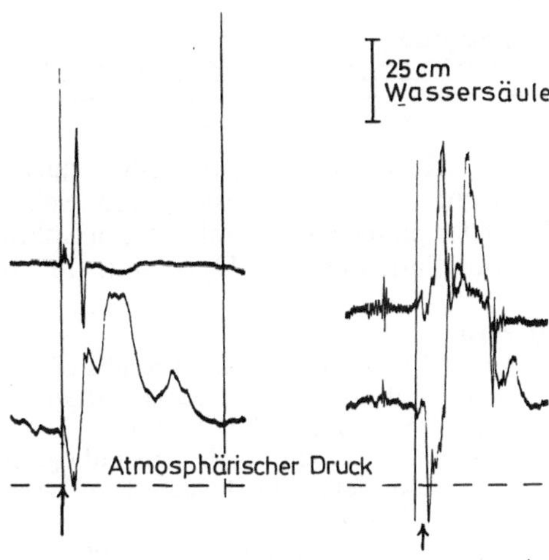

Die Divertikel im Bereich des oberen Oesophagus entwickeln sich regelmäßig nach posterior und links oberhalb des transversal verlaufenden Teiles des M.cricopharyngeus. Dysphagiesymptome, geräuschvolles Gurgeln im Hals während des Schluckens, Regurgitation von Speisebrei nach dem Essen usw. führen zur Diagnose, die durch röntgenologische Untersuchungen in einfacher Weise bestätigt wird. ·

2. Therapie

Divertikel, deren Durchmesser größer als 5–6 cm sind, sollten in einer Sitzung reseziert und zusätzlich durch eine crico-pharyngeale Myotomie behandelt werden. Demgegenüber ist zur Therapie kleiner Divertikel (Durchmesser unter 5 cm) die Durchführung einer cricopharyngealen Myotomie ausreichend.

reich des oberen Oesophagus ist nicht neu. Die Durchtrennung des Septums oder der gemeinsamen Wand zwischen Oesophagus und Divertikel durch endoskopische Diathermie wurde schon von HNO-Spezialisten angewandt [9]. Die Anwendung der cricopharyngealen Myotomie war eine natürliche Folge der Einführung des Terminus Achalasie für verschiedenartige neuromuskuläre Störungen, die den M.cricopharyngeus betreffen. Zahlreiche Publikationen bestätigen die erfolgreiche Anwendung dieses Eingriffs unter solchen Bedingungen [1, 4, 8, 11, 12, 32]. An den 18 Patienten mit Divertikel des oberen Oesophagus, über die unsere Arbeitsgruppe berichtete [10], wurde in allen Fällen eine cricopharyngeale Myotomie, bei 4 Patienten zusätzlich eine Diverticulopexie und bei 4 eine Diverticulektomie durchgeführt. Alle, außer einem Patienten, wurden durch die Operation gebessert. Postoperative

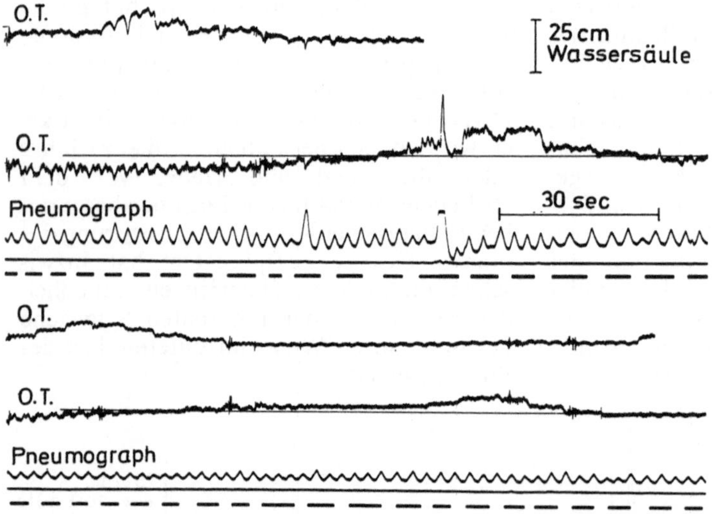

Abb. 2. Ruhedrucke im pharyngo-oesophagealen Übergang eines Patienten mit pharyngo-oesophagealem Divertikel vor cricopharyngealer Myotomie (oben) und 5 Tage nach Operation (unten). Die Abnahme des Sphincterdruckes und die Verkürzung des Sphincters nach Operation sind deutlich. (Nach [10])

Das Konzept der cricopharyngealen Myotomie, d.h. die absichtliche Schwächung des pharyngo-oesophagealen Sphincters bei Patienten mit Dysphagie im Bereich Druckmessungen zeigen nach diesem Eingriff eine 50% ige Verminderung des Ruhedruckes und eine Abnahme der Länge des oberen Oesophagussphincters (Abb. 2).

Literatur

1. Akl, B. F.: Late assessment of results of cricopharyngeal myotomy for cervical dysphagia. Amer. J. Surg. **128**, 818–822 (1974).
2. Ardran, G. M., Kemp, F. H.: The radiography of the lower lateral food channels. J. Laryng. **75**, 358–370 (1961).
3. Asherson, N.: Achalasia of cricopharyngeal sphincter: record of cases, with profile pharyngograms. J. Laryng. **64**, 747–758 (1950).
4. Belsey, R.: Functional disease of the esophagus. J. thorac. cardiovasc. Surg. **52**, 164–188 (1966).
5. Blakely, W. R., Garety, E. J., Smith, D. E.: Section of the cricopharyngeus muscle for dysphagia. Arch. Surg. **96**, 745–762 (1968).·

6. Cross,F.S., Johnson,G.F., Gerein,A.N.: Esophageal diverticula. Associated neuromuscular changes in the esophagus. Arch. Surg. **83**, 525–533 (1961).
7. Daly,D.D., Code,C.F., Anderson,H.A.: Disturbances of swallowing and esophageal motility in patients with multiple sclerosis. Neurology (Minneapolis) **12**, 250–260 (1962).
8. Davis,M.V., Mitchel,B.F., Adam,M.: Cricopharyngeal achalasia: variant of hypopharyngeal diverticulum syndrome. Texas J. Med. **62**, 47–49 (1966).
9. Dohlman,G., Mattsson,O.: The endoscopic operation for hypopharyngeal diverticula: a roentgencinematographic study. Arch. Otolaryng. **71**, 744–752 (1960).
10. Ellis,F.H., Jr., Schlegel,J.F., Lynch,V.P. *et al.*: Cricopharyngeal myotomy for pharyngoesophageal diverticulum. Ann. Surg. **170**, 340–349 (1969).
11. Harrison,M.S.: The aetiology, diagnosis and surgical treatment of pharyngeal diverticula. J. Laryng. **72**, 523–534 (1958).
12. Helsper,J.T., Lance,S.J., Baldridge,E.T. *et al.*: Cricopharyngeal achalasia. Amer. J. Surg. **128**, 521–526 (1974).
13. Henderson,R.D., Boszko,A., Van Nostrand, A.W.P.: Pharyngoesophageal dysphagia and recurrent laryngeal nerve palsy. J. thorac. cardiovasc. Surg. **68**, 507–512 (1974).
14. Hunt,P.S., Connell,A.M., Smiley,T.B.: The cricopharyngeal sphincter in gastric reflux. Gut **11**, 303–306 (1970).
15. Jackson,C., Shallow,T.A.: Diverticula of oesophagus, pulsion, traction, malignant and congenital. Ann. Surg. **83**, 1–19 (1926).
16. Kaplan,S.: Paralysis of deglutition, post-poliomyelitis complication treated by section of cricopharyngeus muscle. Ann. Surg. **133**, 572–573 (1951).
17. Kelly,A.B.: Spasm at entrance to oesophagus. J. Laryng. Otol. **34**, 285–289 (1919).
18. Kodicek,J., Creamer,B.: A study of pharyngeal pouches. J. Laryng. **75**, 406–411 (1961).
19. Lahey,F.H.: Pharyngo-esophageal diverticulum; its management and complications. Ann. Surg. **124**, 617–636 (1946).
20. Leach,W.: Generalized muscular diseases presenting as pharyngeal dysphagia. J. Laryng. **76**, 237–240 (1962).
21. Logemann,J.A., Blonsky,E.R., Boshes,B.: Dysphagia in parkinsonism. J. Amer. med. Ass. **231**, 69–70 (1975).
22. Mladick,R.A., Horton,C.E., Adamson,J.E.: Cricopharyngeal myotomy: Application and technique in major and oral-pharyngeal resections. Arch. Surg. **102**, 1 5 (1971).
23. Negus,V.E.: Pharyngeal diverticula; observations on their evolution and treatment. Brit. J. Surg. **38**, 129–146 (1950).
24. Negus,V.E.: The etiology of pharyngeal diverticula. Bull. Johns Hopk. Hosp. **101**, 209–223 (1957).
25. Ogura,J.H., Saltzstein,S.L., Spjut,H.J.: Experiences with conservation surgery in laryngeal and pharyngeal carcinoma. Laryngoscope (St. Louis) **71**, 258–276 (1961).
26. Peterman,A.F., Lillington,G.A., Jamplis,R.W.: Progressive muscular dystrophy with ptosis and dysphagia. Arch. Neurol. (Chic.) **10**, 38–41 (1964).
27. Pierce,J.W., Creamer,B., MacDermot,V.: Pharynx and esophagus in dystrophia myotonica. Gut **6**, 392–395 (1965).
28. Schobinger,R.: Spasm of the cricopharyngeal muscle as cause of dysphagia after total laryngectomy. Arch. Otolaryng. **67**, 271–275 (1958).
29. Silbiger,M.L., Pikielney,R., Donner,M.W.: Neuromuscular disorders affecting the pharynx. Cineradiographic analysis. Invest. Radiol. **2**, 442–448 (1967).
30. Smiley,T.B., Carer,T.B., Porter,D.C.: Relationship between posterior pharyngeal pouch and hiatus hernia. Thorax **25**, 725–731 (1970).
31. Stanciu,C., Bennett,S.R.: Upper oesophageal sphincter yield pressure in normal subjects and in patients with gastroesophageal reflux. Thorax **29**, 459–462 (1974).
32. Sutherland,H.D.: Cricopharyngeal achalasia. J. thorac. cardiovasc. Surg. **43**, 114–126 (1962).
33. Welsh,G.F., Payne,W.S.: The present status of one stage pharyngo-esophageal diverticulectomy. Surg. Clin. N. Amer. **53**, 953–958 (1973).

16. Kapitel

Der idiopathische diffuse Oesophagusspasmus

P. HEITMANN

I. Einleitung

1. Definition

Der idiopathische diffuse Oesophagusspasmus — auch spastischer Oesophagus genannt — ist eine seltene, gutartige, organische Erkrankung der Speiseröhre unbekannter Genese. Wesentliches Merkmal ist die Entstehung von nicht peristaltisch verlaufenden, starken und lange anhaltenden spastischen Kontraktionen des thorakalen Anteils dieses Organs nach Schluckakten. Leitsymptome sind intermittierende Dysphagie und retrosternale Schmerzen, deren Ursache durch ein abnormes Röntgenbild und durch die Feststellung von klar definierten Veränderungen bei intraluminalen Druckmessungen erklärt werden kann. Es handelt sich um ein eigenständiges Krankheitsbild und nicht um eine extreme physiologische Variante, um eine Alterserscheinung oder um eine abnorme Reaktion der Speiseröhre auf gastrooesophagealen Reflux oder auf andere Noxen. Der idiopathische diffuse Oesophagusspasmus muß — eine nicht immer leichte Aufgabe — hauptsächlich von mechanischen Obstruktionen der distalen Speiseröhrenlichtung und von der Achalasie differentialdiagnostisch abgegrenzt werden. Eine konservative Therapie ist bei dieser prognostisch günstigen Erkrankung meistens ausreichend.

2. Historisches

Osgood [36] behauptete 1889, daß abnorme Kontraktionen der Speiseröhrenmuskulatur Symptome hervorrufen können, aber Hinweise hierfür wurden schon Ende des 18. Jahrhunderts von Baillie [41] gegeben. Es folgten vereinzelte, vorwiegend anatomische Untersuchungen über die sog. idiopathische Hypertrophie der Speiseröhre bei Patienten, von denen einige zu Lebzeiten über Dysphagie oder Brustschmerzen klagten. Fremde und eigene Beobachtungen wurden 1928 von H. v. Brücke [5] zusammengefaßt, wobei auf die eigentümliche Verdickung der Speiseröhrenwand, die bis zur Ausbildung von Myomknötchen reichen kann, hingewiesen wurde. Diese Beschreibungen wurden später von Sloper [41], Lortat-Jacob [30], Johnstone [26], Ellis et al. [13] u.a. bestätigt.

Mittlerweile hatte Barsony [2] 1926 die typischen Röntgenzeichen der Erkrankung beschrieben, die er funktionelle Speiseröhrendivertikel oder Relaxationsdivertikel nannte. Später wurden sie unter Namen wie Pseudodivertikel, Korkenzieher-Oesophagus, curling oesophagus, spasmes étagés u.a. bekannt. Moersch u. Camp berichteten 1934 über 8 Patienten, bei denen diese abnorme Röntgenerscheinung mit einem klinischen Bild korreliert wurde. Creamer et al. [10] haben dann 1958 bei einer Gruppe so definierter Patienten mittels intraluminaler Druckmessungen über wassergefüllte Katheter charakteristische Motilitätsstörungen beschrieben, die auch heute noch als wesentliche pathophysiologische Merkmale des Syndroms anzusehen sind. Spätere Untersuchungen mit konventionellen Druckmeßmethoden, die von Fleshler [14] 1967 zusammengefaßt wurden, haben keine weiteren Beiträge zur Pathophysiologie des Leidens erbracht. Oftmals wurden vergleichbare Funktionsstörungen, insbesondere das Auftreten von nicht peristaltisch fortgeleiteten Kontraktionen nach Schluckakten, wie sie bei sehr alten Leuten, bei Patienten mit Refluxoesophagitis, bei solchen mit einer diabetischen Neuro-Gastroenteropathie und anderen neuromuskulären Erkrankungen oder bei Trägern einer besonderen Form der Achalasie gehäuft vorkommen, mit dem idiopathischen diffusen

Oesophagusspasmus verwechselt. Bennett u. Hendrix [3] sahen sich daher 1970 veranlaßt, an der Eigenständigkeit dieser Krankheit zu zweifeln und zu formulieren, daß ein Oesophagusspasmus lediglich eine unspezifische, abnorme Reaktion der Speiseröhrenmuskulatur auf sehr unterschiedliche Reize darstellt. Die Entwicklung der intraluminalen Druckmessungen mittels dauerperfundierter Katheter hat in den letzten Jahren zu einer besseren Kenntnis und Abgrenzung von Störungen der Speiseröhrenfunktion geführt. Durch die Möglichkeit, den idiopathischen diffusen Oesophagusspasmus klar zu definieren, ist dem Kliniker die Pflicht auferlegt worden, eine positive und nicht nur eine Ausschluß-Diagnose zu formulieren.

3. Häufigkeit

Genaue Angaben über die Häufigkeit des idiopathischen diffusen Oesophagusspasmus gibt es nicht. Bei Anwendung strenger diagnostischer Kriterien und nach Ausschluß von asymptomatischen, meist altersbedingten Motilitätsstörungen und sekundären, inkoordinierten Kontraktionen der Speiseröhre, die häufig in Zusammenhang mit gastrooesophagealem Reflux stehen, ist die Erkrankung bedeutend seltener als früher angenommen wurde. In größeren Zentren kommt z. B. die Achalasie der Speiseröhre — bestimmt keine alltägliche Erscheinung — fünf- bis sechsmal häufiger vor als der idiopathische diffuse Oesophagusspasmus. Eine familiäre Häufung ist nicht bekannt. Männer sind in einigen Serien etwas häufiger befallen als Frauen. Das Durchschnittsalter zur Zeit der Diagnosestellung liegt bei 55 Jahren und somit um etwa ein Jahrzehnt höher als bei Patienten mit einer Achalasie der Speiseröhre.

II. Pathologische Anatomie

In der älteren Literatur finden sich eine Anzahl von Einzelfällen oder kleinere Serien der sogenannten idiopathischen Hypertrophie der Speiseröhre. Die klinische Bedeutung dieser Fälle ist jedoch ungewiß, da einige zu Lebzeiten keine Symptome hatten oder mit anderen Muskelanomalien wie Myokard- oder Pylorushypertrophie einhergingen.

Unsere Kenntnisse stützen sich im wesentlichen auf das Ergebnis von endoskopisch oder chirurgisch vorgenommenen Untersuchungen bzw. Biopsien von Patienten, die typische klinische, röntgenologische oder manometrische Merkmale dieser Erkrankung hatten. Daraus geht hervor, daß bei der Mehrzahl der Patienten eine erhebliche Hypertrophie der Muskelwand der Speiseröhre vorliegt. Sie bezieht sich insbesondere auf die glatte Muskulatur der unteren zwei Drittel des Organs [6, 13, 15]. Es ist nicht bekannt, ob diese Hypertrophie primär vorhanden ist oder ob sie sich im Laufe der Erkrankung entwickelt. Übereinstimmend wurde festgestellt, daß im Gegensatz zur Achalasie die intramuralen Ganglien-Zellen in normaler Anzahl und mit unauffälligen morphologischen Merkmalen anzutreffen sind [15, 38]. Eine von Cassella u. Mitarb. [6] 1965 beschriebene, nur elektronenmikroskopisch erfaßbare degenerative Veränderung der vagalen Nervenfasern ist der bisher einzige, nicht bestätigte Hinweis auf eine Innervationsstörung der Speiseröhre. Es wurde auch eine eosinophile Infiltration der Muskelschichten sowie die Ausbildung von Myomknötchen beschrieben [30, 32]. Die Speiseröhrenschleimhaut erscheint, in Abwesenheit von komplizierenden oder assoziierten Erkrankungen, unauffällig. Anzeichen für eine Refluxoesophagitis, die sekundär eine spastische Kontraktionstätigkeit der Speiseröhre auslösen könnte, liegen somit nicht vor. Etwa 10 bis 15% der Patienten weisen, vorwiegend im unteren Drittel der Speiseröhre, echte Divertikel auf. Ein Drittel der Patienten mit einem idiopathischen diffusen Oesophagusspasmus hat eine meist kleine Hiatusgleithernie und somit einen in den Thorax verlagerten gastrooesophagealen Übergang.

Da es sich beim idiopathischen diffusen Oesophagusspasmus um eine gutartige, meist komplikationslos verlaufende Speiseröhrenerkrankung handelt, fehlt es an ausreichendem pathologisch-anatomischen Material, so daß unsere Kenntnisse auf diesem Gebiet nur fragmentarisch und anerkannterweise unvollkommen sind. Die morphologischen Merkmale der Erkrankung sind deutlich gegenüber denen der Achalasie der Speiseröhre, der Kollagenosen mit Speiseröhrenbeteiligung — insbesondere der Sklerodermie —, der Refluxoesophagitis mit ihren unterschiedlichen Folgeerscheinungen, sowie organischen Erkrankungen der Speiseröhre mit sekundärer Muskelinfiltration bzw. -destruktion abzugrenzen. Inwieweit die morphologischen Merkmale des diffusen Oesophagusspasmus von anderen Erkrankungen mit Funktionsstörungen der Speiseröhre abgrenzbar sind, z. B. vom Altersoesophagus, von der oesophagealen Beteiligung bei der diabetischen Neuropathie bzw. Neuro-Gastroenteropathie, von der alkoholischen Oesophagopathie, sowie von den verschiedenen Oesophagusfunktionsstörungen im Rahmen von neurologischen und neuromuskulären Erkrankungen, ist heutzutage weitgehend unbekannt. Völlig undefiniert ist bislang auch die Pathogenese des idiopathischen diffusen Oesophagusspasmus.

III. Pathophysiologie

Die Einführung der intraluminalen Druckmessungen zur Untersuchung von Motilitätsstörungen bei Patienten mit Oesophagusbeschwerden war ein entscheidender Schritt zur Erkenntnis der pathophysiologischen Veränderung beim idiopathischen diffusen Oesophagusspasmus. Qualitative Ergebnisse, die in vielen Fällen eine klinisch verwertbare Differenzierung von anderen Funktionsstörungen der Speiseröhre erlaubten, wurden über längere Zeit mittels intermittierend durchspülten Kathetern ermittelt [10, 15, 38]. Es stellte sich jedoch bald heraus, daß die so gewonnene Information [14] nicht alle Aspekte dieser Erkrankung erfaßte und auch nicht eine zuverlässige Differenzierung zwischen metabolischen, alters- oder refluxbedingten Veränderungen der Speiseröhre und dem idiopathischen diffusen Oesophagusspasmus erlaubte [3]. Viele Fälle konnten nicht mit Sicherheit von der Achalasie differenziert werden. So kam es zu erheblichen theoretischen und praktischen Mißdeutungen. Eine bessere Analyse der Speiseröhrenfunktion mittels dauerperfundierter Katheter hat in den letzten Jahren ausschlaggebend dazu beigetragen, dieses Krankheitsbild näher zu definieren und zu differenzieren [11, 21, 22].

Sowohl die Ruhedruckverhältnisse als auch die Schlucktätigkeit im Bereich des Pharynx und des oberen Oesophagussphincters sind beim idiopathischen diffusen Oesophagusspasmus vollkommen unauffällig. Im oberen Drittel des Corpus der Speiseröhre ist bei etwa der Hälfte der Patienten sowohl ein normaler Ruhedruck wie auch eine normale, monophasische, sich peristaltisch fortpflanzende Kontraktionswelle nach Schluckakten zu erkennen. Bei der anderen Hälfte reichen die charakteristischen Funktionsstörungen, wie sie anschließend für die unteren zwei Drittel der Speiseröhre beschrieben werden, bis in die Nähe des oberen Sphincters heran. Der Ruhedruck ist im Bereich des gesamten Körpers der Speiseröhre um etwa 5 mm Hg niedriger als der im Magenfundus [20].

Die respiratorischen Schwankungen entsprechen denen des Intrathorakalraumes. 40–50% der Patienten zeigen während etwa 10–15% der Zeit eine spontane, nicht peristaltisch verlaufende, meist schwache Kontraktionstätigkeit. Bei vielen Patienten fehlt dieses Merkmal vollkommen. In vereinzelten Fällen steht jedoch diese Spontanaktivität im Vordergrund und kann zu einer zeitweiligen pathologischen Anhebung des Ruhedruckes im Speiseröhrenkörper führen. Diese Episoden, die bei einigen Patienten durch Cholinergica, wie Doryl [22, 29] oder aber unter der Einwirkung von Pentagastrin ausgelöst werden können [12], sind von retrosternalen Schmerzen begleitet. Anticholinergica, Buscopan oder Nitroglycerin [35] können diese spontan ausgelöste oder pharmakologisch induzierte pathologische Ruhedruckänderung bzw. Spontantätigkeit schlagartig beseitigen und eine völlige Beschwerdefreiheit zur Folge haben.

Im Gegensatz zu Kontrollpersonen, bei denen in Abhängigkeit vom Alter bis zu 20% der Speiseröhrenkörperkontraktionen, die durch den willkürlichen Schluckakt ausgelöst werden, nicht peristaltisch verlaufen, ist beim idiopathischen diffusen

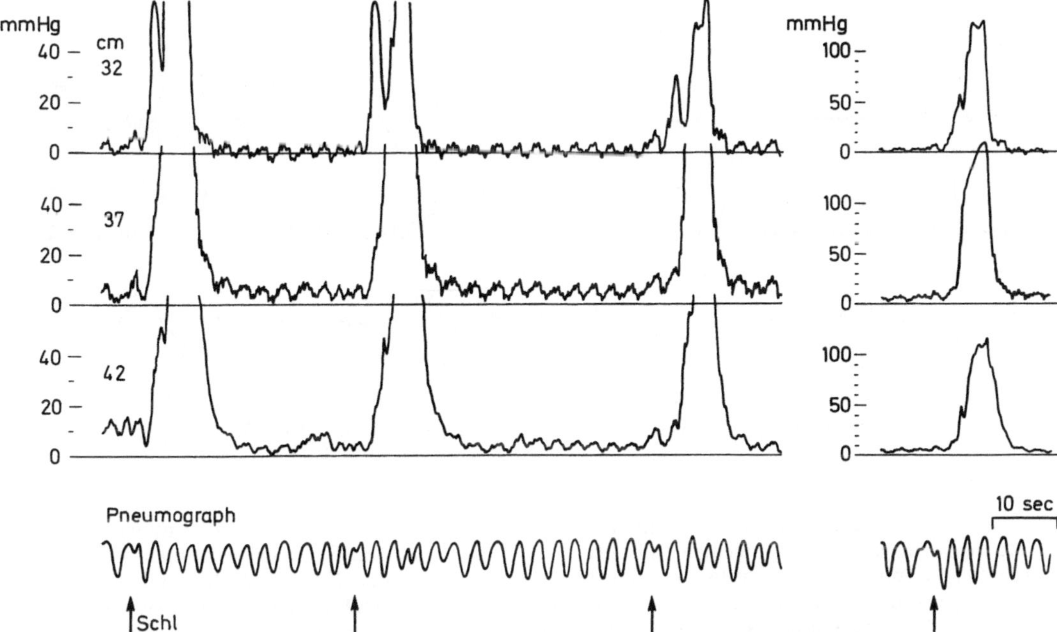

Abb. 1. Druckkurven aus drei, 5 cm voneinander entfernten, im Speiseröhrenkörper liegenden Katheteröffnungen bei einem Patienten mit einem idiopathischen diffusen Oesophagusspasmus. An den Skalen (mm Hg) ist O der Luftdruck. Die Zahlen daneben zeigen die Entfernungen der Katheteröffnungen von den Schneidezähnen an. Die unterste Kurve gibt die mitregistrierten Atembewegungen wieder. Der Beginn des willkürlich ausgelösten Schluckaktes ist durch einen Pfeil *(Schl)* gekennzeichnet. Der Fundusdruck war um 6 mm Hg höher als der Ruhedruck im Speiseröhrenkörper. In der untersten Speiseröhre erscheint zeitweilig eine unregelmäßige spontane Tätigkeit. Nach den Schluckakten erscheinen abnorm hohe, lange anhaltende und nicht peristaltisch fortgepflanzte (simultane) Kontraktionswellen. Bei niedrigerer Verstärkung (rechter Teil) ist die ungewöhnliche Stärke einer solchen spastischen Kontraktion zu erkennen. (Aus [22])

Oesophagusspasmus dieser nicht peristaltische Verlauf die Regel. Der nicht peristaltische Charakter dieser Kontraktionen — d.h. ihr gleichzeitiges Auftreten über dem gesamten Speiseröhrenkörper — ist jedoch nicht das einzige Merkmal der gestörten Motorik beim idiopathischen diffusen Oesophagusspasmus. Die nach etwa 80% der Schluckakte auftretenden abnormen Kontraktionswellen sind fast doppelt so stark wie die normalen (ca. 70 mm Hg im Gegensatz zu 40 mm Hg bei einer Katheterperfusionsgeschwindigkeit von 0,5 ml/sec). Viele dieser Kontraktionen erreichen unter denselben technischen Bedingungen Höhen bis zu 150 mm Hg und mehr. Diese spastischen Kontraktionen halten im Durchschnitt ca. 10 sec an, im Gegensatz zum Normalwert von 3,5 sec (Abb. 1). In vielen Fällen wiederholen diese Kontraktionen sich spontan drei- bis viermal, so daß die Gesamtdauer einer Schluckkontraktion bis zu 40 sec sein kann. Viele Kontraktionen sind mehrgipflig, andere monophasisch. Bei der Mehrzahl der Patienten ist es möglich, neben diesen abnormen spastischen, nicht peristaltischen Kontraktionswellen auch normale Schluckkontraktionen mit peristaltischem Charakter und normaler Höhe und Dauer zu registrieren. Bei etwa 20–30% der Patienten gelingt dieser Nachweis jedoch nicht. Diese abnorm hohen, breiten und gleichzeitig in der gesamten Speiseröhre auftretenden Kontraktionswellen finden röntgenologisch ihren Niederschlag an der völlig atypischen Entleerungsweise der Speiseröhre. Die Entstehung der sog. Pseudodivertikel ist jedoch bis zum heutigen Tage noch nicht ausreichend erklärt. Offensichtlich handelt es sich hierbei um relativ hypodynamische Areale, die zwischen stark kontrahierten Segmen-

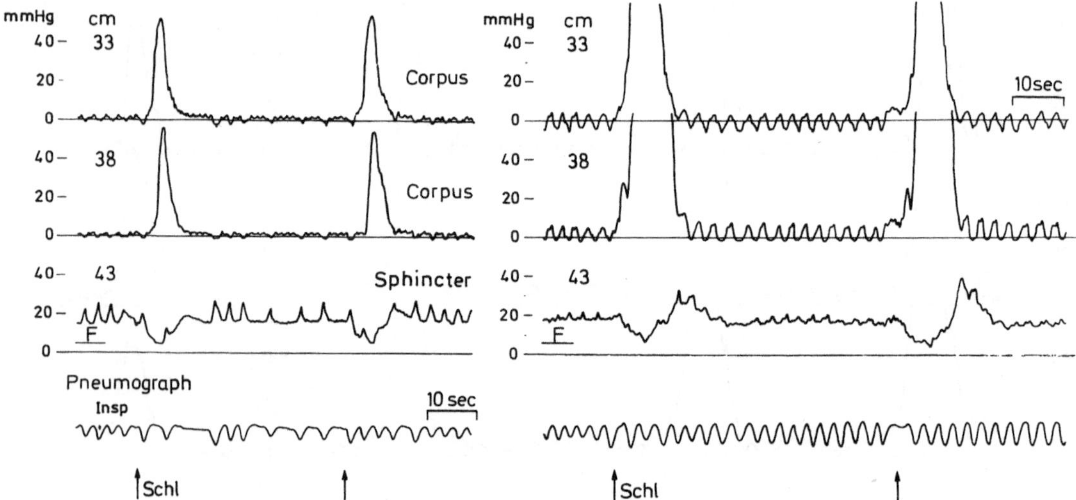

Abb. 2. Drei simultan registrierte Druckkurven, die zwei oberen aus dem Speiseröhrenkörper, die unterste aus dem gastrooesophagealen Sphincter, bei einem gesunden Erwachsenen (links) und bei einem Patienten mit einem idiopathischen diffusen Oesophagusspasmus. *F* ist der Ruhedruck im Fundus des Magens. Man erkennt die komplette, vorübergehende Erschlaffung des gastrooesophagealen Sphincters nach jedem Schluckakt, sowohl beim Normalen wie beim Patienten. Bei dem Patienten, der keine Hiatusgleithernie hatte, war der Sphincterruhedruck normal. Im Gegensatz zu den typisch peristaltisch verlaufenden, normal hohen und breiten Kontraktionswellen bei der Kontrollperson erscheinen nach Schluckakten bei dem Patienten die charakteristischen spastischen, hochgradig pathologischen Kontraktionen im Speiseröhrenkörper. (Aus [22])

ten der Speiseröhre wechselhaft auftreten und in Form von Wandaussackungen, die mit Kontrastbrei gefüllt sind, sichtbar werden.

Bei der überwiegenden Mehrzahl der Patienten mit einem idiopathischen diffusen Oesophagusspasmus ist der Ruhedruck im Bereich des gastrooesophagealen Sphincters regelrecht (Abb. 2). Auch die Länge und die Lage dieses Verschlußsegmentes ist in der Regel normal. Einige Patienten haben jedoch einen auf das Doppelte oder Dreifache erhöhten Ruhedruck im Bereich des gastrooesophagealen Sphincters [11, 22]. In dem eigenen Krankengut wurde ein hypertonischer gastrooesophagealer Sphincter in Zusammenhang mit einem diffusen Oesophagusspasmus hauptsächlich bei Patienten mit einer assoziierten Hiatushernie festgestellt [21]. Diese Assoziation besteht in etwa einem Drittel der Fälle.

Die Erschlaffung des Verschlußabschnittes nach Schluckakten ist komplett. Eine inkomplette Sphinctererschlaffung nach Schluckakten wurde nur bei einigen Patienten festgestellt [11], wobei die Auffassung

vertretbar ist, daß diese Fälle eher als hypermotile Formen der Achalasie zu bezeichnen sind. Die Dauer dieser Erschlaffung ist signifikant verlängert, da die Sphincterkontraktion erst einsetzt, wenn die verlängerte Kontraktion des Corpus oesophagi nachläßt. Diese Sphincterkontraktion nach der Erschlaffung hat dieselbe Stärke und Dauer, wie die einer Kontrollgruppe. Die Reaktion des gastrooesophagealen Sphincters auf Erhöhung des Bauchinnendruckes bei Patienten mit einem idiopathischen diffusen Oesophagusspasmus ist regelrecht. Nur seltene Ausnahmefälle zeigen keinen adäquaten Sphincterruhedruckanstieg nach Bauchkompression und erlauben die Übertragung von erhöhtem abdominellen Druck in die untere Speiseröhre als Ausdruck eines inkompetenten Sphincters. Die früher oft ausgesprochene Formulierung, daß ein Oesophagusspasmus nur symptomatische Folge eines gastrooesophagealen Refluxes oder gar einer Refluxoesophagitis ist, kann nicht aufrecht erhalten werden. Dafür spricht auch die Tatsache, daß der Säureperfusionstest nach Bernstein

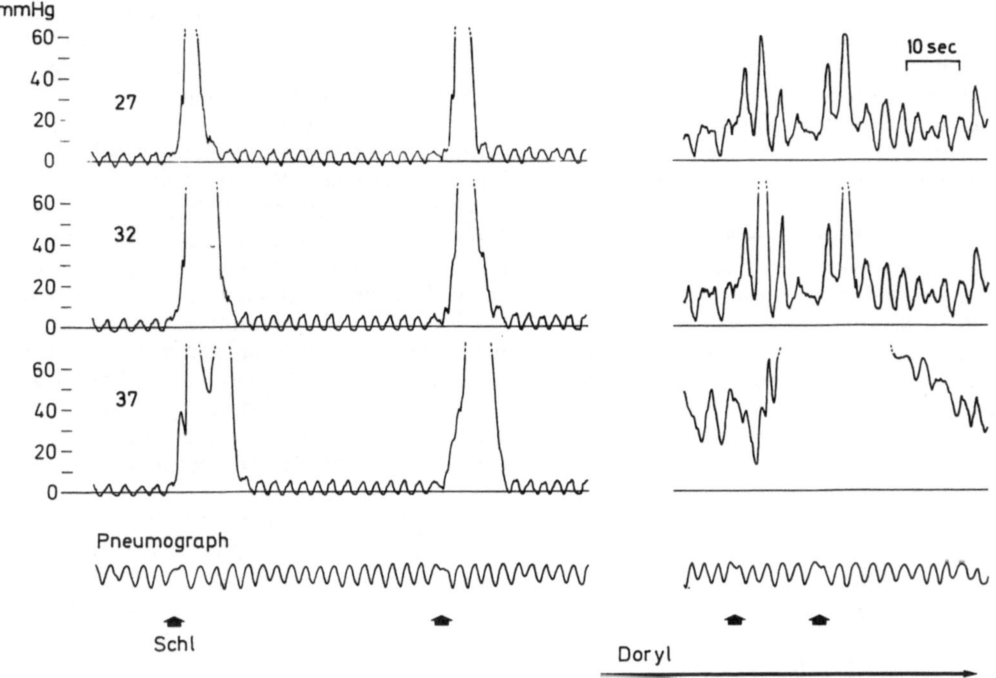

Abb. 3. Pathologische Reaktion des Speiseröhrenkörper bei einem Patienten mit einem diffusen Oesophagusspasmus und einer Hiatusgleithernie, 15 min nach subcutaner Gabe von 0,25 mg Doryl. Es erscheint eine starke Erhöhung des Ruhedruckes und eine anhaltende spontane Tätigkeit, vorwiegend in der untersten Speiseröhre. (Aus [21])

bei Patienten mit einem idiopathischen diffusen Oesophagusspasmus negativ ist. Die Anwesenheit einer Hiatushernie ist, entgegen früheren Annahmen, bei normalem oder erhöhtem Sphincterruhedruck kein prädisponierender Faktor für einen gastrooesophagealen Reflux [19].

Die subcutane Gabe von Cholinergica, wie Mecholyl oder Doryl, ruft in den meisten Fällen bei Patienten mit einem idiopathischen diffusen Oesophagusspasmus eine hochgradig pathologische Reaktion hervor: Im Corpus der Speiseröhre wird der Ruhedruck signifikant erhöht, es erscheint eine lang andauernde, spontane, nicht peristaltische Tätigkeit und die Kontraktionswellen nach Schluckakten verbreitern sich oder wiederholen sich spontan (Abb. 3). Der Ruhedruck im Bereich des gastrooesophagealen Sphincters steigt ebenfalls signifikant an. Diese Überempfindlichkeit der Speiseröhre gegenüber Cholinergica, die in ähnlicher Form bei der Achalasie vorliegt, ist insofern erstaunlich, als beim idiopathischen

diffusen Oesophagusspasmus keine Anzeichen für eine Denervation bestehen. Sie wurde erstmals von Kramer u. Mitarb. 1967 beschrieben und später mehrfach bestätigt. Einige Patienten äußern im Laufe dieses Tests retrosternale Schmerzen, die denen, die spontan bei ihnen auftreten, gleichen. Die intravenöse Gabe von Scopolaminbutylbromid (Buscopan) hat eine schlagartige Normalisierung des Ruhedrukkes, ein Verschwinden der Spontantätigkeit, sowie das Sistieren der Beschwerden zur Folge [22]. Eine ähnliche, manometrisch und symptomatisch erfaßbare Überempfindlichkeit der Speiseröhre gegenüber Pentagastrin wurde kürzlich bei einem Patienten mit einem diffusen idiopathischen Oesophagusspasmus beschrieben [12].

Die pathophysiologischen Veränderungen erklären die Beschwerden bei Patienten mit einem diffusen idiopathischen Oesophagusspasmus, jedoch nicht die Tatsache, daß Symptome bei den meisten Patienten intermittierend oder gar sehr selten auftreten, während die abnormen manometrischen Befunde konstant nachweisbar sind. Ähnlich wie bei anderen vorwiegend funktionellen Erkrankungen spielen hier offensichtlich psychische Faktoren bei der Wahrnehmung von Störungen der Transporttätigkeit der Speiseröhre eine wichtige Rolle.

Die hier beschriebenen Motilitätsveränderungen sind charakteristisch für den idiopathischen diffusen Oesophagusspasmus und finden sich in dieser Form und Assoziation bei keiner anderen Speiseröhrenerkrankung wieder. Allerdings muß darauf hingewiesen werden, daß nicht peristaltische Speiseröhrenkontraktionen unter vielen Umständen und bei vielen Speiseröhrenerkrankungen auftreten können, ohne daß ein idiopathischer diffuser Oesophagusspasmus vorliegt. Etwa 20% der Schluckakte lösen bei normalen Erwachsenen nicht peristaltisch verlaufende Kontraktionen der Speiseröhre aus [20]. Weitere differentialdiagnostische Probleme werden im nächsten Abschnitt ausführlich besprochen.

IV. Klinik

1. Symptomatik

Leitsymptom des idiopathischen diffusen Oesophagusspasmus ist die *Dysphagie.* Objektiv wird das Gefühl der Behinderung des Speisefortganges hinter dem unteren Sternum beschrieben. Klassischerweise tritt diese Dysphagie intermittierend auf. Bei einigen Patienten erscheint sie in wechselndem Grade täglich, bei anderen in kleineren oder größeren Abständen, gelegentlich sogar nur 1- oder 2mal im Jahr. Bei genauerem Befragen ist jedoch praktisch immer der Schluckakt nach Einnahme von bestimmten meist festen Nahrungsbestandteilen gestört. Häufig wechseln vollkommen symptomfreie Intervalle mit hochgradig symptomatischen Perioden ab. Viele Patienten empfinden neben einer Behinderung des Schluckaktes Schmerzen, deren Intensität verschiedenartig angegeben wird. Die meisten haben gelernt, daß hastiges Essen, Aufregung oder die Beschaffenheit der

Nahrung auslösende Faktoren für die Dysphagie sind. Die Dauer der dysphagischen Episoden wird unterschiedlich angegeben. In den meisten Fällen helfen gewisse Positionen oder Bewegungen oder das Nachschlucken von Wasser, um eine rasche Linderung zu erzielen, Selten kommt es zu Regurgitation oder echtem Erbrechen und zur Beschwerdefreiheit nach diesem Akt. In den meisten Fällen bestehen die Symptome seit Jahren, durchschnittlich 5, und werden von den Patienten als bekanntes, teilweise vermeidbares Übel in Kauf genommen. Emotional stark labile Patienten empfinden jedoch häufig die Dysphagie als sehr schmerzhaft und lästig und geben an, in ihrem Allgemeinbefinden beträchtlich eingeschränkt zu sein.

Etwa jeder 10. Patient mit einem idiopathischen diffusen Oesophagusspasmus hat zumindest einmal in seinem Leben die Einklemmung eines festen Nahrungsbestandteils, meistens Fleisch, in der unteren Speiseröhre mit folgender totaler Obstruktion und *Aphagie* durchgemacht. Es handelt sich um ein dramatisches, schmerzhaftes Ereignis, welches den Patienten als Notfall zum Arzt führt. Die gründliche Befragung ergibt eine langjährig anhaltende, meistens gut tolerierte oder durch diätetische Maßnahmen gemeisterte Dysphagie. Diese Aphagie kann unbehandelt 2–3 Tage anhalten und dann spontan, nach Auflösung des eingeklemmten Brockens verschwinden. Häufiger wird der Patient jedoch durch ärztliches Tun von seinen Beschwerden befreit.

Seltener als die Dysphagie tritt bei etwa jedem 5. Patienten mit idiopathischem diffusen Oesophagusspasmus als Symptom der *retrosternale Schmerz* in den Vordergrund. Diese Schmerzen können in vereinzelten Fällen völlig unabhängig vom Schluckakt als dauerndes, retrosternales Druckgefühl mit Ausstrahlung in den Hals oder den linken Arm auftreten und somit zur Verwechslung mit pectanginösen Beschwerden führen. Die Differentialdiagnose ist besonders schwer bei älteren Patienten, bei denen die Dysphagie nicht im Vordergrund gestanden hat. Während dieser Episoden können kalter Schweiß, Kollapsneigung sowie Herzrhythmusstörungen auftreten. Die Beschwerden verschwinden meist schlagartig nach Gabe von Anticholinergica oder Spas-

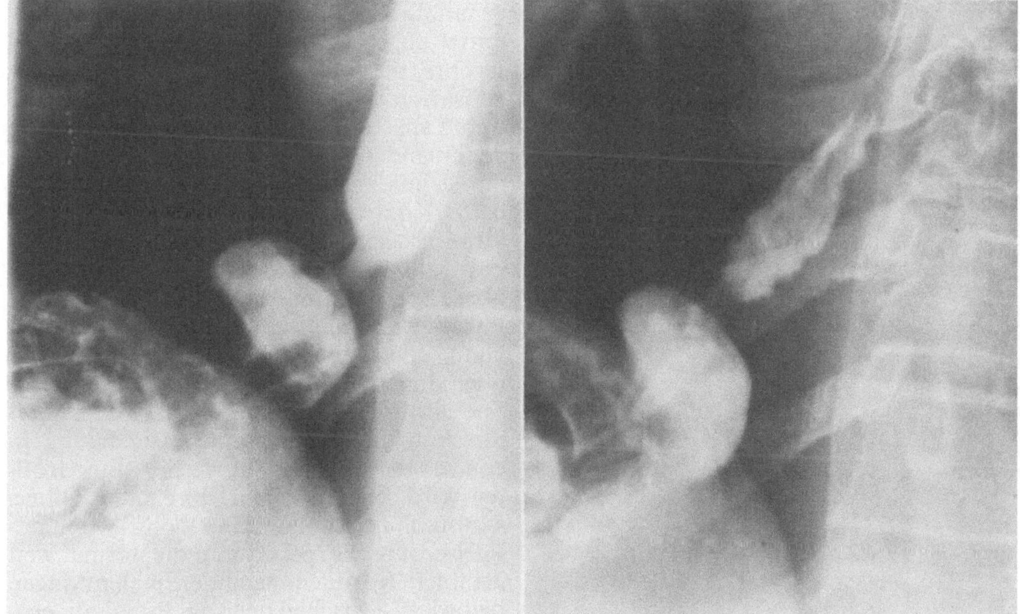

Abb. 4. Röntgenaufnahmen der distalen Speiseröhre bei einem Patienten mit einem idiopathischen diffusen Oesophagusspasmus und einer assoziierten Hiatusgleithernie. Beim Beginn des Schluckaktes ist die Kontur der Speiseröhre glatt, das Kontrastmittel fließt unbehindert durch den geöffneten A-Ring in die Hernie und durch den Hiatus in den Magen. Während der Entleerungsphase kommt es zur unregelmäßigen Kräuselung der Speiseröhrenwand als Ausdruck einer nicht peristaltischen, spastischen Kontraktion. Der Speiseröhreninhalt wurde z.T. in die oberen Abschnitte des Organs zurückbefördert

molytica. Auch Nitroglycerin ist wirksam. Der idiopathische diffuse Oesophagusspasmus muß somit bei der Differentialdiagnose von retrosternalen Schmerzen ungeklärter Ursache mit in Betracht gezogen werden, wobei der sichere Ausschluß einer Coronarinsuffizienz immer schwierig ist.

In vereinzelten Fällen sind *Rhythmusstörungen*, manchmal mit bradykardiebedingten Synkopen, einzige oder assoziierte Manifestationen beim idiopathischen diffusen Oesophagusspasmus. Fälle sind beschrieben worden, bei denen die Einnahme von kohlensäurehaltigen Getränken regelmäßig dieses Bild ausgelöst hat [38].

Unabhängig von der Häufigkeit oder der Schwere der Symptome bleiben die meisten Patienten über Jahre oder Jahrzehnte in einem guten Allgemeinzustand und erleiden keine Komplikationen. Aspiration oder Retention von Speiseresten sollten den klinischen Verdacht auf eine andere Speiseröhrenerkrankung lenken. Die Prognose ist günstig im Sinne der langen Überlebenszeit,

häufig sind jedoch die Beschwerden therapeutisch schwer zu beeinflussen.

In mehreren Veröffentlichungen ist die Rede von einem sogenannten asymptomatischen diffusen Oesophagusspasmus. Eine neue Definition dieser Fälle scheint unumgänglich. Verwechslungen mit refluxbedingten Motilitätsstörungen, mit einer mit Neuropathie assoziierten oder altersbedingten Motilitätsstörungen der Speiseröhre, die mit obsoleten Untersuchungsmethoden ähnliche Bilder wie der idiopathische diffuse Oesophagusspasmus bieten, scheinen hier vorgelegen zu haben.

2. Diagnostik

a) Röntgenuntersuchung

Die Passage durch den Pharynx und den obersten Oesophagusanteil unterhalb des Oesophagusmundes ist in der Regel frei und unbehindert. Gelegentlich entleert sich die Speiseröhre regelrecht oder infolge einer

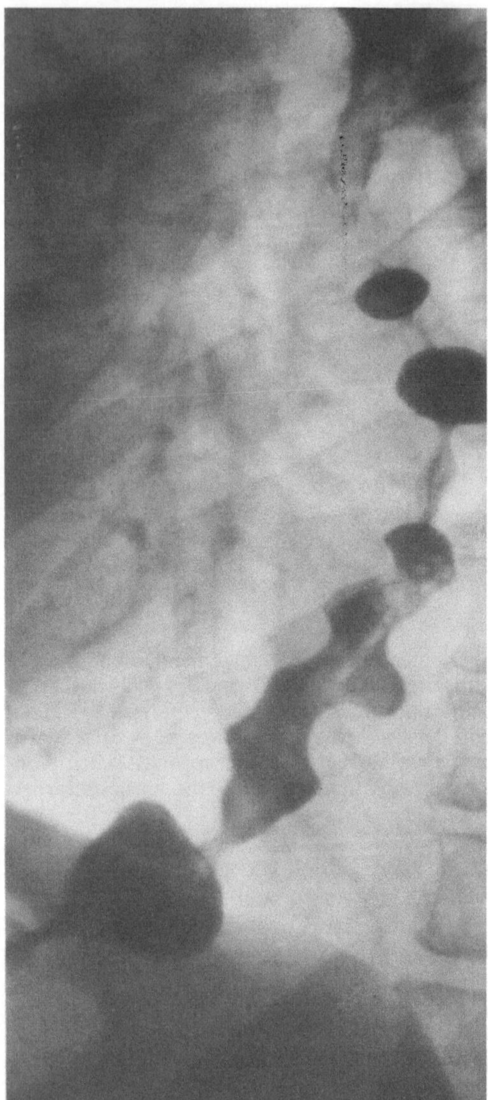

Abb. 5. Röntgenaufnahmen von einem Patienten mit einem idiopathischen diffusen Oesophagusspasmus und einer kleinen Hiatusgleithernie. Man erkennt die wechselhaft erscheinenden Pseudodivertikel zwischen spastisch kontrahierten Abschnitten des Speiseröhrenkörpers. (Aus [21])

diffusen Kontraktion stoßartig durch eine normale Kardia in den Magen. Die Regel ist jedoch, daß die Ankunft des Kontrastmittels in der mittleren und unteren Speiseröhre völlig inkoordinierte Kontraktionen auslöst. Die Speiseröhrenkontur verliert somit ihre Regelmäßigkeit, die Ränder sehen gezähnelt aus (Abb. 4), oder es entstehen so-

genannte Pseudodivertikel, mit Kontrastmittel angefüllte Ausbuchtungen der Speiseröhre, die in ihrer Form, Größe und Lokalisation wechselhaft erscheinen, und die durch spastisch zusammengezogene Areale voneinander getrennt sind (Abb. 5). Diese unregelmäßige, spastische, teils wechselhafte Kontraktion der Speiseröhrenwand führt in der Regel zur Rückbeförderung eines Teils des Speiseröhreninhaltes in das obere Speiseröhrendrittel, welches in dieser Phase eine mäßige Dilatation aufweisen kann. Ein Teil des Kontrastmittels wird über längere Zeit, meistens 10–20 sec, in der Speiseröhre retiniert, um dann nach mehreren Auf- und Abbewegungen endgültig in den Magen befördert zu werden. Ein Großteil wird jedoch primär durch die heftige, systolische oder simultane Kontraktion des Speiseröhrenkörpers durch die normal weit geöffnete Kardia ungehindert in den Magen befördert. Zwischen den sog. Pseudodivertikeln können lang andauernde Kontraktionen der Wand organische Engen vortäuschen [4]. Eine längere Beobachtung zum Ausschluß derselben ist hier notwendig. Wichtige Punkte zur Abgrenzung gegenüber anderen Speiseröhrenerkrankungen ist die fehlende Dilatation der Speiseröhre und die normale Öffnung des gastrooesophagealen Überganges. Bei etwa ein Drittel der Patienten ist eine Hiatushernie kleinerer oder mittlerer Größe im Röntgenbild nachweisbar. Der Kontrastbrei verweilt in dieser Hernie unterschiedlich lange, sie ist durch ihr passives Verhalten während des Schluckaktes gekennzeichnet. Wenn der idiopathische diffuse Oesophagusspasmus mit einer Hiatushernie vergesellschaftet ist, erkennt man regelmäßig zwischen Speiseröhre und Hernie einen relativ breiten, glatten, konzentrischen Ring, der hier das Lumen einengt und dessen Innendurchmesser auch bei maximaler Dehnung während der Füllungsphase 1 cm nicht überschreitet. Es handelt sich hierbei um den sogenannten muskulären oder A-Ring, der sich als Ausdruck des verlagerten, meist hypertonischen gastrooesophagealen Sphincters darstellt (Abb. 6).

Wichtig bei der Röntgendiagnose ist der Ausschluß einer organischen Einengung im Bereich der unteren Speiseröhre oder des gastrooesophagealen Überganges. Auch

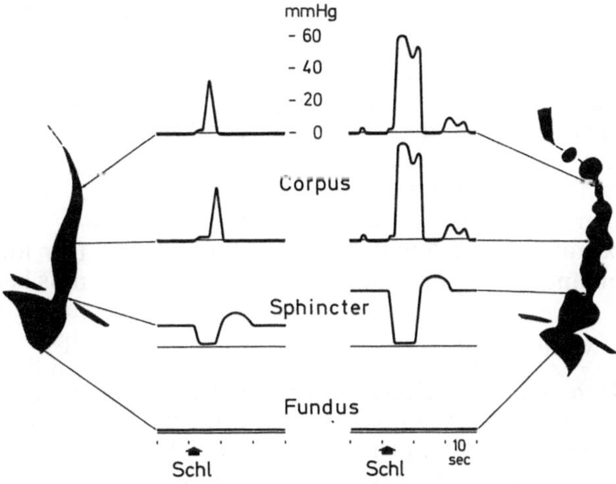

Abb. 6. Schematische Darstellung der charakteristischen röntgenologischen und manometrischen Befunde während eines Schluckaktes bei einem normalen Erwachsenen (links) und bei einem Patienten mit einem idiopathischen diffusen Oesophagusspasmus (rechts). Der Patient hat zusätzlich eine Hiatusgleithernie mit einem hypertonischen gastrooesophagealen Verschlußmechanismus, eine Assoziation, die man in etwa ein Drittel der Fälle vorfindet. (Aus [21])

Magenerkrankungen sollten sorgfältig gesucht werden. Ein gastrooesophagealer Reflux muß ausgeschlossen werden.

Einschränkend muß gesagt werden, daß röntgenologisch nur von einer nicht peristaltischen, inkoordinierten, früher tertiär genannten Kontraktionstätigkeit der Speiseröhre gesprochen werden kann. Eine positive Diagnose des idiopathischen diffusen Oesophagusspasmus allein durch das Röntgenbild ist nicht immer möglich, da inkoordinierte Speiseröhrentätigkeit infolge gastrooesophagealen Refluxes, hohen Alters, diabetischer oder alkoholischer Neuropathie oder gewisser Formen der Achalasie ähnliche Röntgenmanifestationen hervorrufen kann. Insbesondere der asymptomatische Altersoesophagus ist häufig durch auffällige röntgenologische Veränderungen gekennzeichnet, ohne daß das Krankheitsbild des idiopathischen diffusen Oesophagusspasmus vorliegt. Andererseits schließt ein normales Röntgenbild der Speiseröhre oder die ausschließliche röntgenologische Feststellung einer Hiatushernie einen idiopathischen diffusen Oesophagusspasmus nicht aus. Die längere Beobachtung auf dem Fernsehschirm, die Videoaufnahme und die Röntgenkinematographie können Auskunft über die Dauer und Ausmaß der spastischen Kontraktionen des Organs geben, eine gründliche Diagnose kann aber nur durch die intraluminale Druckmessung und den Ausschluß anderer organischer Veränderungen gestellt werden.

b) Endoskopie und Biopsie

Die Endoskopie der Speiseröhre dient in erster Linie dem Ausschluß von neoplastischen oder narbigen Einengungen der distalen Speiseröhre, von entzündlichen Veränderungen im Bereich der Speiseröhrenschleimhaut, sowie von neoplastischen oder anderen stenosierenden Prozessen im Bereich der oberen Magenanteile und des Magenausganges. Die Speiseröhrenschleimhaut ist in der Regel vollkommen unauffällig, evtl. vorhandene entzündliche Veränderungen sind nicht mit dem Grundleiden, sondern mit anderen, gleichzeitig vorhandenen Erkrankungen in Zusammenhang zu bringen. Die Motilität der Speiseröhre sowie die Verschlußkraft des gastrooesophagealen Überganges können endoskopisch nicht beurteilt werden. Unter den unphysiologischen Bedingungen der Endoskopie weisen viele Patienten mit völlig unauffälligen Motilitätsverhältnissen der Speiseröhre inkoordinierte und spastische Kontraktionen auf, die nicht als pathologisch zu bewerten sind. Auch die Feststellung einer klaffenden Kardia hat keine diagnostische Bedeutung. Die Anwesenheit einer Hiatushernie kann sowohl bei der prograden Sicht als auch bei der Inversionsgastroskopie vermutet, aber nicht immer mit Sicherheit nachgewiesen oder ausgeschlossen werden.

Beim idiopathischen diffusen Oesophagusspasmus ist die Passage durch die Kardia, auch wenn dieselbe ringförmig in Anwesenheit einer Hiatushernie eingeengt ist, leicht und problemlos. Nach einem Schatzki-Ring sollte stets gesucht werden, da er Ursache von intermittierender Dysphagie sein kann.

Die Biopsie der Speiseröhrenschleimhaut, sowohl im Laufe der Endoskopie wie auch durch Aspiration gewonnen, zeigt beim idiopathischen diffusen Oesophagusspasmus einen normalen Aufbau und keine entzündlichen Veränderungen.

c) Manometrie

Nach dem Ausschluß infiltrierender oder entzündlicher Wandveränderungen durch Röntgen, Endoskopie, Biopsie und Cytologie ist die manometrische Untersuchung die einzige bislang praktikable Methode, die zu einer positiven Diagnose führen kann. Leider ist z.Z. die Anzahl der Zentren, in denen diese aufwendige und zeitraubende Methode durchgeführt wird, noch sehr klein. Bei der Seltenheit der Erkrankung und der Wichtigkeit der Diagnose zur Einleitung von therapeutischen Maßnahmen und zur Abschätzung der Prognose erscheint bei berechtigtem Verdacht auf eine Oesophagusmotilitätsstörung eine Einweisung in eines dieser Zentren sinnvoll. Die in dem Kapitel Pathophysiologie beschriebenen Veränderungen können bei geringer Belästigung des Patienten festgestellt oder ausgeschlossen werden, andere Erkrankungen diagnostisch abgeklärt werden. Hierbei muß erwähnt werden, daß etwa 5% der Patienten mit einem idiopathischen diffusen Oesophagusspasmus oder einer Achalasie manometrisch eine schwer definierbare Mischform zwischen beiden Leiden bieten [25]. Die Erfahrung der letzten Jahre hat gezeigt, daß fast alle Patienten mit einem nicht klar differenzierbaren manometrischen Bild bei einer Untersuchung mit dauerperfundierten Kathetern eindeutige Merkmale einer Achalasie zeigten. Weitere technische Verbesserungen sowie zunehmende Erfahrung der Untersucher sollten diese Zweifelsfälle seltener werden lassen.

Der Säureperfusionstest nach Bernstein ist bei Patienten mit einem idiopathischen diffusen Oesophagusspasmus erwartungsgemäß negativ. Über Messungen des pH, der Oberflächenpotentiale sowie über die diagnostische Anwendung der Elektromyo-

graphie der Speiseröhre beim idiopathischen diffusen Oesophagusspasmus ist bislang keine ausreichende Information vorhanden.

3. Differentialdiagnose

Der idiopathische diffuse Oesophagusspasmus kann aufgrund der Symptome nur vermutet werden. Andere Erkrankungen der Speiseröhre oder benachbarter Organe, die ähnliche Symptome hervorrufen, müssen diagnostisch abgeklärt werden.

Die Differentialdiagnose umfaßt praktisch alle Speiseröhren- bzw. Mediastinalerkrankungen, die mit Dysphagie und retrosternalen Schmerzen einhergehen. Die wichtigsten sollen im Folgenden besprochen werden.

Ein *Carcinom im Bereich der unteren Speiseröhre, der Kardia oder des Fundus des Magens* muß bei jedem Patienten mit Dysphagie ausgeschlossen werden. Die Entwicklung des Krankheitsbildes ist hier kürzer, die Dysphagie progressiv, zuerst für feste, später auch für flüssige Nahrungsbestandteile. Die Speisen werden retiniert und regurgitiert, was eine rasche Gewichtsabnahme zur Folge hat. Röntgenologische, endoskopische, bioptische und cytologische Untersuchungen stehen im Vordergrund. Besonders schwierig zu diagnostizieren sind Carcinome im Bereich des Magenfornix, die submucös infiltrierend bis in die untere Speiseröhre hineinwachsen können. Unter diesen Umständen kann es, ohne wesentliche Obstruktion der Kardia, zu schweren diffusen Motilitätsstörungen der Speiseröhre kommen, die eine Achalasie oder aber einen diffusen Oesophagusspasmus vortäuschen können [40]. Die Stellung der Diagnose eines idiopathischen diffusen Oesophagusspasmus nur aufgrund von manometrischen Untersuchungen ohne eingehende Röntgenuntersuchung oder endoskopische Inspektion der oberen Magenabschnitte ist daher als Kunstfehler anzusehen. Im Zweifelsfall muß man sich zu einer Probelaparotomie durchringen. Nicht nur Carcinome im Bereich der Kardia sondern auch *Magenausgangsstenosen* können über den Weg der Retention und Rückfluß von Mageninhalt in die Speiseröhre zu heftigen spastischen Kontraktionen dieses Organs führen, die vom idiopathischen diffusen Oesophagusspasmus nicht zu unterscheiden sind. Hier ist die Ursache jedoch schwer zu übersehen.

Bei den Patienten, bei denen die retrosternalen Schmerzen im Vordergrund stehen und die Dysphagie bei oberflächlicher Befragung nicht angegeben wird, kommt differentialdiagnostisch eine *Coronarinsuffizienz mit Angina pectoris* in Frage. Da sie über ähnliche neurale Bahnen geleitet werden, sind retrosternale Schmerzen mit oppressivem Charakter, die in den linken Arm oder den Hals ausstrahlen, manchmal mit Schweißausbrüchen und Kollapsneigung, bei coronaren Erkrankungen und beim idiopathischen diffusen Oesophagusspasmus schwer zu unterscheiden. In beiden Fällen werden die Schmerzattacken rasch durch die sublinguale Gabe von Nitroglycerin unterbunden. Spasmolytica vermögen dasselbe beim idiopathischen diffusen Oesophagusspasmus, nicht aber bei der Angina pectoris, zu bewirken. Die Diagnose eines idiopathischen diffusen Oesophagusspasmus ist relativ leicht, wenn an diese Erkrankung gedacht wird. Der Ausschluß einer Coronarinsuffizienz ist hingegen wesentlich schwerer, wobei nicht vergessen werden darf, daß beide Krankheiten gleichzeitig vorhanden sein können. Auf die Möglichkeit der Auslösung von Rhythmusstörungen im Rahmen eines idiopathischen diffusen Oesophagusspasmus wurde bereits hingewiesen.

Eine häufige Beschwerde in der Praxis ist der sogenannte *Globus*, ein Kloßgefühl im Hals, welches unabhängig von der Nahrungsaufnahme als konstante Mißempfindung beschrieben wird. Diese Beschwerde tritt oft bei psychisch labilen Patienten auf und ist schon anamnestisch von der retrosternal lokalisierten Dysphagie des idiopathischen diffusen Oesophagusspasmus zu unterscheiden. Röntgenologische, endoskopische und manometrische Untersuchungen sind bei Patienten mit einem Globus unergiebig. Durch Psychotherapie und Sedierung sind die Beschwerden beeinflußbar.

Die Achalasie der Speiseröhre in ihrer typischen Erscheinungsform bietet keine differentialdiagnostischen Probleme gegenüber dem idiopathischen diffusen Oesopha-

gusspasmus. In der Anamnese bestehen gelegentlich Schmerzen, meistens steht jedoch die Dysphagie mit Retention und Regurgitation von Speisen im Vordergrund. Im Röntgenbild zeigt sich die dilatierte Speiseröhre mit Anhäufung von Speiseresten, die schwachen, ineffektiven Wandkontraktionen und die spindelförmige, konstante Einengung der gastrooesophagealen Übergangszone, die nur eine fadenförmige Breistraße durchläßt. Die manometrische Untersuchung zeigt dann den erhöhten Ruhedruck im Bereich des Speiseröhrenkörpers, die ausschließlich simultanen, meist schwachen Kontraktionen des Organs sowie einen normo- oder hypertonen gastrooesophagealen Sphincter, der im Gegensatz zum idiopathischen diffusen Oesophagusspasmus nur unvollkommen nach Schluckakten erschlafft. Diese unvollkommene, meist kurze Erschlaffung ist manometrisch durch einen Residualdruck im Sphincterbereich während des Schluckaktes deutlich erkennbar und quantifizierbar, wenn diese Untersuchung mit dauerdurchströmten Kathetern durchgeführt wird [8, 18]. Bei hypermotilen Formen der Achalasie [34, 39] entstehen nach Schluckakten in der erkrankten Speiseröhre simultane, sehr starke und öfters repetitive Kontraktionen, die gelegentlich einen idiopathischen diffusen Oesophagusspasmus vortäuschen können. Der erhöhte Ruhedruck im Bereich des Speiseröhrenkörpers sowie die charakteristischen Veränderungen im Bereich des gastrooesophagealen Sphincters dürften hier diagnostisch ausschlaggebend sein. Wie bereits erwähnt, ist die Überempfindlichkeit der Speiseröhre gegenüber Cholinergica, die anfänglich als spezifisch für die Achalasie galt [27] für die Differentialdiagnose nicht verwertbar, da mittlerweile bekannt ist, daß der idiopathische diffuse Oesophagusspasmus in gleicher Form reagieren kann [22, 29]. Patienten, bei denen ein Übergang von einem idiopathischen diffusen Oesophagusspasmus in eine Achalasie angenommen wurde [28], wurden vor der Einführung dauerinfundierter Katheter untersucht und waren wahrscheinlich von Anfang an Träger einer Achalasie. Unklare oder Mischformen zwischen beiden Erkrankungen kommen gelegentlich auch bei Anwendung moderner Meßmethoden vor.

In den meisten Fällen handelt es sich hier jedoch um eine kräftige oder hypermotile Form der Achalasie mit nur geringer Speiseröhrenerweiterung.

Wenn kein Carcinom oder keine peptische Stenose in der unteren oder mittleren Speiseröhre vorliegt, dann ist neben dem idiopathischen diffusen Oesophagusspasmus der *Schatzki-Ring* die häufigste unerkannte Ursache einer intermittierenden Dysphagie. Dieser membranartige Ring, der in Anwesenheit einer Hiatushernie häufig am Übergang zwischen Platten- und Zylinderepithel anzufinden ist und der nicht mit einem A- oder Muskelring zu verwechseln ist [16], kann gelegentlich die Lichtung in der terminalen Speiseröhre bis auf einen Durchmesser von 6–7 mm einengen. Die Folge ist eine intermittierende Dysphagie beim Schlucken von festeren oder größeren Nahrungsbestandteilen, gelegentlich auch eine plötzlich auftretende Aphagie. Eine besondere Röntgentechnik mit Prallfüllung des Organs gegen einen erhöhten intraabdominellen Druck, wie von Wolf u. Guglielmo [44] beschrieben, ist zur Erfassung eines solchen Ringes eine unerläßliche Voraussetzung. Da diese Technik in Deutschland nur selten angewandt wird, ist die Häufigkeit dieser Diagnose im Vergleich zu den USA relativ niedrig. Patienten mit einem Schatzki-Ring laufen Gefahr, bei einem wiederholt negativen Röntgenbefund als Neurotiker abgestempelt zu werden. Die adäquate Röntgenuntersuchung und das endoskopische Bild, unterstützt durch den Befund bei der Biopsie des Ringes, sind von entscheidender diagnostischer Bedeutung.

Code u. Mitarb. [7] haben 1960 einen sog. *hypertensiven gastrooesophagealen Sphincter* als eigenständiges Krankheitsbild beschrieben. Die Symptome sind denen eines idiopathischen diffusen Oesophagusspasmus vergleichbar. Es ist zweifelhaft, ob unter Anwendung neuerer Meßmethoden die Eigenständigkeit dieser Motilitätsstörung erhalten bleiben kann. Erfahrungsgemäß haben Patienten mit einem hypertensiven gastrooesophagealen Sphincter entweder einen diffusen idiopathischen Oesophagusspasmus, meistens mit einer Hiatusgleithernie vergesellschaftet, oder eine Achalasie der Speiseröhre. Da der Ruhedruck des gastrooesophagealen Sphincters kein statischer, sondern ein durch Pharmaka, Hormone oder Reflexe beeinflußbarer Wert ist, hat eine einzige Messung keine diagnostische Aussagekraft. In größeren Serien ist die Streubreite der Verschlußkraft des gastrooesophagealen Sphincters sehr groß. Es erscheint daher ratsam, bei Beschwerden, hauptsächlich im Epigastrium oder im retrosternalen Bereich, der Feststellung eines erhöhten Ruhedruckes im Bereich des gastrooesophagealen Sphincters keinen großen Wert beizumessen, sondern andere Krankheiten wie eine Cholecystopathie, ein Ulcusleiden oder eine Diverticulitis auszuschließen.

Eine Dysphagie kann auch bei der *Refluxoesophagitis* im Vordergrund stehen. Dabei handelt es sich meistens um eine peptische Stenose im unteren oder mittleren Speiseröhrenbereich (22. Kapitel). Wenngleich ein Symptom der Refluxoesophagitis Sodbrennen ist, so beschreiben doch manche Patienten retrosternale Schmerzen, die diagnostisch einen diffusen idiopathischen Oesophagusspasmus vortäuschen können. Die Röntgenuntersuchung der Speiseröhre läßt dann häufig unkoordinierte, nicht peristaltisch verlaufende Kontraktionen der Speiseröhre erkennen. Ein Reflux ist mit dieser Untersuchungsmethode nicht immer nachweisbar. Die manometrische Untersuchung zeigt den schwachen gastrooesophagealen Sphincter, der seine Rolle als Druckbarriere zwischen Magen und Speiseröhre nicht erfüllt und die Übertragung von erhöhtem Magendruck in die distale Speiseröhre erlauben kann. Der Säureperfusionstest ist positiv. Wenn er im Verlauf einer Druckmessung vollzogen wird, erlebt man neben Sodbrennen das Erscheinen von Spontantätigkeit und von vermehrten nicht peristaltischer Schluckkontraktionen im Bereich der Speiseröhre. Die Säureclearance ist behindert, bei der pH-Messung im distalen Speiseröhrenkörper kann der Reflux dokumentiert werden. Die Endoskopie und die Biopsie zeigt bei einem Teil der Fälle charakteristische Veränderungen. Der Doryl-Test ist negativ.

Der Befall der Speiseröhre im Rahmen einer *Sklerodermie* kann sich gelegentlich in Initialstadien durch retrosternale Schmerzen und Dysphagie äußern. Hier dürfte die schlaffe, erweiterte Speiseröhre und die Inkontinenz des gastrooesophagealen Verschlusses schon bei der Röntgenuntersuchung die diagnostischen Probleme ausräumen. Die Manometrie zeigt in diesen Fällen einen frühzeitigen Befall des gastrooesophagealen Sphincters, der absolut unwirksam gegenüber Rückfluß ist, und eine diffuse oder parcelläre Aperistaltik im Sinne einer schlaffen Lähmung der Speiseröhrenmuskulatur [17].

Patienten im 8. oder 9. Lebensjahrzehnt haben nicht selten milde Dysphagie und retrosternale Beschwerden beim Essen. Soergel u. Mitarb. [42] prägten den Begriff *Presbyoesophagus* für die mangelhafte peristaltische Tätigkeit der Speiseröhre im hohen Alter. Diese Veränderungen, die von Hellemans [24] im Detail beschrieben wurden, sind durch das vermehrte Auftreten, häufig bis zu 50%, nicht peristaltischer, manchmal auch wiederholter Kontraktionen der Speiseröhrenwand nach Schluckakten gekennzeichnet. Diese Kontraktionen sind im wesentlichen schwächer als die normalen peristaltischen Wellen. Bei den meisten Patienten verlaufen sie asymptomatisch oder rufen nur geringe Störungen hervor. Röntgenologisch bietet dieser Altersoesophagus die größten differentialdiagnostischen Schwierigkeiten gegenüber dem idiopathischen diffusen Oesophagusspasmus.

Patienten mit einer *diabetischen Neuro-Gastroenteropathie oder einer alkoholischen Polyneuropathie* haben ebenfalls einen vermehrten Anteil nicht peristaltischer Kontraktionen nach Schluckakten im Bereich der Speiseröhre [23, 31, 43]. Symptome erscheinen im Rahmen des Befalls der Speiseröhre bei diesen Erkrankungen in der Regel nicht. Röntgenologisch sind die Veränderungen meistens nicht sehr eindrucksvoll, manometrisch sind die nicht peristaltisch verlaufenden Kontraktionen schwächer als normale peristaltische Wellen und dauern auch nicht länger. Bei einer ganzen Reihe von *neurologischen Erkrankungen* mit und ohne Befall peripherer Nerven sowie bei der familiären Dysautonomie sind Speiseröhrenmotilitätsstörungen beschrieben worden.

V. Therapie

Die wichtigste Überlegung bei der Erstellung eines Therapieplans bei einem Patienten mit einem diffusen idiopathischen Oesophagusspasmus ist, daß es sich hier um ein gutartiges, meist komplikationslos verlaufendes Leiden handelt und daß ein wichtiger Schritt zur Behandlung die Aufklärung des Patienten in diesem Sinne ist. Nach Ablauf der diagnostischen Maßnahmen, die sowohl zum Ausschluß einer schwerwiegenden organischen Erkrankung wie zur positiven Feststellung der charakteristischen Motilitätsstörungen geführt haben, ist ein aufklärendes Gespräch für viele verängstigte und verunsicherte Patienten, die häufig unter unnützen oder gar gefährlichen therapeutischen Maßnahmen und unter der Abstempelung als Neurotiker gelitten haben, der entscheidende Ausgangspunkt für die Behandlung und für die weitere Führung.

Die meisten Patienten haben im Laufe der Jahre gelernt, daß gewisse Speisen, hastiges Essen oder Aufregung während den Mahlzeiten Dysphagie auslösen können und meiden diese Umstände. Ruhe beim Essen und ausgiebiges Kauen sind wichtige Voraussetzungen für die Vermeidung von Speiseeinklemmungen. Unnütze Maßnahmen, wie die Gabe von Anticholinergica, sollten vermieden werden. Die meisten Patienten empfinden eine gewisse Linderung unter dem Einfluß von mäßiger Sedierung mit Barbituraten oder Diazepamabkömmlingen. Schmerzepisoden können durch Gabe von Scopolaminbutylbromid (Buscopan) i.v. schlagartig kupiert werden. Ein ähnlicher Effekt kann durch sublinguale Gabe von Nitroglycerin erfolgen. Die Gabe von länger wirkenden Nitrokörpern als Dauermedikation kann Schmerzepisoden verhindern. Bei einer vernünftigen Führung empfinden die meisten Patienten ihre Beschwerden als tolerabel und lernen mit ihnen zu leben. Arzt und Patienten müssen sich darüber im klaren sein, daß es bislang keine kausale Therapie gibt, daß aber die Prognose insgesamt günstig ist.

Unter diesen Voraussetzungen muß daher ein aktives Vorgehen bei einer Erkrankung ohne nennenswerte Komplikationen und ohne Mortalität mit großer Vorsicht erwogen werden. Dieses Vorgehen bezieht sich im wesentlichen auf die pneumatische Dehnung des unteren Oesophagussphincters, auf die Korrektur einer gleichzeitig vorhandenen Hiatushernie und auf eine ausgedehnte Oesophagomyotomie der mittleren und distalen Speiseröhre.

Die pneumatische Dehnung des unteren Oesophagussphincters ist bei einer Erkrankung, bei der dieser Abschnitt eine normale Funktion aufweist, abzulehnen. Die Fälle, bei denen anschließend eine schwere Refluxoesophagitis durch Sphincterinkompetenz dieses harmlose Leiden kompliziert, sind jedem Erfahrenen bekannt, werden aber kaum berichtet. Di Marino u. Cohen [11] haben vorgeschlagen, eine pneumatische Dehnung nur bei Patienten mit einer Hypertonie des gastrooesophagealen Sphincters und einer behinderten Erschlaffung desselben vorzunehmen, bei denen die Dysphagie unerträglich ist. Solche Patienten haben wahrscheinlich eine hypermotile Achalasieform. Jedenfalls sind vergleichbare Erfolge wie bei der Achalasie durch die pneumatische Dehnung beim idiopathischen diffusen Oesophagusspasmus nach allgemeiner Erfahrung nicht zu erwarten. Die Indikation ist somit umstritten.

Die chirurgische Korrektur einer gleichzeitig vorhandenen Hiatushernie als einziger Eingriff ist beim idiopathischen diffusen Oesophagusspasmus ein Kunstfehler. Die kleine Gleithernie ist in der Regel von der Speiseröhre durch einen hypertonischen gastrooesophagealen Sphincter getrennt und verursacht keinen Rückfluß. Sie ist pathogenetisch die Folge und nicht die Ursache eines idiopathischen diffusen Oesophagusspasmus. Die Operation ist eine unnötige Belastung und Gefährdung und beeinflußt in keiner Form die Beschwerden.

Die Durchführung einer verlängerten Oesophagomyotomie mit Durchtrennung der Muskulatur der mittleren und unteren Speiseröhre sowie des gastrooesophagealen Sphincters wurde von Ellis u. Mitarb. [13] erstmals bei hypermotilen Speiseröhrenerkrankungen angewandt. Der anfängliche Optimismus, mit dem diese Therapieform auch beim idiopathischen diffusen Oesophagusspasmus propagiert wurde, ist inzwischen abgeklungen. Zum gegenwärtigen Zeitpunkt ist der ausgedehnte Eingriff nur bei gleichzeitiger Durchführung einer Fundoplicatio zur Vermeidung des gastrooesophagealen Reflux denkbar. Er sollte prinzipiell nur durchgeführt werden, wenn die Beschwerden unerträglich sind und der Allgemeinzustand durch die Erkrankung stark beeinträchtigt wird. Diese Voraussetzungen sind extrem selten gegeben. Die Erfolge sind beim idiopathischen diffusen Oesophagusspasmus bescheiden. Viele erfahrene Experten auf diesem Gebiet lehnen daher ein operatives Vorgehen prinzipiell ab, eine Ausnahme hierzu stellt der nicht vollkommen ausgeschlossene Verdacht auf einen malignen Prozeß im Bereich der unteren Speiseröhre oder des Magens dar. Nur dann ist das Operationsrisiko gerechtfertigt.

Literatur

1. Affolter, H.: Pressure characteristics of reflux esophagitis. Helv. med. Acta **33**, 395 (1966).
2. Barsony, T.: Funktionelle Speiseröhrendivertikel (Relaxationsdivertikel), Wien. klin. Wschr. **39**, 1363 (1926).
3. Bennett, J. R., Hendrix, T. R.: Diffuse esophageal spasm: a disorder with more than one cause. Gastroenterology **59**, 273 (1970).
4. Brombart, L.: Radiologie clinique de l'Oesophage. Paris: Masson 1956.
5. Brücke, H. v.: Über idiopathische Hypertrophie der Speiseröhre. Virchows Arch. path. Anat. **270**, 880 (1928).
6. Casella, R. R., Ellis, F. H., Brown, A. L.: Diffuse spasm of the esophagus. Fine structure of esophageal smooth muscle and nerve. J. Amer. med. Ass. **191**, 379 (1965).
7. Code, C. F., Schlegel, J. F., Kelley, M. L., Olsen, A. M., Ellis, F. H.: Hypertensive gastroesophageal sphincter. Proc. Mayo Clin. **35**, 391 (1960).
8. Cohen, S., Lipshutz, W.: Lower esophageal sphincter dysfunction in achalasia. Gastroenterology **61**, 814 (1971).
9. Craddock, D. R., Logan, A., Walbaum, P. R.: Diffuse oesophageal spasm. Thorax **21**, 511 (1966).
10. Creamer, B., Donoghue, F. D., Code, C. F.: Pattern of esophageal motility in diffuse spasm. Gastroenterology **34**, 782 (1958).
11. Di Marino, A. J., Cohen, S.: Characteristics of lower esophageal sphincter function in symptomatic diffuse esophageal spasm. Gastroenterology **66**, 1 (1974).

12. Eckardt, V., Weigand, H.: Supersensitivity to pentagastrin in diffuse oesophageal spasm. Gut **15**, 706 (1974).

13. Ellis, F. H., Olsen, A. M., Schlegel, J. F., Code, C. F.: Surgical treatment of esophageal hypermotility disturbances. J. Amer. med. Ass. **188**, 862 (1964).

14. Fleshler, B.: Diffuse esophageal spasm. Gastroenterology **52**, 559 (1967).

15. Gillies, M., Nicks, R., Skyring, A.: Clinical, manometric and pathological studies in diffuse oesophageal spasm. Brit. med. J. **1967 II**, 527.

16. Heitmann, P., Wolf, B. S., Sokol, E. M., Cohen, B. R.: Simultaneous cineradiographic-manometric study of the distal esophagus: small hiatal hernias and rings. Gastroenterology **50**, 737 (1966).

17. Heitmann, P., Espinoza, J.: Funktionelle Störungen des Oesophagus bei Patienten mit Sklerodermie. Dtsch. med. Wschr. **93**, 1960 (1968).

18. Heitmann, P., Espinoza, J., Csendes, A.: Physiology of the distal esophagus in achalasia. Scand. J. Gastroent. **4**, 1 (1969).

19. Heitmann, P.: Der gastrooesophageale Verschlußmechanismus bei Hiatusgleithernien. Internist (Berl.) **10**, 249 (1969).

20. Heitmann, P., Möller, N.: Intraluminale Druckmessungen an der gastrooesophagealen Übergangszone und am distalen Oesophagus bei gesunden Erwachsenen. Dtsch. med. Wschr. **95**, 1963 (1970).

21. Heitmann, P.: Die Hiatusgleithernien mit einem hypertonischen gastrooesophagealen Verschlußmechanismus. Dtsch. med. Wschr. **95**, 824 (1970).

22. Heitmann, P.: Der idiopathische diffuse Oesophagusspasmus. Dtsch. med. Wschr. **96**, 1668 (1971).

23. Heitmann, P., Stöss, U., Gottesbüren, H., Martini, G. A.: Störungen der Speiseröhrenfunktion bei Diabetikern. Dtsch. med. Wschr. **98**, 1151 (1973).

24. Hellemans, J.: Invloed van de leeftijd op de motorische funktie van de slokdarm. Tielt, 1970.

25. Hogan, W. J., Caflish, C. R., Winship, D. H.: Unclassified oesophageal motor disorders simulating achalasia. Gut **10**, 234 (1969).

26. Johnstone, A. S.: Diffuse spasm and diffuse muscle hypertrophy of lower oesophagus. Brit. J. Radiol. **33**, 723 (1960).

27. Kramer, P., Ingelfinger, F. J.: Esophageal sensitivity to mecholyl in cardiospasm. Gastroenterology **19**, 242 (1951).

28. Kramer, P., Harris, L. D., Donaldson, R. M.: Transition from symptomatic diffuse spasm to cardiospasm. Gut **8**, 115 (1967).

29. Kramer, P., Fleshler, B., McNally, E., Harris, L. D.: Oesophageal sensitivity to mecholyl in symptomatic diffuse spasm. Gut **8**, 120 (1967).

30. Lortat-Jacob, J. L.: Myomatoses localisées et myomatoses diffuses de l'oesophage. Arch. Mal. Appar. dig. **39**, 519 (1950).

31. Mandelstam, P., Siegel, C. I., Lieber, M., Siegel, M.: The swallowing disorder in patients with diabetic neuropathy-gastroenteropathy. Gastroenterology **56**, 1 (1969).

32. Marston, E. L., Bradshaw, H. H.: Idiopathic muscular hypertrophy of the esophagus. J. thorac. cardiovasc. Surgery **38**, 248 (1959).

33. Moersch, J. J., Camp, J. D.: Diffuse spasm of the lower part of the esophagus. Ann. Otol. (St. Louis) **43**, 1165 (1934).

34. Niemann, H., Jakob, G., Schmidt, H.: Hypermotile Formen funktioneller Oesophagusstenosen. Dtsch. med. Wschr. **95**, 7 (1970).

35. Orlando, R. C., Bozymski, E. M.: Clinical and manometric effects of nitroglycerin in diffuse esophageal spasm. New Engl. J. Med. **289**, 23 (1973).

36. Osgood, H.: A peculiar form of esophagism. Boston med. surg. J. **120**, 401 (1889).

37. Rider, J. A., Möller, H. C., Puletti, E. J., Desal, D. C.: Diagnosis and treatment of diffuse osophageal spasm. Arch. Surg. **99**, 435 (1969).

38. Roth, H. P., Fleshler, B.: Diffuse esophageal spasm. Clinical, radiological, and manometric observations. Ann. intern. Med. **61**, 914 (1964).

39. Sanderson, D. R., Ellis, F. H., Schlegel, J. F., Olsen, A. M.: Syndrome of vigorous achalasia: clinical and physiologic observations. Dis. Chest **52**, 508 (1967).

40. Serebro, H. A., Venkatachalam, B., Prentice, R. S. A., Neuman, H. W., Beck, I. T.: Possible pathogenesis of motility changes in diffuse esophageal spasms associated with gastric carcinoma. Canad. med. Ass. J. **102**, 1257 (1970).

41. Sloper, J. C.: Idiopathic diffuse muscular hypertrophy of the lower oesophagus. Thorax **9**, 136 (1954).

42. Soergel, K. H., Zboralske, F. F., Amberg, J. R.: Presby-esophagus: esophageal motility in monagenarians. J. clin. Invest. **43**, 1472 (1964).

43. Winship, D. H., Caflish, C. R., Zboralske, F. F., Hogan, W. J.: Deterioration of esophageal peristalsis in patients with alcoholic neuropathy. Gastroenterology **55**, 173 (1968).

44. Wolf, B. S., Guglielmo, J.: A method for the roentgen demonstration of minimal hiatal herniation. J. Mt Sinai Hosp. **23**, 738 (1956).

17. Kapitel

Achalasie

M. WIENBECK

I. Einleitung

Die Achalasie ist die bekannteste Funktionsstörung der Speiseröhre. Sie stellt das klassische Beispiel für ein Fehlverhalten der wichtigsten Funktionsmechanismen im glattmuskulären Teil des Oesophagus dar.

1674 beschrieb Willis den ersten Patienten, der an einem erweiterten Oesophagus ohne organische Strictur litt [138]. Aber erst durch Mayo's Beschreibung [82] wurde das Krankheitsbild schärfer definiert. Huss [60] und später von Mikulicz [86] führten die Bezeichnung „Kardiospasmus" ein und schließlich Hertz [56] die der „Achalasie".

Mehr als 15 Namen wurden und werden der Erkrankung gegeben. Die bekanntesten davon sind Achalasie, Kardiospasmus, idiopathischer Megaoesophagus und Apersitalsis. Keiner von ihnen charakterisiert die Krankheit vollständig, jedoch kennzeichnet der Begriff „Achalasie" zumindestens die funktionell bedeutsamste Störung, nämlich die unzureichende Öffnungsfähigkeit des gastrooesophagealen Überganges.

II. Definitionen

1. Achalasie

Die Achalasie ist eine neuromuskuläre Störung des gesamten Organes Speiseröhre. Wichtigste Kennzeichen der Erkrankung sind das gleichzeitige Fehlen einer Peristaltik im Speiseröhrenkörper und einer normalen Erschlaffung des unteren Oesophagussphincters während des Schluckaktes. Die Kombination dieser beiden Funktionsstörungen unterscheidet die Achalasie vom diffusen Oesophagusspasmus. Hingegen ist die Abgrenzung gegenüber der Skleroder-

mie, bei der ebenfalls eine Aperistaltik und eine Sphincteröffnungsstörung bestehen können, manchmal nur aufgrund der besonderen pharmakologischen Reaktionsweisen des Achalasieoesophagus möglich.

2. Vigorous Achalasia bzw. hypermotile Achalasie

Bei dieser Erkrankung bestehen grundsätzlich die gleichen Funktionsstörungen wie bei der Achalasie [8]. Zusätzlich zeichnen sich aber die aperistaltischen Oesophaguskontraktionen anders als bei der Achalasie durch besonders hohe Amplituden aus, die einen Kontraktionsdruck von weit über 100 mm Hg entwickeln können [110]. Diese heftigen Kontraktionen wiederholen sich oft zahlreiche Male hintereinander und treten nicht nur nach Schlucken, sondern auch spontan auf. Sie verursachen für den Kranken intensive krampfartige Retrosternalschmerzen.

3. Dyschalasie

Unter Dyschalasie werden Oesophagusfunktionsstörungen verstanden, die der Achalasie funktionell und klinisch ähneln, die aber zumindestens in einem der beiden Krankheitscharakteristika von der Achalasie ständig oder temporär abweichen. Entweder lassen sich bei der Dyschalasie vollständige Erschlaffungen des unteren Oesophagussphincters nachweisen, oder es treten im Speiseröhrenkörper neben anderen auch peristaltische Kontraktionen auf.

4. Hypertoner Sphincter

Ein hypertoner unterer Oesophagussphincter ist nicht identisch mit einem „Kardiospasmus", sondern er stellt eine Sonderform des spastischen Oesophagus dar. Der

Sphincterruhedruck ist weit über die Norm erhöht, der Sphincter erschlafft aber beim Schlucken völlig normal.

5. Funktionsstörungen beim Kardiacarcinom

Das Kardiacarcinom und das untere Oesophaguscarcinom beeinträchtigen zwar häufig den Öffnungsreflex des unteren Oesophagussphincters und in Abhängigkeit von der Lokalisation auch die propulsive Motorik in einem Abschnitt der Speiseröhre, jedoch so gut wie nie bewirken sie beide Funktionsstörungen in der Ausdehnung und Ausschließlichkeit wie die Achalasie.

III. Pathologische Anatomie

Anatomische Veränderungen wurden bei der Achalasie in vier verschiedenen Regionen gefunden, nämlich im Stammhirn, an den Vagusfasern, im Plexus myentericus und an der glatten Muskulatur der Speiseröhre. Jedoch konnte bis heute durch diese Befunde letztlich weder die Ätiologie noch der Pathomechanismus der Krankheit ganz geklärt werden.

1. Stammhirn

Bereits 1929 beschrieb Kimura [65] eine ausgeprägte Reduktion der Ganglienzellen im motorischen Nucleus dorsalis des Vagus und Degenerationszeichen in Teilen des Nucleus ambiguus. Cassella [15] beobachtete eine ähnliche Verminderung der Zellen im Nucleus dorsalis um mehr als die Hälfte. Hingegen war bei der Achalasie des Hundes eine solche Veränderung nur im vorderen Anteil des Nucleus ambiguus nachweisbar [20].

2. Vagusnerv

1902 erwähnt Kraus erstmals eine Vagusläsion [74]. Elektronenmikroskopische, nicht aber lichtmikroskopische Untersuchungen zeigten in den zum Oeosphagus ziehenden markhaltigen und marklosen Vagusfasern Veränderungen im Sinne einer Wallerschen Degeneration mit Ruptur des Axoplasmas [16]. Das Ausmaß der Vagusläsionen war bei den 9 Untersuchten jedoch sehr unterschiedlich. Auch Smith [116] fand eine Fragmentierung in einigen Axonen der extrinsischen parasympathischen Fasern.

Gleichzeitige Störungen in der vagalen Phase der Magensekretion bei 30% [41] bis 50% [139] der untersuchten Achalasiepatienten weisen auf die Möglichkeit einer ausgedehnteren Vagusschädigung hin.

3. Plexus myentericus

Am bekanntesten sind Veränderungen im Auerbachschen Plexus. Auf sie machte Brown Kelly [11] erstmals aufmerksam. Zahlreiche weitere Untersuchungen bestätigten den Befund einer erheblichen Reduktion der Ganglienzellzahl im Muskelplexus [59, 68, 116, 122]. Die Umgebung der Ganglien ist zum Teil lymphocytär infiltriert [88]. Es ist jedoch auffällig, daß der Ganglienzellmangel am ausgeprägtesten im Speiseröhrenkörper und nicht im enggestellten terminalen Oesophagus ist [15, 122]. Außerdem korreliert das Ausmaß der Veränderungen mit der Krankheitsdauer. Dies läßt Zweifel aufkommen, ob es sich bei der Ganglienzellverminderung wirklich um eine primäre Läsion handelt. Es wird in diesem Zusammenhang die Möglichkeit einer primären Vagusschädigung mit bisher nicht bewiesener sekundärer transsynaptischer Degeneration diskutiert [116].

Sicherlich verschwinden nicht sämtliche Ganglienzellen im Plexus myentericus, sonst wäre eine Steigerung des Sphincterruhedruckes durch Cholinesterasehemmer nicht mehr möglich [23]. Auf der anderen Seite scheinen bei der Chagas-Krankheit Funktionsstörungen der Speiseröhre erst aufzutreten, wenn mindestens 50% der Ganglienzellen zerstört sind, ein Megaoesophagus sogar erst bei einem Verlust von 90% [69]. Der Verlust betrifft vorwiegend die argyrophilen Ganglienzellen, hingegen kaum die argyrophoben Zellen [116, 122]. Die Bedeutung dieser beiden Ganglienzelltypen für die Oesophagusmotorik ist jedoch noch nicht ganz klar.

4. Oesophagusmuskulatur

Sowohl im Speiseröhrenkörper als auch im terminalen Oesophagus reicht die Beschreibung der glatten Muskulatur von verdickt bis verdünnt. In Spätstadien der Erkrankung kann die Muskulatur in dem enggestellten Oesophagusabschnitt bindegewebig ersetzt sein [131]. Auch eine Hyperplasie der Muskulatur in dieser Region wurde diskutiert [63]. In den höher gelegenen Speiseröhrenanteilen kommen neben einer Muskelhypertrophie auch eine Muskelatrophie und Veränderungen im Sinne einer sogenannten cellulären Autolyse mit einer Lösung der Muskelfasern von der Zellmembran vor [17]. Die beschriebenen Veränderungen der Oesophagusmuskulatur sind jedoch ebenso wie die der intramuralen Ganglien höchstwahrscheinlich sekundärer Natur. Sie können die krankheitstypischen Funktionsstörungen nicht hinreichend erklären.

IV. Epidemiologie

Die Achalasie ist eine seltene Erkrankung. In Europa und Nordamerika muß mit etwa einer jährlichen Neuerkrankung pro Bevölkerungszahl von 100000 gerechnet werden. Frühere epidemiologische Untersuchungen in Liverpool [105] und Lund [81] sind sicherlich nur mit Einschränkungen zu verwenden, da sie lediglich die chirurgisch behandelten Kranken erfaßten, und da sie außerdem die Bevölkerungsfluktuation und das Einzugsgebiet der Patienten nicht genügend berücksichtigten. In Rochester, Minnesota, betrug die Erkrankungshäufigkeit in den Jahren 1935 bis 1964 0,6 pro 100000 Einwohner pro Jahr mit ziemlich gleichmäßiger Verteilung innerhalb dieser Periode [36].

Nur relativ wenig Erkrankungsberichte liegen bisher aus Afrika und Asien vor. Die meisten Beschreibungen aus Südamerika betreffen die Achalasie im Rahmen der Chagas-Krankheit.

Männer wie Frauen werden gleich häufig betroffen, wie aus einer Zusammenfassung verschiedener Beobachtungsserien hervorgeht [128].

Die Achalasie tritt in jedem Lebensalter auf. Erkrankungen sind bereits bei Neugeborenen und Säuglingen gesehen worden [3, 37, 40, 79]. Insgesamt beträgt jedoch der Anteil der Kinder unter 14 Jahren am Gesamtkrankengut höchstens 5% [121]. Manchmal wird die Diagnose aber erst später im Leben gestellt, obwohl sich Symptome bis ins frühe Kindesalter zurückverfolgen lassen. Die Verteilung der Erkrankungshäufigkeit über das Erwachsenenalter ist sehr gleichmäßig, so daß sich daraus keine Hinweise für zwei ätiologisch verschiedene Achalasieformen, eine angeborene und eine erworbene, ableiten lassen.

V. Pathophysiologie

1. Ätiologie und Pathogenese

Ätiologie und Pathogenese der in unseren Breiten vorkommenden Achalasieerkrankungen sind bisher noch weitgehend unbekannt. Das relativ späte Erscheinungsalter, die gleichmäßige Häufigkeitsverteilung im Erwachsenenalter und das erratische Auftreten der Erkrankungsfälle lassen ein *angeborenes Leiden* bei der großen Mehrzahl der Patienten unwahrscheinlich erscheinen. Seit 1960 [31] ist zwar vereinzelt eine familiäre Häufung der Erkrankung beschrieben worden (Literatur bei [27, 64]); bei der Mehrzahl dieser Fälle wurde die Diagnose aber nur röntgenologisch und nicht manometrisch gestellt. Außerdem bleibt auch hier auffällig, daß die Symptome häufig erst im Erwachsenenalter auftraten. Insgesamt läßt sich bisher also höchstens in wenigen Einzelfällen ein hereditärer Ursprung des Leidens wahrscheinlich machen.

Auf der anderen Seite gibt es für die Annahme eines *erworbenen Leidens* bislang auch nur indirekte Hinweise. Zum einen ist eine Infektionskrankheit bekannt, bei deren chronischer Verlaufsform häufig ein achalasieartiges Krankheitsbild auftritt, nämlich bei der Chagas-Krankheit in Südamerika. In Analogie zur Chagas-Krankheit wurde bei den hiesigen Achalasie-Erkrankungen ebenfalls ein infektiöses Agens diskutiert, z. B. ein Enterovirus, das neurotoxisch zu Nerven- und Ganglienschädigung führen soll [116]. Daneben wird die Möglichkeit eines Autoimmunprozesses oder eines andersartigen degenerativen Prozesses erwogen. Eine weitere Hypothese sieht die Ursache in einer lokalen ischämischen Schädigung [35]. Das Bild einer Achalasie wurde auch nach Laugenverätzungen [90] gesehen, die zu einem Verlust intramuraler Ganglienzellen geführt hatten. Sicherlich hat insbesondere die Theorie einer neurotoxischen Genese der Achalasie manches für sich. Es ist bisher jedoch noch kein Erreger in Sicht, der begründet als Kandidat für einen solchen recht selektiven Schädigungsmechanismus in Frage käme.

Obwohl manche Patienten ein seelisch belastendes Ereignis an den Beginn ihrer Erkrankung stellen und obwohl Aufregungen und Hast die klinischen Symptome bei vielen Kranken verschlimmern, gibt es keinen Anlaß, bei der Achalasie von einer *psychisch* bedingten oder psychosomatischen Erkrankung zu sprechen. Alle Versuche einer psychotherapeutischen Behandlung sind dementsprechend auf längere Sicht auch fehlgeschlagen; geringgradige, vorübergehende, symptomatische Besserungen [48, 66] unter einer Psychotherapie ändern nichts an dieser Feststellung. Sicherlich wird ganz allgemein die Motilität im Verdauungstrakt durch die Psyche mit beeinflußt [112]. Es ist deshalb auch nicht verwunderlich, daß seelische Belastungen auf eine bereits bestehende Oesophagusmotilitätsstörung, wie die der Achalasie, einen ungünstigen Einfluß ausüben können oder in seltenen Fällen zum Bemerken der ersten Symptome führen können. Auf der anderen Seite wird bei der Schwere der oft bestehenden klinischen Krankheitserscheinungen, die ein gesellschaftliches Leben und zwischenmenschliche Beziehungen unmöglich machen können, verständlich, daß die Achalasie wiederum die Verhaltensweisen der Kranken beeinflussen kann. Nicht zuletzt darauf läßt sich ein Teil des auffälligen Verhaltens mancher Achalasiepatienten zurückführen.

2. Funktionelle Besonderheiten

Eine genaue Analyse der krankheitstypischen Funktionsstörungen wurde erst durch Anwendung der *Oesophagusmanometrie* möglich [72, 127], obwohl die qualitativen Abweichungen vom Normalzustand durch röntgenologische Untersuchungen schon bekannt waren (Abb. 1): Die Kontraktionen in der Speiseröhre sind im Regelfall sehr schwach und verschwinden mit zunehmender Oesophagusdilatation schließlich vollständig [96]. Lediglich bei der selteneren hypermotilen Form der Achalasie [95] können die Kontraktionen eine erhöhte Amplitude aufweisen [110]. Die Kontraktionen werden nicht peristaltisch fortgeleitet, sie erfolgen simultan. Nur im obersten Oesophagusabschnitt werden auch propulsive Druckwellen registriert. Die Dauer der simultanen Wellen beträgt mehr als das Doppelte normaler peristaltischer Kontraktionswellen [136]. Die Registrierung simultaner Kontraktionen in einem dilatier-

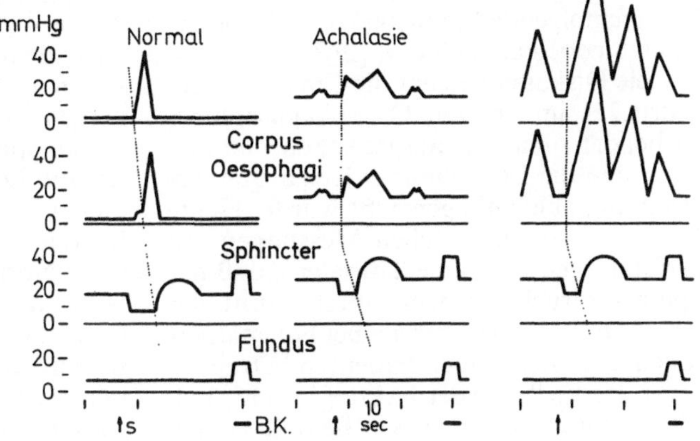

Abb. 1. Schematische Gegenüberstellung der typischen manometrischen Charakteristika der Achalasie und der hypermotilen Form der Achalasie (vigorous achalasia) im Vergleich zu einem normalen Oesophagus. Die beiden oberen Druckregistrierungen stammen aus dem Speiseröhrenkörper, die dritte von oben aus dem unteren Oesophagussphincter und die unterste aus dem Magenfundus. Der Beginn eines Schluckaktes ist mit einem Pfeil *(s)* gekennzeichnet, eine Erhöhung des Bauchinnendruckes durch Bauchkompression als B.K.

ten Oesophagus bedeutet aber noch nicht, daß diese Kontraktionen gleichzeitig die Wand des gesamten Oesophagus erfassen. Jede nicht lumenverschließende Kontraktion wird sich innerhalb eines mit Flüssigkeit und Nahrung gefüllten Speiseröhrenhohlraumes als simultane Druckwelle auswirken. Auf einen Schluckakt folgen häufig nacheinander mehrere simultane Kontraktionen (repetitive Kontraktionen). Aber nicht nur nach Schlucken, sondern auch spontan kann in der Speiseröhre eine ungeordnete Kontraktionstätigkeit einsetzen. Die spontane Aktivität scheint mit dem Grad der Nahrungsretention zu korrelieren [127].

Ebenfalls abhängig von dem Ausmaß des Nahrungsaufstaues ist die Erhöhung des Ruhedruckes im Speiseröhrenkörper. Dieser liegt in Umkehr des Normalzustandes bei der Achalasie endexspiratorisch höher als im Magenfundus. Nach Absaugen des Speiseröhreninhaltes oder nach effektiver Therapie fällt der Oesophagusdruck wieder unter den Magendruck ab [51].

Bereits durch röntgenologische Beobachtungen war bekannt, daß während des Schluckaktes nur wenig oder überhaupt kein Kontrastmittel aus dem Oesophagus in den Magen übertritt. Manometrisch zeigt sich, daß der untere Oesophagussphincter nach Schlucken nicht vollständig erschlafft, daher der Name Achalasie. Im Gegensatz zu früheren Befunden mit nicht perfundierten Druckmeßkathetern bleiben in diesem Sphincter die Erschlaffungen jedoch nicht gänzlich aus, sondern bei den meisten Kranken tritt eine Teilerschlaffung ein [21, 50]. Die Dauer dieser inkompletten Erschlaffung ist kürzer als normalerweise. Die nachfolgende Sphincterkontraktion erscheint jedoch unverändert [26].

Viele Diskussionen hat die Frage des Ruhedruckes im unteren Oesophagussphincter bei der Achalasie ausgelöst, da von dieser Frage die Bezeichnung der ganzen Erkrankung abhängig gemacht wurde. Heute weiß man von zahlreichen Messungen mit perfundierten Druckmeßkathetern, daß der Sphincterdruck bei dem Durchschnitt der Kranken deutlich höher als bei Normalpersonen liegt. Bei einigen Patienten beträgt er sogar das Vielfache der Norm [24, 115, 124, 136]. Trotzdem gibt dieser Befund keinen

Anlaß, die Bezeichnung „Achalasie" aufzugeben und von einem „Kardiospasmus" zu reden, denn unverändert besteht die funktionell wesentliche Störung der Erkrankung in einem gestörten Sphincteröffnungsreflex. Zwei weitere Tatsachen sind zu berücksichtigen: Einmal sind die Sphincterdrucke im Mittel zwar erhöht; bei einem nicht unerheblichen Anteil der Kranken ($^1/_4$ bis $^1/_3$) liegen sie aber völlig im Normbereich [24, 51]. Des weiteren können bei Langzeitregistrierungen gerade bei der Achalasie ganz beträchtliche Spontanschwankungen im Sphincterruhedruck vorkommen [7], so daß der Druck einmal erhöht und dann wieder normal erscheinen kann.

Mit den pharmakologischen Befunden bisher nicht vereinbar ist der normale reflektorische Druckanstieg im unteren Oesophagussphincter bei Bauchkompressionen [51]. Da der überschießende Sphincterdruckanstieg während einer Bauchkompression mit einem vago-vagalen Reflex erklärt wird [77] und da der untere Oesophagussphincter bei der Achalasie zumindest teilweise parasympathisch denerviert sein soll, ist ein völlig normaler vago-vagaler Reflex schwer erklärbar.

3. Pharmakologische Besonderheiten (Tab. 1)

Seit längerem ist bekannt, daß bei der Achalasie relativ niedrige Dosen von Acetylbetamethylcholinchlorid (Mecholyl®) und anderen Cholinergica zu einer kräftigen und langdauernden, meist schmerzhaften Kontraktion im Oesophaguskörper [73] und auch im unteren Oesophagussphincter [50] führen. Diese überschießende Antwort legte eine Supersensitivität nach dem Cannonschen Denervierungsgesetz nahe [13]. Das Vorliegen einer cholinergen Supersensivität des unteren Oesophagussphincters konnte durch das Aufstellen von Dosiswirkungskurven weiter untermauert werden [22]. Diese Dosiswirkungskurven sind bei der Achalasie gegenüber dem Normalzustand nach links verschoben; Atropinzugabe verschiebt sie wieder nach rechts. Die cholinerge Denervierung scheint jedoch nicht in den postganglionären Nerven gelegen zu sein, sondern vorwiegend in der präganglionären Strecke,

Tabelle 1. Pharmakologische Wirkungen auf den Ruhedruck im unteren Oesophagussphincter bei der Achalasie

Cholinergica	↑↑
Anticholinergica	↓
Ganglienblocker	?
α-Adrenergica	↔
β-Adrenergica	(↓ ?)
energiereiche Phosphate	(↓ ?)
Gastrin	↑↑
Cholecystokinin	↓
Caerulein	↓
Motilin	(↑ ?)
Secretin	↓
Glucagon	↓
Calcitonin	(↔ ?)
Prostaglandin E	↔
Prostaglandin F	↑

denn die Reaktionen des unteren Oesophagussphincters auf Cholinesterasehemmer sind bei der Achalasie und dem normalen Oesophagus gleichartig [23]. Acetylcholin wird also noch lokal gebildet und abgegeben. Immerhin läßt das Ausbleiben einer überschießenden Reaktion auf Cholinesterasehemmer an eine quantitative Reduktion der Acetylcholinbildung bei der Achalasie denken.

Pharmakologische in vitro-Experimente haben des weiteren gezeigt, daß auch die adrenerge Innervierung bei der Achalasie verändert ist [88, 122]. In Muskelstreifen aus der Längs- und Ringmuskulatur des kranken unteren Oesophagussphincters bleibt nach nervaler Stimulierung die durch β-adrenerge Receptoren vermittelte Muskelrelaxation aus, obwohl die Receptoren normal auf exogen zugeführte Sympathicomimetica reagieren. Die Ursache der ungenügenden Sphinctererschlaffung bei der Achalasie wird deshalb von einigen Autoren in einer Denervierung beider Muskelschichten und insbesondere in einem Ausfall der β-adrenergen hemmenden Innervierung gesehen [122].

Der untere Oesophagussphincter reagiert schließlich abnorm auf gastrointestinale Hormone, zumindestens bei der Verabreichung pharmakologischer Dosen. Ähnlich wie bei Cholinergica ist der untere Oesophagussphincter auch überempfindlich auf Gastrin [25]. Die Dosiswirkungskurve ist nach links verschoben, das Wirkungsmaximum liegt nicht, wie normalerweise, bei 0,6 µg/kg Körpergewicht, sondern bei 0,3 µg/kg Körpergewicht [115]. Es erscheint durchaus wahrscheinlich, ist bisher aber noch nicht sicher bewiesen, daß derselbe Denervierungsprozeß für die Supersensitivität auf beide Wirkstoffgruppen verantwortlich ist und daß die Erregung direkt oder im Falle des Gastrins indirekt über dieselben Receptoren am Sphinctermuskel erfolgt. Sicherlich darf jedoch nach allem bisher Bekannten in der Gastrinsupersensitivität nicht die Ursache des erhöhten Sphincterruhedruckes der Achalasie gesehen werden. Der Nachweis einer Wirkung physiologischer Gastrindosen auf den unteren Oesophagussphincter steht nach wie vor aus.

Die Hormone Glucagon [114] sowie Secretin und Cholecystokinin [75] haben eine dem Gastrin entgegengesetzte Wirkung. Sie senken den bei der Achalasie erhöhten Ruhedruck im unteren Oesophagussphincter auf normale und subnormale Werte. Dieser Effekt erfolgt beim Secretin und Cholecystokinin dosisabhängig [75]. Vom Glucagon ist bekannt, daß es den Gastrineffekt am unteren Oesophagussphincter unterdrückt [130]. Es ist aber bisher noch nicht bewiesen, daß bei der Achalasie die Wirkung dieser 3 hemmenden Hormone auf einem Gastrinantagonismus beruht. Auch steht bisher der Beweis aus, daß diese Hormonwirkungen physiologischerweise bei der Achalasie eine Rolle spielen. Der nach Einbringen von Säure in das Magenantrum beobachtete Druckabfall im unteren Oesophagussphincter [25] und die gleichzeitig einsetzende Speiseröhrenentleerung in den Magen beweisen noch nicht eine physiologische Bedeutung der bisher untersuchten Hormone. Auf der anderen Seite können aus der Kenntnis der Hormonwirkungen bei der Achalasie bereits heute erste therapeutische Konsequenzen gezogen werden: Die intravenöse Verabreichung von Glucagon erleichtert vorübergehend die Speiseröhrenentleerung vor diagnostischen und therapeutischen Maßnahmen und ermöglicht in manchen schwierigen Fällen das Einführen von Sonden. Eine Langzeittherapie ist bisher auf diese Weise jedoch noch nicht möglich.

4. Neue Hypothesen

Neue Gesichtspunkte in die Diskussion über den Pathomechanismus der Funktionsstörungen bei der Achalasie haben tierexperimentelle Befunde am amerikanischen Opossum gebracht. Bei diesem Tier stellte sich nämlich heraus, daß zwar ähnlich wie beim Menschen [143] β-adrenerge Substanzen zu einem Druckabfall im unteren Oesophagussphincter führen, daß die adrenergen Nerven aber trotzdem nicht für die Sphinctererschlaffung verantwortlich zu sein scheinen, da eine adrenerge Denervierung die Erschlaffungsreaktion nicht aufhebt [33]. Vielmehr führt eine Stimulation des efferenten Nervus vagus zu einer nicht cholinerg vermittelten Sphinctererschlaffung [102]. Sphinctererschlaffend wirken beim Opossum des weiteren die Prostaglandine E und A sowie andere Maßnahmen, die das cyclische Adenosinmonophosphat (AMP) am Erfolgsorgan vermehren [47]. Dementsprechend wurde im cyclischen AMP der "second messenger" bei der Vermittlung der Sphincterrelaxation gesehen [46]. Bei der Übertragung des Erschlaffungsimpulses spielen also möglicherweise die nicht adrenergen (und auch nicht cholinergen) über den Vagus geleiteten Impulse eine entscheidende Rolle [18, 123]. Den nicht adrenergen hemmenden Nerven kommt nach tierexperimentellen Versuchen möglicherweise auch eine Schlüsselstellung bei der Vermittlung koordinierter peristaltischer Oesophaguskontraktionen zu [133]. Es nimmt daher nicht wunder, wenn als gemeinsamer pathogenetischer Nenner für die Funktionsstörungen bei der Achalasie eine Störung in der nicht adrenergen hemmenden Innervierung diskutiert wird. Dadurch könnte auch die Achalasie-typische Supersensitivität auf Gastrin und Cholinergica erklärt werden, nämlich als ein Zutagetreten der eigentlichen pharmakologischen Wirkungen dieser Substanzen, die jetzt durch hemmende Nerven nicht mehr gegenreguliert werden [102]. Die Überträgersubstanz dieser hemmenden Nerven ist noch unbekannt. Unter anderem werden ATP oder sonstige energiereiche Phosphate vermutet. Die Nerven wurden dementsprechend hypothetisch als purinerg angesprochen [12]. Neuerdings wird Dopamin als der Neurotransmitter diskutiert [28a].

Es ist aber zunächst große Vorsicht bei der Übertragung dieser tierexperimentell gewonnenen Ergebnisse auf den Menschen angezeigt. Daß hier die beschriebenen Reaktionen anders ablaufen können, haben manometrische Studien mit Verabreichung von Coffein und Prostaglandin E gezeigt. Coffein erhöht, ähnlich wie Theophyllin, die Menge von cyclischem AMP durch Hemmung der Phosphodiesterase, Prostaglandin E durch Stimulation der Adenylcyclase. Im Gegensatz zu den Theophyllin- und Prostaglandinwirkungen beim Opossum bewirken Coffein und Prostaglandin E beim Menschen keinen Abfall des Sphincterruhedruckes [30, 32].

5. Krankheitsmodelle

Das Krankheitsbild der Achalasie kommt, wie schon erwähnt, gehäuft vor im Rahmen einer chronischen Chagas-Krankheit [35]. Der Erreger der in Südamerika vorkommenden Erkrankung, Trypanosoma cruzi, gibt beim Aufplatzen der Leishmania-Pseudocysten ein Neurotoxin ab, das vorwiegend zu einem Ganglienzelluntergang innerhalb von Muskelstrukturen, daneben aber auch in Rückenmark und Gehirn einschließlich vagalem Nucleus dorsalis, führt. Es kommt sekundär zu einer Motilitätsstörung und zunehmenden Dilatation von Hohlorganen. Besonders häufig ist die Kardiomegalie, die auch meist schicksalsentscheidend ist [69]. Etwas seltener ist der Befall von Oesophagus und Colon. Dann folgen Erweiterungen von Bronchien, Magen, Duodenum, Jejunum, Gallenblase, Harnblase und Ureter. In bis zu 35% aller chronischen Chagaserkrankungen wurden röntgenologisch Oesophagusanomalien festgestellt [9]. Das Vollbild einer Chagasachalasie ist jedoch sicher seltener. Wenn es aber vorhanden ist, weist es wie die „idiopathische Achalasie" eine Aperistaltik des Oesophaguskörpers, einen gestörten Öffnungsreflex des unteren Oesophagussphincters und die Überempfindlichkeit auf Cholinergica und Gastrin auf. Die Abgrenzung beider Achalasieformen ist daher in

Endemiegebieten oft nur durch den serologischen Nachweis einer Chagaskrankheit möglich. Das Studium der Chagas-Achalasie hat zwar viel zu unserem heutigen pathophysiologischen Verständnis der Achalasie beigetragen. Es hat jedoch noch manche Frage bezüglich Ätiologie und Pathogenese offengelassen.

Wesentlich weniger ergiebig waren Modelluntersuchungen am Tier. Beim Hund und vereinzelt auch bei der Katze ist eine hereditäre Oesophagusmotilitätsstörung bekannt, die nach dem klinischen und röntgenologischen Aspekt mit Regurgitation von Nahrung und Megaoesophagus der menschlichen Achalasie zu gleichen schien. Mikroskopische [19, 20] und manometrische [30a] Untersuchungen haben gezeigt, daß beim Tier, anders als beim Menschen, die intramuralen Ganglienzellen nicht vermindert sind, daß der untere Oesophagussphincter normal schluckabhängig erschlafft, und daß eine Motilitätsstörung zwar im oberen und mittleren Oesophagus vorliegt, hingegen regelrechte Peristaltik in der unteren Speiseröhre. Diese Tiere scheinen also als Modell für die menschliche Achalasie wenig geeignet.

VI. Klinik

1. Symptomatik

Leitsymptom und meist auch Erstsymptom der Erkrankung ist die *Dysphagie* [126, 136]. Schluckbeschwerden werden von 90–100% aller Kranken angegeben, allerdings manchmal erst auf gezieltes Befragen. Die Mehrzahl der Kranken hat Probleme beim Schlucken fester und zäher Speisen. Vor allem Fleischstückchen, frisches Brot und Äpfel werden mit großer Regelmäßigkeit als beschwerdeauslösend angegeben. Ein kleiner Prozentsatz (7% nach [126]) empfindet das Schlucken von flüssig-breiiger Nahrung als besonders schwierig. Charakteristisch ist ein deutlich bemerkbares Anhalten der Nahrung hinter dem caudalen Brustbein, das den Patienten zwingt, nur langsam weiter zu essen oder vorübergehend ganz anzuhalten. Unter Nachtrinken von Flüssigkeit oder unter Reck- und Streck- sowie Pressmanövern gelingt es meist, Nahrungsteile in den Magen zu befördern, wobei das plötzliche Weiterrutschen hinter der Brustbeinspitze spürbar wird. Die Kranken adaptieren sich nicht selten [50] an diesen Ablauf, so daß sie die Dysphagie kaum mehr als Störung empfinden. Es kommt vor, daß die Schluckerschwernis erst nachträglich nach erfolgreicher Behandlung bewußt wird.

Das Ausmaß der Dysphagie kann von Tag zu Tag und von Woche zu Woche wechseln, besonders während der Anfangsstadien der Erkrankung. Viele Patienten geben an, daß Hast oder seelische Belastungen die Beschwerden verschlimmern. Auch Essen in Gesellschaft fällt oft schwer. Am besten können diese Kranken essen, wenn sie für sich alleine sind und sich Zeit zum Essen lassen. Eine Mahlzeit kann eine Stunde lang dauern oder die Nahrungszufuhr kann aus über den Tag verteilten kleinen Imbissen bestehen.

Ebenfalls fast obligate Symptome der Achalasie sind die *Regurgitation* unverdauter Nahrung und oft erheblicher Mengen eines glasigen, fadenziehenden, Schleimes sowie eine *Gewichtsabnahme,* die durch denselben Mechanismus hervorgerufen werden wie die Dysphagie. Solange die Speiseröhre nur wenig dilatiert und noch motorisch aktiv ist, setzt die Regurgitation beim oder unmittelbar nach dem Essen oft explosionsartig und verbunden mit schmerzhaften Oesophaguskontraktionen ein. Diese *aktive Regurgitation* führt zu einer vorübergehenden Besserung der Symptome. Obwohl die Patienten oft von Erbrechen sprechen, handelt es sich nicht um Mageninhalt. Es tritt auch keine Übelkeit in diesem Zusammenhang auf.

Sobald die Speiseröhre schlaff und sehr stark dilatiert ist, tritt an die Stelle der aktiven die *passive Regurgitation,* die sich meist nahrungsabhängig, besonders nachts beim Liegen durch Überlaufen in den Rachen, bemerkbar macht. Im Gegensatz zu der aktiven Regurgitation sind die zurückbeförderten Speisereste oft Tage alt, besonders leicht erkennbar am Tage zuvor genossene Salatblätter. Nicht selten wird das Kopfkissen nachts unbemerkt mit Speiseröhreninhalt beschmutzt. Charakteristisch sind ferner nächtliche Hustenanfälle und in 5–7% [126] aspirationsbedingte bronchopulmonale Komplikationen.

Eng korreliert mit dem Ausmaß der Dysphagie und der Regurgitation ist die *Gewichtsabnahme*. Veränderungen von 20–40 kg sind keine Seltenheit [136]. Die verminderte Calorienzufuhr kann einen Morbus Meulengracht verschlimmern [44], kann zu Vitaminmangelerscheinungen, besonders bei Vitamin A führen (persönliche Beobachtung) und kann wegen der relativ geringen Stuhlmengen beim Patienten einen Laxantienabusus in Gang setzen.

Retrosternalschmerzen treten etwa bei 2/3 aller Achalasiekranken auf [126, 136]. Doch nur bei einem Teil von ihnen kommt es zu anfallsartigen, krampfartigen Schmerzen, die nach dem Essen, aber auch nachts bemerkbar sind und zum Rücken sowie zum Hals und in die Kiefer-Ohrregion ausstrahlen können. Besonders regelmäßig sind solche Schmerzattacken bei der *hypermotilen Form der Achalasie („Vigorous achalasia")* [8, 110]. Im übrigen sind Schmerzen meist ein passageres Symptom im Krankheitsverlauf, das in der Initialphase häufig ist und mit zunehmender Oesophagusausweitung wieder verschwindet.

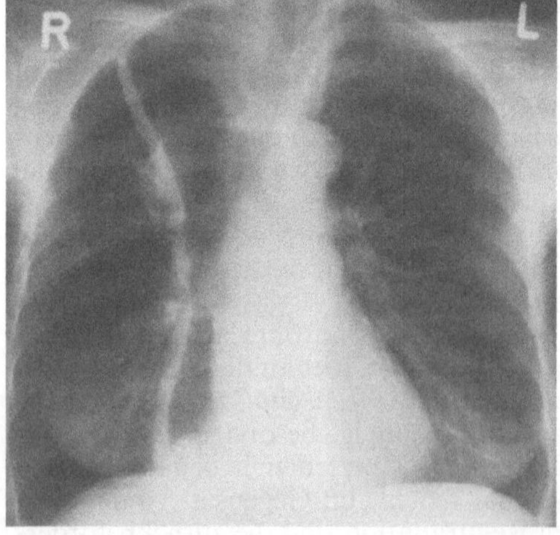

Abb. 2. Thoraxübersichtsaufnahme bei einer 78jährigen Achalasiepatientin mit sehr ausgeprägtem Megaoesophagus, der als lufthaltiger Weichteilschatten das rechte Mediastinum überragt

Ausgesprochen seltene Begleiterscheinungen der Erkrankung sind Blutungen, Druckerscheinungen auf Trachea und Bronchien mit anfallsartiger Dyspnoe [45], Singultus durch Phrenicusreiz und Herzrhythmusstörungen bis hin zum Herzstillstand [108].

Die Erkrankung kann plötzlich nach einem Schreckereignis in Erscheinung treten. Meist ist aber der Beginn ein allmählicher, der vom Patienten zunächst kaum beachtet wird. Deshalb fällt es bei der Anamneseerhebung auch oft schwer, die Frühsymptomatik zeitlich genau festzulegen. Gewöhnlich treten zu der langsam zunehmenden Dysphagie nacheinander weitere Symptome hinzu, bis schließlich der Patient den Arzt aufsucht.

2. Diagnostik

a) Röntgenuntersuchung

Erste und wichtigste Untersuchungsmethode ist die Röntgenuntersuchung. Zusammen mit der Anamnese gelingt es so fast immer, die Diagnose einer Achalasie zu stellen. Bereits die Thoraxübersichtsaufnahme im sagittalen Strahlengang kann typische Befunde erbringen: Das Mediastinum ist bei einem Megaoesophagus erweitert und kann einen Flüssigkeitsspiegel zeigen, besonders häufig ragt der Oesophagusschatten im oberen Mediastinum konvexbogig nach rechts über den Mittelschatten hinaus (Abb. 2), die Magenluftblase fehlt meistens. Lungennarben oder -infiltrate sind Hinweise auf abgelaufene Aspirationen. Besonders deutlich wird der verbreiterte oft verdrängend wirkende Oesophagusschatten im hinteren Mediastinum auf der seitlichen Thoraxaufnahme (s. Abb. 3).

Charakteristische Befunde bei der folgenden Untersuchung mit Kontrastbrei sind der Verlust propulsiver Oesophaguskontraktionen und eine konstante Engstellung der gastrooesophagealen Übergangsregion. Das Ausmaß der Oesophagusdilatation kann sehr unterschiedlich sein. Es verändert sich während des Krankheitsverlaufes und nimmt im unbehandelten Fall gewöhnlich graduell zu. Anhand der Oesophagusweite hat man eine Stadieneinteilung in minimale, leichte, mäßiggradige und schwere

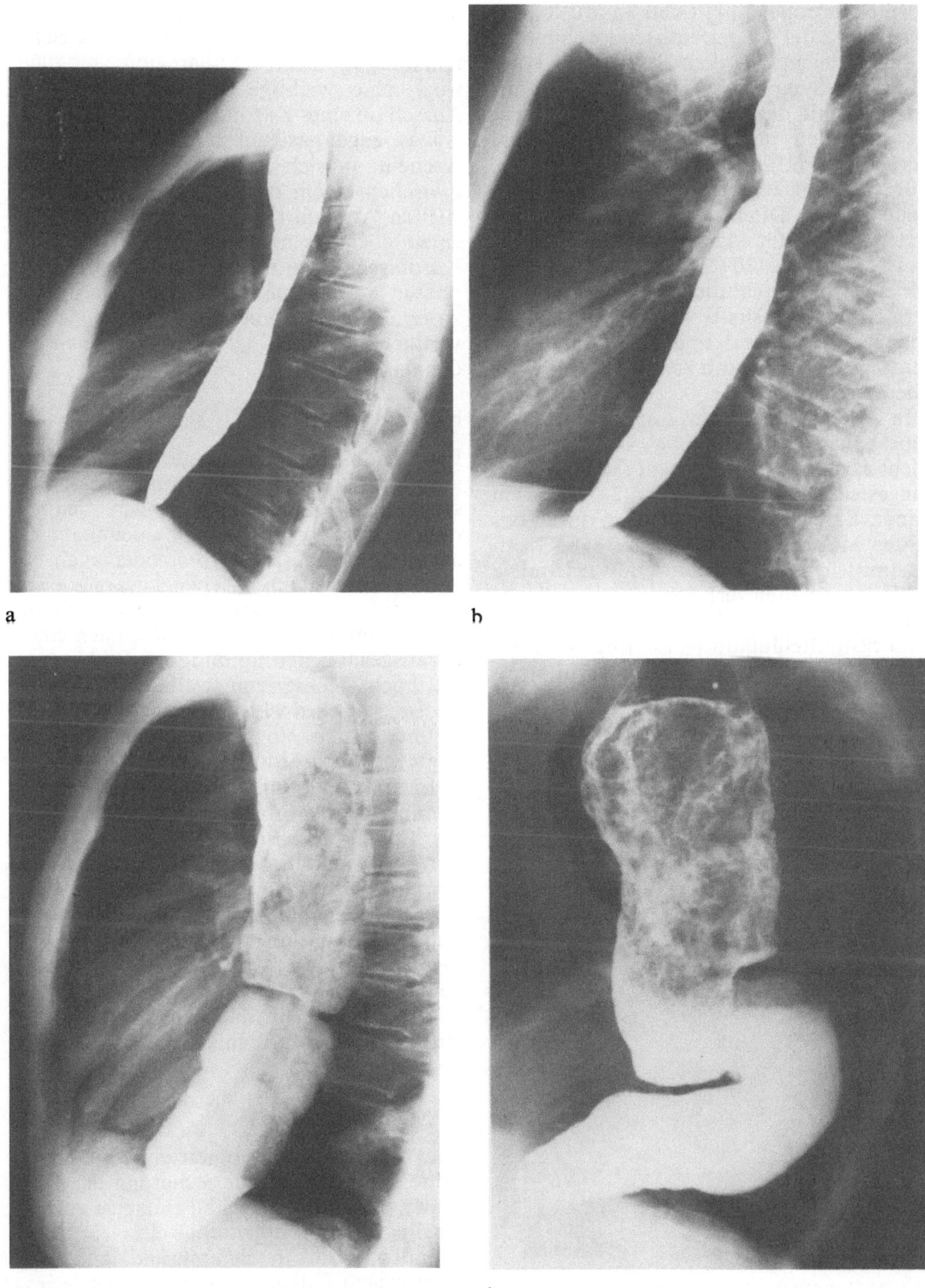

Abb. 3a–d. Seitliche Röntgenthoraxaufnahmen des kontrastmittelgefüllten Oesophagus, die die 4 Ausprägungsgrade der Oesophagusdilatation veranschaulichen (a–d)

Formen getroffen [14] (Abb. 3 a–d). Jedoch korreliert der Speiseröhrendurchmesser durchaus nicht mit dem Schweregrad der klinischen Symptomatik und auch nur angenähert mit der Krankheitsdauer. Selbst die Fähigkeit der Speiseröhre, nennenswerte Kontraktionen zustande zu bringen, läßt sich nicht immer aus der Oesophagusweite ablesen. Die in der Literatur angegebenen Werte für den Oesophagusdurchmesser [98, 126, 136] sind wegen der unterschiedlichen Aufnahmebedingungen kaum vergleichbar. Deshalb kommt der Oesophagusweite in der Klinik nur geringe Bedeutung zu, es sei denn zur Beurteilung des Therapieerfolges.

In Zwerchfellhöhe verjüngt sich der Megaoesophagus gleichmäßig konisch oder leicht asymmetrisch zu einem fadendünnen, enggestellten Segment von 1 bis 4 cm Länge. Eine größere Länge kann durch das in den Magen herabtropfende dünne Kontrastmittelrinnsal vorgetäuscht werden. Die Schleimhautfalten verlaufen, soweit erkennbar, völlig zart und parallelstreifig. Der Kontrastmittelfluß durch die Enge tritt unregelmäßig und stets in sehr kleinen Portionen ein. Manchmal ist auch über längere Zeit überhaupt kein Kontrastmittelübertritt erkennbar. Zunehmende Kontrastbreimenge in der Speiseröhre erzwingt dann durch ihr Gewicht den Übertritt kleinerer Portionen in den Magen. Die Gabe von Nitraten oder Vagolytica bewirkt vorübergehend eine verbesserte Passage [94], noch deutlicher wirkt Glucagon. Nach 1 mg Gluc-

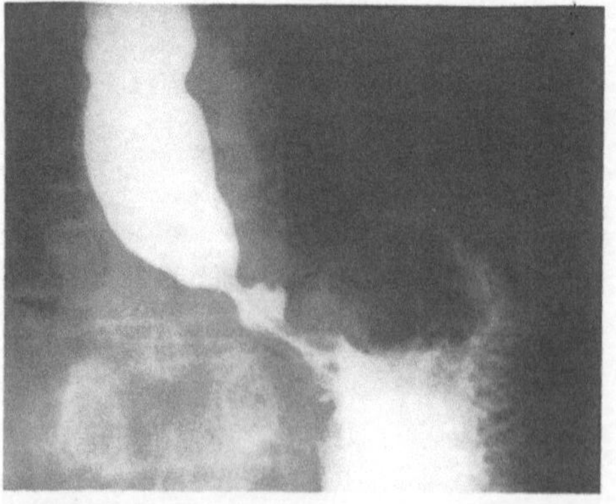

Abb. 4. Gastrooesophagale Übergangsregion bei einer Achalasie des Oesophagus mit intermittierender ampullärer Ausweitung innerhalb des enggestellten Segmentes

agon i.v. öffnet sich das enge Segment gewöhnlich so gut, daß eine kontrastreiche Darstellung der Kardiaregion möglich wird, eine wichtige Voraussetzung zum Ausschluß eines Kardiacarcinoms.

Das enge gastrooesophageale Segment erscheint in sich nicht ganz gleichmäßig. Zwischen einem oberen, besonders enggestellten Abschnitt von 1–2 cm Länge und einem ebenfalls relativ engen Anteil in der Kardiaregion kann in manchen Funktionsphasen eine kleine ampulläre Ausweitung zu erkennen sein, die nicht mit einem Divertikel oder einem Ulcus verwechselt werden darf (Abb. 4).

b) Endoskopie (vgl. 21. Kap.)

Die Endoskopie zeigt gewöhnlich eine weite, schlaffe Speiseröhre, manchmal mit segmentalen Kontraktionsringen, jedoch ohne Peristaltik [106]. Die Schleimhaut ist normal, entzündlich gerötet oder auch etwas erodiert. Umschriebene, warzig oder polypoid anmutende hyperplastische Areale kommen vor [61]. Selbst nach einer vorausgegangenen Spülung ist die Mucosa oft noch fleckig von weißlich-gelblichen Speiseresten bedeckt. Distal wird die Speiseröhre durch ein konstant enggestelltes Segment abgeschlossen, dessen kleine trichterförmige Öffnung von ferne schwer erkennbar sein kann. Trotzdem läßt sich bei der Achalasie dieses enggestellte Segment unter Anwendung geringen Schubes mit dem Instrument glatt passieren.

Wegen der differentialdiagnostisch wertvollen Information über die Passierbarkeit der Enge und in Anbetracht des oft stark gewundenen Oesophagusverlaufes sollten heute nur noch flexible endoskopische Instrumente bei der Achalasie verwendet werden.

c) Manometrie

Die Oesophagusmanometrie ist eine sehr hilfreiche Methode zur Sicherung der Diagnose, die sich im Regelfall zunächst auf klinische und röntgenologische Kriterien gründen wird. In differentialdiagnostisch schwierigen Fällen ist die Manometrie insbesondere in der Abgrenzung gegenüber anderen funktionellen Störungen unentbehrlich. Außerdem ist sie eine wichtige

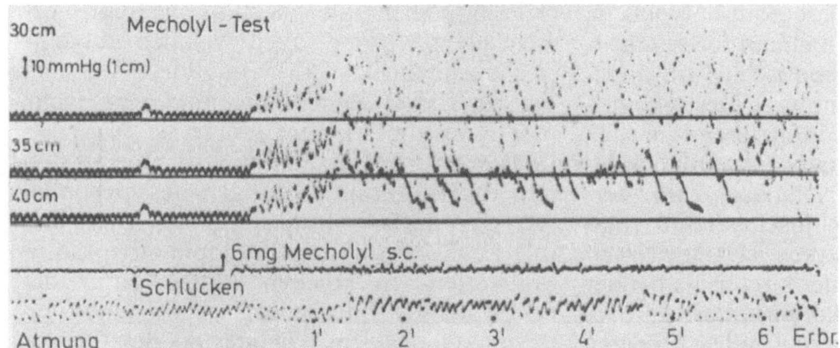

Abb. 5. Positiver Mecholyltest bei einer Achalasie des Oesophagus. Bereits wenige Sekunden nach Injektion von 6 mg Mecholyl s.c. steigt der Ruhedruck im gesamten Speiseröhrenkörper um mehr als 40 mm Hg an. Die kräftigen und schmerzhaften Oesophaguskontraktionen führen $6^{1}/_{2}$ min nach Mecholylinjektion zum Erbrechen

Leitschnur für die Durchführung der Therapie (s. VII. 2). Sie ermöglicht einen ausgezeichneten Einblick in die funktionellen Besonderheiten der Erkrankung und wurde daher bereits in Abschnitt V. 2b besprochen.

d) Pharmakologische und andere Teste

Die Überempfindlichkeit des Oesophagus auf Parasympathicomimetica, z.B. Mecholyl®, galt über lange Zeit als verläßliches differentialdiagnostisches Kriterium zur Abgrenzung der Achalasie gegenüber anderen funktionellen und insbesondere organischen Erkrankungen. 6–10 mg Mecholyl s.c. injiziert bewirken bei der Achalasie eine sehr kräftige, langandauernde, oft schmerzhafte Oesophaguskontraktion (Abb. 5), die mit einer Regurgitation von Speiseröhreninhalt einhergeht [73]. Röntgenologisch kann es zu lumenverschließenden Kontraktionen kommen. Manometrisch steigt der Ruhedruck im Speiseröhrenkörper um mehr als 10 mm Hg an. Auch im unteren Oesophagussphincter kommt es zu einer Druckerhöhung [50]. Es stellte sich jedoch heraus, daß der Test sowohl falsch negativ, als auch falsch positiv ausfallen kann; falsch negativ bei sehr ausgeweiteter, kontraktionsunfähiger Speiseröhre in den fortgeschrittenen Stadien der Achalasie, falsch positiv bei vielen Kranken mit einem diffusen Oesophagusspasmus [26] und sehr selten auch bei Magen- und Kardiacarcinomen, die infiltrativ in tiefere Wandschichten des terminalen Oesophagus vorgedrungen

sind [54, 70, 94]. Hilfreich ist der Test aber nach wie vor bei der Unterscheidung zwischen Achalasie und Sklerodermie des Oesophagus.

Die Hypersensitivitätsreaktion des unteren Oesophagussphincters auf Gastrin [25] hat bisher als diagnostischer Test keinen Eingang in die Klinik gefunden. Entgegen den Erwartungen aus in-vitro-Versuchen bewirkt die Gabe von β-Adrenergica in vivo keine sichere Erschlaffung des unteren Oesophagussphincters [38]. β-adrenerge Substanzen kommen daher weder für einen diagnostischen Test, noch für eine medikamentöse Therapie in Frage.

Einen gewissen Hinweis bei der Unterscheidung der Achalasie von einer organischen Stenose gibt der Bougierungstest: Bei einer Achalasie läßt sich ein Bougie von 13 mm Durchmesser (Ch. 39) gewöhnlich durch das enggestellte Segment in den Magen vorschieben, bei den meisten organischen Stenosen hingegen nicht. Da aber Achalasiepatienten heute im Regelfall endoskopiert werden und die Passage des Endoskopes in den Magen die gleiche Aussage über vorhandene oder fehlende Dehnbarkeit der Enge erlaubt, erübrigt sich ein solcher Bougierungstest.

3. Differentialdiagnose

Die klinisch bedeutsamste und oft auch schwierigste differentialdiagnostische Abgrenzung ist die gegenüber dem *Carcinom*. Zum einen kann sich in einem Megaoesophagus sekundär ein Carcinom entwickeln. Dieses wird meist erst in einem fortgeschrittenen Stadium symptomatisch. Zum anderen kann ein primäres unteres Oesophagus- und insbesondere ein infiltrierend in den unteren Oesophagus einwachsendes Kardiacarcinom ein der Achalasie zum Verwechseln ähnliches klinisches Bild machen [111]. Im allgemeinen ist beim Carcinom die Krankheitsdauer kürzer als bei der Achalasie, der Verlauf kontinuierlich progredient, lokale Schmerzen und Schmerzen durch die prästenotische Peristaltik sind regelmäßiger vorhanden als bei der Achalasie. Röntgenologisch und manometrisch ist fast immer Oesophagusperistaltik nachweisbar, die Oesophagusdilatation ist nur mäßiggradig, der verengte Abschnitt am gastrooesophagealen Übergang bleibt starr und unregelmäßig konturiert. In Einzelfällen können aber Klinik, Röntgenuntersuchung und Manometrie einschließlich Mecholyl-Test irreführen [54]. Deshalb ist in jedem Falle eine endoskopisch-histologische und cytologische Untersuchung anzustreben, bei der die Kardiaregion auch in der Inversion untersucht werden sollte.

Einengungen des terminalen Oesophagus durch *benigne Tumoren* oder durch andere organische Stenosen werden nur selten differentialdiagnostische Schwierigkeiten machen. Die Peristaltik im Oesophagus ist immer erhalten, der Röntgenbefund bei gezielter Untersuchung meist eindeutig, die Anamnese bei *peptischen Stenosen* gewöhnlich charakteristisch. Von dieser Regel können jedoch zwei Ursachen einer organischen Stenose eine Ausnahme machen. Die *Sklerodermie* des Oesophagus und die *Passagebehinderung nach Vagotomie*, die an anderer Stelle besprochen werden.

Als sehr seltene Ursachen achalasieartiger Symptome einschließlich Aperistalsis, Megaoesophagus und gestörter Sphincterrelaxation sind *Vergiftungen mit neurotoxischen Gasen* [140] und die *Amyloidose der Speiseröhre* [87] beschrieben worden.

Differentialdiagnostische Schwierigkeiten können bei den Symptomen Dysphagie und Regurgitation während der Kindheit auftreten, zumal hier manometrische Untersuchungen nur unter großen Schwierigkeiten möglich sind. Sicherlich geht nur ein Teil der Oesophagusdilatationen, die bei Kleinkindern als achalasiebedingt beschrieben wurden, auch wirklich auf eine Achalasie zurück [43]. Besondere Vorsicht ist bei dieser Benennung angezeigt, wenn die Symptomatik nur passager ist.

Besondere Klassifizierungsprobleme stellen die Funktionsstörungen des Oesophagus dar, die sowohl Kriterien der Achalasie als auch des diffusen Oesophagusspasmus aufweisen. In solchen Fällen kann der Oesophagus röntgenologisch wie eine typische Achalasie mit Dilatation des Organs und Retention von Speisen aussehen, und manometrisch lassen sich doch noch peristaltische Kontraktionen im unteren Oesophagus oder ein normaler Erschlaffungsreflex des unteren Oesophagussphincters nachweisen [58]. Ähnliche Funktionsstörungen, die mit einem unvollständigen Achalasiebild einhergehen, wurden auch als Dyschalasie bezeichnet [89]. Unter Dyschalasie wird aber auch ein zu spät einsetzender Öffnungsreflex des unteren Oesophagussphincters verstanden [5]. In letzter Zeit wurden eine ganze Anzahl von Kranken beschrieben, die klinisch und zum größten Teil auch manometrisch wichtige Zeichen des symptomatischen diffusen Oesophagusspasmus aufwiesen. Gleichzeitig fiel bei ihnen jedoch auf, daß der untere Oesophagussphincter nur unvollständig oder überhaupt nicht erschlaffte [62]. Eine achalasieähnliche Sphincterfunktionsstörung ließ sich sogar bei 37% eines Kollektives von 27 Kranken mit einem Oesophagusspasmus aufzeigen [34]. Die Grenzen zwischen der Achalasie und dem diffusen Oesophagusspasmus sind also nicht immer ganz scharf. Daraus wurde die Hypothese abgeleitet, daß die Achalasie und der spastische Oesophagus nur Teile eines kontinuierlichen Krankheitsspektrums darstellen [62]. Immerhin läßt sich die Möglichkeit enger Beziehungen zwischen beiden Erkrankungen nicht ganz von der Hand weisen, zumal auch im Verlauf von Monaten bis Jahren der Übergang von einem Oesophagusspasmus zu einer Achalasie beobachtet wurde [71, 128].

4. Verlauf und Komplikationen

Schweregrad und Art der Symptome unterscheiden sich nicht nur von Patient zu Patient, sondern sind oft bei ein und demselben Patienten Schwankungen unterworfen. Beim klassischen *Verlauf* unterscheidet man 3 Stadien [1]:

1. Ein Initialstadium mit nur mäßiger Oesophagusdilatation, nachweisbaren Oesophaguskontraktionen und ausgeprägter Symptomatik in Form von Schmerzen, Dysphagie und aktiver Regurgitation,

2. ein fortgeschrittenes, relativ symptomenarmes Stadium mit zunehmender Speiseröhrenausweitung und

3. ein Endstadium mit hochgradigem Megaoesophagus, meist erneut auftretender Schluckbehinderung, Kachexie und passiver Regurgitation zusammen mit bronchopulmonalen Komplikationen.

Der Oesophagus hat in diesem dekompensierten Endstadium seine Kontraktionsfähigkeit weitgehend verloren und verhält sich wie ein schlaffer, nachgiebiger Sack. Die Speiseröhre dehnt sich in der Breite und auch in der Längsrichtung, sie verläuft jetzt S-förmig geschlungen durch das Mediastinum. Es folgen aber längst nicht alle Kranken diesem Verlaufsschema. Im ganzen gesehen scheint zwar eine Beziehung zwischen Symptomendauer und Ausweitung des Oesophagus zu bestehen [126], jedoch können durchaus einzelne Kranke mit einem kurzen Krankheitsverlauf einen amotilen Oesophagus und solche mit langjährigen Symptomen eine kaum dilatierte Speiseröhre aufweisen [136]. Auch zwischen klinischer Symptomatik und Oesophagusdurchmesser bestehen keine konstanten Beziehungen. Eine gering erweiterte Speiseröhre kann lebensbedrohliche Erscheinungen verursachen, ein armdicker Oesophagus vom Patienten kaum bemerkt werden.

Jeder Achalasiepatient ist von *Komplikationen* der Erkrankung bedroht. Am häufigsten sind sicherlich die *bronchopulmonalen Erscheinungen* durch Regurgitation und Aspiration, mit denen bei über 10% der Kranken gerechnet werden muß [2]. Dazu gehören chronische Bronchitiden, Bronchiektasen, Bronchopneumonien und Lungenabscesse. Rezidivierende Aspirationen führen zu einer Lungenfibrose und einem Cor pulmonale.

Trotz erheblicher Gewichtsabnahme wird die *Kachexie* der Kranken nie lebens-

bedrohlich. Auch die nicht selten vorhandene oberflächliche Oesophagitis ruft nur im Ausnahmefall einmal eine *Blutung* hervor. Das Zustandekommen einer sog. Retentionsoesophagitis wird mit dem langen Verweilen der Nahrung im Oesophagus und sekundärer chemischer und bakterieller Zersetzung erklärt. Als Folge der Oesophagitis können auch einmal umschriebene Narbenstenosen entstehen. Große Raritäten sind spontane Oesophagusrupturen [6] und oesophago-oesophageale Fisteln [67].

Die gefürchtetste Komplikation der Achalasie ist das *Oesophaguscarcinom*. Entsprechend einer Zusammenstellung von 759 solchen Carcinomfällen aus der Literatur [113] werden davon mehr als 3% der Achalasiekranken gegenüber 0,3% in der Normalbevölkerung betroffen. Verlaufsbeobachtungen an 1318 Achalasiepatienten über durchschnittlich 13 Jahre nach Diagnosestellung ergaben mit 7 Carcinomen eine Morbidität von jährlich 41 Carcinomen pro 100000 Achalasiekranken. Auch diese Ziffer liegt mehr als zehnfach über der allgemeinen Oesophagus-Carcinom-Morbidität von etwa 3 jährlichen Neuerkrankungen unter 100000 Menschen [55]. Die Achalasie stellt also eine fakultative Präcancerose dar [91]. Dafür sprechen auch zwei weitere epidemiologische Befunde: Frauen sind relativ häufiger betroffen als sonst beim Speiseröhrenkrebs üblich und das Durchschnittsalter der Krebskranken beträgt 48 Jahre anstelle von sonst 62 Jahren [61].

Zur Pathogenese dieses Oesophaguscarcinoms ist nichts Sicheres bekannt. Die chronische Begleitoesophagitis bei der Achalasie wird als ein wesentlicher Faktor angesehen. Lokal bei der Nahrungszersetzung freiwerdende Cancerogene können einen weiteren pathogenetischen Faktor darstellen. Sicherlich gehört das Carcinom zu den Spätfolgen der Achalasie; es entwickelt sich nach einer Krankheitsdauer von durchschnittlich 20–28 Jahren [61, 141]. Wahrscheinlich vermindern erfolgreiche Operationen und intraluminale Dehnungsbehandlungen die Krebsgefahr, sobald sie die Nahrungsverweilzeit in der Speiseröhre verkürzt haben [78, 141]. Aber selbst nach frühzeitiger und wirksamer Behandlung kommen Carcinome vor [28, 141]. Es han-

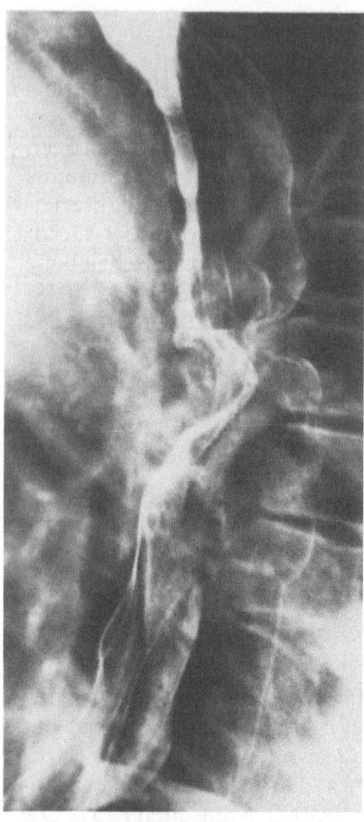

Abb. 6. Doppelkontrastaufnahme eines sekundären Plattenepithelcarcinomes im mittleren Oesophagus bei einem 54jährigen Mann 27 Jahre nach Beginn der Achalasiesymptome

delt sich fast immer um einen Plattenepitheltumor, der am häufigsten im mittleren Oesophagusdrittel (Abb. 6) und am seltesten im oberen Drittel gefunden wurde [61]. Einige Autoren fanden Carcinome in allen Oesophagusabschnitten mit etwa gleicher Häufigkeit [141].

Da der Patient an Oesophagussymptome gewöhnt ist und da der Oesophagus den Tumor ungehindert in die Lichtung wachsen läßt, wird die Diagnose fast immer zu spät gestellt [113]. Hinweisende Symptome sind Gewichtsverlust, erneut einsetzende oder im Charakter veränderte Dysphagie, Behinderung der Regurgitation, Blutungen und Schmerzen. Auch schon bei geringstem Verdacht sind endoskopisch-histologische und cytologische Untersuchungen angezeigt, die dann Klarheit bringen. Es ergibt sich heute die Frage, ob nicht alle Achala-

siepatienten nach 10jähriger Krankheitsdauer in etwa jährlichen Abständen einer endoskopischen Kontrolle zugeführt werden sollten. Die Prognose des sekundären Speiseröhrenkrebses ist, sobald er erst einmal Symptome verursacht hat, ausgesprochen schlecht. Nur selten beträgt die Überlebenszeit mehr als 1 Jahr [78].

VII. Therapie

Jede Achalasie, einmal festgestellt, ist behandlungsbedürftig, da durch die Behandlung bei der großen Mehrzahl der Kranken die Beschwerden entscheidend gebessert und die Rate der krankheitstypischen Komplikationen herabgesetzt werden kann. Die Erkrankung darf auf keinen Fall als „nervöses Leiden" abgetan und ihrem schicksalsmäßigen Verlauf überlassen werden.

Die nachgewiesenermaßen wirksamen Behandlungsmethoden zielen auf eine symptomatische Besserung der funktionell wichtigsten Störung, nämlich der ungenügenden Öffnung des unteren Oesophagussphincters. Dieses Ziel kann entweder durch Überdehnung des Sphincters von der intraluminalen Seite aus oder mittels einer operativen Durchtrennung von circulären Sphinctermuskelfasern erreicht werden. Gleichzeitig soll die Sphincterfunktion nicht völlig zerstört werden, um nicht den Komplikationen eines gastrooesophagealen Refluxes Vorschub zu leisten. Die Wiederherstellung einer normalen Oesophagusmotorik ist durch keine heute bekannte Therapie möglich; dies ist auch bei der Kenntnis um die anatomischen Läsionen der Krankheit, seien sie primär oder sekundär, nicht anders zu erwarten.

1. Medikamentöse Therapie

Obwohl sich der untere Oesophagussphincter bei der Achalasie medikamentös beeinflussen läßt, ist eine langfristige Medikamentenbehandlung heute noch nicht möglich. Von Anticholinergica war schon des längeren bekannt, daß sie den Sphincterruhedruck senken [38] und daß sie röntgenologisch die Kontrastbreipassage in den Magen erleichtern [94]. Gleichzeitig reduzieren sie aber auch den Wandtonus und die verbliebene Kontraktionskraft des Speiseröhrenkörpers. Auf diese Weise nimmt die Oesophagusdilatation darunter noch weiter zu. Selbst bei hoher Dosierung ließ sich klinisch kein günstiger therapeutischer Effekt nachweisen [38]. Ein Therapieerfolg stellte sich auch nicht bei Anwendung β-adrenerger Substanzen ein [38].

Einen neuen Ansatz zur medikamentösen Behandlung hat die Kenntnis um die Wirkung gastrointestinaler Hormone auf den unteren Oesophagussphincter gebracht. Glucagon, Secretin und Cholecystokinin senken den Sphincterruhedruck auf normale oder subnormale Werte [75, 114] und bewirken ein vorübergehendes Verschwinden der Dysphagiesymptomatik. Obwohl inzwischen Depotpräparate des Glucagons zur Verfügung stehen und damit die Wirkungsdauer auf mehrere Stunden verlängert werden konnte [107], steht der Beweis für eine erfolgreiche Langzeittherapie noch aus.

Eine gewisse Bedeutung in der symptomatischen Behandlung haben das Nitroglycerin und Amylnitrit. Mit diesen Nitro-Präparaten gelingt es in den meisten Fällen, krampfartige Schmerzanfälle zu unterbrechen. Die Wirkung beruht auf einer allgemeinen Erschlaffung der glatten Muskulatur.

2. Dilatationsbehandlung

a) Methodik

Bereits nach dem Einführen von Bougies oder dem Vorschieben eines Endoskopes in den Magen bemerkt der Kranke eine Besserung. Der Erfolg ist jedoch nur sehr kurzdauernd; eine zufriedenstellende und anhaltende Besserung kann nur durch Überdehnung der Sphinctermuskelfasern erreicht werden. Dabei haben sich sowohl mechanische Spreizer als auch Ballondilatatoren bewährt.

Der von Starck [118, 119] beschriebene Dilatator besteht aus 4 Metallbranchen, die mit einer Gummischutzhülle bedeckt sind, und die sich bei Betätigung eines Griffes am proximalen Ende nach dem Prinzip eines Regenschirmes öffnen. Das anfänglich ziemlich starre Gerät wurde durch spätere Modifikationen flexibel gestaltet; dadurch wurden die Gefahrenmomente verringert [53]. Der Vorteil des Systems ist die Möglichkeit, anhand des am Griff auftretenden Widerstandes die Sphincterspannung „fühlen" zu können. Ein Nachteil ist die Unmöglichkeit, selbst unter Röntgenkontrolle Sicherheit über eine optimale Lage des engen Segmentes in der Mitte des Spreizers zu erhalten. Die brüske Sphincterdehnung, die nur mit dem Metallspreizer durchführbar ist, scheint keinen Einfluß auf den Behandlungserfolg zu haben und ist mithin auch nicht als besonderer Vorteil dieses Gerätes zu werten.

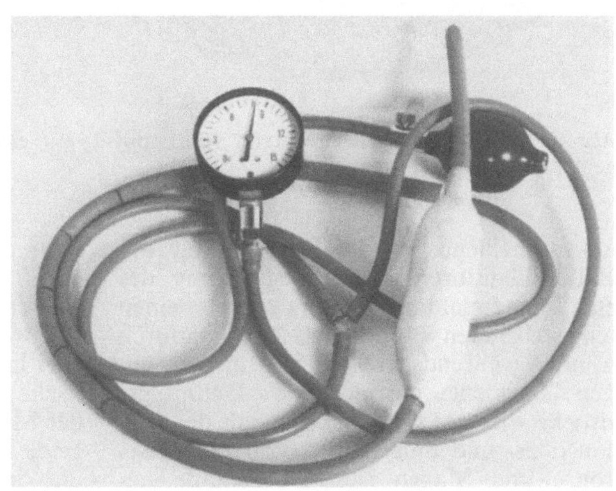

Abb.7. Luftgefüllter pneumatischer Dilatator nach Browne-McHardy in der Modifikation von Norris

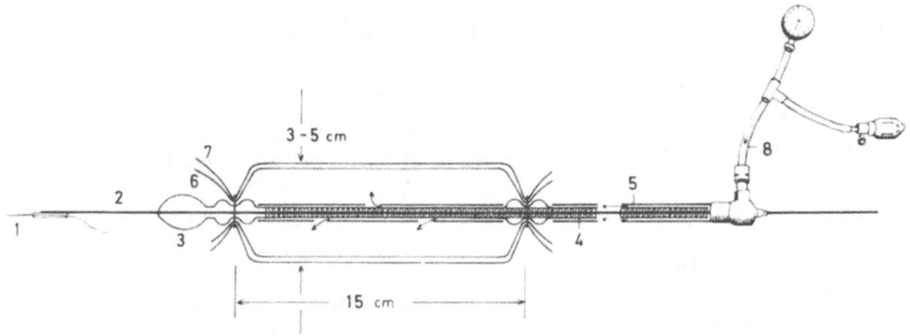

1 Leitfaden
2 Führungsdraht mit Öse
3 Metallolive
4 Metallspirale

5 Polyäthylenschlauch
6 Gummiballon
7 Nylonbeutel
8 Blutdruckmanometer mit Luftzuführungsschlauch

a

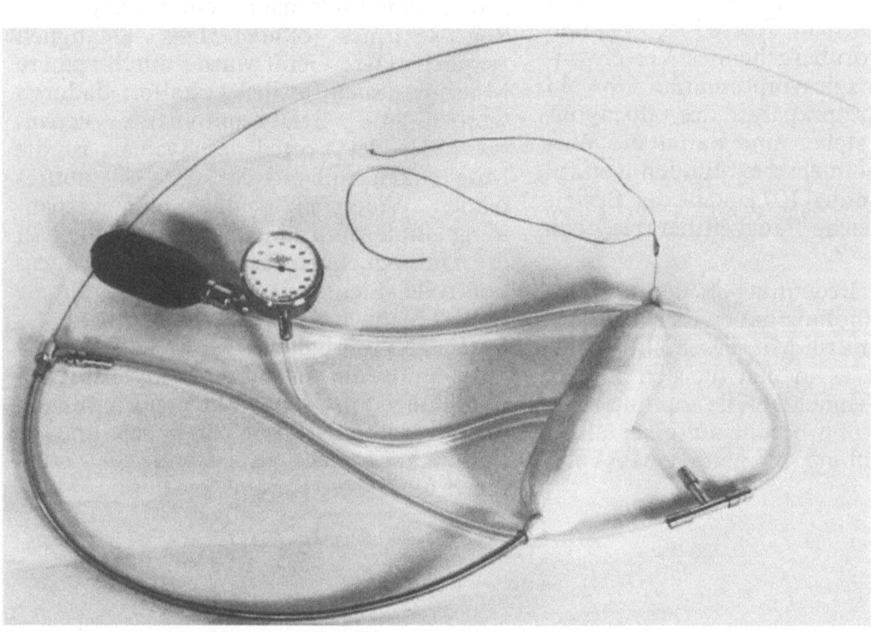

b

Abb. 8a u. b. Pneumatischer Dilatator vom Sippy-Typ in einer schematischen Darstellung (a) und im geblähten Zustand (b)

Entscheidend für die Wirksamkeit der Ballondilatatoren ist die Begrenzung des Ballonmaximaldurchmessers durch einen eingearbeiteten Stoffbeutel. Erst dadurch können während der Dehnung in dem engen Segment ausreichende Dehnungsdrucke wirksam werden, ohne daß der Ballon ober- und unterhalb davon in Speiseröhre und Magen riesige Ausmaße annimmt. Die Blähung des Ballons kann durch kontrolliert einströmendes Leitungswasser vorgenommen werden, z.B. beim Plummer- und Negus-Dilatator [42]; einfacher in der Handhabung sind aber pneumatische Systeme. Handelsübliche Typen sind der Mosher-Dilatator [92], der am distalen Ende mit einer Metallspirale versehen ist, und der Browne-McHardy-Dilatator [136], der eine quecksilbergefüllte Gummispitze aufweist (Abb. 7).

Einführungsschwierigkeiten, die mit diesen Geräten bei einem gewundenen Oesophagusverlauf auftreten können, lassen sich vermeiden durch Verwendung von Dehnungsbeuteln verschiedenen Durchmessers vom Sippy-Typ [127, 137], die sich inzwischen bewährt haben [94, 126, 136] (Abb. 8a, b). Der Patient schluckt am Vortag einen Leitfaden, der mit einem Kontrastmittelbeutelchen beschwert ist. Zur Dilatation wird der inzwischen in untere Darmabschnitte vorgedrungene Faden angestrafft und an ihm entlang ein flexibler Führungsdraht bis in den Magen vorgeschoben. Über den Draht kann der Dilatator selbst bei einem sehr gewundenen Oesophagus problemlos eingeführt werden. Dieses Dehnungsgerät wird nur auf einen relativ geringen Dehnungsdruck von 300 mm Hg aufgebläht und über mindestens 2 min so belassen. Man beginnt mit einem Ballondurchmesser von 3 oder 3,5 cm und steigert diesen bei jeder folgenden Dehnung um 0,5 cm. Meist ist ein Durchmesser von 3,5 oder 4 cm ausreichend.

Jede Dehnung, unabhängig vom Dilatatortyp, sollte nur unter optimalen Bedingungen stattfinden. Voraussetzungen für eine erfolgreiche und risikoarme Dehnung sind die vorausgehende Sicherung der Diagnose, die Durchführung der Behandlung unter Durchleuchtungskontrolle und die Vermeidung einer medikamentösen Herabsetzung des Tonus im unteren Oesophagussphincter während der Dehnung, da darunter wahrscheinlich keine ausreichende Überdehnung der Muskelfasern zustandekommt. Aus dem letztgenannten Grunde verbieten sich Dehnungen in Narkose oder unter Wirkung von Spasmolytica, Nitrat, Glucagon und wohl auch Diazepam. Wichtig zur Vermeidung einer Aspiration ist ferner die vorherige Entfernung von Speise- und Sekretresten aus der Spei-

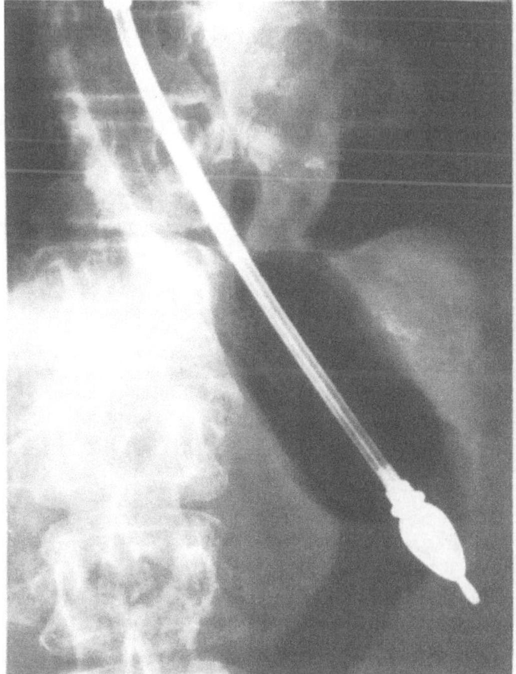
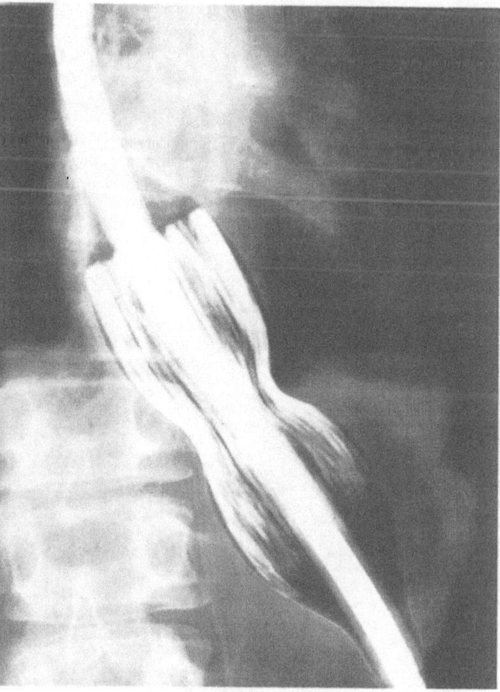

a   b

Abb. 9a u. b. Röntgenaufnahmen der beiden pneumatischen Dilatatoren während einer Dehnung des enggestellten unteren Oesophagussegmentes bei einer Achalasie. Der Dilatator nach Browne-McHardy ist durch eingearbeitetes kontrastreiches Material in dem Beutel selbst schattengebend (a), der Dilatator vom Sippy-Typ hebt sich durch seine größere Strahlendurchlässigkeit von den umgebenden Weichteilen ab (b)

seröhre durch Spülung, am besten nach mehrtägiger Vorbereitung durch flüssige Kost.

Der Patient wird vor dem Eingriff mit einem Phenothiazin-Präparat oder einem Barbiturat leicht sediert. Auf eine Rachenanaesthesie kann meistens verzichtet werden. Eine Analgesie wird nicht angestrebt, da die Schmerzreaktion ein wichtiger und frühzeitiger Indikator drohender Komplikationen ist. Der Dilatator läßt sich am besten im Stehen oder Sitzen einführen. Er kann durch Verwendung eines bei der Endoskopie üblichen Beißringes gegen Bisse des Patienten geschützt werden. Das Gerät wird unter Durchleuchtungskontrolle soweit vorgeschoben, daß das enge Segment die Mitte des Dilatators umschließt. Bei einem drehbaren Röntgengerät kann der Patient in halbschräge Rückenlage zurückgekippt werden. Er sollte sich dann aber schräg auf eine Seite legen, um den oft reichlich produzierten Schleim ausspucken zu können. Beim langsamen

Aufblähen des Dilatators ist darauf zu achten, daß die gelegentlich einsetzende Oesophagusmotorik oder ein Würgereiz des Patienten den Dehnungsteil nicht in Magen oder Speiseröhrenkörper disloziert. Die Ballondilatatoren weiten sich zunächst ober- und unterhalb der Enge auf, bis dann auch das enge Segment zunehmend auseinanderweicht (Abb. 9a–b). Der Patient gibt währenddessen einen mäßigen oder auch stärkeren Schmerz an. Ist die Schmerzreaktion besonders heftig, wird der Dehnungsvorgang unterbrochen.

Sobald sich die Aufweitung in der Enge dem übrigen Ballondurchmesser genähert hat, kann der Dilatator entbläht werden. Der Schmerz klingt nach der Dehnung innerhalb von 1–2 min wieder ab. Hält er länger an, kann dies eine Komplikation anzeigen. Sorgfältige Überwachung ist dann angezeigt. Hingegen sind geringe Blutspuren auf dem Dilatator kein Alarmzeichen, sondern als normal anzusehen. Zwei Stunden nach der Behandlung kann der Patient normal essen.

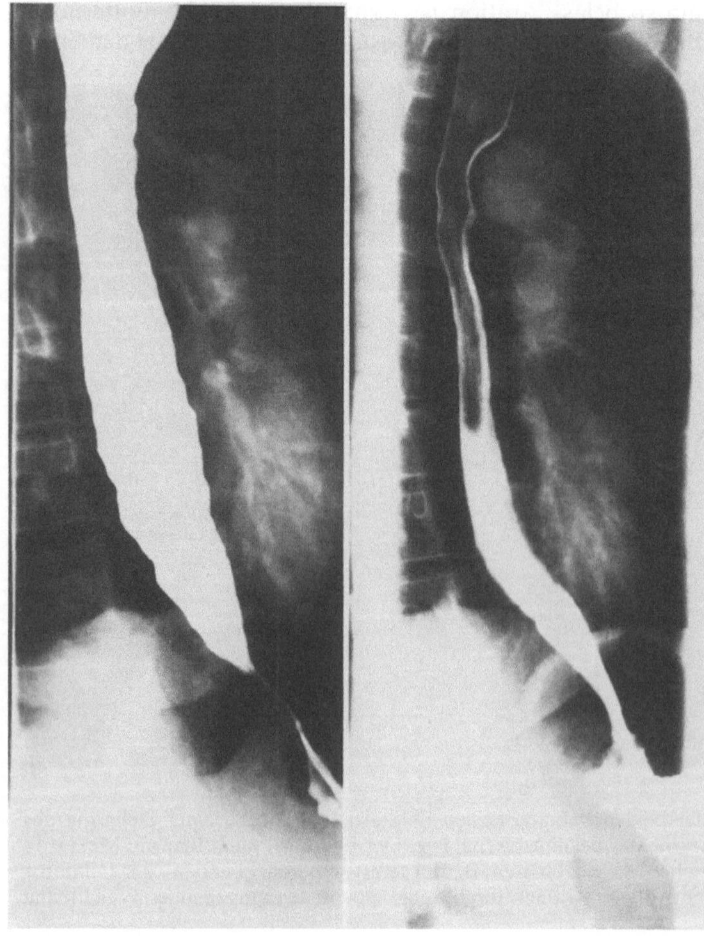

Abb. 10a u. b. Gegenüberstellung von Röntgenaufnahmen des konstrastmittelgefüllten Oesophagus im sagittalen Strahlengang vor (a) und nach pneumatischer Dilatationsbehandlung (b) einer Achalasie des Oesophagus

a   b

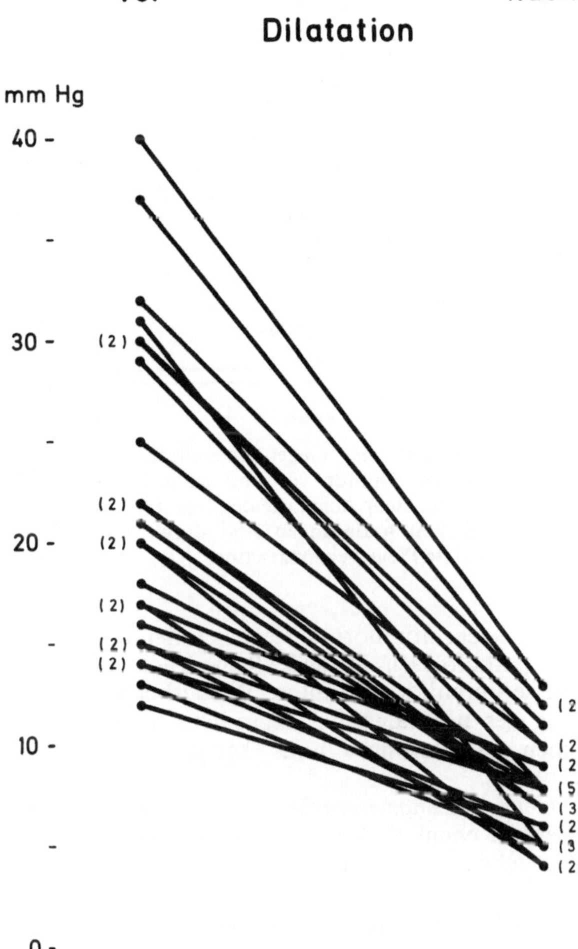

Abb. 11. Gegenüberstellung der Ruhedruckwerte im unteren Oesophagussphincter vor und nach Dehnungsbehandlung bei 23 Achalasie-Patienten

b) Ergebnisse

Die Frühergebnisse der Dehnungsbehandlung sind ausgezeichnet. Bereits nach der ersten Dilatation bessern sich die klinischen Erscheinungen ganz entscheidend. Nicht ganz einheitlich wird die Frage beantwortet, wieviel Dehnungen für eine erfolgreiche Behandlung erforderlich sind. Die Symptomatik ist dabei nur ein Parameter, der erst durch längere Verlaufsbeobachtungen eine verläßliche Aussage über das endgültige Ergebnis erlaubt. Eine gewisse Vorhersage scheint die Röntgenuntersuchung zu ermöglichen, bei der sich die Entleerungsfähigkeit der Speiseröhre und die Öffnungsfähigkeit des engen Segmentes am gastrooesophagealen Übergang beurteilen lassen

(Abb. 10). Zusätzlich läßt sich der Oesophagusdurchmesser bestimmen. Bleibt er bei Aufnahmen im Stehen mit weitem Focus-Filmabstand unter standardisierten Bedingungen größer als 3 cm, so ist nach Ansicht einiger Autoren [120] die Rezidivgefahr groß. Weitere Dehnungen wären in diesem Fall angezeigt. Die Zuverlässigkeit dieses Parameters als therapeutische Richtschnur muß aber nach eigenen Beobachtungen angezweifelt werden [136].

Eine zuverlässigere Aussage erlaubt die Manometrie. Nach ausreichender Dilatation sinkt der Ruhedruck im unteren Oesophagussphincter auf weniger als die Hälfte des Ausgangswertes (Abb. 11). Er sollte auf jeden Fall bis in den Normalbereich absin-

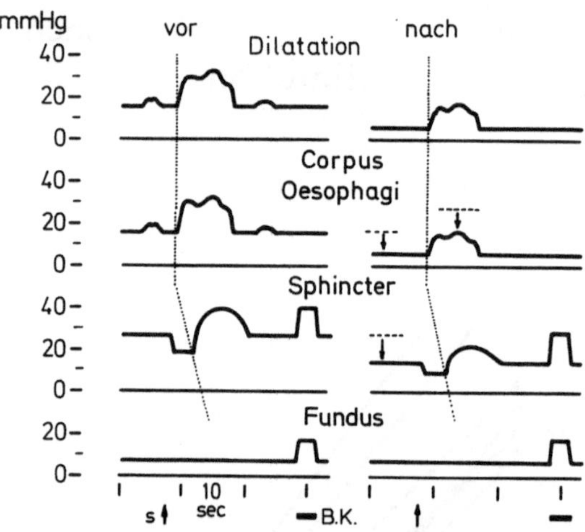

Abb. 12. Schematische Gegenüberstellung der manometrischen Befunde vor und nach Dehnungsbehandlung einer Achalasie des Oesophagus. Die wesentlichen Änderungen sind durch nach unten gerichtete Pfeile gekennzeichnet

ken. Gleichzeitig normalisiert sich der vorher pathologisch erhöhte Ruhedruck im Speiseröhrenkörper unter Wiederherstellung des normalen Druckgradienten zwischen Speiseröhre und Magen [51] (Abb. 12).

Über die Langzeitergebnisse werden überwiegend ebenfalls sehr gute Erfolgsziffern angegeben, wie aus Tab. 2 ersichtlich:

Sicherlich sind die in Tab. 2 aufgeführten Zahlen nicht ganz vergleichbar. Die Nachuntersuchungen sind mit unterschiedlicher Sorgfalt durchgeführt, Erfolgmaßstäbe verschieden streng angelegt worden. Manche Zahlen gründen sich nicht auf Nachuntersuchungen, sondern auf Ergebnisse verschickter Umfragen. Trotzdem ergibt sich ingesamt folgendes Bild: völlige Beschwerdefreiheit (sehr gute Ergebnisse) und gute Behandlungsergebnisse mit nur minimaler Dysphagie oder gelegentlichen kurzdauernden Schmerzen werden bei über 60% der Behandelten erzielt. Bei 10–20% der Patienten bleiben die Symptome zwar deutlich gegenüber dem vorherigen Zustand gebessert, das Gewicht nimmt nicht ab, die Patienten bemerken jedoch gewöhnlich eine mäßiggradige Dysphagie oder gehäufte Schmerzen (befriedigende Ergebnisse). Nur bei 5–25% tritt trotz wiederholter Nachdehnungen ein ähnliches Beschwerdebild wie vor der Behandlung ein.

Werden zweite oder weitere Nachbehandlungsserien erforderlich, sind die Behandlungsergebnisse wesentlich ungünstiger [97]. Olsen erzielte bei der Drittbehandlung nur noch in 19% Erfolge.

Wenn Rezidive eintreten, machen diese sich fast immer schon im ersten halben Jahr bemerkbar [136]. Spätrezidive sind ausgesprochen selten.

Tabelle 2. Langzeitergebnisse endooesophagealer Dehnungsbehandlung bei der Achalasie

Literaturangabe	Patientenzahl	Mittlere Nachbeobachtungszeit	Dehnungsgerät	Ergebnisse (in %)			
				sehr gut	gut	befriedigend	unbefriedigend
[76]	60	11,7 J.	pneumatischer Dilatator	34	— 58	—	8
[126]	133	6,6 J.	pneumatischer Dilatator	45,1	31,6	17,3	6
[136]	21	3,2 J.	pneumatischer Dilatator	42,9	38,1	9,5	9,5
[97]	452	>4 J.	hydrostatischer Dilatator	—	— 69,2	—	30,8
[109]	408	9,5 J.	hydrostatischer Dilatator	— 65	—	16	19
[142]	56	>2 J.	Metalldilatator	35,7	21,4	23,3	19,6
[117]	17	5,3 J.	Metalldilatator	—	— 94,1	—	5,9
[125]	78	1—10 J. (kein Mittelwert)	Metalldilatator	—	— 84,6	—	15,4
[10]	54	>3 J.	Metalldilatator	— 58	—	20	22

c) Komplikationen

Die Komplikationsrate liegt bei den verwendeten Dehnungsmethoden unter 5%. Am ehesten scheinen Komplikationen bei Anwendung eines starrschaftigen Metalldilatators möglich. Die gefürchtetste Komplikation ist die Perforation. Ihre Häufigkeit wird in großen Serien mit 1,6% [83], 2,2% [97, 128] und 3,4% [109] angegeben, in kleineren mit bis zu 9,4% [110a]. Im eigenen Krankengut von 35 Patienten ist es in einem Fall zu einer Perforation in das Mediastinum gekommen (Abb. 13), die unter konservativer Therapie glatt ausheilte. Bei Anwendung des Metallspreizers wird die Perforationshäufigkeit mit weniger als 1% [10, 117, 125] bis zu 5,8% [135] angegeben. Neben der freien, röntgenologisch sichtbaren Perforation kommen in einem kleinen Prozentsatz vorübergehende stärkere Schmerzreaktionen unter Umständen mit Fieber und linksseitigem Pleuraerguß vor [126]. Bei einem Teil dieser Fälle handelt es sich möglicherweise um kleine Wanddefekte unterhalb des röntgenologischen Auflösungsvermögens. Ausgesprochen selten sind stärkere Blutungen, die sich praktisch immer durch Volumen- und Blutersatz behandeln lassen. Daneben muß man auf gelegentliche leichtere Herzrhythmusstörungen und ganz selten auch einmal auf einen Herzstillstand unter der Dehnungsbehandlung gefaßt sein. Aspirationserscheinungen lassen sich durch Entleerung der Speiseröhre vor der Behandlung weitgehend vermeiden.

Wenn eine Perforation eingetreten ist, gibt sich diese in heftigen Schmerzen zu erkennen, die mehr als $^1/_2$ Std nach der Behandlung andauern und in den Rücken, den Hals oder atemabhängig zum lateralen Thorax ausstrahlen können. Ein Hautemphysem, ein Pneumothorax oder Pleuraerguß sowie Fieber und Leukocytose sind weitere Zeichen. Da sich solche Zeichen innerhalb der ersten 2 Std nach der Dilatation zeigen, ist es wichtig, daß jeder Patient so lange mit Essen und Trinken wartet. Im Verdachtsfall sollte frühzeitig eine Röntgenuntersuchung einschließlich einer Kontrastmitteluntersuchung, am besten mit Gastrografin, erfolgen. Liegt eine Perforation vor, so plädieren die einen für eine konser-

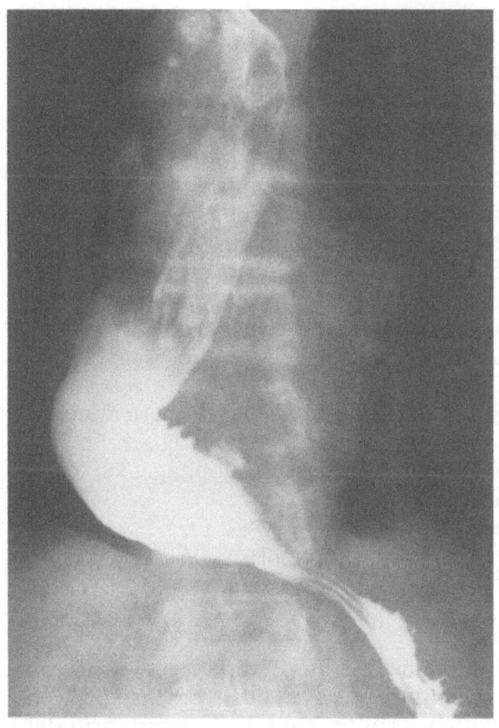

Abb. 13. Perforation auf der linken Seite des unteren Ösophagus nach pneumatischer Dehnungsbehandlung bei einem 76jährigen Patienten. Ein Kontrastmittelaustritt über die Oesophaguswandkontur wird deutlich erkennbar

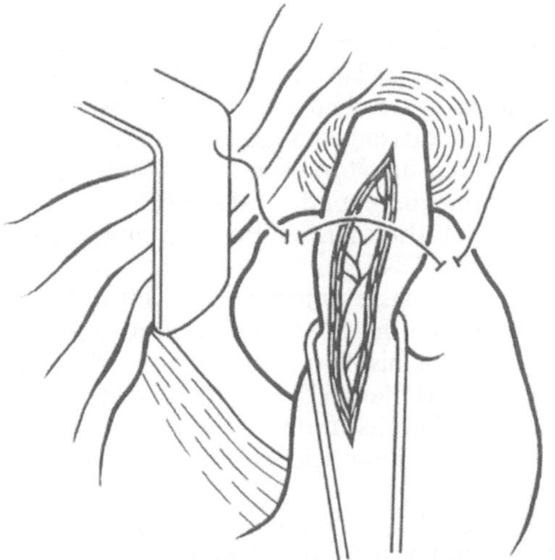

Abb. 14. Myotomie der terminalen Oesophagusmuskulatur bei der Achalasie — Ausdehnung ca. 6 cm, davon 2 cm im Bereich der Magenwand — und anschließende Fundoplicatio

vative Behandlung mit mehrtägiger, völliger Nahrungskarenz, parenteraler Ernährung und antibiotischer Therapie [128], die anderen in jedem Fall für eine Operation, die dann so frühzeitig wie möglich durchgeführt werden sollte [135].

Was die Spätkomplikationen anbetrifft, so ist nach der Dehnungsbehandlung die Refluxkrankheit eine ausgesprochene Seltenheit. Der Bauchkompressionstest zeigte bei allen 31 von uns entsprechend untersuchten Patienten nach einer effektiven Dehnung einen regelrecht überschießenden Druckanstieg im unteren Oesophagussphincter ohne freie Druckübertragung in den Oesophagus. Röntgenologisch ließ sich in keinem Fall gastrooesophagealer Reflux provozieren [76, 126].

3. Chirurgische Therapie

a) Methodik

Zahlreiche operative Verfahren wurden zur Behandlung der Achalasie beschrieben. Die weitaus größte Zahl von ihnen gründete sich auf ungenügendes Wissen oder Verständnis der Physiologie des Oesophagus und der Pathophysiologie der Achalasie. Sie waren mit erheblichen Rezidiv- und Komplikationsraten belastet und sind daher verlassen. Als obsolet müssen heute Verfahren gelten, die den Megaoesophagus kürzen oder raffen [49, 85], Vagotomien und Sympathektomien, intraoperative Dehnungen der Kardia, Anastomosen mit Resektion des engen Segmentes [132] sowie Umgehungsanastomosen zwischen Megaoesophagus und Magen [57] und schließlich die meisten Formen einer Kardiaplastik [134].

Die wichtigste chirurgische Methode ist heute die vordere Myotomie, vom unteren Oesophagus bis zum Magen reichend, nach Gottstein-Heller [52]. Sie fand als Methode der Wahl bereits in den 20iger- und 30iger Jahren in Frankreich, Holland und Italien Eingang [29]. In den USA erfreut sie sich seit etwa 1960 zunehmender Beliebtheit. In Deutschland wird sie auch heute nur zögernd angewandt. Da für den Erfolg der Myotomie eine sichere Schnittführung bis in den Magen wichtig ist, empfiehlt sich im allgemeinen ein abdominaler Zugang durch

linksseitigen Rippenbogenrandschnitt oder besser durch eine mediane Oberbauchincision (Abb. 14) [101].

Der terminale Oesophagus wird mobilisiert und mit einem Gummizügel angeschlungen. Es fällt dabei das kontrahierte und manchmal auch vernarbte untere Segment auf. Dann wird ein dicker Magenschlauch, ein Bougie oder ein blähbarer Ballonkatheter durch den Mund bis in den Magen vorgeschoben, um die Präparation bei der Myotomie zu erleichtern. Die Incision in der Längsrichtung sollte sich über mindestens 6 cm in den Oesophagus und 1–2 cm in den Magen erstrecken [39]. Es müssen sorgfältig alle den Schnitt kreuzenden Muskelfasern durchtrennt werden, ohne die Mucosa zu perforieren. Dabei ist auf eine Schonung des Nervus vagus und auf exakte Blutstillung zu achten. Es wird eine zusätzliche stumpfe, halb-circuläre Trennung zwischen Muscularis und Mucosa empfohlen, so daß sich dann die Mucosa breit aus dem Myotomieschnitt vorwölbt [42]. Größte unmittelbare Gefahr der Myotomie ist die unbeabsichtigte Perforation der Schleimhaut. Bleibt sie unbemerkt, beträgt die Letalität über 50%. Deshalb wurden intraoperative Prüfverfahren mit Luftinsufflation in den Oesophagus angegeben oder auch ein routinemäßiges Aufsteppen eines Funduskissens, dessen Peritonealseite die Myotomie abdeckt [104].

Neben dieser Myotomie wird gelegentlich noch ein weiteres operatives Verfahren angewandt, und zwar eine Längsincision des terminalen Oesophagus bis zum Magen nach Hatafaku-Thal ähnlich der Hellerschen Operation, jedoch unter Durchtrennung aller Wandschichten mit anschließendem Aufsteppen eines dreieckig hochgeschlagenen Magenfunduskissens [129]. Diese Operation scheint die Passagestörung wirksam zu beseitigen und gleichzeitig einem gastrooesophagealen Reflux entgegenzuwirken. Die Methode hat am ehesten bei sehr fortgeschrittenen Erkrankungsfällen eine Berechtigung; jedoch stehen bisher größere Erfahrungen und bestätigte Langzeitbeobachtungen aus.

b) Ergebnisse

Die sorgfältig durchgeführte Myotomie führt ähnlich wie die Dilatationsbehandlung bei fast allen Patienten, das heißt bei über 90%, zu einer *unmittelbaren* Besserung der Beschwerden oder zu Beschwerdefreiheit. Mißerfolge in der postoperativen Phase sind gewöhnlich auf eine unvollständige Durchtrennung der Muskelfasern oder auf eine zu kurze Schnittführung auf der Magenseite zurückzuführen.

Ebenfalls in Analogie zur Dehnungsbehandlung sind die *Langzeitergebnisse* nicht ganz so günstig wie die Früherfolge. Dafür sind zum einen Rezidive der Achalasiesymptome verantwortlich, zum anderen aber die Folgen einer postoperativen Refluxkrankheit. Rezidive können noch viele Jahre nach der Myotomie auftreten [100]. Das gleiche gilt erst recht für die Entwicklung peptischer Stenosen. Deshalb können auch nur Nachbeobachtungszeiten von 5 Jahren und mehr als aussagekräftig gelten. Nach einer Zusammenstellung von 1906 Operierten, allerdings bei unterschiedlich langer Nachbeobachtungszeit, hatten sich 83,6% gebessert, 11% nicht gebessert oder verschlechtert und 1,4% waren im Gefolge der Operation gestorben [42]. Die meisten Autoren stimmen überein, daß die besten Erfolgsaussichten der Operation vor der Entwicklung eines riesigen S-förmigen Megaoesophagus bestehen. 268 Patienten, die im Mittel über 5,5 Jahre verfolgt wurden, wiesen zu 47% sehr gute, 36% gute, 11% zufriedenstellende und 6% schlechte Ergebnisse auf [42]. In jüngerer Zeit wurden Erfolge sogar in 96% berichtet [39, 80]. Allerdings werden die Erfolgsraten, ähnlich wie nach der Dehnungsbehandlung, um so besser, je großzügiger die Durchführung der Nachuntersuchung gehandhabt wird.

Rezidive der Achalasiesymptome werden mit einer erneuten, jetzt narbigen Verschmelzung der getrennten Muskelfasern erklärt. Um dies zu verhindern, wird bei der Operation auf ein Vorwölben der Mucosa zwischen den durchtrennten Muskelfasern so großer Wert gelegt. Bei einem Rezidiv kann die Myotomie wiederholt werden, jedoch sind die Erfolge ähnlich wie bei den Wiederholungen der Dehnungsbehandlung ungünstiger als bei den Ersteingriffen. In vielen Fällen ist auch nach einer Myotomie noch eine vorsichtig durchgeführte Dilatation erfolgreich [99, 126, 136].

c) Komplikationen

Die häufigste und folgenschwerste Frühkomplikation ist die unbemerkte *Mucosaperforation*, die schon erwähnt wurde. Aber auch ohne eine solche Perforation kommen Mediastinitiden, Pleuraempyeme, Pneumonien und Atelektasen nach einer Operation vor, besonders bei transthorakalem Vorgehen. Sehr selten sind Phrenicusparesen, starke Blutungen und Oesophagus- bzw. Magenwandnekrosen. Insgesamt liegen die Letalitätsziffern für die Myotomie heute meist unter 1% [10]

Wesentlich häufiger sind *Spätkomplikationen* der Myotomie, und das heißt gewöhnlich eine Refluxoesophagitis mit ihren Folgen. Prädisponierend dafür scheinen besonders eine zu lange Schnittführung auf der Magenseite und Schädigungen des Kardiahalteapparates sowie des Zwerchfelles mit Entwicklung einer axialen Hiatushernie zu sein [42]. Durch abdominales Vorgehen und Anbringen einer zusätzlichen Fundoplicatio lassen sich diese Folgen am sichersten vermeiden [10, 84, 125]. Gastrooesophagealer Reflux ließ sich nach Myotomien bei 17% [4, 103] bis zu 40% und darüber [10, 93] der Operierten nachweisen, wenn speziell danach gesucht wurde. Sicherlich bedeutet nachweisbarer gastrooesophagealer Reflux nicht in jedem Fall eine schwere Refluxoesophagitis mit folgender Stenosierung. Jedoch ist ein großer Teil dieser Patienten symptomatisch, und peptische Stenosen können sich auch noch Jahre und Jahrzehnte später entwickeln [100].

4. Indikation zu den einzelnen Behandlungsverfahren

Da es prospektive kontrollierte Vergleichsuntersuchungen noch nicht gibt, kann derzeit am ehesten folgendes Vorgehen empfohlen werden: Bei erwachsenen Patienten mit einer unkomplizierten Achalasie, gleich welchen Stadiums, sollte die Erstbehandlung in einer Dehnungsbehandlung bestehen, wobei sich die pneumatische Dilatation durch Einfachheit, Sicherheit und Zuverlässigkeit auszeichnet. Dieses Verfahren muß als genauso erfolgreich und sicher wie die Myotomie gelten, hat aber den großen Vorteil, daß es einfach, rasch und notfalls ambulant durchführbar ist sowie nicht mit sekundären Refluxfolgen belastet ist. Auch bei einem Rezidiv besteht noch nicht gleich Veranlassung, zur Myotomie zu schreiten. Eine Operation ist jedoch sicherlich immer dann indiziert, wenn ein Carcinom weiterhin differentialdiagnostisch zur Diskussion steht; desgleichen bei Kindern und bei Erwachsenen, die der zur Dehnungsbehandlung erforderlichen Mitarbeit nicht fähig oder willens sind; ferner im Falle technischer Schwierigkeiten bei der Durchführung der Dilatation sowie bei mehrfachen Rezidiven. Da die einfache Myotomie jedoch nicht selten durch eine postoperative Refluxkrankheit belastet ist, wird sie zweckmäßigerweise durch eine Fundoplicatio ergänzt.

Literatur

1. Adams, C. W. M., Brain, R. H. F., Ellis, F. G., Kauntze, R., Trounce, J. R.: Achalasia of the cardia. Guys Hosp. Rep. **110**, 191–236 (1961).
2. Andersen, H. A., Holman, C. B., Olsen, A. M.: Pulmonary complications of cardiospasm. J. Amer. med. Ass. **151**, 608–612 (1953).
3. Asch, M. J., Liebmann, W., Lachman, R. S., Moore, T. C.: Esophageal achalasia: Diagnosis and cardiomyotomy in a newborn. J. pediat. Surg. **9**, 911–912 (1974).
4. Barker, J. R., Franklin, R. H.: Heller's operation for achalasia of the cardia. A study of the early and late results. Brit. J. Surg. **58**, 466–468 (1971).
5. Beck, I. T., Hernandez, N. A., Solymar, J.: Dyschalasia: a variant or early phase of achalasia? A review of motor disturbances in achalasia with reference to late relaxation of the lower esophageal sphincter. Canad. med. Ass. J. **95**, 941–946 (1966).
6. Benedict, E. B., Grillo, H. C.: Spontaneous rupture of megaesophagus in achalasia. J. thorac. cardiovasc. Surg. **44**, 272–277 (1962).
7. Bloom, A. A., Stekelman, M., Varadee, R., Carvajal, S., Davidson, M.: Resting pressures in the lower esophageal sphincter. Amer. J. dig. Dis. **19**, 1120–1123 (1974).
8. Bondi, J. L., Godwin, D. H., Garrett, J. M.: "Vigorous" achalasia. Its clinical interpretation and significance. Amer. J. Gastroent. **58**, 145–155 (1972).
9. Brasil, A.: Aperistalsis of the esophagus. Rev. Bras. Gastroent. **7**, 21–44 (1969).
10. Braun, L., Sanatger, R.: Therapie und Prognose des Kardiospasmus. Zbl. Chir. **99**, 884–891 (1974).
11. Brown Kelly, A.: Stenose at the lower end of the oesophagus, with special reference to those of spastic origin. Brit. med. J. **II**, 1049–1053 (1912).
12. Burnstock, G.: Purinergic nerves. Pharmac. Rev. **24**, 509–581 (1972).
13. Cannon, W. B.: A law of denervation. Amer. J. med. Sci. **198**, 737 (1939).
14. Carlson, H. C.: Roentgenologic manifestations. In: Ellis, F. H., Jr., Olsen, A. M. (Eds.): Achalasia of the esophagus. Philadelphia-London-Toronto: Saunders 1969.
15. Cassella, R. R., Brown, A. L., Jr., Sayre, G. P., Ellis, F. H., Jr.: Achalasia of the esophagus: pathologic and etiologic considerations. Ann. Surg. **160**, 474–486 (1964).
16. Cassella, R. R., Ellis, F. H., Jr., Brown, A. L.: Fine-structure changes in achalasia of the esophagus. I. Vagus nerves. Amer. J. Path. **46**, 279–288 (1965).
17. Cassella, R. R., Ellis, F. H., Jr., Brown, A. L.: Fine structure changes in achalasia of the esophagus. II. Esophageal smooth muscle. Amer. J. Path. **46**, 467 (1965).
18. Christensen, J., Conklin, J. L., Freeman, B. W.: Physiologic specialization at the esophagogastric junction in three species. Amer. J. Physiol. **225**, 1265–1270 (1973).
19. Clifford, D. H.: Myenteric ganglial cells of the esophagus in cats with achalasia of the esophagus. Amer. J. vet. Res. **34**, 1333–1336 (1973).
20. Clifford, D. H., Pirsch, J. G., Mauldin, M. L.: Comparison of motor nuclei of the vagus nerve in dogs with and without esophageal achalasia. Proc. Soc. exp. Biol. (N.Y.) **142**, 878–882 (1973).
21. Cohen, B. R.: Cardiospasm in achalasia: Demonstration of an abnormally elevated esophagogastric sphincter pressure with partial relaxation on swallowing (abstract). Gastroenterology **48**, 864 (1965).
22. Cohen, B. R., Guelrud, M.: Cardiospasm in achalasia: demonstration of supersensitivity of the lower esophageal sphincter (abstract). Gastroenterology **60**, 769 (1971).
23. Cohen, S., Fisher, R., Tuch, A.: The site of denervation in achalasia. Gut **13**, 556–558 (1972).
24. Cohen, S., Lipshutz, W.: Lower esophageal sphincter dysfunction in achalasia. Gastroenterology **61**, 814–820 (1972).
25. Cohen, S., Lipshutz, W., Hughes, W.: Role of gastrin supersensitivity in the pathogenesis of lower esophageal sphincter hypertension in achalasia. J. clin. Invest. **50**, 1241–1247 (1971).
26. Creamer, B., Donoghue, F. E., Code, C. F.: Pattern of esophageal motility in diffuse spasm. Gastroenterology **34**, 782–796 (1958).
27. Dayalan, N., Chettur, L., Ramakrishnan, M. S.: Achalasia of the cardia in sibs. Arch. Dis. Childh. **47**, 115–118 (1972).
28. Debray, Ch., Leymarios, J., Etienne, J. P., Cuq, J. P.: Les cancers développés sur mé-

gaoesophage idiopathique. Arch. Mal. appar. dig. **57**, 5–24 (1968).

28a. De Carle, D. J., Christensen, J.: A dopamine receptor in esophageal smooth muscle of the opossum. Proc. 5th Internat. Sympos. Gastroint. Motil.. Leuven. 1975 (im Druck).

29. Delbert, P.: Mégaoesophage: opération par voie abdominale. Mém. Acad. Chir. **55**, 481–482 (1929).

30. Dennish, G. W., Castell, D. O.: Coffein and the lower esophageal sphincter. Amer. J. dig. Dis. **17**, 993–996 (1972).

30a. Diamant, N., Szczepanski, M., Mui, H.: Manometric characteristics of idiopathic megaesophagus in the dog: an unsuitable animal model for achalasia in man. Gastroenterology **65**, 216–223 (1973).

31. Di Bello, B., Zilli, L.: Associazione di cancro e megaesofago in due fratelli. Acta chir. ital. **16**, 267–294 (1960).

32. Dilawari, J. B., Newman, A., Poleo, J., Misiewicz, J. J.: Response of the human cardiac sphincter to circulating prostaglandins F 2a and E 2 and to antiinflammatory drugs. Gut **16**, 137–143 (1975).

33. Di Marino, A. J., Cohen, S.: The adrenergic control of lower esophageal sphincter function. An experimental model of denervation supersentivity. J. clin. Invest. **52**, 2264–2271 (1973).

34. Di Marino, A. J., Cohen, S.: Characteristics of lower esophageal sphincter function in symptomatic diffuse esophageal spasm. Gastroenterology **66**, 1–6 (1974).

35. Earlam, R. J.: Gastrointestinal aspects of Chagas' disease. Amer. J. dig. Dis. **17**, 559–572 (1972).

36. Earlam, R. J., Ellis, F. H., Jr., Nobrega, F. T.: Achalasia of the esophagus in a small urban community. Proc. Mayo Clin. **44**, 478–483 (1969).

37. Eaton, H.: Achalasia of the cardia in a three-month-old infant treated succesfully by a modified Heller's operation. Aust. N. Z. J. Surg. **41**, 240–244 (1972).

38. Edwards, D. A. W.: The nervous control of intestinal motility and its relation to the mechanism of the cardiac sphincter. In: 7e Congrès intern. Gastro-entérologie, Bruxelles 1964, Vol. II, pp. 52–72.

39. Effler, D. B., Loop, F. D., Groves, L. K., Favaloro, R. G.: Primary surgical treatment for esophageal achalasia. Surg. Gynec. Obstet. **132**, 1057–1063 (1971).

40. Elder, J. B.: Achalasia of the cardia in childhood. Digestion **3**, 90–96 (1970).

41. Elder, J. B., Gillespie, G.: The vagus and achalasia. Gut **10**, 1045 (1969).

42. Ellis, F. H., Jr., Olsen, A. M.: Achalasia of the esophagus. In: Major problems in clinical surgery, Vol. IX. Philadelphia-London-Toronto: Saunders 1969.

43. Ferguson, C. F.: Esophageal dysfunction and other swallowing difficulties in early life. Ann. Otol. (St. Louis) **80**, 1–8 (1971).

44. Fevery, J., Heirwegh, K. P. M., De Groote, J.: Unconjugated hyperbilirubinaemia in achalasia. Gut **15**, 121–124 (1974).

45. Giustra, P. E., Killoran, P. J., Wasgatt, W. N.: Acute stridor in achalasia of the esophagus (Cardiospasm). Amer. J. Gastroent. **60**, 160–164 (1973).

46. Goyal, R. K., Rattan, S.: Mechanism of the lower esophageal sphincter relaxation. Action of prostaglandin E 1 and theophylline. J. clin. Invest. **52**, 337–341 (1973).

47. Goyal, R. K., Rattan, S., Hersh, T.: Comparison of the effects of prostaglandins E 1, E 2, and A 2, and of hypovolumic hypotension on the lower esophageal sphincter. Gastroenterology **65**, 608–612 (1973).

48. Gromotka, R., Henning, N.: Vegetatives Nervensystem und Krankheiten der Verdauungsorgane. Aktuelle Fragen Psychiatr. Neurol. **4**, 16–97 (1966).

49. Hacker, V. von, Lotheissen, G.: Chirurgie der Speiseröhre. In: Von Bruns, P.: Neue Deutsche Chirurgie, Bd. 34. Stuttgart: Enke 1926.

50. Heitmann, P., Espinoza, J., Csendes, A.: Physiology of the distal esophagus in achalasia. Scand. J. Gastroent. **4**, 1–11 (1969).

51. Heitmann, P., Wienbeck, M.: The immediate effect of successful pneumatic dilatation on esophageal function in achalasia. Scand. J. Gastroent. **7**, 197–204 (1972).

52. Heller, E.: Extramuköse Cardioplastik beim chronischen Cardiospasmus mit Dilatation des Oesophagus. Mitt. Grenzgeb. Med. Chir. **27**, 141–149 (1914).

53. Henning, N., Baumann, W.: Lehrbuch der Verdauungskrankheiten, 2. Aufl. Stuttgart: Thieme 1956.

54. Herrera, A. F., Colon, J., Valdes-Dapena, A., Roth, J. L. A.: Achalasia or carcinoma? The significance of the Mecholyl test. Amer. J. dig. Dis. **15**, 1073–1081 (1970).

55. Herold, H.-J.: Häufigkeit, Behandlung und Überleben beim Oesophaguskarzinom in der DDR (1954 bis 1970). Zbl. Chir. **99**, 865–873 (1974).

56. Hertz, A. F.: Achalasia of the cardia. Quart. J. Med. **8**, 300–308 (1914).

57. Heyrovsky, H.: Casuistik und Therapie der idiopathischen Dilatation der Speiseröhre: Oesophagogastroanastomose. Langenbecks Arch. klin. Chir. **100**, 703–715 (1913).

58. Hogan, W. J., Caflisch, C. R., Winship, D. H.: Unclassified oesophageal motor disorders simulating achalasia. Gut **10**, 234–240 (1969).

59. Hurst, A. F., Rake, G. W.: Achalasia of the cardia. Quart. J. Med. **23**, 491–507 (1930).

60. Huss, M.: Dilatatio oesophagi in gluve formis. Hygea **4**, 296 (1842).

61. Just-Viera, J. O., Haight, C.: Achalasia and carcinoma of the esophagus. Surg. Gynec. Obstet. **128**, 1081–1095 (1969).

62. Kaye, M. D.: Dysfunction of the lower esophageal sphincter in disorders other than achalasia. Amer. J. dig. Dis. **18**, 734–745 (1973).

63. Kent Harrison, G., Melcher, D. H.: Oesophageal-muscle changes in achalasia. Lancet **I**, 530 (1969).

64. Kilpatrick, Z. M., Miller, S. S.: Achalasia in mother and daughter. Gastroenterology **62**, 1042–1046 (1972).

65. Kimura, K.: The nature of idiopathic esophagus dilatation. Jap. J. Gastroent. **1**, 199–207 (1929).

66. Klumbies, G.: Psychotherapeutische Behandlungsergebnisse bei Oesophagus-Achalasie. In: Proc. 2nd World Congress of Gastroenterology, München 1962, Vol. 1, pp. 106–108.

67. Knauer, C. M., McLaughlin, W. T., Mark, J. B. D.: Esophago-esophageal fistula in a patient with achalasia. Gastroenterology **58**, 223–228 (1970).

68. Köberle, F.: Zur Pathogenese des Megaoesophagus. Z. Gastroent. **5**, 287–290 (1967).

69. Köberle, F.: Chagas' disease and Chagas' syndrome: the pathology of American trypanosomiasis. Advanc. Parasitol **6**, 63–116 (1968).

70. Kolodny, M., Schrader, Z. R., Rubin, W., Hochman, R., Sleisenger, M. H.: Esophageal achalasia probably due to gastric carcinoma. Ann. intern. Med. **69**, 569–573 (1968).

71. Kramer, P., Harris, L. D., Donaldson, R. M., Jr.: Transition from symptomatic diffuse spasm to cardiospasm. Gut **8**, 115–119 (1967).

72. Kramer, P., Ingelfinger, F. J.: II. Cardiospasm, a generalized disorder of esophageal motility. Amer. J. Med. **7**, 174–179 (1949).

73. Kramer, P., Ingelfinger, F. J.: Esophageal sensitivity to Mecholyl in cardiospasm. Gastroenterology **19**, 242–253 (1951).

74. Kraus, F.: Die Erkrankungen der Mundhöhle und der Speiseröhre. In: Nothnagel Handbuch der spez. Pathologie und Therapie, Bd. XVI, 1. Wien: Alfred Holder 1902.

75. Kun, T., Sturdevant, R.: Effect of graded doses of secretin and octapeptide of cholecystokinin on gastroesophageal sphincter pressure in patients with achalasia (abstract). Gastroenterology **64**, 757 (1973).

76. Kurlander, D. J., Raskin, H. F., Kirsner, J. B., Palmer, W. L.: Therapeutic value of the pneumatic dilator in achalasia of the esophagus: long-term results in sixty-two living patients. Gastroenterology **45**, 604–613 (1963).

77. Lind, J. F., Warrian, W. G., Wanklin, W. J.: Responses of the gastroesophageal junctional zone to increases in abdominal pressure. Canad. J. Surg. **9**, 32–38 (1966).

78. Lortat-Jacob, J. L., Richard, C. A., Fekete, F., Testart, J.: Cardiospasm and esophageal carcinoma: Report of 24 Cases. Surgery **66**, 969–975 (1969).

79. Magilner, A. D., Isard, H. J.: Achalasia of the esophagus in infancy. Radiology **98**, 81–82 (1971).

80. Maillet, P., Micol, P., Parsal, J. P., Viard, H., Favre, J.-P.: Les résultats du traitement chirurgical du méga-oesophage. Ann. Chir. **27**, 579–586 (1973).

81. Malm, A.: Cardioplasty in the surgical treatment of achalasia of the esophagus. A critical review founded on experimental studies. Scand. J. clin. Lab. Invest., Suppl. **1**, 1–89 (1951).

82. Mayo, H.: Dilated oesophagus. London Med. Gaz. **3**, 121 (1828).

83. Mc Kinnon, W. M. P., Ochsner, J. L.: Immediate closure and Heller procedure after Mosher bag rupture of the esophagus. Amer. J. Surg. **127**, 115–118 (1974).

84. Menguy, R.: Management of achalasia by transabdominal cardiomyotomy and fundoplication. Surg. Gynec. Obstet. **133**, 482–484 (1971).

85. Meyer, W.: Impermeable cardiospasm successfully treated by thoracotomy and esophagoplication. J. Amer. med. Ass. **56**, 1437–1438 (1911).

86. Mikulicz, J. von: Zur Pathologie und Therapie des Cardiospasmus. Dtsch. med. Wschr. **30**, 17–19, 50–54 (1904).

87. Miller, R. H.: Amyloid disease—an unusual cause of megalo-oesophagus. S. Afr. med. J. **43**, 1202–1203 (1969).

88. Misiewicz, J. J., Waller, S. L., Anthony, P. P., Gummer, J. W. P.: Achalasia of the cardia: pharmacology and histopathology of isolated cardiac sphincteric muscle from patients with and without achalasia. Quart. J. Med. **38**, 17–30 (1969).

89. Moersch, H. J., Code, C. F., Olsen, A. M.: Dyschalasia of the esophagus. Coll. Papers Mayo Clin. **49**, 19–27 (1957).

90. Moody, F. G., Garrett, J. M.: Esophageal achalasia following lye ingestion. Ann. Surg. **170**, 775–784 (1969).

91. Müller, H. P., Streuli, H. K.: Megaösophagus — eine Präkancerose. Helv. chir. Acta **40**, 783–786 (1973).

92. Nanson, E. M.: Treatment of achalasia of the cardia. Gastroenterology **51**, 236–241 (1966).

 93. Nemir,P., Jr., Fallahnejad,M., Bose,B., Jaco-
     bowitz,D., Frobese,A.S., Hawthorne,H.R.:
     A study of the causes of failure of esophago-
     cardiomyotomy for achalasia. Amer. J. Surg.
     121, 143–149 (1971).
 94. Niemann,H., Jakob,G., Schmidt,H.: Dia-
     gnostik und konservative Therapie der Acha-
     lasie (sogenannter Kardiospasmus). Bruns
     Beitr. klin. Chir. **217**, 498–506 (1969).
 95. Niemann,H., Jakob,G., Schmidt,H.: Hyper-
     motile Formen funktioneller Oesophagus-
     stenosen. Dtsch. med. Wschr. **95**, 7–12 (1970).
 96. Norton,R.-A., Sultan,M.: Esophageal con-
     tractility and diameter in achalasia. Lahey
     Clin. Bull. **17**, 117–119 (1968).
 97. Olsen,A.M., Harrington,S.W., Moersch,
     H.J., Andersen,H.A.: The treatment of car-
     diospasm: analysis of a twelve-year expe-
     rience. J. thorac. cardiavasc. Surg. **22**, 164–
     187 (1951).
 98. Olsen,A.M., Holman,C.B., Andersen,H.A.:
     The diagnosis of cardiospasm. Dis. Chest.
     23, 477–498 (1953).
 99. Palmer,E.D.: Treatment of achalasia when
     the Heller operation has failed. Amer. J. Gas-
     troent. **57**, 255–260 (1972).
100. Patrick,D.L., Payne,W.S., Olsen,A.M., El-
     lis,F.H.,Jr.: Reoperation for achalasia of the
     esophagus. Arch. Surg. **103**, 122–128 (1971).
101. Peiper,H.-J., Siewert,R.: Chirurgische Er-
     krankungen der Speiseröhre. In: Chirurgie
     der Gegenwart, Bd.II. München: Urban u.
     Schwarzenberg 1974.
102. Rattan,S., Goyal,R.K.: Neural control of
     the lower esophageal sphincter. Influence of
     the vagus nerves. J. clin. Invest. **54**, 899–906
     (1974).
103. Rees,J.R., Thorbjarnarson,B., Barnes,W.H.:
     Achalasia: results of operation in 84 patients.
     Ann. Surg. **171**, 195–201 (1970).
104. Reismann,B., Deutsch,P.: Die Verhütung
     des gastro-oesophagealen Refluxes nach
     Hellerscher Kardiomyotomie durch die Bil-
     dung eines Funduskissens. Chirurg **45**, 252–
     254 (1974).
105. Rickham,P.P., Boeckman,C.R.: Achalasia
     of the esophagus in young children. Clin. Pe-
     diat. (Philad.) **2**, 676–681 (1963).
106. Rösch,W.: Endoscopy in achalasia. Post-
     grad. Med. J. **50**, 211 (1974).
107. Rösch,W.: Untersuchungen zur hormonel-
     len und pharmakologischen Beeinflußbar-
     keit des unteren Oesophagussphincters. Ha-
     bilitationsschrift, Erlangen 1974.
108. Rösch,W., Bachmann,K., Ottenjann,R.:
     Asystolischer Herzstillstand bei der Achala-
     sie. Dtsch. med. Wschr. **94**, 2191–2194 (1969).
109. Sanderson,D.R., Ellis,F.H.,Jr., Olsen,A.M.:
     Achalasia of the esophagus: results of therapy
     by dilation, 1950–1967. Chest **58**, 116–121
     (1970).
110. Sanderson,D.R., Ellis,F.H.,Jr., Schlegel,
     J.F., Olsen,A.M.: Syndrome of vigorous
     achalasia: Clinical and physiologic observa-
     tions. Dis. Chest **52**, 508–517 (1967).
110a. Sawyers,J.L., Foster,J.H.: Surgical consi-
     derations in the management of achalasia of
     the esophagus. Ann. Surg. **165**, 780–785
     (1967).
111. Seaman,W.B., Wells,J., Flood,C.A.: Diag-
     nostic problems of esophageal cancer: rela-
     tionship to achalasia and hiatus hernia.
     Amer. J. Roentgenol. **90**, 778–791 (1963).
112. Seewann,H.L.: Funktionelle gastrointesti-
     nale Symptome und Syndrome als Formen
     der vital somatisierten Dysthymie. Internist
     (Berl.) **15**, 243–247 (1974).
113. Seliger,G., Lee,T., Schwartz,S.: Carcinoma
     of the proximal esophagus. A complication
     of long standing achalasia. Amer. J. Ga-
     stroent. **57**, 20–25 (1972).
114. Siewert,R., Früh,E., Waldeck,F.: Senkung
     des Druckes im unteren Oesophagussphink-
     ter bei der Achalasie durch Glucagon. Dtsch.
     med. Wschr. **43**, 2045–2046 (1973).
115. Siewert,R., Früh,E., Waldeck,F., Schmidt,
     H.: Zur Beeinflußbarkeit des unteren Oeso-
     phagussphinkters durch Polypeptidhormone
     bei der Achalasie. Z. Gastroent. **12**, 117–120
     (1974).
116. Smith,B.: The neurological lesion in achala-
     sia of the cardia. Gut **11**, 388–391 (1970).
117. Spitzer,G., Hessler,C., Sailer,F.X.: Therapie
     des Kardiospasmus und ihre Spätergebnisse.
     Med. Welt (Stuttg.) **24**, 1256–1259 (1973).
118. Starck,H.: Die Behandlung der spasmoge-
     nen Speiseröhrenerweiterung. Münch. med.
     Wschr. **71**, 334–336 (1924).
119. Starck,H.: Die Krankheiten der Speiseröhre.
     Darmstadt: Steinkopff 1952.
120. Sultan,M., Norton,R.: Esophageal diameter
     and the treatment of achalasia. Amer. J. dig.
     Dis. **14**, 611–618 (1969).
121. Tachovsky,T.J., Lynn,H.B., Ellis,F.H.,Jr.:
     The surgical approach to esophageal achala-
     sia in children. J. Pediat. Surg. **3**, 226–231
     (1968).
122. Trounce,J.R., Deuchar,D.C., Kauntze,R.,
     Thomas,G.A.: Studies in achalasia of the
     cardia. Quart. J. Med., N.S. **26**, 433–443
     (1957).
123. Tuch,A., Cohen,S.: Lower esophageal
     sphincter relaxation: Studies on the neuro-
     genic inhibitory mechanism. J. clin. Invest.
     52, 14–20 (1973).
124. Uribe,P., Csendes,A., Larrain,A., Ayala,M.:
     Motility studies in fifty patients with achala-
     sia of the esophagus. Amer. J. Gastroent. **62**,
     333–336 (1974).

125. Utkin, V.: Resultatsvergleich der Kardio-spasmus-Therapie. Zbl. Chir. **98**, 743–747 (1973).

126. Vantrappen, G., Hellemans, J., Deloof, W., Valembois, P., Vandenbroucke, J.: Treatment of achalasia with pneumatic dilatations. Gut **12**, 268–275 (1971).

127. Vantrappen, G., Goidsenhoven, G. E. van, Verbeke, S., Berghe, G. van den, Vandenbroucke, J.: Manometric studies in achalasia of the cardia, before and after pneumatic dilations. Gastroenterology **45**, 317–325 (1963).

128. Vantrappen, G., Hellemans, J.: Motility disturbances of the esophagus. Achalasia. In: Handbuch der inneren Medizin, 5. Aufl., Bd. III/1: Diseases of the esophagus, pp. 287–354. Berlin-Heidelberg-New York: Springer 1974.

129. Vossschulte, K., Faupel, L., Neubert, C.: Operative Korrektur unbefriedigender Behandlungsergebnisse beim fortgeschrittenen Kardiospasmus mit Megaoesophagus. Dtsch. med. Wschr. **98**, 1419–1422 (1973).

130. Waldeck, F., Siewert, R., Jennewein, H. M., Weiser, F.: Das Druckprofil im unteren Oesophagussphinkter beim Mensch und seine Beeinflussung durch Gastrin, Calcitonin und Glucagon. Dtsch. med. Wschr. **98**, 1059–1063 (1973).

131. Wanke, R., Alnor, P. C.: Morphogenese der Achalasie. In: Proc. 2nd World Congress of Gastroenterology, München 1962, Vol. 1, pp. 46–51.

132. Wangensteen, O. H.: A physiologic operation for mega-esophagus: (dystonia, cardiospasm, achalasia). Ann. Surg. **134**, 301–315 (1951).

133. Weisbrodt, N. W., Christensen, J.: Gradient of contractions in the opossum esophagus. Gastroenterology **62**, 1159–1166 (1972).

134. Wendel, W.: Zur Chirurgie des Oesophagus. Langenbecks Arch. klin. Chir. **93**, 311–329 (1910).

135. Wenzel, K.-P.: Komplikationen bei der Achalasia oesophagi. Zbl. Chir. **97**, 17–22 (1972).

136. Wienbeck, M., Heitmann, P.: Die pneumatische Dilatation zur Behandlung der Achalasie der Speiseröhre. Dtsch. med. Wschr. **98**, 814–825 (1973).

137. Wienbeck, M., Martini, G. A.: Zur Behandlung der Achalasie des Oesophagus (sogenannter Kardiospasmus). Dtsch. med. Wschr. **92**, 1613–1615 (1967).

138. Willis, T.: Pharmaceuticae rationalis: Sive diatraba de medicamentorum, operationibus in humano corpore. London, Hagae Comitis 1674.

139. Woolam, G. L., Maher, F. T., Ellis, F. H., Jr.: Vagal nerve function in achalasia of the esophagus. Surg. Forum **18**, 362–365 (1967).

140. Worms, G., Leorux-Robert, J.: Les séquelles oesophagiennes des intoxications par les gaz de combat: contribution à l'étude pathogénique des grandes dilatations de l'oesophage. Presse méd. **1**, 646–649 (1934).

141. Wychulis, A. R., Woolam, G. L., Andersen, H. A., Ellis, F. H., Jr.: Achalasia and carcinoma of the esophagus. J. Amer. med. Ass. **215**, 1638–1641 (1971).

142. Zenker, R., Ruëff, F. L.: Ergebnisse der Behandlung des Kardiospasmus. Münch. med. Wschr. **105**, 1437–1442 (1963).

143. Zfass, A. M., Prince, R., Allen, F. N., Farrar, J. T.: Inhibitory beta adrenergic receptors in the human distal esophagus. Amer. J. dig. Dis. **15**, 303–310 (1970).

18. Kapitel

Oesophagusdivertikel

M. ROSSETTI und R. SIEWERT

I. Definition, Klassifikation und Pathogenese

Unter Divertikel versteht man Ausbuchtungen der Oesophaguswand entweder durch abnormen Druck vom Lumen her *(Pulsionsdivertikel)*, durch Zugwirkung von außen *(Traktionsdivertikel)* oder als Folge embryonaler Fehlanlage. In manchen Fällen spielen alle diese Faktoren eine ursächliche Rolle *(Mischformen)*.

Hinsichtlich der *Lokalisation* unterscheiden wir folgende Kategorien:

Die *cervicalen* oder *pharyngo-oesophagealen*, auch Grenzdivertikel oder Zenkersche Divertikel genannt; die *thorakalen* oder *parabronchialen* und schließlich die *parahiatalen* Formen, die auch den intrahiatalen und abdominellen Teil des Oesophagus sowie als Grenzvariante die Hinterwand von Kardia und Magenfundus betreffen können. Die Bezeichnung „parahiatal" scheint dabei treffender als das Wort „epiphrenisch".

Aus pathogenetischer Sicht scheint es sinnvoll, die cervicalen und parahiatalen Divertikel zusammenzufassen und wegen ihrer topographischen und kausalen Zusammenhänge mit den Verschlußsegmenten der Speiseröhre als „juxtasphinctere Divertikel" zu klassifizieren [17]. Eine Sonderstellung nehmen unter diesen Gesichtspunkten die parabronchialen Divertikel ein, die entweder als Traktionsdivertikel oder auf dem Boden tracheo-bronchialer Fehlanlagen entstehen (Abb. 1).

1. Cervicale Divertikel

Die Entwicklung eines Pulsionsdivertikels setzt eine schwache Wandstelle oberhalb eines funktionellen oder mechanischen Hindernisses voraus. Das Pulsionsdivertikel entsteht daher im typischen Falle juxtasphincter. Klassisches Beispiel ist das *cervicale Divertikel*, das sich praktisch immer an der pharyngealen Hinterwand im Bereich der dreieckigen Killianschen Muskellücke oberhalb des horizontalen Faserbündels

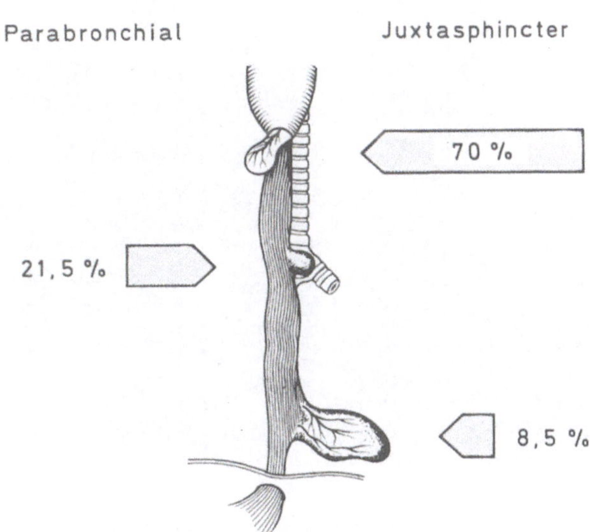

Abb. 1. Häufigkeit und Nomenklatur der Oesophagusdivertikel. Ansicht von hinten. Nach [7]

des Musculus cricopharyngeus bildet und so gut wie nie — obwohl es irrtümlicherweise oft behauptet wird — an der ebenfalls schwachen Laimerschen Muskellücke [18]. Bereits klinische Erfahrungen haben darauf hingedeutet, daß für die kausal anzusehende Drucksteigerung im Hypopharynx eine Funktionsstörung des oberen Oesophagussphincters verantwortlich sein müsse. Nachdem zunächst eine unvollständige oder gar gänzlich ausbleibende schluckreflektorische Erschlaffung (cricopharyngeale Achalasie, [3, 24]) diskutiert wurde, hat sich bei neueren, methodisch verbesserten manometrischen Untersuchungen [9, 10] gezeigt, daß lediglich die Koordination zwischen Sphinkterschluß und Pharynxentleerung gestört ist. Bei Divertikelträgern kommt es zu einem vorzeitigen Sphincterschluß, noch bevor die Pharynxkontraktion und damit seine Entleerung beendet ist (s. Abb. 1 Kap. 15). Ob diese Koordinationsstörung bei allen cervicalen Divertikeln vorliegt, müssen weitere Untersuchungen beweisen. Allerdings stimmen diese Ergebnisse sehr gut mit den röntgenologischen Befunden von Lund [13] und Ardran [2] überein, die kinematographisch ebenfalls einen vorzeitigen Schluß des oberen Oesophagussphincters aufzeigen konnten. Bei derartigen Pulsionsdivertikeln wird die innere Oesophaguswand, das heißt Mucosa und Submucosa, durch eine anatomisch muskelschwache Pforte hinausgedrückt. In der älteren Nomenklatur [25, 26] werden derartige Schleimhautdivertikel als echte Divertikel bezeichnet, in der neueren als falsche [17, 22, 27], da sie nicht alle Schichten der Oesophaguswand besitzen.

2. Parahiatale Divertikel

Weniger klar umrissen ist die Pathogenese der *parahiatalen Pulsionsdivertikel*. Diese Divertikel entstehen im distalen Viertel des Oesophagus (5–10 cm oral der Kardia) und sind in funktionelle Beziehung zum unteren Oesophagussphincter zu bringen. Eine chronische oder intermittierende Funk-

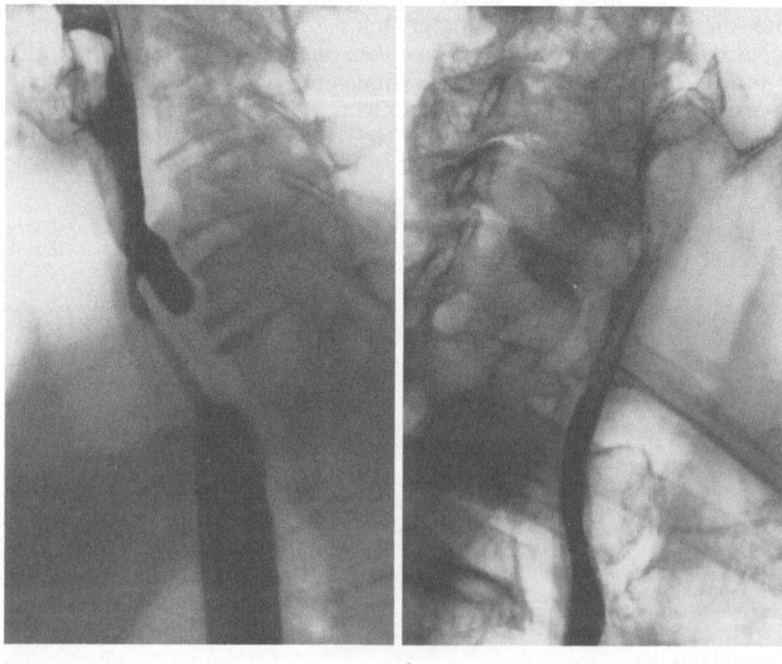

a   b

Abb. 2a u. b. Cervicales Divertikel. Im Seitenbild (a) ist die typische Impression durch den Musculus circopharyngeus erkennbar. Beseitigung dieses kleinen Divertikels durch die alleinige Myotomie des oberen Oesophagussphincters (b)

tionsstörung des unteren Oesophagussphincters mit abnormer Unterbrechung der Peristaltik dürfte als wesentlicher pathogenetischer Faktor zu betrachten sein. Relevante manometrische oder röntgenkinematographische Untersuchungen liegen wegen der relativen Seltenheit dieser Divertikel kaum vor. Von Interesse sind jedoch die Untersuchungen an 160 Divertikelträgern der Mayoklinik, bei denen in 34% eine Hiatushernie, in 24% ein diffuser Spasmus, in 10% eine Achalasie und in weiteren 9% eine Oesophagitis nachgewiesen werden konnte. In rund zwei Drittel aller Fälle bestand somit ein Hinweis auf eine Funktionsstörung des unteren Oesophagussphincters [1, 6, 16] (siehe auch Abb. 5).

Eine physiologische Muskellücke fehlt; eine umschriebene Schwächung der Muskelwand kann aber durch krankhafte Prozesse verursacht werden. Gelegentlich werden derartige Divertikel im Zusammenhang mit einer chronischen Refluxkrankheit beobachtet, so daß eine Verbindung mit einem organischen Wandschaden zu diskutieren ist.

3. Parabronchiale Divertikel

Das *parabronchiale Divertikel* gilt als typisches Traktionsdivertikel, bei dem die ganze Oesophaguswand durch Adhäsion und Retraktion zipfelförmig ausgezogen wird. Dabei handelt es sich meist um spezifische Lymphadenitiden im Mittelfellraum, am häufigsten in der Nähe der Trachealbifurkation, die im akuten Stadium mit der Oesophaguswand verwachsen und dann schrumpfen. Der Rückgang der Tuberkulose in allen ihren Formen ist der Grund, warum diese meist harmlosen Divertikel als röntgenologische Zufallsbefunde in den letzten Jahren seltener geworden sind. Für den größeren Teil dieser parabronchialen Divertikel dürfte eher die Ribbertsche Theorie zutreffen [5]. Danach sind diese sogenannten Traktionsdivertikel im epibronchialen Bereich als angeborene Fehlbildungen zu verstehen, die durch unvollkommene Trennung der Luft- und Speiseröhre mit persistierender, fibröser Gewebebrücke zwischen beiden Organen und gleichzeitigem Muskeldefekt am Oesophagus sowie sekundärer Zugwirkung entstanden sind. Es würde sich demzufolge um die frustrane Form (forme mineure) der Atresie handeln (Abb. 3).

4. Sonderformen

In seltenen Fällen sprechen morphologische und funktionelle Röntgenbefunde für eine gemischte Genese: Die Wandschädigung durch Traktion kann eine Muskel-

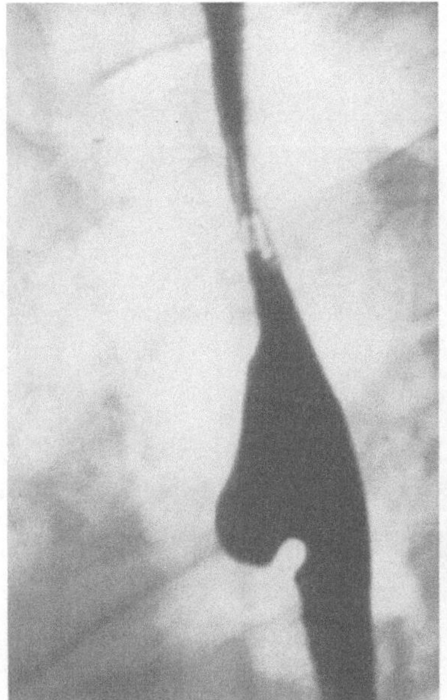
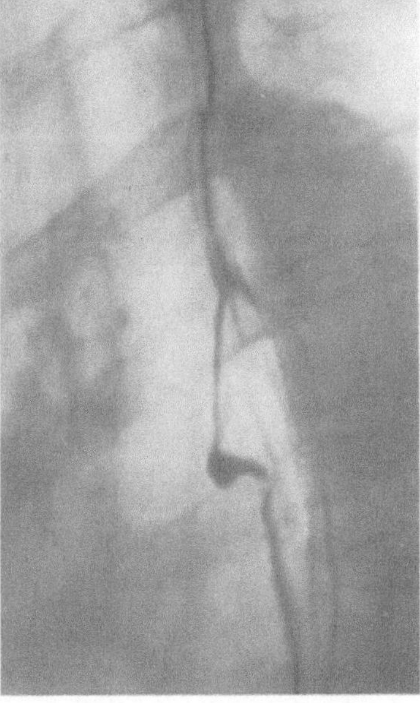

Abb. 3a u. b. Parabronchiales Divertikel. In typischer Weise ist die Spitze gegen ventral fixiert, die Basis breit

a   b

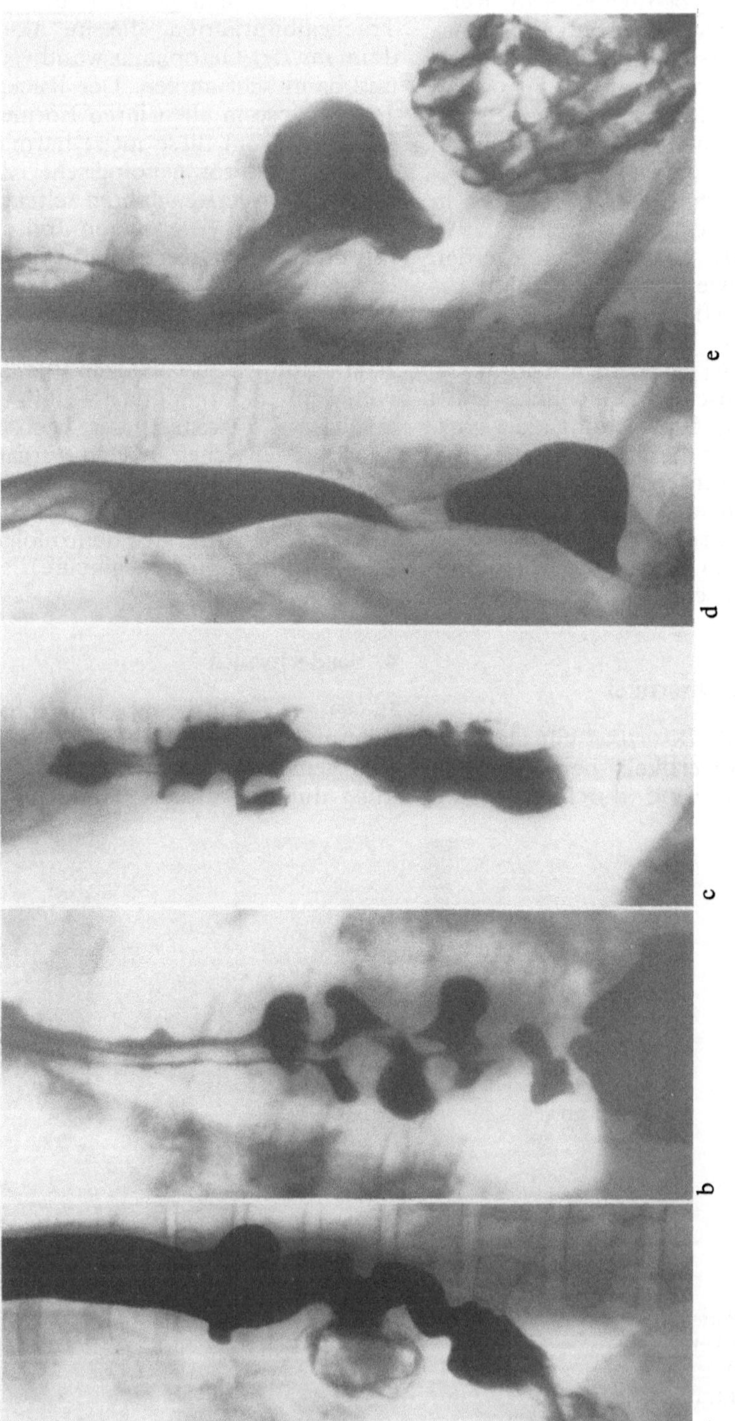

Abb. 4a–e. Sonderformen der Oesophagusdivertikel. (a) Bei Refluxkrankheit. (b) Funktionelle Divertikel bei diffusem Spasmus. (c) Intramurale Divertikulose. (d) Divertikel nach unvollständiger Myotomie. (e) Divertikel nach Allison-Operation

lücke bilden, die durch Pulsionseffekt erweitert wird und somit zur Vergrößerung des Divertikels führt. Diese Divertikelformen werden meist zusammen mit segmentalen oder generalisierten Dyskinesien und Dystonien des Oesophagus beobachtet, welche Ursache oder Folge des Pulsionsmechanismus oberhalb eines Hindernisses darstellen können. Abzutrennen sind die sogenannten *funktionellen Divertikel*, die im Rahmen eines diffusen Oesophagusspasmus oder bei schwerer Refluxkrankheit als Folge tertiärer Kontraktionen röntgenologisch sichtbar werden können (Abb. 4a + b). Ein eigenes Krankheitsbild stellt auch die sog. *intramurale Diverticulose* des Oesophagus dar, wobei die Pathogenese dieser Erkrankung zur Zeit noch offen bleiben muß. Zu diskutieren sind Verbindungen mit spezifischen Infektionen (Tuberkulose) oder Pilzinfektionen (Abb. 4c).

Eine Sonderform der Divertikelbildung haben wir nach unkorrekter und unvollständiger Myotomie als Therapie der Achalasie beobachtet. Wird die Muskelspaltung nach aboral zu kurz gehalten und werden circuläre Muskelstränge oder die Fibrae obliquae am Übergang zum Magen stehen gelassen, dann sind die Voraussetzungen zur Ausbildung eines Pulsionsdivertikels im Myotomiebereich gegeben (Abb. 4d). Ebenfalls epiphrenisch entwickeln sich die sogenannten postoperativen Divertikel (Abb. 4e) als Folge von Wandläsionen bei der Hiatoplastik, zum Beispiel nach Allison-Operation.

Abzugrenzen von diesen eigentlichen Divertikeln sind die sogenannten *Pharyngocelen* oder lateralen pharyngealen Divertikel. Sie stellen eine in der Regel bilaterale Aussackung der Seitenwand des Pharynx zwischen Zungenbein und Schildknorpel dar und sind nur während des Schluckaktes oder beim Valsalva-Preßversuch darstellbar.

II. Symptome und Komplikationen

1. Cervicale Divertikel

Im Gegensatz zu den anderen Divertikelformen ist das cervicale Divertikel eine Krankheit mit oft eigener klinischer Bedeu-

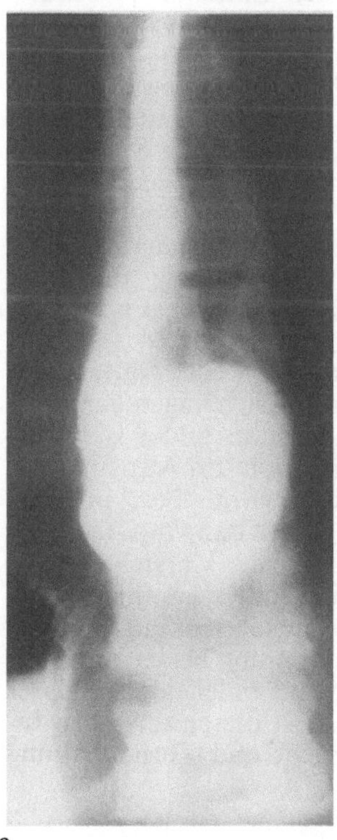
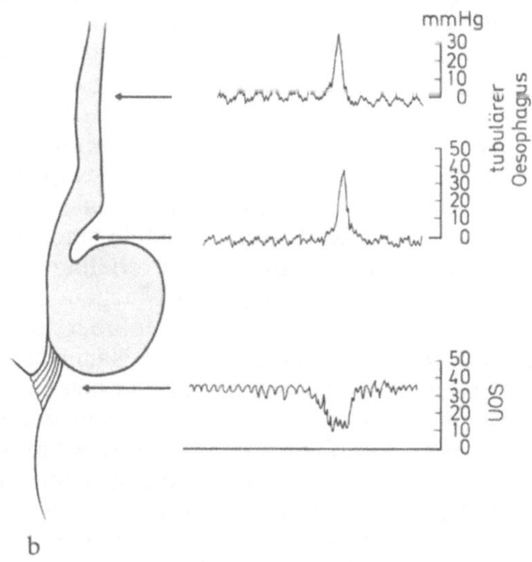

Abb. 5a u. b. Parahiatales Divertikel. Simultane halbschematische Wiedergabe des röntgenologischen und manometrischen Befundes. Bei den intraluminalen Druckmessungen sind der erhöhte Druck im unteren Oesophagussphincter und die unzureichende schluckreflektorische Erschlaffung erkennbar. Dieser Funktionsstörung des unteren Oesophagussphincters muß in diesem Falle eine kausale Bedeutung für die Entwicklung des epiphrenischen Divertikels zuerkannt werden

tung. Vorübergehende Symptomlosigkeit oder Symptomarmut sind möglich, aber die Ausnahme. Das Divertikel neigt zur progressiven Vergrößerung. Charakter und Intensität der Beschwerden gehen nicht parallel zur Größenzunahme, zeigen aber eine Wandlungstendenz im Zusammenhang mit dem Entwicklungsstadium, etwa wie wir sie bei der Achalasie und dem Megaoesophagus beobachten. Im *Frühstadium* beherrschen die Symptome des funktionsgestörten oberen Oesophagussphincters mit lästiger Dysphagie und cervicalem Fremdkörpergefühl das klinische Bild. Die gleichen Erscheinungen sind übrigens auch ohne Ausbildung eines eigentlichen Divertikels bekannt (s. 15. Kapitel). Im *Spätstadium* verliert die Dysphagie an subjektiver Intensität, die Ingesta füllen zuerst den großen Divertikelsack, welcher den gesamten Bolus des Schluckaktes abfangen kann. Es kommt zur Stauung, Regurgitation und Überlaufen mit der Gefahr der bronchopulmonalen Aspiration. Trotz unvermeidlicher Inhaltszersetzung ist die chronische Diverticulitis nach den makroskopischen und histologischen Befunden an Operationspräparaten meistens gering, und auch Komplikationen der Entzündung und Stauung, wie etwa Decubitalulcera oder Blutung, bleiben die Ausnahme. Es ist aber denkbar, daß eine chronische Diverticulitis in Ausnahmefällen einmal den Weg zur Entstehung von Carcinomen im Divertikel bereiten kann. Träger riesiger Divertikel, welche die Ernährung auch mechanisch behindern, sind meist betagte Patienten, die ohne chirurgische Behandlung an Inanition und Aspirationspneumonie zugrunde gehen.

Interessant ist die klinische Beobachtung, daß bei etwa zwei Drittel aller Patienten mit cervicalen Divertikeln gleichzeitig eine Hiatushernie bzw. ein gastrooesophagealer Reflux nachweisbar sind. Zusammenhänge sind vorstellbar, da bei der Refluxkrankheit eine kompensatorische „Überfunktion" des oberen Oesophagussphincters als Aspirationsschutz wahrscheinlich ist. Diese reaktive Tonusänderung kann für die Entwicklung oder Manifestation eines cervicalen Divertikels von Bedeutung sein [11, 21, 23].

2. Parahiatale Divertikel

Die fast obligate Kombination solcher parahiataler oder epiphrenischer Divertikel mit Erkrankung des unteren Oesophagussphincters erschwert die Abgrenzung einer divertikelspezifischen klinischen Symptomatologie. Dysphagien mit gelegentlichen unklaren Oberbauchbeschwerden stehen oftmals im Vordergrund; nächtliches Sodbrennen kann durch die Entleerung des Divertikelsackes in liegender Stellung ebenso wie durch einen gastrooesophagealen Reflux hervorgerufen werden. Die röntgenologische Diagnose bietet in der Regel keine Probleme. Gelegentlich kann die Abgrenzung eines großen epiphrenischen Divertikels von einer paraoesophagealen Hernie Schwierigkeiten bereiten. Hier ist dann die Endoskopie angezeigt und für die Diagnose wertvoll.

3. Parabronchiale Divertikel

Sie können theoretisch in jeder Höhe entlang des Oesophagus beobachtet werden, bevorzugen aber den mittleren Abschnitt auf der Höhe der Trachealbifurkation und sind in den meisten Fällen asymptomatisch. Ihre klinische Bedeutung liegt in der Möglichkeit der Perforation mit Fistelbildung, vor allem in die Atemwege. Die Symptome der oesophago-trachealen, oesophago-bronchialen oder oesophago-pulmonalen Fisteln sind mit heftigen Hustenanfällen in unmittelbarem Zusammenhang mit dem Schlucken unverkennbar. Der Fistelkanal kann aber so fein und gewunden sein, daß sein Nachweis zunächst weder röntgenologisch noch endoskopisch gelingen kann. Im fortgeschrittenen Stadium bildet sich eine breitere Kommunikation. Im Auswurf sind beigemischte Ingesta vorhanden, und die Oesophaguspassage läßt dann meistens eindeutig den Sachverhalt klarstellen. Die chirurgische Indikation wird hier vital. Schwieriger sind hingegen klinische wie therapeutische Beurteilung bei jenen Fällen mit milder, intermittierender oder unklarer Symptomatik. Hier ist die chirurgische Indikation mit Vorsicht und Zurückhaltung zu stellen. Interessant ist die Feststellung von Chiari [5], daß die parabronchialen Traktionsdivertikel häufiger carcinomatös entarten können als andere Divertikel [29].

III. Diagnostik

Das Röntgenkontrastverfahren ist die wichtigste Untersuchung beim Oesophagusdivertikel. Schon der erste Breischluck führt meist zur Darstellung. Kleinere Divertikel können gelegentlich im a.-p.-Strahlengang übersehen werden. Deshalb ist die Röntgenuntersuchung auch in seitlichen und schrägen Ebenen zu fordern. Die Endoskopie ist beim cervicalen Divertikel meist unnötig. Beim thorakalen Divertikel mit Symptomen ist hingegen die Endoskopie zur lokalen und allgemeinen Beurteilung eine wesentliche Ergänzung.

Zur Diagnostik — insbesondere der juxtasphincteren Divertikel — gehört eine Funktionsanalyse des Oesophagus und seiner Sphincteren durch manometrische oder röntgenkinematographische Untersuchung. Die Identifikation von Funktionsstörungen ist wesentliche Voraussetzung für eine kausale Therapie.

IV. Therapie — Indikation und chirurgische Technik

Das *cervicale Divertikel* stellt in der Regel unabhängig vom momentanen Beschwerdebild eine chirurgische Indikation dar. Nur in Ausnahmefällen bei inoperablen Patienten ist die alleinige Dilatation des oberen Oesophagussphincters mit einem pneumatischen Dilatator zu erwägen [15]. Nach langjähriger Diskussion hat sich heute die einzeitige Divertikelabtragung mit gleichzeitiger Behandlung der zugrundeliegenden Funktionsstörung des Oesophagus als das zweckmäßigste Vorgehen erwiesen [1, 8, 17–20, 25].

Die Operation ist wenig traumatisierend und kennt praktisch keine Kontraindika-

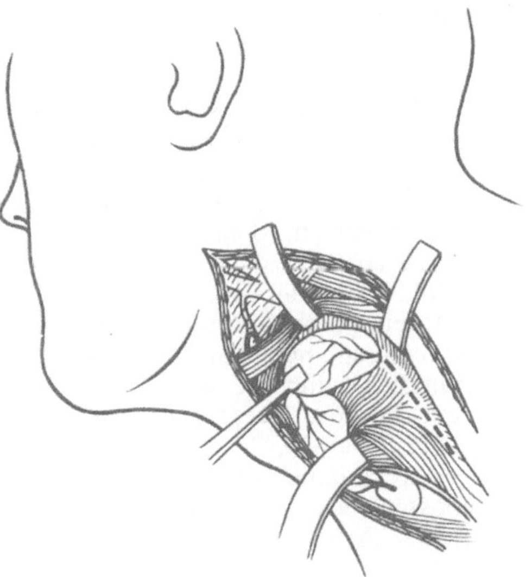

Abb. 6. Operative Beseitigung eines cervicalen Divertikels. Der Oesophagus ist von links her freigelegt, die Schilddrüse nach vorne weggehalten und das Divertikel mit einer Klemme gefaßt. Neben der Abtragung des Divertikels erfolgt die Spaltung der Oesophagusmuskulatur von oral nach aboral über etwa 4 cm

tionen. Die Freilegung geschieht durch eine Incision entlang des Vorderrandes des linken Sternocleidomastoideus bei intubiertem Patienten mit Kopf in Reklination und Rechtsdrehung. Der funktionell wesentliche Operationsakt besteht in der exakten Längsspaltung der oralen Oesophagusmuskulatur einschließlich des Cricopharyngeus im Sinne einer extramucösen Myotomie des funktionsgestörten oberen Oesophagussphincters. Die Freilegung des meist starken Muskelbündels wird durch präliminäre Stielung und Hervorziehung des Divertikelsackes mit Vorschieben einer Ballonsonde durch den Anaesthesisten in den Oesophagus erleichtert. Die Muskelschlinge wird dann auf den gebläht zurückgezogenen Ballon aufgeladen, mit einem Spreizinstrument unterfahren und radikal gespalten. Es folgt die Diverticulektomie mit Basisnaht und Drainage. Bei kleinen Divertikeln sowie bei funktionsgestörtem hypertonem Sphincter ohne Divertikel genügt die Myotomie allein (Abb. 2 und 6) [1, 9, 13, 14, 16–18].

Komplikationen nach Divertikelabtragung sind selten (Mortalität 0,8–1%, Recurrensparese 2—3%, postoperative Fisteln 0,7–3,5%, Oesophagusstenosen 1–2%). Die Häufigkeit der Rezidiventwicklung steht in unmittelbarem Zusammenhang mit der Art des durchgeführten Eingriffs. Bei alleiniger Divertikelabtragung muß mit einer Rezidivquote von 15–20% gerechnet werden [1, 6, 8, 12, 16–20, 27, 28]. Bei Ergänzung der Diverticulektomie durch Myotomie des oberen Oesophagussphincters als Therapie der Grundkrankheit kann die Rate der postoperativen Rezidive wesentlich gesenkt werden (2,2%) [16–20, 27, 28]. Wie diese Zahlen zeigen, sind die meisten Rezidive auf die unterlassene oder ungenügende Myotomie zurückzuführen. Röntgenologisch wird postoperativ eine typische Einschnürung des Cricopharyngeus ohne Divertikelsack nachgewiesen. Die Rezidivoperation besteht meist in der alleinigen extramucösen Muskelspaltung mit Freilegung von der Gegenseite her, um das Verwachsungsgebiet der ersten Operation zu meiden.

Auch bei den *parahiatalen Divertikeln* wird die Indikation im Zusammenhang mit röntgenologischem, endoskopischem und manometrischem Befund gestellt. Große Divertikel mit Schmerzattacken vom Typ des Magenvolvulus oder Blutungen werden links transthorakal freigelegt und abgetragen. Der Erfolg der Operation hängt jedoch von der gleichzeitigen Mitbehandlung der Funktionsstörung des unteren Oesophagussphincters ab. Besteht eine hypertone Funktionsstörung, dann ist auch hier die extramucöse Myotomie wie bei der Achalasie die wichtigste Ergänzung zur Divertikeloperation. Wir verbinden diese Prozedur mit einer Fundoplicatio als Antirefluxoperation. Beherrscht die Refluxkrankheit das klinische Bild, dann wird nach den Prinzipien der Refluxchirurgie verfahren.

Das *thorakale, speziell parabronchiale Traktionsdivertikel* ist nur bei klarer Symptomatik therapiebedürftig. Die Indikation zum hier obligaten transthorakalen Eingriff muß gut abgewogen werden. Sie ist bei Fistelbildung zu den Atemwegen oder zum Mediastinum eine vitale; bei schmerzhafter Dysphagie und endoskopischen Entzündungszeichen mit meist starker segmentaler Dyskinesie ist sie bei tragbarem Risiko zu bejahen. Die Freilegung geschieht am besten durch Thorakotomie von rechts, welche eine übersichtliche Exploration der ganzen Speiseröhre gestattet. Divertikel und Fistelkanal werden präpariert, ligiert und durch einstülpende Naht versorgt.

Literatur

1. Allen, Th., Clagett, O. Th.: Changing concepts in the surgical treatment of pulsion diverticula of the lower esophagus. J. thorac. cardiovasc. Surg. **50**, 455 (1965).
2. Ardran, G. M., Kemp, F. H., Lund, W. S.: The etiology of the posterior pharyngeal diverticulum: A cineradiographic study. J. Laryng. **78**, 333–349 (1964).
3. Belsey, R.: Functional disease of the esophagus. J. thorac. cardiovasc. Surg. **52**, 164 (1966).
4. Brombart, M.: A propos des diverticules de l'oesophage. J. belge Radiol. **39**, 362–374 (1956).
5. Chiari, H., Wanke, M.: Oesophagus. Spez. pathol. Anatomie, Berlin-Heidelberg-New York: Springer 1971.
6. Clagett, O. T., Payne, W. S.: Surgical treatment of pulsion diverticula of the hypopharynx. One-stage resection in 478 cases. Dis. Chest **37**, 257 (1960).
7. Eerland, L. D.: Slokdarmdivertikels. Ned. T. Geneesk. **106**, 357–364 (1962).
8. Effler, D. B., Barr, D., Groeves, L. K.: Epiphrenic diverticulum of the esophagus: Surgical treatment. Arch. Surg. **79**, 459–465 (1959).
9. Ellis, F. H., Schlegel, J. F., Lynch, V. P., Payne, W. S.: Cricopharyngeal Myotomy for pharyngo—esophageal diverticulum. Ann. Surg. **170**, 340 (1969).
10. Ellis, F. H.: Upper esophageal sphincter in health and disease. Surg. Clin. N. Amer. **51**, 553–565 (1971).
11. Hunt, P. S., Connell, A. M., Smiley, T. B.: The cricopharyngeal sphincter in gastric reflux. Gut **11**, 303 (1970).
12. Lahey, F. H., Warren, K. W.: Esophageal diverticula. Surg. Gynec. Obstet. **98**, 1 (1954).
13. Lund, W. S.: The cricopharyngeal sphincter. Its relationship to the relief of pharyngeal paralysis and the surgical treatment of early pharyngeal pouch. J. Laryng. **82**, 353–367 (1968).
14. Mladick, R. A., Horton, C. E., Adamson, J. E.: Cricopharyngeal myotomy. Arch. **102**, 1 (1971).
15. Negus, V. E.: Pharyngeal diverticula. Observations on their evolution and treatment. Brit. J. Surg. **38**, 129–146 (1950).

16. Payne,W.S., Olsen,A.M.: The esophagus. Philadelphia: Lea and Febinger 1974.
17. Peiper,H.J., Siewert,R.: Erkrankungen der Speiseröhre. In: Chirurgie der Gegenwart. München: Urban & Schwarzenberg 1974.
18. Rossetti,M.: Zur Operationstechnik des cervicalen Oesophagusdivertikels. Helv. chir. Acta 38, 237–239 (1971).
19. Rueff,F., Bedacht,R., Pelzl,H.: Klinik und Therapie der Speiseröhrendivertikel. Chir. Prax. 14, 215 (1970).
20. Schriefers,K.H., Mauer,B.: Divertikel der Speiseröhre. Chirurg 41, 241 (1970).
21. Smiley,T.B., Carer,T.B., Porter,D.C.: Relationship between posterior pharyngeal pouch and hiatus hernia. Thorax 25, 725–731 (1970).
22. Spiro,H.M.: Clinical gastroenterology. London: McMillan 1970.
23. Stanciu,C., Bennett,S.R.: Upper esophageal sphincter yield pressure in normal subjects and in patients with gastroesophageal reflux. Thorax 29, 459–462 (1974).
24. Sutherland,H.D.: Cricopharyngeal achalasia. J. thorax. cardiovasc. Surg. 43, 114–126 (1962).
25. Sweet,R.H.: Excision of diverticulum of the pharyngoesophageal function and lower esophagus by means of the one-stage procedures. Ann. Surg. 143, 433 (1956).
26. Terracol,J., Sweet,R.H.: Diseases of the esophagus. Philadelphia: Saunders 1958.
27. Vantrappen,G., Deloof,W.: Esophageal diverticula. In: Handbuch inn. Med., Bd. III/1: Diseases of the esophagus, p. 591–613. Berlin-Heidelberg-New York: Springer 1974.
28. Vogt-Moykopf,J., Dietz,R., Greiner,Ch., Barth,H.O.: Oesophagusdivertikel, Operationsindikationen, Komplikationen, Ergebnisse. Bruns Beitr. klin. Chir. 220, 10–18 (1973).
29. Wychulis,A.R., Gunnlaugsson,G.H., Clagett,O.T., Carcinoma occuring in pharyngoesophageal diverticulum. Surgery 66, 976–979 (1969).

19. Kapitel

Hiatushernien

R. Siewert und M. Rossetti

I. Allgemeine Vorbemerkungen

1. Einleitung

Der Intestinaltrakt ist als „Einbahnstraße" durch multiple „digestive Sphincteren" gegen eine pathologische Strömungsumkehr geschützt. Die Dysfunktion eines dieser Sphincteren kann zu einem Reflux führen, der bei mangelhafter Motilität des vorangeschalteten Intestinalanteils Krankheitswert erlangen kann. Eine Abhängigkeit der Sphincterfunktion von seiner jeweiligen Lage ist dabei nicht nachweisbar; einzig für den gastrooesophagealen Sphincter werden derartige Zusammenhänge diskutiert. Ursache dafür ist die häufige Koincidenz von Kardiafunktionsstörungen und Hiatushernie. Wechselbeziehungen zwischen Hiatushernie und Speiseröhrenfunktion erscheinen deshalb aus klinischer Sicht möglich, so daß die Hiatushernie im Rahmen einer Besprechung von Funktionsstörungen der Speiseröhre diskutiert werden sollte.

2. Definition

Als Hiatushernie bezeichnet man jede bleibende oder vorübergehende, erworbene Verlagerung unterschiedlich großer Anteile der gastrooesophagealen Übergangszone — das heißt, des intraabdominellen Oesophagus, der Kardia bzw. des Magens — durch den Hiatus oesophageus des Zwerchfells in Mediastinum und Thorax. Die nur momentane orale Verlagerung der Kardia während des Schluckaktes hat dagegen als physiologisch zu gelten.

3. Diagnostik

Die Diagnostik der Hiatushernie als anatomische Veränderung erfolgt in aller Regel röntgenologisch. Zur röntgenologischen Diagnose „Hiatushernie" gehört neben der Darstellung der nach intrathorakal verlagerten Kardia auch der direkte oder indirekte Nachweis von epiphrenischer Magenschleimhaut (s. 9. Kapitel). Allen anderen Untersuchungsverfahren kommt eine untergeordnete Bedeutung zu. Am ehesten ist noch die Endoskopie in der Lage, eine Hiatushernie aufzuzeigen, wenngleich ihre Aussagekraft geringer ist. Die Manometrie stellt kein Verfahren für die Aufdeckung von Hiatushernien dar, ihr Wert liegt in der Analyse von Sphincterfunktion und Oesophagusmotilität (s. 13. Kapitel).

4. Klassifikation

Im Grunde gibt es nur zwei Formen des hiatalen Zwerchfellbruchs: Einmal die Herniation in Richtung des Oesophagus, also *axial*, duch den in der Regel nur gering erweiterten Hiatus oesophageus; zum anderen die Bruchbildung neben dem Oesophagus bei erhaltener Fixation der Kardia, also *paraoesophageal*. Beide Formen können als *Mischhernien* mit gleitendem Fundusteil und paraoesophagealer Komponente kombiniert vorkommen. Somit erscheint die Klassifikation der Hiatushernie in drei Typen nach Barrett [6] am sinnvollsten (Abb. 1):
   1. die axiale Hiatushernie,
   2. die paraoesophageale Hiatushernie,
   3. die Mischhernie.
In der ursprünglichen Klassifikation von Åkerlund [1], später von anderen Autoren mit einigen Varianten übernommen [2, 3, 8, 45, 59, 64] und heute immer noch in den meisten Veröffentlichungen zitiert, war der *angeborene Brachyoesophagus* als weitere Hauptform aufgeführt. Ein solcher angeborener, kurzer Oesophagus ist zweifellos eine Rarität und sollte nur bei Dokumentation der typischen Gefäßversorgung (s. 22. Kapitel) diagnostiziert werden. Der Nachweis

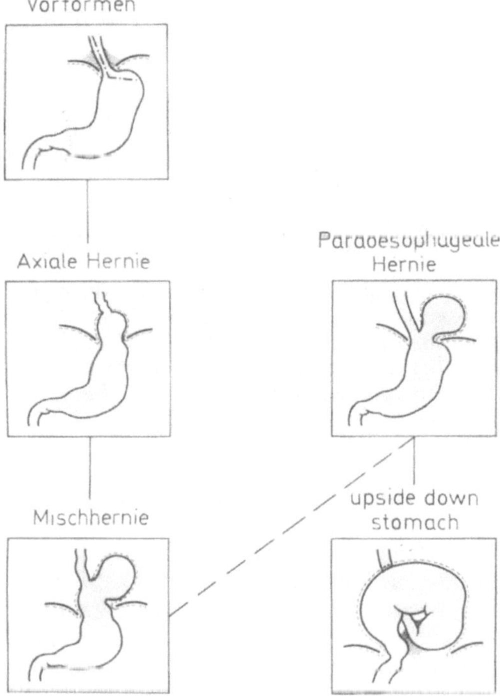

Abb. 1. Klassifikation der Hiatushernien: axiale und paraoesophageale Hiatushernien. Hierbei werden Veränderungen, wie die kardiofundale Fehlanlage, als Vorform der axialen Hiatushernien eingeordnet. Die Mischhernie entsteht in der Regel aus einer axialen Hernie, kann sich aber auch aus einer paraoesophagealen Hiatushernie entwickeln

einer fixierten Hiatushernie bereits in den ersten Lebenstagen allein kann nicht als Beweis für einen kongenitalen Brachyoesophagus gelten, da ein gastrooesophagealer Reflux schon intrauterin bestehen kann. Das bedeutet, daß auch der Brachyoesophagus des Neugeborenen bereits Refluxfolge und somit sekundär sein kann. Es erscheint sinnvoll, selbst den bewiesenen, angeborenen Brachyoesophagus nicht unter die Hiatushernien, sondern unter die Hemmungsmißbildungen, etwa wie die Oesophagusatresie, einzuordnen.

In der Regel ist der *Brachyoesophagus erworben*, das heißt, er tritt *sekundär* als Komplikation der Refluxkrankheit auf. Eine Veränderung von besonderer Bedeutung stellt der sog. *Endobrachyoesophagus* dar, der durch eine Epithelatypie im Bereich des

distalen Oesophagus gekennzeichnet ist (s. 22. Kapitel).

Die „Malposition cardio-tuberositaire" [44], die "Hiatal herniation without a sac" [70] oder die „Hiatusinsuffizienz" [71] stellen keine Hiatushernie im eigentlichen Sinne dar, können aber als Vorstufe derselben aufgefaßt werden.

5. Ätiologie

Die Frage nach der Ätiologie der Hiatushernien ist in der Literatur bislang noch nicht hinreichend beantwortet. Unumstritten ist lediglich, daß eine Lockerung der die Kardia verankernden anatomischen Strukturen vorangehen muß (Abb. 2). Ob hierfür eine „Bindegewebsschwäche" als Erklärung ausreicht, ist nicht zu entscheiden. Immerhin sind einige auslösende Faktoren bekannt (Adipositas, Schwangerschaft, andere Zustände intraabdominellen Überdrucks usw.), die die Hypothese unterstützen könnten. Im gleichen Sinne ist auch die Tatsache zu deuten, daß Hiatushernien mit zunehmendem Alter häufiger werden [28, 70]. Unter derartigen Voraussetzungen folgt die vermehrt bewegliche Kardia dem Druckgefälle zwischen Abdomen und Thorax, beziehungsweise dem Längszug des Oesophagus und steigt in das Mediastinum auf.

Diskutiert wird in der Literatur auch die Möglichkeit einer *sekundären Hernienbildung* [37, 38]. Hier würde eine organische

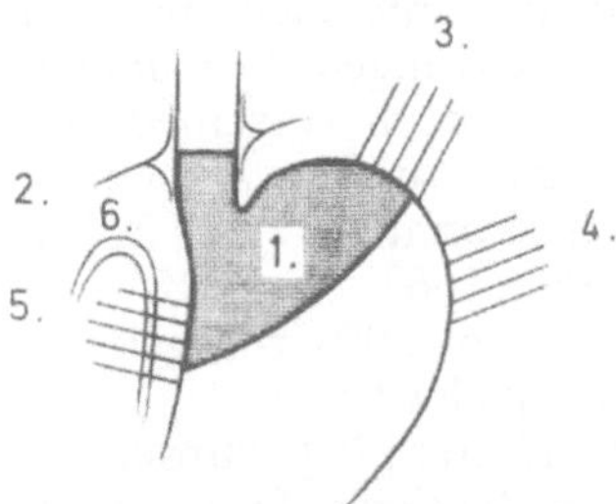

Abb. 2. Kardiaverankerung. *1.* Die retroperitoneale Fixation der Magenfundushinterwand im Bereich des gastrooesophagealen Übergangs. *2.* Das Ligamentum phrenico-oesophageale (Laimer-Bertelli-Membran). *3.* Das Ligamentum gastrophrenicum. *4.* Das Ligamentum gastrolienale. *5.* Das Ligamentum gastrohepaticum. *6.* Die Arteria gastrica sinistra (Magenanker nach Moynihan)

oder funktionelle Längsschrumpfung des Oesophagus (z. B. als Refluxfolge, bei diffusem Spasmus usw.) als Primärerkrankung sekundär zu einer Kardiaverlagerung im Sinne einer Hiatushernie führen. Schließlich gibt es auch *traumatisch bedingte Hiatushernien*, die durch direkte Schädigung der Kardiafixation (zum Beispiel intraoperativ-iatrogen), verursacht werden können.

6. Häufigkeit

Die exakte Incidenz der Hiatushernie ist nicht bekannt, da röntgenologische Untersuchungen an unausgewählten Bevölkerungsgruppen nicht vorliegen. Zugänglich sind nur Statistiken, die an ausgewählten Probanden oder Patientengruppen ermittelt wurden. Aus klinischer Sicht ist es eindeutig, daß der Zwerchfellbruch die häufigste pathologische Veränderung im Bereich des oberen Gastrointestinaltraktes darstellt [28]. Die ermittelte Häufigkeit der Hiatushernien hängt sowohl von der Art der röntgenologischen Untersuchungstechnik als auch von der Definition des Begriffes „Hiatushernie" ab. Autoren mit besonders hohen Raten beziehen meist die oben genannten Vorstadien der Hiatushernien mit ein [59]. Es sollte aber berücksichtigt werden, daß bei intensiver Bauchkompression bei praktisch jedem Patienten eine kleine Hiatushernie provoziert werden kann, wie die Untersuchungen von Vestby u. Aakhuus [67] beweisen.

Interessant sind die Untersuchungen an beschwerdefreien, freiwilligen Probanden, die als Kontrollgruppen in verschiedenen Studien mituntersucht wurden. An einem derartigen Kollektiv konnten Dyer [20] in 33%, Venkatachalam [66] in 37% und schließlich Blum [55] in 50% röntgenologisch Hiatushernien nachweisen.

Die Zahlen von Hafter [28] wurden an Patienten gewonnen, die sich auf Grund uncharakteristischer Oberbauchschmerzen ambulant einer Röntgenuntersuchung des Magendarmtraktes unterzogen hatten. Hier betrug die Rate der Hiatushernien 24,3%. Diese Angaben stimmen mit denen anderer Autoren überein (Debray [19] 26,4%; Stein u. Finkelstein [59] 24% und Wolf [70] 33,7%). Einigkeit besteht auch darüber, daß

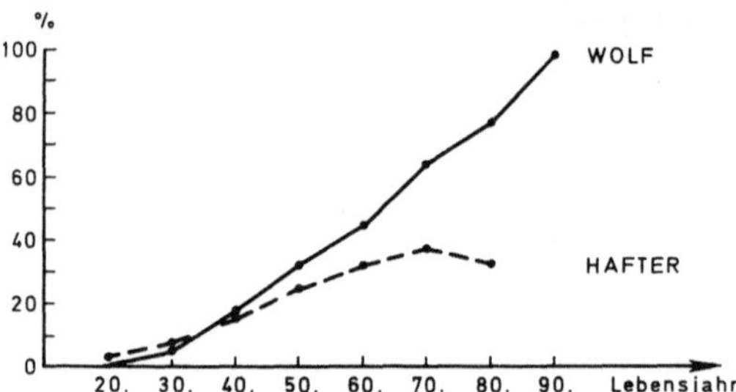

Abb. 3. Zunahme der Hiatushernie in Abhängigkeit vom Lebensalter. Die unterschiedliche Häufigkeit im Krankengut von Hafter [28] und von Wolf [70] findet ihre Erklärung in einer unterschiedlich strengen Definition des Begriffes „Hiatushernie"

die Hiatushernie mit zunehmendem Alter häufiger wird. In Abb. 3 ist eine derartige Altersverteilung, wie sie sich aus den Untersuchungen von Hafter u. Wolf [28, 70] ergibt, wiedergegeben. Die unterschiedliche Hernienquote findet ihre Erklärung in einer verschieden strengen Definition des Begriffs „Hiatushernie".

7. Kombination mit anderen Erkrankungen

Mit dem Begriff „Saintsche Trias" ist die Kombination von Hiatushernie mit Colondivertikel und Gallensteinen belegt worden. Es handelt sich dabei um drei der häufigsten gastroenterologischen Erkrankungen, die dementsprechend auf Grund von Zufallskriterien zusammentreffen können [28]. Von anderen Autoren [4, 13, 49] wird allerdings auch diskutiert, ob als gemeinsamer pathogenetischer Faktor in allen drei Fällen die für Industrieländer charakteristische faserarme Nahrung in Frage kommt. Diese Hypothese wird von der Erfahrung unterstützt, daß Hiatushernien und Divertikel in Entwicklungsländern selten, in Industrieländern dagegen häufig sind.

II. Die axiale Hiatushernie

Eine unpräzise Nomenklatur bei diesem Hernientyp gibt oft Anlaß zu Mißverständnissen: *Axial* bedeutet, daß die Kardia mit

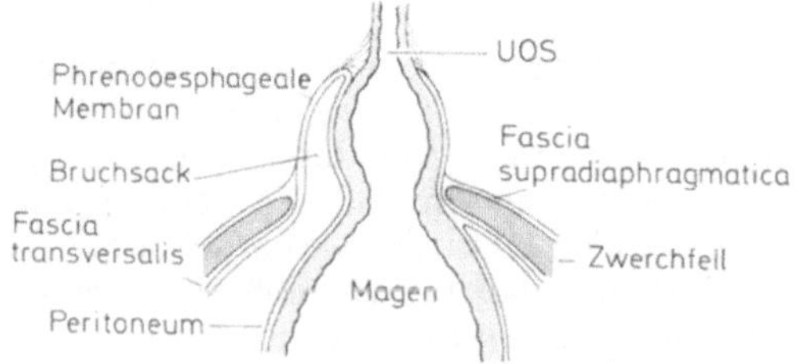

Abb.4. Ausbildung des Bruchsackes bei der axialen Hiatushernie (Darstellung seitlich). Hier bildet sich nur an der Vorderseite des Magens eine einfache Peritonealduplikatur, da der Magenfundus partiell retroperitoneal gelegen ist. Diese Bruchsackverhältnisse entsprechen einem Gleitbruch

einem mehr oder weniger umfangreichen Abschnitt der angrenzenden Magenareale durch den Hiatuskanal in Richtung der *Oesophagusachse* nach thorakal verlagert wird. Synonym wird der Begriff „*Gleitbruch*" verwandt. Diese Terminologie bezieht sich ausschließlich auf die Form des Bruchsackes dieser Hernienform. Bei der axialen Hernie findet sich als Folge der partiell retroperitonealen Lage des Magenfundus lediglich an der vorderen Seite ein peritonealer Bruchsack (Abb. 4). In der allgemeinchirurgischen Nomenklatur wird der Vorfall eines partiell retroperitoneal gelegenen Organs mit unvollständigem Bruchsack als „Gleitbruch" bezeichnet. Dieser Begriff läßt somit keine Rückschlüsse auf die Beweglichkeit der Kardia zu. Unglücklicherweise wird eine gut reponible Hiatushernie oft als gleitende oder gar Gleithernie bezeichnet im Gegensatz zur meist als Folge eines Brachyoesophagus fi-

xierten Hernie. Hier sollte besser von einer *reponiblen* oder *irreponiblen Hernie* gesprochen werden.

Über 90% aller Zwerchfellbrüche sind axiale Hiatushernien. Die große Häufigkeit dieser Kardiaverlagerung läßt die Frage nach dem Krankheitswert dieser Hernienform aufkommen, zumal die überwiegende Mehrzahl aller Hernienträger symptomlos ist. Nach den Untersuchungen von Rex [53] sind dies 82%. Die Patienten dieser Studie blieben auch innerhalb einer zehnjährigen Beobachtungsperiode beschwerdefrei. Nur etwa 20% der Hernienträger haben Schmerzen, die auf die Hiatushernie zu beziehen sind. Allerdings sind auch hierzu die Literaturangaben je nach untersuchtem Patientenkollektiv unterschiedlich (5–90%). Grundsätzlich sind Symptome beziehungsweise Komplikationen einmal durch die Hiatushernie selbst — das heißt, durch die anatomische Verlagerung von Magenanteilen in den Thorax — zum anderen durch eine begleitende Dysfunktion der Speiseröhre, speziell ihres unteren Verschlußsegmentes, und dem daraus resultierenden Reflux denkbar. Unter diesen Gesichtspunkten ist eine Unterteilung der axialen Hiatushernien möglich in (Abb. 5):

a) Axiale Hiatushernien mit funktionierendem gastrooesophagealem Verschluß und ohne Beschwerden.

b) Axiale Hiatushernien mit funktionierendem gastrooesophagealem Verschluß, aber mit klinischen Beschwerden.

c) Axiale Hiatushernien mit Kardiainsuffizienz und gastrooesophagealem Reflux (mit und ohne Beschwerden).

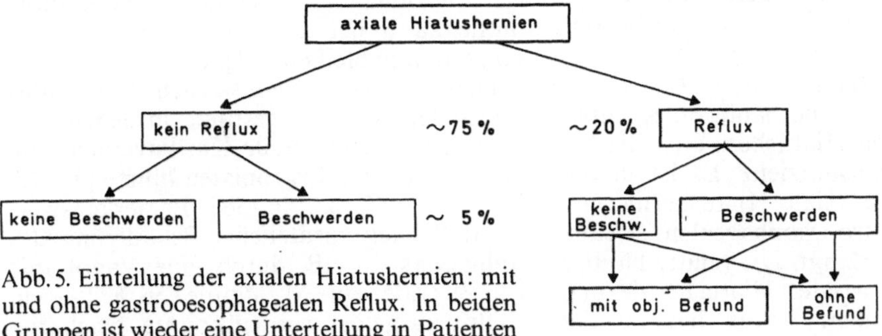

Abb.5. Einteilung der axialen Hiatushernien: mit und ohne gastrooesophagealen Reflux. In beiden Gruppen ist wieder eine Unterteilung in Patienten mit und ohne Beschwerden möglich. Einzelheiten s. Text

Ad a) Die axiale Hiatushernie mit kompetentem Sphincter und ohne klinische Symptomatologie stellt lediglich eine anatomische Variante dar und bedarf keiner Therapie. Derartig beschwerdefreie Patienten sollten von der Existenz ihrer Hiatushernie entweder gar nicht unterrichtet werden, da diese sonst leicht zum Reflexionsorgan aller möglichen Oberbauchbeschwerden wird, oder über die Harmlosigkeit dieses Befundes aufgeklärt werden.

Ad b) Selten einmal besteht eine Oberbauchsymptomatologie — vor allem in Form epigastrischer Schmerzen —, ohne daß eine Kardiainkontinenz nachweisbar ist, und obwohl andere Oberbaucherkrankungen durch komplette Endoskopie und umfassende Röntgenuntersuchung ausgeschlossen sind. Hier müssen zunächst Motilitätsstörungen der Speiseröhre röntgenologisch und manometrisch gesucht beziehungsweise ausgeschlossen werden. Heitmann [29] konnte in seinem Krankengut immerhin bei 10% seiner Patienten mit axialer Hiatushernie einen hypertensiven unteren Oesophagussphincter nachweisen, der meist mit spastischen Motilitätsstörungen des Oesophagus kombiniert war. Ursache von Beschwerden und Blutungen kann auch ein gastrooesophagealer Prolaps sein [47] (s. 11. Kapitel). Erst nach Ausschluß dieser Veränderungen sollte an vorübergehende Einklemmungserscheinungen des Bruchinhaltes bei engem Hiatus gedacht werden, ein Ereignis, das allerdings nur sehr selten vorkommt. Die funktionellen Beschwerden sind in der Regel der konservativen Therapie besonders gut zugänglich. Bei hypertensivem Sphincter oder spastischen Motilitätsstörungen empfehlen sich Spasmolytica, besonders Nitrolingual. Eine chirurgische Indikation ist nur bei den chronischen Hämorrhagien gegeben.

Ad c) Axiale Hiatushernie und gastrooesophagealer Reflux. Die häufigste Komplikation der axialen Hiatushernie ist die begleitende Kardiainsuffizienz. Es ist in der Regel so, daß die axiale Hiatushernie erst durch den gastrooesophagealen Reflux Krankheitswert erlangt. Die relativ häufige Koinzidenz von axialer Hiatushernie und gastrooesophagealem Reflux hat zu der Auffassung geführt, daß ein kausaler Zusammenhang zwischen diesen beiden Er-

scheinungen bestehen müsse. In der Tat wird eine manifeste Refluxkrankheit in der Klinik nur selten ohne begleitende Hiatushernie beobachtet. Auf der anderen Seite muß bedacht werden, daß der Reflux auch bei der axialen Hiatushernie ein seltenes Ereignis ist und daß bei gut 80% aller Hernienträger ein funktionierender gastrooesophagealer Verschluß besteht. Würde die alleinige Verlagerung der Kardia ihre Insuffizienz bedeuten, so wäre ein pathologischer Reflux bei allen axialen Hiatushernien zu erwarten. Darüber hinaus können Refluxzustände auch bei subdiaphragmal lokalisierter Kardia beobachtet werden.

Die grundsätzliche Möglichkeit eines ungestörten gastrooesophagealen Verschlusses auch bei der Hiatushernie zeigt darüber hinaus, daß fast alle anatomischen Elemente, die immer wieder als wesentlich für die Verschlußfunktion angesehen werden, wie der HIS-sche Winkel, die Zwerchfellzwinge, der intraabdominale Druck etc. keine entscheidende Rolle spielen können. Nach heutiger Kenntnis ist in erster Linie der untere Oesophagussphincter (UOS) für die Verschlußfunktion der Kardia verantwortlich. Prinzipiell kann dieser digestive Sphincter unabhängig von seiner Lokalisation — also auch bei der axialen Hiatushernie — seine Aufgabe der Refluxverhütung erfüllen, wie die hohe Rate von Hiatushernien mit kompetenter Kardia beweist. Eine große Anzahl von Autoren [6, 16, 17, 20, 23, 31, 32, 42, 50, 52, 53, 57, 63, 66] konnte nachweisen, daß eine sichere Refluxverhütung einschließlich der überschießenden Tonisierung des Sphincters nach Bauchkompression auch in dieser Situation möglich ist. Auch die Ansprechbarkeit des unteren Oesophagussphincters auf Peptidhormone kann bei der axialen Hiatushernie voll erhalten bleiben [57].

Diese Feststellungen werden durch zahlreiche Tierversuche gestützt, in denen eine alleinige experimentelle Kardiaverlagerung zu gleichartigen Ergebnissen führte [11–13, 23, 36, 39, 42, 43, 46, 56]. Bemerkenswert ist, daß nach zusätzlicher Schädigung des Sphincters — z.B. durch eine Vagotomie [36, 39] oder eine Myotomie [56, 62] — ein Reflux ausgelöst werden konnte. Nach diesen experimentellen Ergebnissen hat die alleinige Verlagerung des unteren Oesophagussphincters in den Thorax beim Tier keinen Einfluß auf seine Funktion. Eine zusätzliche Schädigung, die jedoch am Sphincter direkt angreifen muß, kann zu einem Reflux führen.

Nur eine Insuffizienz des unteren Oesophagussphincters führt somit zum Reflux. Offenbar hat eine solche Funktionsstörung bei regelrechter Lokalisation des Sphincters quantitativ geringere Folgen, da perioesophageale anatomische Hilfselemente kompensatorisch wirksam werden können. Bei der axialen Hiatushernie dagegen ist die Kardia und die Fundusregion des Magens trichterförmig nach thorakal verzogen, so daß die Kardiainsuffizienz leichter und quantitativ eindeutiger klinische Relevanz erlangen kann. Code [15, 50] diskutiert sogar eine Pumpwirkung des Zwerchfellhiatus als refluxbegünstigenden Faktor bei der Hiatushernie. Darüber hinaus ist es möglich, daß das abdominothorakale Druckgefälle bei der Hiatushernie mit insuffizientem Sphincter den Reflux begünstigt.

Somit erscheint ein kausaler Zusammenhang zwischen Hiatushernie und Kardiainsuffizienz nicht beweisbar. Andererseits kann die Hiatushernie aber bei bestehender Sphincterinsuffizienz Umfang und Ausmaß des Refluxes wesentlich mitbestimmen. Aus diesem Grunde kommt der Kombination von Sphincterinsuffizenz und axialer Hiatushernie eine klinische Bedeutung zu.

Eine Indikation zum therapeutischen Eingreifen gibt nur die Hiatushernie, die mit der Refluxkrankheit kombiniert ist. Da das therapeutische Vorgehen dem Reflux zu gelten hat, soll die Besprechung der Therapie im 24. Kapitel erfolgen.

III. Die paraoesophageale Hiatushernie

Während die axiale Hiatushernie nur ihre Nomenklatur mit den übrigen Eingeweidebrüchen gemeinsam hat, kann die paraoesophageale Hiatushernie durchaus unter den Gesichtspunkten der allgemeinen Hernienlehre abgehandelt werden. Bei der reinen Form ist die Kardia bei erhaltener Verschlußfunktion anatomisch intraabdominell fixiert. Neben der regelrecht verlaufenden und befestigten Speiseröhre — also paraoesophageal — erfolgt der Vorfall eines mehr oder minder großen Anteils des beweglichen Magenfundus durch einen stets erweiterten Hiatus. Entsprechend der kompletten Serosierung dieses Magenanteils bildet das Peritoneum parietale im Gegensatz zum Gleitbruch einen nach allen Seiten geschlossenen Bruchsack (Abb. 6). In dieser reinen Form ist die paraoesophageale Hiatushernie aber eine seltene Erkrankung. Weniger als 5% aller Zwerchfellbrüche gehören zu diesem Typ.

Typisch für diese Bruchform ist die Neigung zur Progression und zur Volumenzunahme. Dabei vollzieht sich die Magenverlagerung bis zur Bildung eines partiellen oder totalen intrathorakalen Magenvolulus fast gesetzmäßig. Die Drehung erfolgt um die Längsachse des Magens mit Verlagerung der großen Curvatur stets nach vorn und cranial bis hin zum kompletten Thoraxmagen (upside down stomach), bei dem die große Curvatur die obere Kontur bildet. Kardia und Pylorus finden sich in diesem Endzustand etwa auf gleicher Höhe im Bereich des Hiatus. Omentum majus, seltener

Abb. 6. Bruchsackverhältnisse bei der paraoesophagealen Hiatushernie (Darstellung von hinten). Hier bildet sich eine komplette Peritonealduplikatur um den gesamten hernierten Magenanteil aus. Es besteht somit ein vollständiger Bruchsack

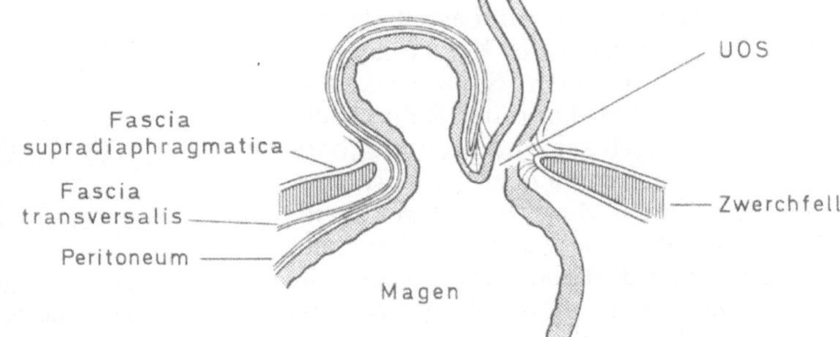

Quercolon, Milz oder andere Anteile des Intestinums können ebenfalls zum Bruchinhalt werden.

Umstritten ist, ob der Zwerchfelldefekt angeboren oder erworben ist. Die seltenen juvenilen Formen und die häufige Feststellung eines Hiatus communis sprechen für eine angeborene Genese. Auf der anderen Seite deutet die Entwicklung der meisten paraoesophagealen Hernien im fortgeschrittenen Erwachsenenalter auf eine erworbene Erkrankung hin.

Die *Klinik* kann vollkommen asymptomatisch bis hin zur dramatischen Incarceration des Bruchinhaltes verlaufen. Die Mehrzahl der Patienten klagt über ein substernales Völlegefühl nach dem Essen und gelegentliche Dysphagien oder über Erbrechen. Charakteristischer sind kardiopulmonale Störungen durch die intrathorakale Überblähung des verlagerten Magenabschnitts. Stets und ständig bedroht ist die paraoesophageale Hernie jedoch im Gegensatz zum Gleitbruch von der Gefahr einer Strangulation des Bruchinhaltes, wenngleich nur selten eine Operation unter vitaler *Indikation* notwendig wird. Zeichen einer kontinuierlichen Torsionstraumatisierung kann aber die chronische Anämie sein, die bei annähernd 30% dieser Patienten nachweisbar ist [69]. Endoskopisch läßt sich häufig eine „ödematöse Gastritis" mit multiplen kleinen Schleimhauterosionen nachweisen. Eine typische Komplikation dieser Hernie ist das Ulcus im Bereich des Schnürringes ("Riding ulcer"). Wegen der latenten Gefahr der intermittierenden Einklemmung oder akuten Strangulation ist auch bei Symptomlosigkeit oder Symptomarmut die operative Korrektur dieser Hernienform gerechtfertigt. Wesentlich für das operative Vorgehen ist die präoperative Abklärung der Kardiafunktion, das heißt, der Nachweis einer rein paraoesophagealen Hernie. Dabei bereitet der Refluxnachweis radiologisch oft besondere Schwierigkeiten. Auch manometrisch kann der Refluxnachweis problematisch sein, da die intraabdominelle Druckzunahme über den paraoesophageal hernierten Magenfundus auf die distale Speiseröhre übertragen werden kann und somit eine durchlaufende Druckwelle vortäuschen kann. Aussagekräftiger sind hier die direkten Kriterien der Sphincter-

funktion, wie die reflektorische Druckzunahme nach Bauchkompression und die Tonisierbarkeit unter Stimulation.

Zur Sanierung der rein paraoesophagealen Hernie ist die transabdominelle *Gastropexie* das geeignetste Verfahren. Da der Hiatus regelmäßig stark erweitert ist, gelingt die Reposition des intrathorakalen Magenvolvulus in der Regel ohne Schwierigkeiten.

Der Bruchsack selbst wird in situ belassen und verfällt der spontanen Obliteration, nachdem Raum und Druckverhältnisse der Thoraxhöhle durch die Beseitigung der großen Hernie normalisiert sind. Die Bruchlücke muß so weit eingeengt werden, daß die Speiseröhre nur noch einen eben ausreichenden Spielraum hat. Die Gastropexie selbst kann je nach anatomischer Situation in mehrfacher Art durchgeführt werden.

In den meisten Fällen wird intraoperativ ein *Hiatus communis* (gemeinsame Durch-

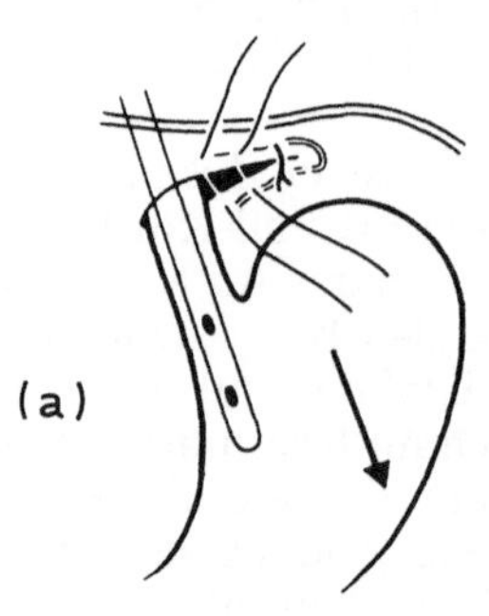

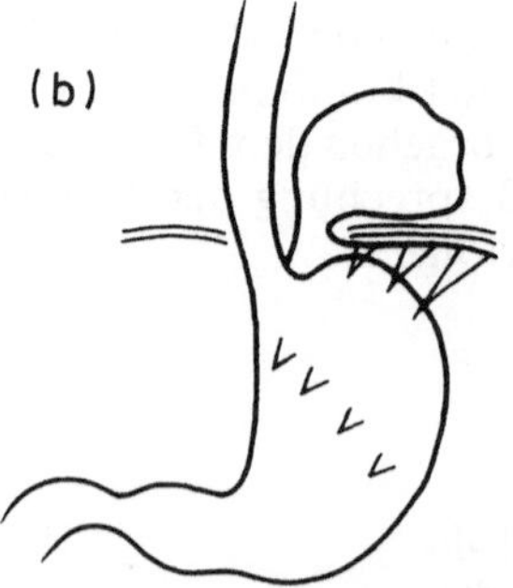

Abb. 7a u. b. Gastropexie. Nach Mobilisation des hernierten Magenanteiles, was in der Regel ohne Schwierigkeiten gelingt, erfolgt der Verschluß der Bruchpforte (a); danach Gastropexie durch Einzelknopfnähte an der Unterfläche des Zwerchfells sowie in schräg verlaufender Nahtreihe der Vorderwand des Magens von medial-cranial nach lateral-caudal (b) an der vorderen Bauchwand

trittsstelle von Oesophagus und Aorta) angetroffen, welcher eine regelrechte Naht bei fehlender Hiatushinterwand unmöglich macht. Hier wird der Fundus ohne Hiatuseinengung am ventralen Hiatusrand angenäht und somit der Zugang zum Thorax auch für die übrigen Bauchorgane gesperrt. Es ist zweckmäßig, die Funduskonvexität an der Unterfläche des Zwerchfells zu fixieren. Es folgt dann eine schräge Nahtreihe zwischen Magencorpus und vorderer Bauchwand. Diese schräge Gastropexie verhindert das Einrollen der Majorseite und des Magencorpus nach vorn und cranial, also die typische Bewegung zur Bildung der paraoesophagealen Hernie (Abb. 7).

IV. Die Mischhernie

Bei der Mehrzahl der paraoesophagealen Brüche beobachten wir gleichzeitig eine Lockerung und Intrathorakalverlagerung der Kardia: Es liegt somit eine gemischte Hiatushernie vor. Die Symptomatologie dieser Form ist sehr variabel. Von der vollen Beschwerdefreiheit bis zur Mischung von Refluxsymptomen mit den Beschwerden eines Magenvolvulus können alle Stadien beobachtet werden. Dementsprechend wichtig für die therapeutische Indikation und Operationstaktik ist eine sorgfältige präoperative Diagnostik. Die paraoesophageale Komponente erfordert auch bei Symptomlosigkeit eine operative Sanierung. Besteht ein gastrooesophagealer Reflux, so sind Indikation und operative Taktik nach den Richtlinien der Refluxchirurgie zu gestalten. In den meisten Fällen ist eine Kombination von Antirefluxoperation und Gastropexie notwendig.

Literatur

1. Åkerlund, A.: Die anatomischen Grundlagen des Röntgenbildes der sogenannten erworbenen Hiatushernie. Acta radiol. (Stockh.) **14**, 523–544 (1933).
2. Allison, P. R.: Peptic ulcer of the esophagus. Thorax **3**, 20–44 (1948).
3. Allison, P. R.: Reflux esophagitis, sliding hiatal hernia and the anatomy of repair. Surg. Gynec. Obstet. **92**, 419–431 (1951).
4. Antia, F. P., Desai, H. G.: Colonic Diverticula and Dietary Fibre. Lancet **I**, 814 (1974).
5. Atkinson, M. D., Edwards, A. W., Honour, A. J., Rowlands, E. N.: The esophagogastric sphincter in hiatus hernia. Lancet **II**, 1138–1142 (1957).
6. Barrett, N. R.: Hiatus hernia. Brit. J. Surg. **42**, 231–243 (1954).
7. Berman, E., Berman, J. K.: Hiatal hernia complex. Surg. Gynec. Obstet. **118**, 837–838 (1964).
8. Bock, H.: Axiale Hiatushernien. Radiologe **9**, 251–256 (1969).
9. Boerema, I.: Hiatus hernia. Repair by right-sided, subhepatic, anterior gastropexy. Surgery **65**, 884–893 (1969).
10. Bombeck, C. T., Dillard, D. H., Nyhus, L. M.: Muscular anatomy of the gastroesophageal junction and role of phrenoesophageal ligament. Autopsy study of sphincter mechanism. Ann. Surg. **164**, 643–654 (1966).
11. Braasch, J. W., Ellis, F. H.: The gastroesophageal sphincter mechanism, an experimental study. Surgery **39**, 901–905 (1956).
12. Bremner, C. G., Schlegel, J. F., Ellis, F. H. jr.: Studies of the gastroesophageal sphincter mechanism: The role of the phrenoesophageal membrane. Surgery **67**, 735–740 (1970).
13. Burkitt, D. P., James, P. A.: Low residue diet and hiatus hernia. Lancet **II**, 128–130 (1973).
14. Butterfield, W. C.: Current hiatal hernia repairs: Similarities, mechanisms and extended indications — an autopsy study. Surgery **69**, 910–916 (1971).
15. Code, C. F., Kelley, M. L., Schlegel, J. F.: Detection of hiatal hernia during esophageal motility tests. Gastroenterology **43**, 521–531 (1962).
16. Cohen, S., Harris, L. D.: Does hiatus hernia affect competence of gastroesophageal sphincter? New Engl. J. Med. **284**, 1053–1056 (1971).
17. Cohen, S., Harris, L. D.: The lower esophageal sphincter. Gastroenterology **63**, 1066–1073 (1972).
18. Culver, G. J., Pirson, H. S., Bean, B. C.: Mechanism of obstruction in paraesophageal diaphragmatic hernias. J. Amer. med. Ass. **181**, 933–938 (1962).
19. Debray, C., Cherigie, E., Hardouin, J. P.: Les hernies hiatales. Press. Méd. **74**, 607–611 (1966).
20. Dyer, N. H., Pridie, R. B.: Incidence of hiatus hernia in asymptomatic subjects. Gut **9**, 696–699 (1968).
21. Edwards, D. A. W., et al.: Symposium on gastroesophageal reflux and its complications. Gut **14**, 233–253 (1973).
22. Friedland, G. W., Dodds, W. J., Sunshine, P., Zboralski, F. F.: The apparent disparity in incidence of hiatal hernia in infants and children

in Britain and the United States. Amer. J. Roentgenol. **120**, 305–314 (1974).

23. Friesen, S. R., Miller, D. R.: Competence of the esophagogastric sphincter in hiatal hernia. Amer. Surg. **22**, 42–55 (1956).

24. Gahagan, T.: Hiatus hernia without esophageal reflux. Arch. Surg. **95**, 595–605 (1967).

25. Gillison, E. W., Capper, W. M., Airth, G. R. et al.: Hiatus hernia and heartburn. Gut **10**, 609–613 (1969).

26. Giuseffi, V. J., Grindlay, J. H., Schmidt, H. W.: Canine esophagitis following experimentally produced esophageal hiatal hernia. Proc. Mayo Clin. **29**, 399–402 (1954).

27. Grossman, M. I., Sturdevant, R., Harris, L. D., Cohen, S.: Does hiatal hernia affect sphincter competence? Gastroenterology **67**, 1298 (1974). (Cooresp.)

28. Hafter, E.: Hiatus hernia. In: Handbuch inn. Med., Bd. III/1: Diseases of the esophagus, S. 741–782. Springer-Verlag, 1974.

29. Harell, G. S.: The importance of hiatal hernia in children. Gastroenterology **67**, 1075–1077 (1974).

30. Heitmann, P. B. S., Wolf, E., Sokol, M., Cohen, B. R.: Simultaneous cineradiographic manometric study of the distal esophagus. Small hiatal hernias and rings. Gastroenterology **50**, 737–753 (1966).

31. Heitmann, P.: Der gastrooesophageale Verschlußmechanismus bei Hiatusgleithernien. Internist (Berl.) **10**, 249–258 (1969).

32. Heitmann, P.: The pathophysiological basis of gastroesophageal and intestoesophageal reflux. In: Handbuch inn. Med., Bd. III/1: Diseases of the esophagus, pp. 422–430. Berlin-Heidelberg-New York: Springer 1974.

33. Hiebert, C. A., Belsey, R.: Incompetency of the gastric cardia without radiologic evidence of hiatal hernia. J. thorac. cardiovasc. Surg. **42**, 352–359 (1961).

34. Hill, L. D., Tobias, J., Morgan, E. H.: New concepts of the pathophysiology of hiatal hernia and esophagitis. Amer. J. Surg. **111**, 70–78 (1966).

35. Hill, L. D., Tobias, J. A.: Paraesophageal hernia. Arch. Surg. **96**, 735–744 (1968).

36. Hoag, E. W., Kiriluk, L. B., Mere, K. A., Dino, N.: Experiences with upper gastrectomy, its relationship to esophagitis with special references to the esophagogastric junction and diaphragm. Amer. J. Surg. **88**, 44–55 (1954).

37. Johnson, H. D.: Active and passive opening of the cardia and its relation to the pathogenesis of hiatus hernia. Gut **7**, 392–401 (1966).

38. Johnson, H. D.: The cardia and hiatus hernia, p. 17–30. Springfield Ill.: Ch. C. Thomas 1968.

39. Khan, T. A., Crispin, J. S., Lind, J. F.: Effect of change of position on the function of the can-

ine lower esophageal sphincter. Gastroenterology **67**, 957–964 (1974).

40. Kelley, M. L.: Deglutitive pressure responses in the gastrointestinal sphincters of symptomatic hiatal hernia patients. Amer. J. dig. Dis. **10**, 582–595 (1965).

41. Kramer, P.: Does a sliding hiatus hernia constitute a distinct clinical unity? Gastroenterology **57**, 442–448 (1969).

42. Lind, J. F., Warrian, W. G., Wankling, W. J.: Responses of the gastroesophageal junctional zone to increases in abdominal pressure. Canad. J. Surg. **9**, 32–38 (1966).

43. Lind, J. F., Cotton, D. J., Blanchard, R., Crispin, J. S., Dimopolos, G. E.: Effect of thoracic displacement and vagotomy on the canine gastroesophageal junctional zone. Gastroenterology **56**, 1078–1085 (1969).

44. Lortat-Jacob, J. L., Robert, F.: Les malpositiones cardio-tuberositaires. Arch. Mal. appar. dig. **42**, 750 (1953).

45. Maurer, H. J., Otto, W.: Die Hiatushernie. Berlin: De Gruyter 1972.

46. Meiss, J. J., Grindlay, J. H., Ellis, F. H.: The gastroesophageal sphincter mechanism. J. thorac. Surg. **36**, 156–165 (1958).

47. Miller, G., Savary, M., Gloor, F.: Der gastrooesophageale Prolaps als Ursache traumatischer Schleimhautveränderungen im Magenfundus und Oesophagus. Dtsch. med. Wschr. **99**, 553–556 (1974).

48. Morgan, E. H., Hill, L. D., Selby, D. K.: Objective assessment of gastroesophageal reflux secondary to hiatal hernia. Dis. Chest **43**, 367–376 (1963).

49. Painter, N. S., Burkitt, D. P.: Diverticular disease of the colon—a 20th century problem. Clin. Gastroent. **4**, 3–21 (1974).

50. Payne, W. S., Olsen, A. M.: The esophagus. Philadelphia: Lea and Febinger 1974.

51. Peiper, H. J., Siewert, J. R.: Aktuelle Aspekte in der Chirurgie der Hiatushernie. Dtsch. med. Wschr. **98**, 1131–1136 (1973).

52. Pridie, R. B.: Incidence and coincidence of hiatus hernia. Gut **7**, 188–189 (1966).

53. Rex, J. C., Andersen, H. A., Bartholomew, L. G.: Esophageal hiatal hernia: A 10-year study of medically treated cases. J. Amer. med. Ass. **178**, 271–274 (1961).

54. Sicular, A., Cohen, B., Zimmermann, A. et al.: The significance of an intraabdominal segment of canine esophagus as a competent antireflux mechanism. Surgery **61**, 784–790 (1967).

55. Siegrist, P. W., Krejs, G. J., Blum, A. L.: Symptomatik der gastrooesophagealen Refluxkrankheit. Dtsch. med. Wschr. **99**, 2088–2094 (1974).

56. Siewert, J. R., Jennewein, H. M., Waldeck, F.: Experimentelle Untersuchungen zur Funk-

tion des unteren Oesophagussphincters nach Intrathorakalverlagerung, Myotomie und zirkulärer Myektomie. Bruns Beitr. klin. Chir. **220**, 818–828 (1973).

57. Siewert, J. R., Weiser, F., Jennewein, H. M., Waldeck, F.: Clinical and manometrics investigations of the lower esophageal sphincter and its reactivity to pentagastrin in patients with hiatus hernia. Digestion **10**, 287–297 (1974).
58. Silber, W.: Augmented histamine test in the treatment of symptomatic hiatal hernia. Gut **10**, 614–616 (1969).
59. Stein, G. N., Finkelstein, A.: Hiatal hernia, roentgen incidence and diagnosis. Amer. J. dig. Dis. **5**, 77–87 (1960).
60. Stelzner, F., Lierse, W.: Der angiomuskuläre Dehnverschluß der terminalen Speiseröhre. Langenbecks Arch. Chir. **321**, 35–64 (1968).
61. Stelzner, F., Kunath, U., Kreuzer, J.: Untersuchungen über die Steuerungen des angiomuskulären Dehnverschlusses der terminalen Speiseröhre. Langenbecks Arch. Chir. **336**, 303 (1974).
62. Stern, H., Karas, L. M., Bloom, D. L., Winship, D. H., Melnick, G. S., Thayer, W. R., Spiro, H. M.: Evaluation of factors involved in gastroesophageal reflux. J. thorac. cardiovasc. Surg. **48**, 906–911 (1964).
63. Sturdevant, R., Harris, L. D., Cohen, S.: Relation of hiatus hernia to esophageal sphincter competence. Gastroenterology (Corresp.) **66**, 476–477 (1974).
64. Sweet, R. H.: Esophageal hiatus hernia of the diaphragm. Ann. Surg. **135**, 1–13 (1952).
65. Texter, E. C. G., Vanderstappen, G., Cheifec, G., Chvoijka, V. E., Vidinli, M., Barborka, C. J., Bundesen, W. E.: Criteria for the diagnosis of hiatal hernia. Arch. intern. Med. **110**, 827–836 (1962).
66. Venkatachalam, B., Dacosta, L. R., Beck, I. T.: What is a normal esophagogastric junction? Gastroenterology **62**, 521–527 (1972).
67. Vestby, G. W., Aakhust, T.: Incidence of sliding hiatus hernia. Invest. Radiol. **1**, 379 (1966).
68. Wankling, W. J., Warrian, W. G., Lind, J. F.: The gastroesophageal sphincter in hiatus hernia. Canad. J. Surg. **8**, 61–67 (1965).
69. Windsor, C. W. O., Collis, J. L.: Anemia and hiatus hernia: Experience in 450 patients. Thorax **22**, 73–78 (1967).
70. Wolf, B. S., Lazar, H. P.: Reflux esophagitis. In: Handbuch der inneren Medizin, Bd. III/1: Diseases of the esophagus, pp. 493–524. Berlin-Heidelberg-New York: Springer 1974.
71. Zaino, C., Poppel, M. H., Jacobson, H. G., Lepow, H.: The lower esophageal vestibular complex. Springfield Ill.: Ch. C. Thomas 1963.

20. Kapitel

Pathogenese, Diagnostik und konservative Therapie der Refluxkrankheit

A. L. BLUM und R. SIEWERT

I. Definitionen

1. Kardia

Die Kardia ist morphologisch als Übergangszone der zweischichtigen Oesophagusmuskulatur zur dreischichtigen Magenmuskulatur definiert. Die entscheidende Funktion der Kardia besteht im gastrooesophagealen Verschluß, der nach unserer heutigen Kenntnis vom unteren Oesophagussphincter (UOS) erbracht wird. Obwohl der UOS aus terminaler Oesophagusmuskulatur besteht, können Kardia und UOS für den klinischen Gebrauch als Synonyma benutzt werden. Demgegenüber kann der Übergang vom Plattenepithel des Oesophagus zum Zylinderepithel des Magens nicht als Kardia bezeichnet werden, da diese Grenze inkonstant und durchaus nicht an die muskulären Strukturen gebunden ist.

2. Kardiainsuffizienz

Eine Insuffizienz des gastrooesophagealen Verschlusses (Kardiainsuffizienz — Sphincterinsuffizienz) läßt sich am besten manometrisch definieren. Nach diesen Kriterien besteht eine Insuffizienz der Kardia, wenn der UOS — z.B. bei intraabdomineller Druckerhöhung — nicht mehr adäquat reagiert und den intragastralen Druck in die Speiseröhre passieren läßt. Durch Röntgenuntersuchung oder pH-Metrie läßt sich eine Kardiainsuffizienz nur indirekt, auf Grund des gastrooesophagealen Refluxes, beweisen.

3. Chalasie

Die Mehrzahl der Autoren [51, 100] behält diesen Ausdruck der Kardiainsuffizienz des Neugeborenen als der noch physiologischen Sphincterinsuffizienz vor. Wolf dagegen verwendet den Begriff Chalasie auch für die Kardiainsuffizienz des Erwachsenen, soweit sie ohne Hiatushernie einhergeht [149]. Im folgenden wird dieser schlecht definierte Begriff nicht verwendet.

4. Gastro-oesophagealer Reflux

Unter einem gastro-oesophagealen Reflux versteht man das Einströmen von Magen- oder Dünndarminhalt in die Speiseröhre. Ein derartiger Reflux tritt beim Aufstoßen, beim Erbrechen oder bei externer und unphysiologischer Manipulation (extreme Bauchkompression) selbst in solchen Fällen auf, in denen der *gastro-oesophageale Verschluß kompetent* ist. Problematisch ist die Abgrenzung zum *pathologischen Reflux*. Als pathologisch sollte ein Reflux nur dann bezeichnet werden, wenn eine Funktionsstörung des gastrooesophagealen Verschlußmechanismus zugrunde liegt und dokumentierbar ist. Das bedeutet für die Klinik, daß ein Reflux unter „physiologischen Manipulationen" (Bücken, Bauchlage, milde Bauchkompression, Preßversuch) *gehäuft* auslösbar ist und nachgewiesen werden kann. Einem einmaligen Refluxnachweis kommt kein diagnostischer Wert zu. Eine Objektivierung des Refluxes gelingt am besten durch quantitative Tests.

5. Refluxkrankheit

Zur *Refluxkrankheit* wird ein pathologischer Reflux dann, wenn der Oesophagus durch verlängerten Kontakt mit den Verdauungssäften des oberen Magen-Darm-Traktes geschädigt wird und/oder zu Beschwerden Anlaß gibt. Die Refluxkrankheit tritt entweder primär als eigenständiges Krankheitsbild oder sekundär in Begleitung einer organischen Erkrankung der Speiseröhre auf. Bei der Kombination von

Refluxkrankheit und axialer Hiatushernie sprechen wir von primärer Refluxkrankheit, da die axiale Hiatushernie in der Regel keine eigenständige Erkrankung darstellt (s. 19. Kapitel). Es hat sich bewährt, zwischen einem *funktionellen* und einem *organischen* Stadium der Refluxkrankheit zu unterscheiden, wobei das funktionelle in der Regel dem organischen vorangeht. Die organische Form ist durch den Nachweis von morphologischen Veränderungen im Oesophagus gekennzeichnet.

6. Oesophagitis

Die Oesophagitis ist eine fakultative Folge des Refluxes. Sie entwickelt sich nicht nur im Rahmen der Refluxkrankheit, sondern auch bei anderen Oesophaguserkrankungen ohne verstärkten Reflux, zum Beispiel bei der Achalasie. Der Begriff „peptische Oesophagitis" ist mißverständlich, da er einen kausalen Zusammenhang zwischen Magensekretion und Oesophagitis impliziert. Der Oesophagus kann aber nicht nur durch das peptische Sekret des Magens, sondern auch durch Galle und Pankreassekret geschädigt werden [103].

II. Pathogenese der Refluxkrankheit

1. Der primäre Reflux

Die Refluxkrankheit ist unverändert Gegenstand von Kontroversen [123]. Ein Teil der Mißverständnisse rührt daher, daß viele Autoren von Patientenkollektiven mit Hiatushernien oder mit Oesophagitiden ausgehen [52, 149]. Zwar sind Hiatushernie und Oesophagitis diagnostisch leicht zu fassen, doch muß berücksichtigt werden, daß die Mehrzahl der Hernien keinen Reflux und nicht jeder pathologische Reflux eine Oesophagitis verursacht. Noch problematischer ist es, pathogenetische Überlegungen vom Erfolg chirurgischer Eingriffe bei der Behandlung von Refluxpatienten abzuleiten (s. 24. Kapitel).

Ebenfalls mit Vorsicht sind Tierexperimente zu interpretieren, bei denen ein Reflux operativ erzeugt wird. Das Ausbleiben einer Oesophagitis nach Ausschaltung eines Antirefluxmechanismus bedeutet nicht, daß der betreffende Mechanismus keine Rolle spielt, sondern nur, daß andere Mechanismen genügen, um eine Schädigung der Speiseröhre zu verhüten. Umgekehrt lassen sich nach operativer Manipulation an der Kardia auf Grund der Ausschaltung multipler Faktoren nur schwer Rückschlüsse auf die Bedeutung eines einzelnen Elementes ziehen.

a) Der gastro-oesophageale Verschlußmechanismus (Abb. 1)

Zweifellos führt nur eine Funktionsstörung des gastrooesophagealen Verschlusses zu einem pathologischen Reflux (vergleiche 4. Kapitel). Es stellt sich die Frage, ob neben dem unteren Oesophagussphincter noch weitere, beispielsweise mechanische Faktoren als Antirefluxmechanismen wirksam sind.

Der Hissche Winkel. Die Bedeutung des Hisschen Winkels für die Kardiakompetenz wird in der Literatur immer wieder beschworen. Nach der klassischen *Ventiltheorie* soll der durch den Druck des Mageninhaltes dilatierte Magenfundus auf die juxtakardiale Speiseröhre drücken und im Zusammenwirken mit der oesophagogastralen Spornbildung des Hisschen Winkels einen ventilartigen Verschluß bewirken. Eine Unterstützung erfuhr diese Ventiltheorie durch den klassischen Versuch von Marchand [88], der an Leichenmägen bei transpylorischer Wasserinsufflation einen höheren Sprengdruck der Kardia bei erhaltenem Hisschen Winkel nachweisen konnte. Am Lebenden konnten diese Befunde nicht reproduziert werden [91]. Röntgenologische Untersuchungen zeigen, daß der Hissche Winkel keine konstante Größe ist, sondern erheblichen positionsabhängigen Veränderungen unterliegt, ohne daß es beim Verstreichen zum Reflux käme. Die erhaltene Kardiafunktion bei der Mehrzahl der axialen Hiatushernien weist ebenfalls auf die relative Bedeutungslosigkeit dieses Winkels hin. In einer großen Anzahl chirurgisch-experimenteller Untersuchungen wurde darüber hinaus der Hissche Winkel ausgeschaltet, ohne daß durch diese Maßnahme allein eine Kardiainsuffizienz erzeugt werden konnte [47, 57, 93, 87, 124, 130, 136].

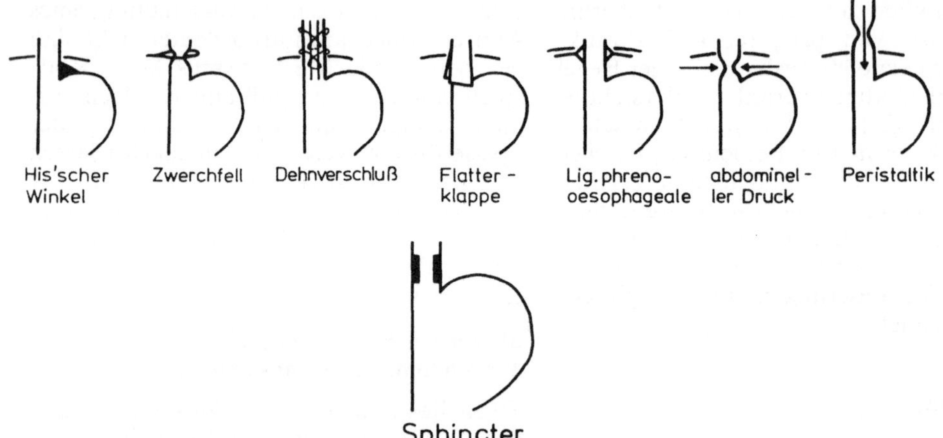

Abb. 1. Antireflux-Mechanismen. Die Abbildung enthält sämtliche wirksamen und postulierten, aber möglicherweise unwirksamen Mechanismen (vgl. Text).

Zwerchfellzwinge. Der *rechte Zwerchfellschenkel*, der den Oesophagus lassoartig umgreift, stellt ebenfalls keinen wirksamen Verschlußmechanismus dar. Imdahl [60] fand in röntgenkinematographischen Studien zwar Hinweise auf eine Abdichtung des Oesophagus während der Inspiration, zeigte jedoch insgesamt, daß dieser Effekt nur akzidentelle Bedeutung hat und daß er für den eigentlichen Verschluß entbehrlich ist. Im Tierversuch konnte er darüber hinaus elektromyographisch nachweisen, daß die Hiatusschenkel während der Inspiration ihre motorische Tätigkeit einschränken, daß der Passagestop also ohne Einwirkung der Zwerchfellmuskulatur zustande kommt. Wahrscheinlicher ist daher, daß dieses Kompressionsphänomen durch die intraabdominelle Druckerhöhung bei maximaler Inspiration bedingt ist. Noch überzeugender sind Befunde, die nach Ausschaltung der Hiatusmuskulatur erhalten werden. Ein gastrooesophagealer Reflux kann weder nach artefizieller Zwerchfellparalyse durch Phrenicusexhairese [6, 16, 47, 87, 88, 93], noch nach Crusdurchtrennung [93, 137], ausgelöst werden.

Flatterklappe. Die radiologische Beobachtung, daß der Oesophagus einen abgeflachten Schlauch darstellt, dessen distales Ende aus einem Raum mit Unterdruck in einen Raum mit positivem Druck übertritt, hat zur Hypothese geführt, daß die Kardia als „Flatterklappe" funktioniere [41]. Auch

diese Hypothese ist experimentell und klinisch nicht ausreichend fundiert, zumal bei axialen Hiatushernien meist kein Reflux eintritt.

Phreno-oesophageale Membran. Von den zahlreichen Bindegewebsstrukturen der Kardiaregion hat die *phreno-oesophageale Membran* besondere Beachtung gefunden. Diese Membran besteht aus zwei Teilen, die beide trichterförmig vom Hiatusring zum Oesophagus ziehen. Der proximale und kräftigere Teil zieht trichterförmig zum Oberrand, der distale und dünnere Teil an den Unterrand des terminalen Oesophagus (s. 1. Kapitel). Bei Patienten mit Reflux soll der proximale Teil der Membran zu tief, das heißt, in der Mitte oder sogar am Unterrand des terminalen Oesophagus inserieren. Nach der Interpretation von Bombeck [14] soll ein zu tiefer Ansatz der Membran eine wirksame Sphincterkontraktion verhindern. Diese Hypothese wirft die Frage auf, ob die Insuffizienz des unteren Oesophagussphincters primär muskulär ist, oder durch den abnormen Halteapparat eines normalen Muskels zustande kommt.

Angiomuskulärer Dehnverschluß. Nach diesem Modell [129] ist die Funktion des gastrooesophagealen Verschlusses unmittelbar abhängig von der Längsspannung des Oesophagus und von der Integrität des Speiseröhrenmuskelgefüges. Diese Hypothese bezieht sicht auf morphologische Untersuchungen [65], die aufzeigten, daß die äußere Längsmuskulatur und innere Ringmuskulatur der Speiseröhre Teile einer „einheitlichen apolaren Muskelschraubenkonstruktion" sind. Im distalen Abschlußsegment verlaufen diese Muskelfasern annähernd horizontal. Daraus resultierte die Interpretation, daß die Abschlußfunktion nicht im Sinne eines traditionellen Schnürsphincters, der die Kontraktion des Lumens durch Faserverkürzung gewinnt, sondern durch die Dehnung einer tonisierten, schraubig gestellten Faserstruktur zustande kommt. Diese interessante Hypothese verliert durch die Tatsache an Bedeutung, daß in etwa 80% aller Hiatushernien trotz Verkürzung des Oesophagus keine Inkompetenz der Kardia zustande kommt. Darüber hinaus zeigen die experimentellen Untersuchungen von Kralik [72], daß trotz eines sechs bis acht Zentimeter langen Unterbrechung des Muskelgefüges der distalen Speiseröhre keine Funktionsstörung des gastrooesophagealen Verschlusses eintritt. In gleicher Weise ist auch die in der Regel ungestörte Kardiafunktion von Patienten mit operierter Oesophagusatresie und die erhaltene Sphincterfunktion nach subtotalem Speiseröhrenersatz durch Colon zu deuten [71, 114, 115].

Intraabdominelle Lage des Oesophagus. Sehr umstritten ist die Bedeutung der intraabdominellen Lage des Oesophagus. Da die Refluxkrankheit häufig mit einer axialen Hiatushernie kombiniert ist, wurde angenommen, daß die intraabdominelle Lage des Oesophagus einen wichtigen Antirefluxmechanismus darstellen müsse. Schon die Beobachtung, daß bei annähernd der Hälfte aller Gesunder in Europa und Nordamerika Gleithernien auftreten, spricht gegen eine entscheidende Bedeutung der intraabdominellen Lage des Oesophagus für die Verschlußfunktion [18, 74, 86, 140]. Lind [84] und Cohen [24] haben gezeigt, daß ein intrathorakal gelegener Sphincter ebenso gut funktionieren kann wie ein intraabdomineller. Wenn allerdings beim Hund zusätzlich zur thorakalen Verlagerung der Kardia noch eine Vagotomie durchgeführt wird, kommt es zur Sphincterinkompetenz, während eine Vagotomie allein keine Inkompetenz verursacht. Experimente mit gleichzeitiger Druckmessung an der Außen- und Innenseite der Speiseröhre

sprechen ebenfalls für eine gewisse Bedeutung des intraabdominellen Druckes für die Verschlußfunktion [123]. Das Auftreten einer Refluxkrankheit wird somit durch eine Hiatushernie begünstigt.

Sphinctertheorie. Nach dem heutigen Stand unserer Kenntnisse wird der Verschlußfunktion der Kardia am besten die *„Sphinctertheorie"* gerecht. Danach liegt im Bereich des gastrooesophagealen Übergangs ein digestiver Sphincter. Der Begriff „digestiver Sphincter" ist funktionell definiert und beinhaltet nicht zwangsläufig die traditionelle morphologische Struktur eines Sphincters — also einen Ringmuskel. Dieser untere Oesophagussphincter gewährt auf Grund der in den letzten Jahren erkannten Funktionen die Verschlußfunktion der Kardia (s. 4. Kapitel).

b) Der inkompetente untere Oesophagussphincter

Die entscheidende Frage in bezug auf die Inkompetenz des unteren Oesophagussphincters lautet: Handelt es sich um eine unmittelbare Inkompetenz des Sphincters, oder ist der Sphincter selbst funktionstüchtig, wird aber falsch gesteuert? Gesichert ist zur Zeit nur eine Funktionsstörung des Endorgans.

Der Ruhedruck des unteren Oesophagussphincters bei der Refluxkrankheit ist im Mittel niedriger als bei Gesunden (Siewert [118]: Gesunde 19 ± 7 mm Hg, Refluxkranke 11 ± 3 mm Hg ($\bar{x} \pm$ SD); Krejs [75]: 18 ± 8 mm Hg bzw. 12 ± 6 mm Hg; Cohen u. Harris [24]: 19 ± 1 mm Hg bzw. 3 ± 1 mm Hg). Eine Unterscheidung von Gesunden und Kranken auf Grund des Ruhedruckes allein ist jedoch im Einzelfall — mit Ausnahme von selektionierten Patientenkollektiven — nicht möglich. Eine Sphincterinsuffizienz kann sowohl bei niedrigen als auch bei regelrechten Ruhedrucken vorliegen, wobei eine Insuffizienz bei hohen Ruhedrucken allerdings selten ist.

Praktisch wichtiger ist es, daß trotz deutlich erniedrigter Ruhedrucke die Funktion des UOS regelrecht sein kann. Ein erniedrigter Ruhedruck allein ist deshalb kein zuverlässiges Charakteristikum des inkompetenten Sphincters. Von größerem Interesse ist die „Leistungsreserve", das heißt, die erreichbare Kontraktionskraft des Sphincters

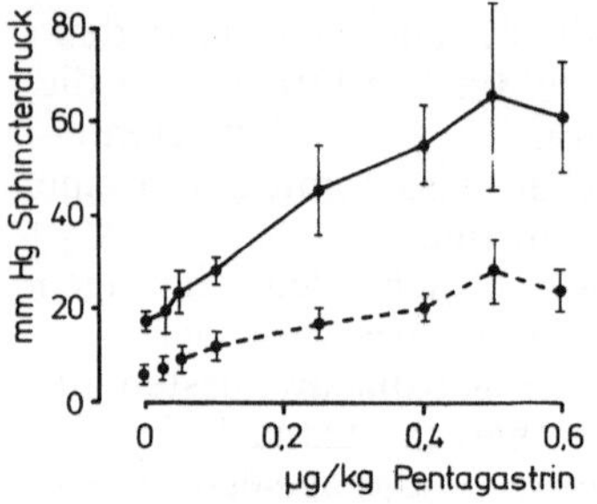

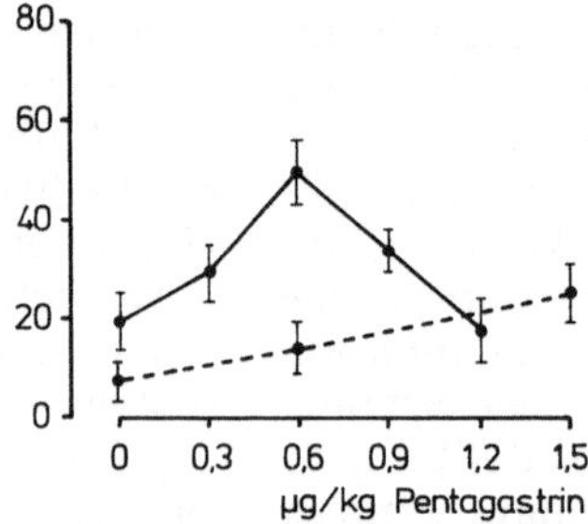

Abb. 2a u. b. Dosiswirkungskurve mit Pentagastrin am unteren Oesophagussphincter (a) Lipshutz *et al.* [84]; (b) Siewert *et al.* [118]. Die ausgezogene Linie zeigt das Verhalten von gesunden Kontrollpersonen, die gestrichelte Linie von Patienten mit einem gastro-oesophagealen Reflux. Die Refluxpatienten zeigen einen verminderten Ruhedruck und eine stark verminderte maximale Kontraktionskraft.

unter maximaler Stimulation. Diese ist beim insuffizienten Sphincter sowohl nach exogener Verabreichung von Gastrin oder Pentagastrin [118], von Cholinomimetica und Cholinesterasehemmern, als auch nach Verabreichung einer Probemahlzeit [45, 84, 85, 111] deutlich erniedrigt (Abb. 2). Diese Untersuchungen deuten auf eine Störung am Endorgan hin und zwar im Sinne einer verminderten Ansprechbarkeit der Sphinctermuskulatur gegenüber äußeren Reizen [109].

Die Möglichkeit einer fehlerhaften Steuerung des Sphincters ist dagegen umstritten. Verschiedene Gruppen haben beobachtet, daß bei Refluxpatienten im Anschluß an eine Mahlzeit das Serumgastrin geringer ansteigt als bei Gesunden [45, 85, 133]. Anscheinend kommt es bei Refluxkranken zu einer geringeren Gastrinfreisetzung. Einige Autoren interpretieren diese allerdings umstrittene Beobachtung im Sinne einer abnormen Steuerung des Sphincters [25, 85].

Diese Interpretation setzt voraus, daß Gastrin einen wichtigen physiologischen Einfluß auf den Sphincter ausübt. Eine solche Wirkung erscheint heute jedoch fraglich (s. 4. Kapitel). Inwieweit andere Hormone (Secretin, CCK, Glucagon, Motilin) eine Rolle in der Pathogenese der Sphincterinsuffizienz spielen, muß zur Zeit noch offen bleiben.

c) Oesophagusmotilität und unterer Oesophagussphincter (Abb. 3)

Bei Betrachtung der Pathogenese des Refluxxes muß auch das funktionelle Zusammenwirken zwischen der Oesophagusperistal-

tik, insbesondere der sekundären und tertiären Peristaltik (vgl. 3. Kapitel), und dem UOS gesehen werden. So werden nach einem Reflux von Mageninhalt in die Speiseröhre reflektorisch peristaltische Kontraktionen ausgelöst, durch die das regurgitierte Material wieder in den Magen befördert wird. Der ungestörte Ablauf dieser als „Selbstreinigung" wirkenden Peristaltik ist zur Zeit die beste Erklärung dafür, daß ein pathologischer gastrooesophagealer Reflux über Jahre ohne alle Folgen bleiben kann.

Störungen der Oesophagusmotilität, insbesondere tertiäre Kontraktionen, finden sich bei einer Reihe von Refluxpatienten, besonders ausgeprägt nach Ansäuerung der

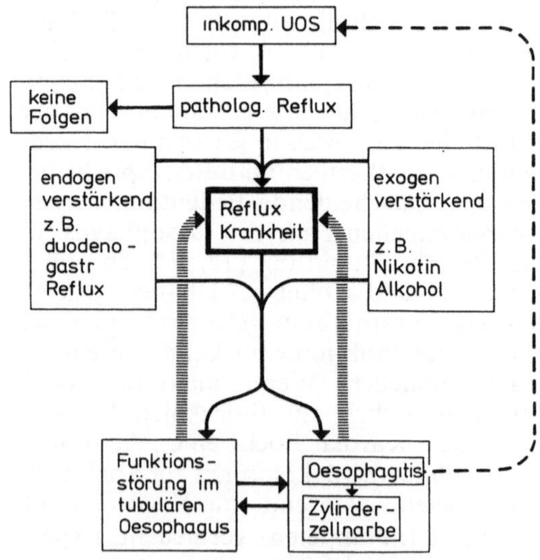

Abb. 3. Pathogenese der Refluxkrankheit.

Speiseröhre [38, 102, 116]. Die Motilitätsstörung kann unter Umständen sogar zur Bildung von funktionellen Divertikeln im tubulären Oesophagus führen (s. 10. Kapitel). Umgekehrt kann eine Refluxtherapie die Motilitätsstörung und sogar die funktionellen Divertikel zum Verschwinden bringen [9]. Diese Beobachtung spricht dafür, daß Motilitätsstörungen des tubulären Oesophagus vor allem eine Folge des Refluxes sind. Der Reflux führt über eine Schädigung der Oesophaguswand zu einer Störung der Motilität und bewirkt dadurch einen Circulus vitiosus. Castell (persönliche Mitteilung) hat ferner beobachtet, daß infolge Schädigung der Speiseröhre der Sphincterdruck weiter absinkt. Dadurch entwickelt sich ein zweiter Circulus vitiosus: je stärker der Reflux, desto geringer der Sphincterdruck und desto rascher die Verschlechterung. In jedem Fall liegt der für die Refluxkrankheit primär entscheidende Defekt in einer Funktionsstörung des unteren Oesophagussphincters.

d) Epithelatypien; Bedeutung des Regurgitats (Abb. 3)

Eine weitere wesentliche Voraussetzung für die Art der klinischen Manifestation einer organischen Refluxkrankheit ist die Entstehung von *Epithelatypien* — das heißt, von Zylinderepithel unterschiedlicher Differenzierung — im Bereich der distalen Speiseröhre (s. 22. Kapitel). Schließlich sei auf die Bedeutung der Qualität des *Regurgitats* für die Manifestation einer organischen Refluxkrankheit hingewiesen. Im Gegensatz zur traditionellen Lehrmeinung haben aktuelle Studien keine Korrelation zwischen einer Hyperchlorhydrie des Magens und der Schwere der Refluxkrankheit zeigen können [31, 132]. Dagegen häufen sich die Mitteilungen, daß offenbar die Anwesenheit von Galle- und Pankreassekret im Regurgitat für die Entwicklung einer Oesophagitis von entscheidender Bedeutung sind [29, 78, 79, 96].

2. Der sekundäre Reflux

a) Reflux bei Neugeborenen

Neugeborene besitzen einen noch nicht ausgereiften Sphincter [26] und zeigen deshalb ausnahmslos Reflux mit Regurgitation nach den Mahlzeiten [7]. Die Sphincterfunktion entwickelt sich in den ersten Lebenswochen [51, 67]; eine Verzögerung dieser Entwicklung kann bei Säuglingen und Kleinkindern zu einem schweren Krankheitsbild mit Reflux, Erbrechen, Marasmus und pulmonalen Komplikationen führen [92, 142]. Wie beim Erwachsenen ist auch bei der frühkindlichen Form der Refluxkrankheit die Rolle der Hiatushernie nicht klar [19, 20, 46, 143] (Näheres vgl. 7. und 32. Kapitel).

b) Reflux nach chirurgischen Eingriffen an Magen und Kardia

Chirurgische Eingriffe, bei denen der Sphincter durch Myotomie oder Resektion der Kardia zerstört wird, führen gehäuft zum Reflux [15, 42]. Nach abdomineller Vagotomie sind Refluxbeschwerden nicht gehäuft zu beobachten [50], falls man von selektionierten Kollektiven absieht [21] (s. 30. Kapitel). Auch nach distaler Magenresektion wird eine Häufung von Refluxbeschwerden nur in ausgewählten Fällen beobachtet [50, 148]. Die Entfernung des Antrums als vorwiegender Produktionsort für Gastrin hat auf die Sphincterkompetenz offenbar keinen Einfluß [97]. Gelegentlich verursacht ein postoperativer Reflux von Galle in den Oesophagus bei vorbestehendem inkompetentem Sphincter eine Refluxoesophagitis mit Refluxbeschwerden [48], dies sogar in Fällen mit postoperativer Achlorhydrie [105]. Wesentlich häufiger sind Refluxzustände nach Fundektomie oder totaler Gastrektomie, insbesondere dann, wenn die terminale Oesophagusmuskulatur mit entfernt wurde.

c) Reflux als Begleiterkrankung

Die *Sklerodermie* führt klassischerweise zur Zerstörung des unteren Oesophagussphincters und zu schwerer Refluxkrankheit (vgl. 28. Kapitel). Bei anderen Kollagenosen ist die Refluxkrankheit relativ selten [135].

Ein abnormer unterer Sphincter und eine gestörte Peristaltik im Oesophagus sind bei *neurologischen Erkrankungen*, zum Beispiel bei Pseudobulbärparalyse und diabetischer Neuropathie [138], beschrieben worden (s. 25. und 27. Kapitel). Refluxbeschwer-

Tabelle 1. Auslösung von sekundärem Reflux

Pathophysiologischer Faktor	Beispiele
Physiologischer Reflux Verzögerte Entwicklung der Sphincterfunktion Alterungsprozesse?	Neugeborene Säuglinge Hohes Alter
Operative Eingriffe	Hellersche Myotomie Resektion der Kardia Totale Gastrektomie Vagotomie?
Erkrankung mit Schwächung oder Zerstörung des unteren Sphincters	Sklerodermie Andere Kollagenosen Neurologische Erkrankungen, z. B. Pseudobulbärparalyse Diabetische Neuropathie Perniziöse Anämie
Intubation des Magens	Magensonden
Langdauerndes Erbrechen	Chronischer Alkoholismus Hyperemesis gravidarum
Erhöhung des intraabdominellen Druckes	Schwangerschaft Ascites Adipositas Obstipation
Körperlage	Langfristige Immobilisation
Duodeno-oesophagealer Reflux	Ulcuskrankheit Distale Gastrektomie
Sphincterschwächende Medikamente	Anticholinergica β-Adrenergica Hormone, z. B. Glucagon, Pancreozymin, Secretin
Nahrungsmittel und Genußmittel	Fette Nicotin Alkohol
Psychische Faktoren	„Streß"

den sind jedoch bei solchen Patienten nicht gehäuft.

Ein abnormer unterer Sphincter wird bei *perniziöser Anämie* beschrieben [43]; bei dieser Erkrankung können Beschwerden durch Reflux von Duodenalsaft in die Speiseröhre zustandekommen [103] (s. 30. Kapitel).

Erbrechen führt zum Eintritt von Mageninhalt in die Speiseröhre; langdauerndes Erbrechen, beispielsweise bei chronischem Alkoholismus, kann Refluxbeschwerden und sogar peptische Stenosen verursachen [149].

Magensonden führen häufig zu einem Reflux [98, 141]. In Anbetracht der Läsionen, welche durch Sondendruck auch im oberen Oesophagus und Hypopharynx entstehen können [150], ist eine langdauernde Sondierung des Magens, wie sie mancherorts zur Ernährung Bewußtloser oder nach Operation an Magen und Speiseröhre angewandt wird, sehr problematisch.

Refluxbeschwerden werden durch die *Körperlage* beeinflußt. Der Sphincterdruck ist im Stehen deutlich höher als im Sitzen und Liegen [4]. Die Säureclearance ist im Stehen am kürzesten, im Liegen am längsten [74]. Beim Schlafen tritt als erschwerender Faktor noch das Ausbleiben der willkürlichen Schluckakte hinzu. Dementsprechend kommt es vor allem nachts zu Ansäuerungen der Speiseröhre und Auftreten von Refluxsymptomen [80]. Patienten, bei denen die ungenügende Verschlußfunktion unter üblichen Lebensbedingungen gerade noch kompensiert wird, können während einer *längeren Immobilisation* zu Refluxkranken werden.

Duodenogastrischer Reflux kann die Refluxkrankheit ungünstig beeinflussen. Im Tierversuch vermögen Galle und andere Bestandteile des Duodenalsaftes eine Oesophagitis zu erzeugen [49, 79], beim Menschen kann eine galleinduzierte Oesophagitis auch bei Achlorhydrie oder nach totaler Gastrektomie auftreten [43, 105]. Bei Patienten mit Refluxkrankheit wird postprandial ein verstärkter duodenogastrischer Reflux beobachtet [66]. In diesem Zusammenhang ist es von Interesse, daß der duodenogastrische Reflux eine wichtige Rolle in der Pathogenese des Magengeschwürs spielt. Galle bzw. Pankreassekret führen wahrscheinlich zu einer aufsteigenden Gastritis und dadurch zu einem locus minoris resistentiae im Magen [11]. Erwartungsgemäß wird ein gehäuftes Zusammentreffen von Refluxkrankheit und Magenulcus gefunden [117].

Die mögliche Assoziation von Refluxkrankheit und *Ulcus duodeni* ist pathogenetisch nicht geklärt [40] (s. 30. Kapitel).

d) Reflux bei Schwangerschaft

Typisch sind Refluxbeschwerden bei der Hyperemesis gravidarum im ersten Trimester der Schwangerschaft [1]. Im letzten Trimester der Schwangerschaft werden Refluxbeschwerden wahrscheinlich durch den erhöhten intraabdominellen Druck ausgelöst [82]. Ein gesunder Sphincter reagiert auf eine Druckzunahme im Abdomen mit einem überschüssigen Druckanstieg, welcher den Abdominaldruck übersteigt; ein inkompetenter Sphincter besitzt diese Eigenschaft nicht [24] und ermöglicht deshalb einen Reflux. Ein ähnlicher Mechanismus ist bei Ascites und möglicherweise bei Adipositas wirksam [117, 121]. In Fällen von Lebercirrhose mit Oesophagusvaricen und Ascites ist ein Reflux besonders gefährlich, da die Oesophagitis eine Varicenblutung auslösen kann. Eine Oesophagitis findet sich endoskopisch in manchen Fällen von Varicenblutung.

e) Reflux nach Pharmaka und unter psychischen Einflüssen

Zu den sphincterschwächenden Substanzen gehören Anticholinergica [81, 122], β-Adrenergica [95] und α-Blocker, einige Prostaglandine und die Peptidhormone Glucagon, Pancreozymin, Secretin und Caerulein [25, 63, 64, 108].

Von größter praktischer Bedeutung ist die Sphincterschwächung durch die folgenden Nahrungs- und Genußmittel: Fettsäuren und Triglyceride [99], Carminativa, Nicotin [33] und Alkohol [58].

Die Möglichkeit einer psychischen Beeinflussung des Sphincters zeigt sich am deutlichsten bei der sogenannten Biofeedback-Behandlung (operant conditioning): Unter direkter manometrischer Kontrolle können Refluxpatienten lernen, ihren unteren Sphincter willkürlich zur Kontraktion zu bringen [101]. Umgekehrt ist es nicht gesichert, ob psychische Faktoren einen Reflux begünstigen. Viele Refluxpatienten geben zwar psychischen Streß als auslösenden Faktor ihrer Beschwerden an. Es ist jedoch auch denkbar, daß der Streß nicht den Reflux verstärkt, sondern die Schmerzschwelle senkt. Die neurotische Tendenz von Refluxpatienten scheint nur unwesentlich höher als jene gesunder Kontrollen [117]. Man ist somit zur Zeit nicht berechtigt, die Refluxkrankheit als ein psychosomatisches Leiden zu bezeichnen.

III. Epidemiologie und Symptomatologie der Refluxkrankheit

1. Epidemiologie

Die Hiatushernie ist eine Zivilisationskrankheit (vgl. 19. Kapitel).

2. Alter und Geschlecht

Reflux ist eine Erkrankung bevorzugt des mittleren Alters (40–60 Jahre). Männer und Frauen sind etwa gleich häufig betroffen [117].

3. Dauer, Häufigkeit und Intensität der Beschwerden

Zum Zeitpunkt der Diagnosestellung besteht die Erkrankung im Mittel bereits vier bis fünf Jahre. Sie verläuft meist in Schüben von wochen- bis monatelanger Dauer. Die Beschwerden werden von der Hälfte der Patienten als leicht oder erträglich, von der anderen Hälfte aber als stark oder vernichtend beschrieben. Selbst klinisch scheinbar gesunde Westeuropäer und Nordamerikaner haben in 15% (30. Kapitel) bzw. 18% [140] einen pathologischen gastrooesophagealen Reflux. Die Refluxkrankheit ist somit eine der häufigsten gastrointestinalen Störungen überhaupt.

4. Leitsymptom der Refluxkrankheit (Abb. 4)

Als Leitsymptom wird das subjektiv am stärksten ausgeprägte Symptom bezeichnet. In unserem Kollektiv von Refluxkranken (ausgenommen peptische Stenosen) war überraschenderweise das häufigste Leitsymptom nicht das retrosternale Brennen, sondern der epigastrische Schmerz. Sämtliche retrosternalen und pharyngealen Sensationen, wie Brennen, Schmerzen und Engegefühl zusammen, bildeten bei 40% unserer Patienten das Leitsymptom, epigastrische Schmerzen dagegen bei 58%. Dysphagie, definiert als schmerzlose Behinderung des

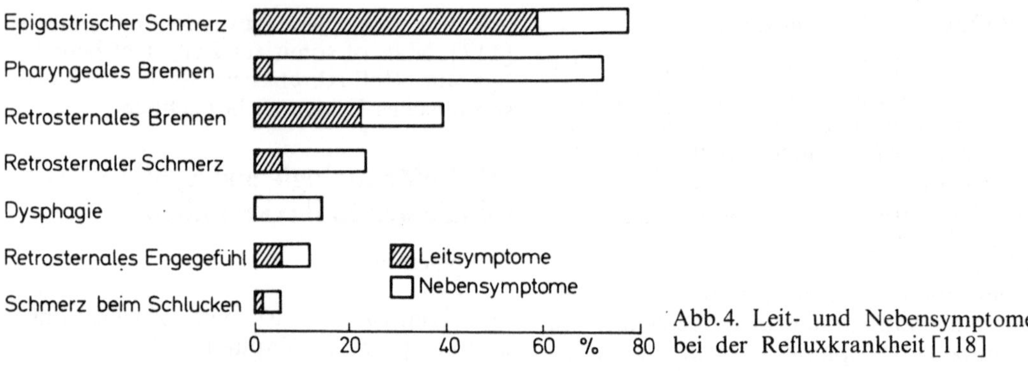

Abb. 4. Leit- und Nebensymptome bei der Refluxkrankheit [118]

Schluckaktes, tritt bei Fehlen einer peptischen Stenose nicht als Leitsymptom auf. Mit zunehmenden morphologischen Veränderungen tritt dagegen das retrosternale Brennen in den Vordergrund. Für die peptische Stenose ist das schmerzfreie Intervall nach längerem retrosternalen Sodbrennen charakteristisch, das schließlich in eine rasch zunehmende Dysphagie übergeht.

5. Nebensymptome der Refluxkrankheit (Abb. 4)

Pharyngeales Brennen ist selten ein Leitsymptom, aber häufiges Nebensymptom. Ferner ist das Aufstoßen von Luft ein typisches Nebensymptom. Sogenannte atypische, aber häufige Nebensymptome sind Nausea und Singultus. Der sogenannte „Globus hystericus" ist wahrscheinlich oft durch einen gastrooesophagealen Reflux verursacht [35, 59].

6. Schmerzlokalisation bei der Refluxkrankheit (Abb. 5)

Es können drei Lokalisationen der Beschwerden unterschieden werden: Epigastrische, retrosternale und pharyngeale. Alle drei Stationen zusammen sind nur bei einem Drittel der Patienten befallen. Ein Achtel unserer Patienten klagte ausschließlich über epigastrische Beschwerden. Bei nur 6% unserer Patienten strahlten die Beschwerden von der Achse Epigastrium–Sternum–Pharynx in den Rücken oder gürtelförmig in die Flanken aus. Eine Ausstrahlung in Arme und Schultern wurde von uns seltener als von anderen Autoren [10] beobachtet. Eine solche Ausstrahlung ist aufgrund von experimentellen

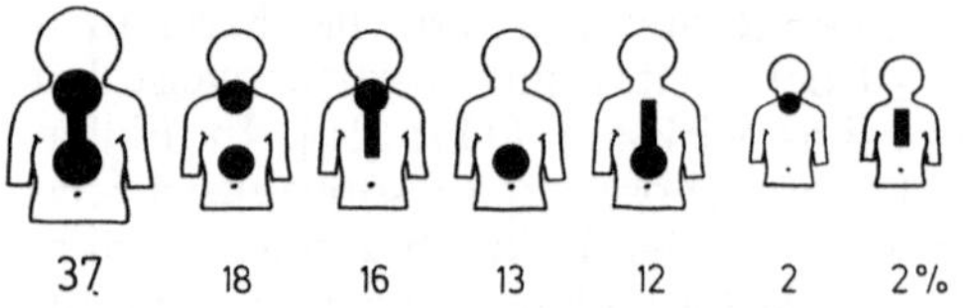

Abb. 5. Lokalisation der Symptome bei der Refluxkrankheit [118]. Eingezeichnet ist die Verteilung von epigastrischen, retrosternalen und pharyngealen Beschwerden

Studien atypisch. Wenn man Schmerzen durch Aufblasen eines Ballons im Oesophagus provoziert, kommt es zu epigastrischen Schmerzen, selten zu Schmerzausstrahlung in die Arme [73] (s. auch IV, 1).

7. Auslösende Faktoren (Abb. 6)

Der häufigste von den Patienten beschriebene Auslösungsfaktor ist die Körperlage. Übergewicht (mehr als Idealgewicht plus 10%), Rauchen (10 oder mehr Zigaretten pro Tag) und übermäßiger Alkoholkonsum (50 oder mehr Gramm Äthanol pro Tag) wurden einzeln oder in Kombination bei fast allen Patienten beobachtet.

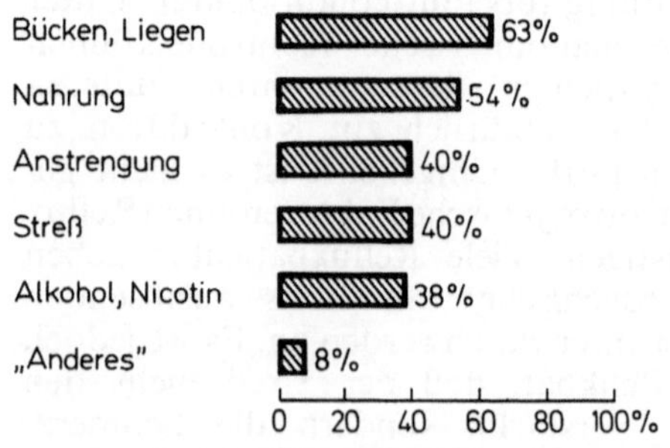

Abb. 6. Auslösungsfaktoren der Refluxsymptome [118]

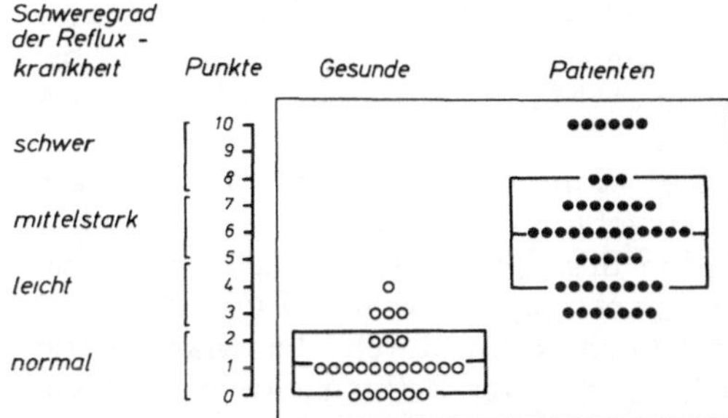

Abb. 7. Punktesystem zum Erfassen des Schweregrades der Refluxkrankheit (s. Text). Säureclearance 58–90 Schluckakte: 2 Punkte, 90–120 Schluckakte: 3 Punkte, über 120 Schluckakte: 4 Punkte. Schmerz während der Säureperfusion: 2 Punkte. Hiatushernie kleiner als 4 cm: 1 Punkt, Hiatushernie größer als 4 cm: 2 Punkte. Granulocyteninfiltrate in Saugbiopsie: 2 Punkte. Maximal erreichbare Punktzahl: 10 Punkte.

IV. Diagnostik der Refluxkrankheit

Ausgehend von der Tatsache, daß der Refluxkrankheit immer eine Kardiainsuffizienz zugrunde liegt, hat am Anfang jeder Diagnostik die Abklärung der Kardiafunktion zu stehen. Nach Dokumentation eines pathologischen Refluxes durch Röntgenuntersuchung, Manometrie und pH-Metrie treten Tests in den Vordergrund, die die Oesophagusmotilität und -morphologie erfassen und mit den klinischen Beschwerden zu korrelieren versuchen.

Die Unterscheidung Refluxkranker von Gesunden muß auf Grund quantitativer Teste erfolgen, mit welchen das Ausmaß der Störung erfaßt werden kann. Solche Tests werden in großer Zahl empfohlen (vgl. Tab. 2); für alle ist ein signifikanter Unterschied zwischen Gesunden und Kranken beschrieben worden. Von praktischem Interesse ist jedoch nicht der Unterschied zwischen großen Kollektiven, sondern die Aussagekraft derartiger Tests für den Einzelfall. In dieser Beziehung enttäuschen die meisten Tests. Eine akzeptable Refluxdiagnostik kann deshalb zur Zeit nur mit einer Kombination von Testen erreicht werden. Abbildung 7 zeigt, wie die Resultate mehrerer Tests in einem Punktesystem zusammengefaßt werden können.

Zweckmäßigerweise erfolgt die Diagnostik entsprechend dem Schema in Tab. 2.

Tabelle 2. Diagnostik der Refluxkrankheit

I. Abklärung der Sphincterfunktion
Direkt
Manometrie (Ruhedruck; Stimulationstests)
Indirekt
(Refluxnachweis nach Provokation)
1. Manometrie
2. Röntgenuntersuchung
3. pH-Metrie

II. Abklärung der Speiseröhrenfunktion
Direkt
1. Manometrie
2. Röntgenuntersuchung
   (saurer Bariumsulfatschluck)
Indirekt
Clearance-Untersuchungen (pH-Metrie)

III. Morphologische Untersuchungen
der Speiseröhre
Direkt
1. Endoskopie
2. Biopsie — Saugbiopsie
   Endoskopische pH-Metrie
Indirekt
Röntgenuntersuchung

IV. Varia
1. Kontrollierte Reproduktion subjektiver
   Beschwerden (Säureperfusionstest)
2. Untersuchung des Regurgitates
   (Säure, Pepsin, Gallensäuren,
   Pankreasenzyme)

1. Abklärung der Sphincterfunktion

Der direkten Manometrie im Bereich des UOS kommt trotz gewisser Vorbehalte eine besondere Bedeutung zu. Die Bestimmung des *Ruhedruckes* allein hilft dabei nur wenig: Ein Teil der Refluxpatienten zeigt einen normalen Ruhedruck (Abb. 8), auf der anderen Seite kann der Sphincter trotz niedriger Drucke voll kompetent sein. Ein besseres Kriterium ist die *Druckerhöhung im Sphincter nach Abdominalkompression*. Der kompetente UOS zeigt unter diesen Bedingungen einen überschießenden Druckanstieg, der etwa 120 bis 150% des intragastralen Druckes beträgt. Der insuffiziente Sphincter hat diese Reaktionsfähigkeit verloren.

Von besonderer Bedeutung ist die *Pharmakomanometrie*. Hierbei wird die „Leistungsreserve" des unteren Oesopha-

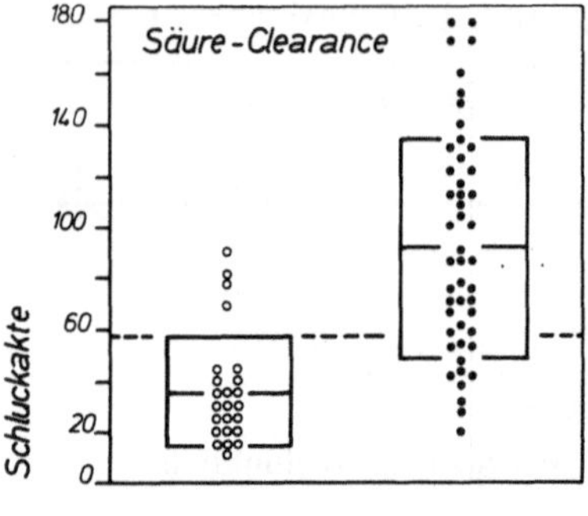

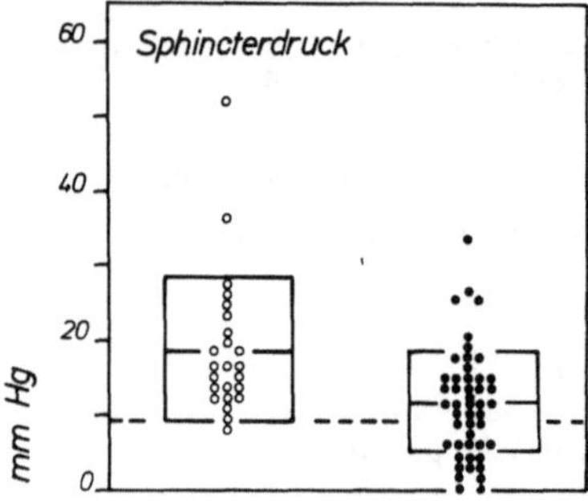

Abb. 8. Labordiagnostik der Refluxkrankheit mit Säureclearance und Messung des Ruhedruckes im unteren Oesophagussphincter (Gesunde O, Refluxkranke ●)

gussphincters getestet. Als Testsubstanz dienen z. B. Pentagastrin oder synthetisches Gastrin bzw. Cholinergica. Die gemessene Druckzunahme im Vergleich zu den Werten gesunder Probanden läßt eine weitergehende Differenzierung der Sphincterinsuffizienz zu (s. 13. Kapitel). Nach Stimulation lassen sich unter den insuffizienten Sphincteren zwei Gruppen bilden, von denen eine noch erregbar ist, die andere nicht mehr. Erste Untersuchungen zeigen, daß bei noch reagierendem unterem Oesophagussphincter („kompensierte Sphincterinsuffizienz") nur bei einem Teil der Fälle eine organische Refluxkrankheit nachweisbar ist, während bei nicht mehr stimulierbarem insuffizientem UOS („dekompensierte Sphincterinsuffizienz") fast immer eine Oesophagitis besteht [119]. Allerdings muß offen bleiben, ob der nicht mehr stimulierbare UOS Ursache der Oesophagitis ist oder ob die Entzündung des Oesophagus verantwortlich ist für die fehlende Stimulierbarkeit des UOS (Castell, persönliche Mitteilung). Probemahlzeiten [45, 112] sind in der Regel für die

Routinediagnostik zu aufwendig und werden von manchen Refluxpatienten bei liegender Manometriesonde schlecht vertragen.

Die Manometrie erlaubt als einziges Untersuchungsverfahren eine genaue Lokalisation des Sphincters und ist somit eine Voraussetzung für weitere Funktionsteste. Schließlich kann durch die Manometrie auch ein direkter Refluxnachweis erfolgen. Eine durch eine Bauchkompression erzeugte Druckwelle, die den unteren Oesophagussphincter passiert und auch im tubulären Oesophagus nachweisbar ist, gilt als manometrisches Zeichen eines gastrooesophagealen Refluxes.

2. Abklärung der Speiseröhrenfunktion

Direkte manometrische Untersuchungen am tubulären Oesophagus ergänzen die Sphincter-Manometrie. Fast alle Refluxpatienten zeigen nach Ansäuerung gehäuft tertiäre Kontraktionen ([2, 102, 116] vgl. II). Die Veränderungen sind jedoch unspezifisch und werden bei vielen anderen funktionellen Erkrankungen und beim Presbyoesophagus beobachtet. Sie können deshalb zur Diagnosestellung nicht viel beitragen.

Ein sehr empfindlicher, jedoch unspezifischer Test ist die *Säureclearance* der Speiseröhre (s. 14. Kapitel). Dieser Test ist von Interesse, da er den wichtigsten pathogenetischen Mechanismus der Refluxkrankheit, nämlich den verlängerten Kontakt der Oesophagusschleimhaut mit dem Regurgitat, quantitativ erfaßt. Das Resultat des Säureclearancetestes im Stehen, Liegen und Sitzen ist nur in 23% der Refluxpatienten falsch negativ und in 17% der Gesunden falsch positiv [74]; nach den Untersuchungen von Skinner sogar nur in 2%.

Die *Langzeit-pH-Metrie* (vgl. 14. Kapitel) ist eine vielversprechende Methode [80, 106], doch erfordert sie eine vorübergehende Hospitalisierung des Patienten und ist dementsprechend teuer. Sie wird von manchen Zentren als präoperative Untersuchung durchgeführt.

Eine Funktionsbeurteilung der Speiseröhre ist auch radiologisch durch *Röntgenkinematographie* möglich. Die Kinematographie ist zwar aufwendiger als die pH-

Metrie, macht aber das Schlucken von Sonden unnötig. Die radiologische Refluxprovokation sollte im Interesse einer quantitativen Auswertung nach einem genauen Protokoll erfolgen. Unter diesen Voraussetzungen ist ihre Aussagekraft annähernd so groß wie jene der pH-metrischen. Gelegentliche und unsystematische Refluxprovokationen oder nur einzelne Manöver, wie Schlucken von Wasser in Kopftieflage, sind diagnostisch wertlos. Eine Beurteilung der Motilität des tubulären Oesophagus ist röntgenkinematographisch vor allem durch den sauren Bariumsulfatschluck möglich ([38] s. II. und 10. Kap.).

Endoskopisch ist eine Funktionsdiagnose sehr schwierig. Ein endoskopisch sichtbarer Reflux ist diagnostisch kaum verwertbar (s. 11. und 21. Kapitel).

V. Oesophagitis

1. Histologische Definition

Unter einer Oesophagitis versteht man histologisch eine entzündliche Infiltration der Lamina propria der Oesophagusschleimhaut. Nur der Nachweis von mindestens einem neutrophilen und/oder eosinophilen Granulocyten in wenigstens 50% aller bei 450facher Vergrößerung untersuchten Gesichtsfeldern der Lamina propria ist als pathologisch anzusehen [77]. Dem Nachweis von Plasmazellen und/oder Lymphocyten kommt kein pathologischer Wert zu. Spezifische Veränderungen bei der Refluxkrankheit sind von Ismail-Beigi u. Pope (1970, 1974) und anderen Autoren [61, 62, 70, 104] auch im Speiseröhrenepithel beschrieben und mit dem Namen *hyperregeneratorische Oesophagopathie* belegt worden. Im Rahmen der Refluxkrankheit kommt es nach diesen Untersuchungen zu einer verstärkten Abschilferung von Zellen des Plattenepithels und dadurch zu einer beschleunigten Neubildung von Epithelzellen. Dieser Vorgang führt einerseits zu einer Verbreiterung der Basalzellzone auf über die Hälfte der gesamten Epitheldicke und andererseits zu einer Verlängerung der Stromapapillen. Normalerweise beträgt die Länge der Stromapapillen im Mittel die Hälfte der gesamten Epitheldicke. Bei der Refluxkrankheit kann die Länge der Stromapapillen mehr als zwei Drittel der Epitheldicke betragen.

An unserem eigenen Schweizer Krankengut konnten wir die oben beschriebenen Epithelveränderungen nicht beobachten. Gesamte Epitheldecke, Basalzellzone und Papillenlänge der Refluxpatienten unterschied sich nicht von jener gesunder Kontrollen (Tabelle 4). Zudem zeigen Biopsien, die nahe der Epithelumschlagszone entnommen wurden, auch bei Gesunden Veränderungen, die mit der hyperregeneratorischen Oesophagopathie identisch sind [146].

2. Endoskopische Definition (s. 11. und 21. Kapitel)

Endoskopisch ist die Oesophagitis durch ihre Primärläsion, die Erosion, definiert. Sogenannte "soft signs", die nur schwer verwertbar sind, sind in Tab. 3 aufgeführt (im übrigen s. 21. Kapitel).

3. Diagnose der Oesophagitis

Am besten wird die Oesophagitis durch *Endoskopie* mit dem starren Instrument und gezielte tiefe Biopsie diagnostiziert. Die Nachteile der starren Endoskopie werden im 11. Kapitel besprochen. Bei der Fiberendoskopie ergeben sich jedoch zwei Schwierigkeiten:

a) Mit den bei der Fiberendoskopie üblicherweise verwendeten Biopsiezangen wird die Lamina propria, der Sitz der entzündlichen Infiltration, nicht genügend miterfaßt.

b) Die Erosion, d.h. die makroskopisch erfaßbare Primärläsion der Oesophagitis, kann so klein sein, daß sie übersehen oder nicht richtig beurteilt werden kann.

Eine allerdings auch nicht voll befriedigende Alternative ist die *Saugbiopsie*. Diese wird nicht unter endoskopischer Sicht durchgeführt und erfaßt deshalb nur Veränderungen, welche entweder zufällig getroffen oder diffus über das betreffende Segment der Speiseröhre verteilt sind.

Eine Saugbiopsie ist indiziert, falls sich ein klinischer Verdacht auf Oesophagitis endoskopisch nicht sicher bestätigen läßt. Sie

Tabelle 3. Morphologische Veränderungen im Oesophagus bei gastro-oesophagealem Reflux

a) *Histologie*

gesichert	Oesophagitis = neutrophile und/oder eosinophile Infiltrate der Lamina propria
möglich	hyperregeneratorische Oesophagopathie = Verbreiterung der Basalzellzone und Verlängerung der Stromapapillen im Epithel
schwere Fälle	Epitheldefekte, Nekrosen, Hämorrhagien, Fibrose
Normalbefunde	„Infiltrate" aus Lymphocyten, Plasmazellen und Basophilen

b) *Endoskopie*

primäre Läsion	Erosion
fortgeschrittene Fälle, gesichert	Epitheldefekte: Ulcera, Stenosen, Fibrinbeläge, Blutungen
fragliche Frühveränderungen, schwer verwertbar	-Verletzlichkeit: erhöht -Blutgefäße: longitudinale Architektur gestört; schlecht erkennbar -Schleimhautfarbe: Rötung oder weißer Unterton -Oberflächentextur: granuliert; matt -Z-Linie: schwer erkennbar oder akzentuiert -Schleimhautfalten: verdickt, „odematös" -Dehnbarkeit: vermindert

wird im allgemeinen direkt im Anschluß an eine Fiberendoskopie durchgeführt. Eine exakte manometrische Lokalisation des unteren Oesophagussphincters vor der Saugbiopsie ist wünschenswert. Sie erleichtert die Durchführung und garantiert auch beim Vorliegen großer Hiatushernien, daß die Biopsiepartikel Oesophagus- und nicht Kardiaschleimhaut enthalten. Die Blindbiopsie ist kontraindiziert bei Gerinnungsstörung, Oesophagusvaricen und Oesophagustumoren.

Nicht alle Patienten mit endoskopisch gesicherter Oesophagitis, d.h. sichtbarer Epitheldefekten, weisen entzündliche Infiltrate auch in der Blindbiopsie auf, und nur ein Teil der Patienten mit pathologischer Blindbiopsie hat eine endoskopisch erkennbare Oesophagitis. Zu einem gewissen Grad sind deshalb bei der Refluxkrankheit Fiberendoskopie und Blindbiopsie komplementäre Untersuchungstechniken.

Die *radiologische Diagnose* der Oesophagitis ist schwierig und gelingt nur in sehr fortgeschrittenen Fällen oder anhand von Komplikationen (s. 10. Kapitel).

VI. Differentialdiagnose

1. Andere Erkrankungen mit refluxartigen Beschwerden

Gewisse Patienten mit *Angina pectoris* klagen über retrosternale Schmerzen ohne Ausstrahlung in Hals oder Arme. Derartige Schmerzen können zur Verwechslung mit Refluxbeschwerden führen [10, 73, 89], besonders wenn die Beschwerden — wie bei der Refluxkrankheit — durch körperliche Anstrengung, psychischen Streß und Einnahme von Nahrung ausgelöst werden. Die Unterscheidung wird dadurch erschwert, daß Funktionsstörungen im Oesophagus — speziell verzögerte Säureclearance — bei Patienten mit gesicherter Coronarkrankheit häufiger sind als bei gesunden Kontrollen (Kappeler, unveröffentlichte Mitteilung). Nicht zu vergessen ist auch, daß mehr als 10% der Gesunden Beschwerden während der Säureperfusion angeben (s. 14. Kapitel). Eine Herzkrankheit läßt sich somit keinesfalls ausschließen, wenn Funktionstests des Oesophagus pathologisch ausfallen. Entscheidend sind die Resultate von kardiologischen Untersuchungen und eventuell der Therapie.

Problematisch ist die Abgrenzung der Refluxkrankheit von *„funktionellen, psychoorganischen"* Dyspepsien. In Fällen mit normaler Endoskopie, normalen Funktionstests und subjektiv stark empfundenen Beschwerden, welche jedoch die Lebensweise nicht stark behindern, ist die Diagnose eines psychoorganischen Leidens relativ einfach. Immerhin muß in solchen Fällen auch an eine Erkrankung der Gallenwege [5, 125], ja sogar an ein Pankreascarcinom [11] gedacht werden. In Fällen mit häufigen epigastrischen Schmerzen, gelegentlicher Regurgitation und einigen leicht pathologischen Funktionstests (z. B. kleine Hiatushernie, Säureclearance leicht verlängert) ist es dem Ermessen des Untersuchers überlassen, die Erkrankung als Reflux mit starker psychischer Überlagerung oder als „psychische Dyspepsie" mit leichter Refluxkrankheit zu bezeichnen. Die große praktische Bedeutung im Erkennen solcher Fälle liegt darin, daß hier von einer chirurgischen Antirefluxtherapie dringend abgeraten werden muß.

2. Andere Erkrankungen, welche einen Reflux verursachen können

Diese Erkrankungen werden im 30. Kapitel abgehandelt. In seltenen Fällen können Refluxbeschwerden Frühsymptome einer Sklerodermie oder eines Kardiacarcinoms sein.

VII. Verlauf, Prognose und Komplikationen

Die Refluxkrankheit hat meistens einen gutartigen Verlauf mit Schüben und beschwerdefreien Intervallen während vieler Jahre. Prospektive Studien über Rezidivneigung nach Abheilung eines akuten Schubes und Gefahr von Komplikationen bei Fortdauern von Beschwerden fehlen.

Die Refluxkrankheit kann folgende Komplikationen verursachen:

1. Peptische Stenosen (s. 22. Kapitel)

2. Blutungen

Unter 48 Patienten mit Reflux ohne jegliche Zweitkrankheit fand sich eine Anämie (Hämoglobin unter 9,8/100 ml) in nur einem einzigen Fall [117]. Diese Beobachtung widerspricht der überlieferten Meinung, daß symptomatische Hiatushernien häufige Blutungsquellen darstellen. Ansichten dieser Art stammen aus der Zeit, als Blutungen radiologisch abgeklärt wurden. Da sich viele Blutungsherde, wie flache Ulcera, Ma-

generosionen und Mallory-Weiss-Risse radiologisch nicht, Hiatushernien dagegen gut darstellen, da zudem Hiatushernien häufig Zufallsbefunde sind, war in Anbetracht des Kausalitätsbedürfnisses der Untersucher ein Fehlschluß unvermeidlich. Seit der routinemäßigen Durchführung von Fiberendoskopien bei Blutungen hat sich das Bild gewandelt. Oesophagitiden, Ulcera und abnorm verletzliche Schleimhaut in Hernien zusammen stellen weniger als 10% der klinisch manifesten Blutungsursachen des oberen Gastrointestinaltraktes dar [27, 134]. Nur beim Vorliegen von Oesophagusvaricen bedeutet die Oesophagitis ein großes Blutungsrisiko.

3. Respiratorische Symptome

Respiratorische Symptome können durch nächtliche Aspiration von Magensaft verursacht werden. Bei Kleinkindern geschieht dies regelmäßig [92, 142]; respiratorische Infekte sind die häufigste Komplikation der kindlichen Refluxkrankheit. Beim Erwachsenen ist ein pathogenetischer Zusammenhang nicht gesichert. Über Husten oder Bronchitis klagten 19% unserer Patienten, über Heiserkeit 4%. In keinem der Fälle unserer prospektiven Studie konnte der Reflux mit Sicherheit für die respiratorischen Symptome verantwortlich gemacht werden. Dies gilt auch für die Serien anderer Autoren [107]. Berichte über Häufung respiratorischer Symptome bei erwachsenen Refluxpatienten stammen aus Gegenden mit großer Morbidität von Krankheiten der Atemwege [8]. In vielen dieser Fälle dürfte es sich somit um ein zufälliges Zusammentreffen von zwei häufigen Krankheiten handeln. Gut dokumentierte Einzelfälle, in denen respiratorische Symptome das Leitsymptom der Refluxkrankheit auch bei Erwachsenen waren, sind jedoch mehrfach berichtet worden [107]. Die Pachydermie des Larynx ist offenbar nicht selten durch Reflux bedingt [35].

4. Oesophaguscarcinom

Eine Häufung von Oesophaguscarcinomen bei Refluxkrankheit ist statistisch nicht ge-

sichert, mit Ausnahme der Fälle mit Endobrachyoesophagus [54, 94, 110, 113] (vgl.
22. Kapitel).

5. Mortalität der Refluxkrankheit

Von 22 000 Autopsien des Universitätsspi-
tals Zürich war in fünf Fällen eine Komplikation der Refluxkrankheit die Todesursache (Oesophagitis 2, Ulcus oesophagi 2,
pulmonale Komplikation 1). Häufiger sind
Todesfälle wegen Komplikationen von Antirefluxoperationen [68].

VIII. Konservative Therapie der Refluxkrankheit

Die drei mal drei Prinzipien der Refluxtherapie beruhen auf den Erkenntnissen über
die Pathogenese der Krankheit (s. Tab. 4).
Im folgenden sollen einzelne besonders
wichtige Punkte besprochen werden.

1. Diät

Eiweißreiche, fettarme kleine Mahlzeiten
sollen langsam gegessen werden [4, 99]. Bei
starken nächtlichen Beschwerden soll der
Patient abends fasten. Aerophagie läßt sich
verhindern, falls der Patient in maximaler
Exspiration schluckt. Falls sich der Patient
durch willkürliches Aufstoßen Erleichterung zu schaffen sucht, nimmt die Luft-
menge im Magen nicht ab, sondern zu; dieses Manöver ist deshalb zu unterlassen.
Entscheidend bei Übergewichtigen ist eine
Reduktionsdiät. Nicht selten verlangt der
Chirurg eine Gewichtsreduktion vor einer
Antirefluxoperation. Wenn der Patient sein
Idealgewicht erreicht, haben sich die Beschwerden oft so stark gebessert, daß sich
eine Operation erübrigt.

2. Ausschaltung schädigender Einflüsse

Die folgenden Genußmittel schwächen die
Sphincterkontraktion und sind deshalb
gänzlich zu meiden: Nicotin [33, 127],

Tabelle 4. Konservative Therapie der Refluxkrankheit „3 × 3 Prinzipien"

Stärkung der Sphincterkontraktion
   1. Nahrung: Eiweiß
   2. Medikamente
      Antacida (plus Alginsäure)
      Bethanechol (Urecholin)
      Metoclopramid (Paspertin)
Histamin-2-Rezeptorenblocker
   α-Adrenergica
   3. Biofeedback-Therapie
Vermeiden von Faktoren,
die die Sphincterkontraktion hemmen
   1. Nahrung: Fett
   2. Genußmittel: Nicotin
         Alkohol
   3. Medikamente, vor allem Anticholinergica
Vermeiden abdomineller Druckspitzen
   1. Nahrung: kleine Mahlzeiten langsam essen,
     keine Luft schlucken, nicht aktiv aufstoßen,
     evtl. abends fasten. Bei Übergewicht
     Gewichtsabnahme
   2. Keine einschnürenden Kleider, Kopfende
     des Bettes hoch
   3. Bei Obstipation milde Laxantien

Carminativa [119] und Alkohol in hohen
Dosen [58]. Kleine Dosen von Alkohol
haben zwar keinen nachteiligen Einfluß auf
den Sphincter, schädigen aber möglicherweise die Oesophagusschleimhaut. Coffein-
haltiger und coffeinfreier Kaffee fördern —
entgegen früheren gegenteiligen Berichten
[34] — die Sphincterkontraktion. Reflux-
artige Beschwerden nach Kaffeegenuß sind
pathophysiologisch schwer zu erklären
(Cohen, persönliche Mitteilung).

3. Medikamente

Entscheidend sind Antacida, welche die
Sphincterkontraktion fördern [56, 69]. Bewährt ist eine Mischung aus Alkali und Al-
ginsäure [128]. Je nach zeitlichem Zusammenhang der Beschwerden zu den Mahlzeiten werden die Antacida sofort oder eine
Stunde nach dem Essen eingenommen. Die
letzte Dosis erfolgt beim Insbettgehen.

Cholinomimetica (Urecholin 3 × 25 mg
pro Tag) haben offenbar eine günstige Wirkung; Nebenwirkungen sollen selten auftreten [44]; Anticholinergica sind bei Reflux
selbstverständlich kontraindiziert. Ein

Druckanstieg im Sphincter wird nach Metoclopramid beobachtet [55, 126], ebenso eine Verbesserung der Säureclearance. Die klinische Wirksamkeit des Medikamentes ist allerdings umstritten [139]. In Prüfung befinden sich zur Zeit α-Adrenergica, Prostaglandin $F_{2\alpha}$ und vor allem Histamin-2-Rezeptorenblocker.

4. Verschiedenes

Der Patient soll weite Kleider tragen und das Kopfende seines Bettes höher stellen. Bei Obstipation,. die zu langem Pressen führt, ist ein mildes Laxans zu empfehlen.

Ein besonders interessantes, aber zur Zeit noch spekulatives Therapieverfahren ist die *Biofeedback-Behandlung*. Falls der Patient in einem Manometrielabor den Druck seines unteren Sphincters selbst verfolgen kann, gelingt es ihm mit der Zeit, Möglichkeiten der Drucksteigerung zu erlernen und zwar direkt und nicht über Mechanismen wie die Bauchpresse [101]. Die Drucksteigerung, welche von Refluxpatienten erreicht wird, ist zwar geringer als jene von gesunden Kontrollen, könnte jedoch für eine wirksame Refluxbekämpfung genügen. Dauerresultate mit dieser Therapie sind noch nicht bekannt.

Literatur

1. Abbey-Smith, R., Nelson, C. S.: Oesophageal obstruction following hyperemesis gravidarum. Thorax **20**, 528–531 (1965).
2. Affolter, H.: Oesophageale Motilitätsstörung bei Refluxoesophagitis. Leber Magen Darm **2**, 52–53 (1972).
3. Anderson, H. A., Schlegel, J. F., Olsen, A. M.: Postvagotomy dysphagia. Gastrointest. Endoscopy **12**, 13–18 (1966).
4. Babka, J. C., Hager, G. W., Castell, D. O.: The effect of body position on lower esophageal sphincter pressure. Amer. J. dig. Dis. **18**, 441–442 (1973).
5. Barker, J. R., Alexander-Williams, J.: The effect of cholecystectomy on eosphageal symptoms. Brit. J. Surg. **61**, 346–348 (1974).
6. Barrett, N. R.: Hiatus hernia. Brit. J. Surg. **42**, 231–243 (1954).
7. Barrie, H.: Effect of feeding on gastric and esophageal pressures in the newborn. Lancet **1968 I**, 1158–1160.
8. Belsey, R.: The pulmonary complications of esophageal disease. Brit. J. Dis. Chest. **54**, 342–348 (1960).
9. Bender, M. D., Haddad, J. K.: Disappearance of multiple esophageal diverticula following treatment of esophagitis: Serial endoscopic, manometric, and radiologic observations. Gastrointest. Endosc. **20** (1), 19–22 (1973).
10. Bennett, J. R., Atkinson, M.: The differentiation between esophageal and cardiac pain. Lancet **1966 II**, 1123–1127.
11. Blum, A. L., Peter, P., Krejs, G. J.: Aetiologie und Pathogenese der Ulkuskrankheit. Acta hepat. gastroent. **22**, 123–128 (1975).
12. Blum, A. L., Peter, P., Krejs, G. J.: Diagnose der Pankreaserkrankungen. Münch. med. Wschr., im Druck 1976 b.
13. Blum, A. L., Savary, M., Miller, G.: Diagnostik der Dysphagie — Wer sollte was wann tun? In: Fortschritte und Tendenzen in der Gastroenterologie, p. 11–26. Baden-Baden: Verlag Gerhard Witzstrock 1975.
14. Bombeck, C. T., Dillard, D. H., Nyhus, L. M.: Muscular anatomy of the gastroesophageal junction and the role of the phrenoesophageal ligament. Autopsy study of sphincter mechanism. Ann. Surg. **164**, 643–654 (1966).
15. Bombeck, C. T., Coelho, R. G. P., Nyhus, L. M.: Prevention of gastroesophageal reflux after resection of the lower esophagus. Surg. Gynec. Obstet. **130**, 1035–1043 (1970).
16. Braasch, J. W., Ellis, F. H.: The gastroesophageal sphincter mechanism; an experimental study Surgery **39**, 901–905 (1956).
17. Burgess, J. N., Carlson, H. C., Ellis, H. F., Jr.: Esophageal function after successful repair of esophageal atresia and tracheo-esophageal fistula. J. thorac. cardiovasc. Surg. **56**, 667–673 (1968).
18. Burkitt, D. P., James, P. A.: Low residue diet and hiatus hernia. Lancet **1973 II**, 128–130.
19. Carcassonne, M., Bensoussan, A., Aubert, J.: The management of gastroesophageal reflux in infants. J. Pediat. Surg. **8** (5), 575–585 (1973).
20. Carré, I. J.: The natural history of the partial thoracic stomach (hiatus hernia) in children. Arch. Dis. Childh. **34**, 344–353 (1959).
21. Clarke, S. D., Peury, J. B., Ward, P.: Esophageal reflux after abdominal vagotomy. Lancet **1965 II**, 824–826.
22. Cohen, S., Lipshutz, W.: Quantitation of lower esophageal sphincter (LES) dysfunction in achalasia: an objective guide to therapy. Gastroenterology **61**, 814–820 (1971).
23. Cohen, S., Lipshutz, W., Hughes, W.: Role of gastrin supersensitivity in the pathogenesis of lower esophageal sphincter hypertension in achalasia. J. clin. Invest. **50**, 1241–1247 (1971).

24. Cohen, S., Harris, L. D.: Does hiatus hernia affect competence of the gastroesophageal sphincter? New Engl. J. Med. **284**, 1053–1056 (1971).

25. Cohen, S.: Hypogastrinemia and sphincter incompetence. N. Engl. J. Med. **289**, 215–217 (1973).

26. Cohen, S.: Development characteristics of lower esophageal sphincter function: A possible mechanism for infantile chalasia. Gastroenterology **67**, 252–258 (1974).

27. Cotton, P. B., Rosenberg, M. T., Waldram, R. P. L.: Early endoscopy of esophagus, stomach and duodenal bulb in patients with haematemesis and melaena. Brit. med. J. **1973 II**, 505–509.

28. Crispin, J. S., McIver, D. K., Lind, J. F.: Manometric study of the effect of vagotomy on the gastroesophageal sphincter. Canad. J. Surg. **10**, 299 (1967).

29. Cross, F. S., Wangensteen, O. H.: Role of bile and pancreatic juice of esophageal erosions and anemia. Proc. Soc. exp. Biol. (N.Y.) **77**, 862–866 (1951).

30. Csendes, A., Larrain, A.: Effect of posterior gastropexy on gastroesophageal sphincter pressure and symptomatic reflux in patients with hiatal hernia. Gastroenterology **63**, 19–24 (1972).

31. Csendes, A., Larrain, A., Uribe, P.: Gastric acid secretion in patients with a symptomatic gastroesophageal reflux and patients with esophageal strictures. Ann. Surg. **179**, 119–122 (1974).

32. Denck, H.: Erfahrungsbericht über annähernd 500 Operationen wegen Hiatushernie oder deren Folgenzustände. Leber Magen Darm **2**, 59–62 (1972).

33. Dennish, G. W., Castell, D. O.: Inhibitory effect of smoking on the lower esophageal sphincter in man. New Engl. J. Med. **284**, 1136–1137 (1971).

34. Dennish, G. W., Castell, D. O.: Coffeine and the lower esophageal sphincter. Amer. J. dig. Dis. **17**, 993–996 (1972).

35. Delahunty, J. E., Ardran, G. M.: Globus hystericus—a manifestation of reflux esophagitis. J. Laryng. **84**, 1049–1054 (1970).

36. Delahunty, J. E.: Acid laryngitis. J. Laryng. **86**, 335–342 (1972).

37. Donner, M. W., Silbiger, M. L., Hookman, P., Hendrix, T. R.: Acid-barium swallows in the radiographic evaluation of clinical esophagitis. Radiology **87**, 220–225 (1966).

38. Donner, M. W.: Der Schluckvorgang mit saurem Barium. Ein neuartiger Röntgentest bei Patienten mit Refluxbeschwerden. Radiologie **13**, 372–376 (1973).

39. Earlam, R. J.: Further experience with epigastric pain reproduction test in duodenal ulceration. Brit. med. J. **1972 II**, 683–685.

40. Eckardt, V., Dagradi, A. E., Stempien, S. J.: The esophagogastric (Schatzki) ring and reflux esophagitis. Amer. J. Gastroent. **52**, 525–530 (1972).

41. Edwards, D. A. W.: The mechanism at the cardia. II. The antireflux mechanism: manometric and radiological studies. Brit. J. Radiol. **34**, 474–487 (1961).

42. Ellis, F., Cole, F. L.: Reflux after cardiomyotomy. Gut **6**, 80–84 (1965).

43. Farrell, R. L., Nebel, O. T., McGuire, A. T., Castell, D. O.: The abnormal lower esophageal sphincter in pernicious anaemia. Gut **14** (10), 767–772 (1973).

44. Farrell, R. L., Roling, G. T., Castell, D. O.: Stimulation of the incompetent lower esophageal sphincter. A possible advance in therapy of heartburn. Amer. J. dig. Dis. **18**, 646–650 (1973).

45. Farrell, R. L., Castell, D. O., McGuigan, J. E.: Measurements and comparisons of lower esophageal sphincter pressures and serum gastrin levels in patients with gastro-esophageal reflux. Gastroenterology **67**, 415–422 (1974).

46. Friedland, G. W., Dodds, W. J., Sunshine, P., Zboralske, F. F.: The apparent disparity in incidence of hiatal herniae in infants and children in Britain and the United States. Amer. J. Roentgenol. **120**, 305–314 (1974).

47. Friesen, S. R., Miller, D. R.: Competence of the esophagogastric sphincter in hiatal hernia. Amer. Surg. **22**, 42–55 (1956).

48. Gillison, E. W., Capper, W. M., Airth, G. R., Gibson, M. J., Bradford, I.: Hiatus hernia and heartburn. Gut **10**, 609–613 (1969).

49. Gillison, E. W., De Castro, V. A. M., Nyhus, L. M., Kusakari, K., Bombeck, C. T.: The significance of bile in reflux esophagitis. Surg. Gynec. Obstet. **134**, 419–424 (1972).

50. Goligher, J. C., Pulvertaft, N. W., Irvin, T. T., Johnston, U., Walker, B., Hall, R. A., Willson-Pepper, J., Metheson, T. S.: Five to eight year result of truncal vagotomy and pyloroplasty for duodenal ulcer. Brit. med. J. **1972 I**, 7–13.

51. Gryboski, J. D.: The swallowing mechanism of neonate. 1. Esophageal and gastric motility. Pediatrics **35**, 445–452 (1965).

52. Hafter, E.: Hiatus hernia. In: Handbuch Inn. Med., Bd. III/1: Diseases of the esophagus, S. 741–782. Berlin-Heidelberg-New York: Springer 1974.

53. Hattori, K., Winans, C. S., Archer, F., Kirsner, J. B.: Endoscopic diagnosis of esophageal inflammation. Gastroenterology **64**, 838 (1973).

54. Hawe,A., Payne,W.S., Weiland,L.H., Fontana,R.: Adenocarcinoma in the columnar epithelial lined lower (Barrett) esophagus. Thorax **28** (4), 511–514 (1973).

55. Heitmann,P., Möller,N.: The effect of metoclopramide on the gastroesophageal junctional zone and the distal esophagus in man. Scand. J. Gastroent. **5**, 621–625 (1970).

56. Higgs,R.H., Smyth,R.D., Castell,D.O.: Lower esophageal sphincter response to gastric alkalinization. Does endogenous gastrin play a role? Gastroenterology **66**, 710 (1974).

57. Hoag,E.W., Kiriluk,L.B., Merendino,K.A.: Experiences with uper gastrectomy, its relationship to esophagitis with special reference to the esophagogastric junction and diaphragm. Amer. J. Surg. **88**, 44–55 (1954).

58. Hogan,W.J., Andrade,S.R.V., Winship,D.H.: Ethanol induced acute esophageal motor dysfunction. J. appl. Physiol. **32**, 755–760 (1972).

59. Hunt,P.S., Connell,A.M., Smiley,T.B.: The cricopharyngeal sphincter in gastric reflux. Gut **11**, 303–306 (1970).

60. Imdahl,H.: Der terminale Oesophagus. Stuttgart: Schattauer 1963.

61. Ismail-Beigi,F., Horton,P., Pope,C.E.: Histological consequences of gastroesophageal reflux in man. Gastroenterology **58**, 163–174 (1970).

62. Ismail-Beigi,F., Pope,C.E.: Distribution of the histological changes of gastroesophageal reflux in the distal esophagus of man. Gastroenterology **66**, 1109–1113 (1974).

63. Jaffer,S.S., Makhlouf,G.M., Schorr,B.A., Zfass,A.M.: Nature and kinetics of inhibition of lower esophageal sphincter pressure by Glucagon. Gastroenterology **67**, 42–46 (1974).

64. Jennewein,H.M., Siewert,R., Waldeck,F., Weiser,F.: Zur Beeinflussung des unteren Oesophagussphincters von Mensch und Hund durch Caerulein. Dtsch. med. Wschr. **98**, 332–333 (1973).

65. Kaufmann,P., Lierse,W., Stark,I., Stelzner,F.: Die Muskelanordnung der Speiseröhre. Ergebn. Anat. Entwickl.-Gesch. **40**, Heft 3 (1968).

66. Kaye,M.D., Showalter,J.P.: Pyloric incompetence in patients with symptomatic gastroesophageal reflux. J. Lab. clin. Med. **83**, 198–206 (1974).

67. Kehrer,B., Oesch,A., Bettex,M.: Manometric studies of esophageal motility in infants with hiatus hernia. J. pediatr. Surg. **7**, 499–503 (1972).

68. Kieser,C.: Untersuchungen über die tödlichen Komplikationen von Hiatushernien. Gastroenterologia (Basel) **107**, 328–336 (1967).

69. Kline,M.M., McCallum,R.W., Curry,N., Sturdevant,R.A.L.: Effect of gastric alkalinization on lower esophageal sphincter pressure and serum gastrin. Gastroenterology **68**, 1137–1139 (1975).

70. Kobayashi,S., Kasugai,T.: Endoscopic and biopsy criteria for the diagnosis of esophagitis with a fiberoptic esophagoscope. Amer. J. dig. Dis. **19**, 345–352 (1974).

71. Koch,A., Ellers,J., Siewert,R.: Funktionelle Spätergebnisse nach Oesophagusatresie-Operationen. Z. Kinderchir. **18**, 33–44 (1976).

72. Kralik,I., Vojacek,K., Skibbe,G.: Morphologische und funktionelle Folgen der segmentalen Myektomie der Speiseröhre im Tierversuch. Langenbecks Arch. Chir. **326**, 38–46 (1969).

73. Kramer,P., Hollander,W.: Comparison of experimental esophageal pain with clinical pain of angina pectoris and esophageal disease. Gastroenterology **29**, 719–743 (1955).

74. Krejs,G.J., Seefeld,U., Brändli,H.H., Bron, B.A., Caro,G., Schmid,P., Blum,A.L.: Gastro-esophageal reflux disease: correlation of subjective symptoms with 7 objective esophageal function tests. Acta hepato gastroent. 1976 (im Druck).

75. Krejs,G.J., Bühler,H.R., Keller,H., Bron, B.A., Peter,P., Landolt,M., Akovbiantz,A., Blum,A.L.: Die Funktion des unteren Oesophagussphincters nach Fundoplicatio. Schweiz. Med. Wschr. 1976 (im Druck).

76. Krejs,G.J., Lobsiger,M.M., Rau,R., Bron, B.A., Peter,P., Pirozynski,W., von Büren,U.S., Blum,A.L.: Esophageal function in scleroderma. Acta hepato gastroent 1976 (im Druck).

77. Krejs,G.J., Seefeld,U., Siebenmann,R.E., Haemmerli,U.P., Blum,A.L.: Gastro-esophageal Reflux: Histological and morphometric findings. Gastroenterology **68**, 931 (1975 d).

78. Lambert,R.: Relative importance of biliary and pancreatic secretions in the genesis of esophagitis in rats. Amer. J. dig. Dis. **7**, 1026–1033 (1962).

79. Levrat,M., Lambert,R., Kirshbaum,G.: Esophagitis produced by reflux of duodenal contents in rats. Amer. J. dig. Dis. **7**, 564–573 (1962).

80. Lichter,I.: Measurements of gastro-esophageal acid reflux: Its significance in hiatus hernia. Brit. J. Surg. **61**, 253–258 (1974).

81. Lind,J.F., Crispin,J.S., McIver,D.K.: The effect of atropine on the gastroesophageal

sphincter. Canad. J. Physiol. Pharmacol. a46, 233–238 (1968).

82. Lind, J. F., Smith, A. M., McIver, D. K., Coopland, A. T., Crispin, J. S.: Heartburn in pregnancy—a manometric study. Canad. med. Ass. J. **98**, 571–574 (1968).

83. Lind, J. F., Cotton, D. J., Blanchard, R., Crispin, J. S., Dimopolos, G. E.: Effect of thoracic displacement and vagotomy on the canine gastroesophageal junctional zone. Gastroenterology **56**, 1078–1085 (1969).

84. Lipshutz, W. H., Gaskins, R. D., Lukash, W. M., Sode, J.: Pathogenesis of lower esophageal sphincter incompetence. New Engl. J. Med. **289**, 182–184 (1973).

85. Lipshutz, W. H., Gaskins, R. D., Lukash, W. M.: Hypogastrinemia in patients with lower esophageal sphincter incompetence. Gastroenterology **67**, 423–427 (1974).

86. Mandelstam, P., Lieber, A.: Cine-radiographic evaluation of the esophagus in normal adults. Gastroenterology **58**, 32–39 (1970).

87. Mann, C. V., Ellis, F. H., Jr., Schlegel, J. F., Code, C. F.: Abdominal displacement of the canine gastroesophageal sphincter. Surg. Gynec. Obstet. **118**, 1009–1018 (1964).

88. Marchand, P.: The gastroesophageal "sphincter" and the mechanism of regurgitation. Brit. J. Surg. **42**, 504–513 (1955).

89. Master, A. M.: The spectrum of anginal and non-cardiac chest pain. J. Amer. med. Ass. **187**, 894–899 (1964).

90. Mazur, J. M., Skinner, D. B., Lones, E. L., Zuidema, G. B.: Effect of transabdominal vagotomy on the human gastroesophageal high pressure zone. Surgery **73**, 818–822 (1973).

91. McNally, E. F., Kelly, J. E., Ingelfinger, F. J.: Mechanism of belching: effect of gastric distention with air. Gastroenterology **46**, 254–259 (1964).

92. McNamara, J. J., Paulson, D. L., Urschel, H. C.: Hiatal hernia and gastroesophageal reflux in children. Pediatrics **43**, 527–532 (1969).

93. Meiss, J. H., Grindlay, J. H., Ellis, F. J.: The gastroesophageal sphincter mechanism—II. J. thorac. Surg. **36**, 156–165 (1958).

94. Michel, J. O., Olsen, A. M., Dockerty, M. B.: The association of diaphragmatic hiatal hernia and gastroesophageal carcinoma. Surg. Gynec. Obstet. **124**, 583–589 (1967).

95. Misiewicz, J. J., Waller, S. L., Anthony, P. P., Gummer, J. W. P.: Achalasia of the cardia: pharmacology and histopathology of isolated cardiac sphincteric muscle from patients with and without achalasia. Quart. J. Med. **38**, 17–30 (1969).

96. Moffat, R. C., Berkas, E. M.: Bile esophagitis. Arch. Surg. **91**, 963–966 (1965).

97. Morris, D. W., Schoen, H., Brooks, F. P., Cohen, S.: Relationship of serum gastrin and lower esophageal sphincter pressure in normals and patients with antrectomy. Gastroenterology **66**, 750 (1974).

98. Nagler, R., Wolfson, A. W., Lowman, R. M., Spiro, H. M.: Effect of gastric intubation on the normal mechanisms preventing gastroesophageal reflux. New Engl. J. Med. **262**, 1325–1327 (1960).

99. Nebel, O. T., Castell, D. O.: Inhibition of the lower esophageal sphincter by fat—a mechanism for fatty food intolerance. Gut **14**, 270–274 (1973).

100. Neuhauser, E. B. D., Berenberg, W.: Cardioesophageal relaxation as a cause of vomiting in infants. Radiology **48**, 480–483 (1947).

101. Nikoomanesh, P., Wells, D., Schuster, M. M.: Biofeedback control of lower esophageal sphincter contraction. Clin. Res. **21**, 521 (1973).

102. Olsen, A. M., Schlegel, J. F.: Motility disturbances caused by esophagitis. J. thorac. cardiovasc. Surg. **50**, 607–612 (1965).

103. Orlando, R. C., Bozymski, E. M.: Heartburn in pernicious anemia—a consequence of bile reflux. New Engl. J. Med. **289**, 522–523 (1973).

104. Ottenjann, R., Gruner, H. J., Strauch, M.: Endoskopisch-bioptische Befunde bei Refluxoesophagitis. Leber Magen Darm **2**, 48–52 (1972).

105. Palmer, E. D.: Subacute erosive "peptic" esophagitis associated with achlorhydria. New Engl. J. Med. **262**, 927–929 (1960).

106. Pattrick, F. G.: Investigations of gastroesophageal reflux in various positions with a two lumen pH electrode. Gut **11**, 659–667 (1970).

107. Pearson, J. E. G., Wilson, R. S. E.: Diffuse pulmonary fibrosis and hiatus hernia. Thorax **26**, 300–304 (1971).

108. Resin, H., Stern, D. H., Sturdevant, R. A., Isenberg, J. I.: Effect of octapeptide of cholecystokinin on lower esophageal sphincter pressure in man. Gastroenterology **62**, 797 (1972).

109. Rosenberg, S. L., Harris, L. D.: The pathogenesis of lower esophageal sphincter incompetence. Gastroenterology **60**, 711 (1971).

110. Rossetti, M., v. Huben, R., Allgöwer, M.: Endobrachyösophagus und erworbener Brachyösophagus. Helv. chir. Acta **41**, 109–113 (1974).

111. Roszkowski, A., Guillon, P., Giles, G. R.: The response of the lower esophageal sphincter to a test meal stimulus. Brit. J. Surg. **60**, 489–493 (1973).

112. Sandry, R. J.: Pathology of chronic esophagitis. Gut **3**, 189–200 (1962).

113. Shafer, R. B.: Adenocarcinoma in Barrett's columnar-lined esophagus. Arch. Surg. **103**, 411–413 (1971).

114. Shepard, R., Fenn, S., Sieber, W. K.: Evaluation of esophageal function in postoperative esophageal atresia and tracheoesophageal fistula. Surgery **59**, 608–617 (1966).

115. Sieber, A. M., Sieber, W. K.: Colon transplants as esophageal replacement cineradiographic and manometric evaluation in children. Ann. Surg. **168**, 116–122 (1968).

116. Siegel, C. I., Hendrix, T. R.: Esophageal abnormalities induced by acid perfusion in patients with heartburn. J. clin. Invest. **42**, 686–695 (1963).

117. Siegrist, P. W., Krejs, G. J., Blum, A. L.: Symptomatik der gastrooesophagealen Refluxkrankheit. Dtsch. med. Wschr. **99**, 2088–2094 (1974).

118. Siewert, R., Weiser, F., Jennewein, H. M., Waldeck, F.: Clinical and manometric investigations of the lower esophageal sphincter and its reactivity to pentagastrin in patients with hiatus hernia. Digestion **10**, 287–297 (1974).

119. Sigmund, C. J., McNally, E. F.: The action of carminative on the lower esophageal sphincter. Gastroenterology **56**, 13–18 (1969).

120. Silber, W.: Reflections on some benign diseases of the esophagus. Rev. Surg. **26**, 1–21 (1969).

121. Simpson, J. A., Conn, H. O.: The role of ascites in gastroesophageal reflux with comments on the pathogenesis of bleeding esophageal varices. Gastroenterology **55**, 17–25 (1968).

122. Skinner, D. B., Camp, T. F.: Relation of esophageal reflux to lower esophageal sphincter pressures decreased by atropine. Gastroenterology **54**, 543–551 (1968).

123. Skinner, D. B., Harris, L. D., Ingelfinger, F. J.: Mechanisms that prevent gastroesophageal reflux. In: Controversy in Internal Medicine II (Ingelfinger, F. J., Ebert, R. V., Finland, M., Relman, A. S., Eds.). Philadelphia: Saunders 1974.

124. Smiddy, F. G., Atkinson, M.: Mechanisms preventing gastro-esophageal reflux in the dog. Brit. J. Surg. **47**, 680–687 (1960).

125. Southam, J. A.: The effects of cholecystectomy on esophageal symptoms. Brit. J. Surg. **56**, 671–672 (1969).

126. Stanciu, C., Bennett, J. R.: Metoclopramid in gastroesophageal reflux. Gut **14**, 275–279 (1973).

127. Stanciu, C., Bennett, J. R.: Smoking and gastro-esophageal reflux. Brit. med. J. **1972 III**, 793–795.

128. Stanciu, C., Bennett, J. R.: Alginate/antacid in the reduction of gastroesophageal reflux. Lancet **1974 I**, 109–111.

129. Stelzner, F., Lierse, W.: Der angiomuskuläre Dehnverschluß der terminalen Speiseröhre. Langenbecks Arch. Chir. **321**, 35–63 (1968).

130. Stern, H., Karas, L. M., Bloom, D. I., Winship, D. H., Melnick, G. S., Thayer, W. R., Spiro, H. M.: Evaluation of factors involved in gastroesophageal reflux. J. thorac. cardiovasc. Surg. **48**, 906–911 (1964).

131. Stol, D. W., Murphy, G. M., Collis, J. L.: Duodeno-gastric reflux and acid secretion in patients with symptomatic hiatal hernia. Scand. J. Gastroent. **9**, 97–101 (1974).

132. Stremple, J. F.: Serum gastrin levels in reflux esophagitis. Gastroenterology **66**, 785 (1974).

133. Sturdevant, R., Kun, T.: Studies on the mechanism of gastro-esophageal sphincter incompetence. Rendiconti Gastroenterologia **5**, 131 (1973).

134. Sugawa, C., Werner, M. H., Hayes, D. F., Lucas, C. E., Walt, A. J.: Early endoscopy: a guide to therapy for acute hemorrhage in the upper gastrointestinal tract. Arch. Surg. **107**, 133–144 (1973).

135. Tatelman, M., Kelch, M. K.: Esophageal motility in systemic lupus erythematosus, rheumatoid arthritis and scleroderma. Radiology **86**, 1041–1046 (1966).

136. Vandertoll, D. J., Ellis, H. F., Jr., Schlegel, J. F., Code, C. F.: An experimental study of the role of gastric and esophageal muscle in gastroesophageal competence. Surg. Gynec. Obstet. **122**, 579–586 (1966).

137. Vantrappen, G., Texter, E. C., Jr., Barborka, C. J., Vandenbroucke, J.: The closing mechanism at the gastroesophageal junction. Amer. J. Med. **23**, 564–577 (1960).

138. Vela, A. R., Balart, L. A.: Esophageal motor manifestations in diabetes mellitus. Amer. J. Surg. **19**, 21–26 (1970).

139. Veneables, C. W., Beh, D., Eccleston, D.: A double-blind study of metoclopramide in symptomatic peptic esophagitis. Postgrad. med. J., July suppl., 1973, pp. 73–76.

140. Venkatachalam, B., Da Costa, L. R., Beck, I. T.: What is a normal esophago-gastric junction? Gastroenterology **62**, 521–528 (1972).

141. Vinnik, I. E., Kern, F.: The effect of gastric intubation on esophageal pH. Gastroenterology **47**, 388–394 (1964).

142. Vos, A., Berma, I.: Surgical treatment of gastro-esophageal reflux in infants and children—long term results in 28 cases. J. pediat. Surg. **6**, 101–111 (1971).

143. Ward, A. S.: Esophageal reflux and gastric secretion. Gut **11**, 738–742 (1970).

144. Ward, A. S., Wright, D. H., Collis, J. L.: The assessment of esophagitis in hiatus hernia patients. Thorax **25**, 568–572 (1970).

145. Watson, W. C., Sullivan, S. N.: Hypertonicity of the cricopharanygeal sphincter: a cause of globus sensation. Lancet **1974 II**, 1417–1419.

146. Weinstein, W. M., Bogoch, E. R., Bowes, K. L.: The normal human esophageal mucosa: a histological reappraisal. Gastroenterology **68**, 40–44 (1975).

147. Williams, J. A., Woodward, D. A. K.: The effect of subdiaphragmatic vagotomy on the function of the gastroesophageal sphincter. Surg. Clin. N. Amer. **47**, 1341–1344 (1967).

148. Windsor, C. W. O.: Gastro-esophageal reflux after partial gastrectomy. Brit. med. J. **1964 II**, 1233–1234.

149. Wolf, B. S., Lazar, H. P.: Reflux esophagitis. In: Handbuch der inneren Medizin, Bd. III/1: Diseases of the esophagus, S. 493–524. Berlin-Heidelberg-New York: Springer 1974.

150. Wolff, A. P., Kessler, S.: Iatrogenic injury to the hypopharynx and cervical esophagus. Ann. Otol. (St. Louis) **82**, 778–783 (1973).

21. Kapitel

Endoskopische Befunde bei der Oesophagitis

M. SAVARY und G. MILLER

Die Retentionsoesophagitis und die Reflux-oesophagitis sind die häufigsten entzündlichen Schleimhautveränderungen, die mit funktionellen Störungen des Oesophagus einhergehen. Während die Retentionsoesophagitis sich bei der Achalasie und evtl. bei Divertikeln und Presbyoesophagus findet, kann die Refluxoesophagitis bei der Refluxkrankheit und der Sklerodermie auftreten.

Diese beiden Formen der Oesophagitis sind *zwei völlig verschiedene Krankheitsbilder*. Die Erhebung eines genauen endoskopischen Befundes ist unerläßlich, da sowohl die Retentionsoesophagitis wie die Refluxoesophagitis in ihrer weiteren Entwicklung zum Carcinom führen können. Die endoskopischen Verlaufskontrollen erlauben, den Wert einer therapeutischen Maßnahme zu beurteilen.

I. Die Retentionsoesophagitis

Diese Form der Oesophagitis ist bedingt durch die Retention von Speiseresten, deren bakterielle und mykotische Infestation und Gärung [12, 22, 58].

Die endoskopische Untersuchung kann nur bei gut gespültem und völlig gereinigtem Oesophagus durchgeführt werden, wenn sie Anspruch erheben will, aussagekräftig zu sein.

Das endoskopische Bild zeigt:

1. kleine, trotz bester Reinigung noch vorhandene Speisereste, die wegen der geschädigten Schleimsekretion an der Wand festhaften;

2. multiple, fleckförmige oder konfluierende, z. T. ausgedehnte Beläge, die meist Kolonien von Hefe, Soor, anderen Pilzen oder Bakterien entsprechen. Eine Probeentnahme zur mykologischen und bakteriologischen Untersuchung sollte durchgeführt werden.

Nach Entfernung dieser Beläge erkennt man entweder

3. eine *atrophische*, rote, ausgesprochen lädierbare, nicht glänzende, trockene Schleimhaut mit deutlich durchscheinenden Gefäßen und Mikroerosionen, oder

4. eine *hyperplastische*, verdickte, grauweißliche Schleimhaut mit Pflästerung.

Sowohl bei der atrophischen wie bei der hyperplastischen Form der Retentionsoesophagitis besteht endoskopisch eine ausgesprochene Verminderung der Schleimsekretion, wodurch die Schleimhaut ihr glänzendes Aussehen verliert, einen trockenen, aufgerauhten Aspekt annimmt und klebrig wird.

Der stark dilatierte Oesophagus macht durch seine Dimensionen eine sorgfältige Untersuchung zu einem langwierigen Unternehmen. Unsere Erfahrungen zeigen, daß die fiberoptischen Instrumente mit ungenügenden Möglichkeiten zur Spülung und Entfernung von größeren Speiseresten,

Tabelle 1. Oesophagoskopien wegen Hiatushernie und/oder gastro-oesophagealem Reflux 1963–1974. Alle statistischen Angaben stammen aus dem Krankengut der HNO-Universitätsklinik Lausanne und dem Spital Yverdon (Schweiz)

Gesamtzahl	3181
Refluxoesophagitis	1183
hyperergische Form	303 (26%)
erosive Refluxoesophagitis Stadium I	420 (35%)
erosive Refluxoesophagitis Stadium II	130 (11%)
erosive Refluxoesophagitis Stadium III	105 (9%)
komplizierte chronische Refluxoesophagitis Stadium IV	225 (19%)

Dabei handelt es sich um ein bereits im Hinblick auf eine chirurgische Behandlung vorselektiertes Krankengut. Trotzdem besteht nur bei einem Drittel aller Patienten eine endoskopisch faßbare Refluxoesophagitis.

die die dünnen Kanäle und die Absauge-
vorrichtung verstopfen, für diese Untersuchung nicht geeignet sind [36]. Die opti-
schen Qualitäten der starren Instrumente
erleichtern es zudem, kleine, suspekte
Schleimhautveränderungen, die einem be-
ginnenden Carcinom entsprechen können,
zu erkennen. Bei der Achalasie treten z. B.
in 3–8% aller Fälle Carcinome auf [12,
40, 65]. Sie sind oft multiloculär, in ihren
Frühstadien flach, und entgehen deshalb
der radiologischen Untersuchung.

*Im Unterschied zur peptischen Reflux-
oesophagitis sind bei der Retentionsoesophagitis Ulcera und Stenosen sowie Bildungen
von Cylinderzellmetaplasien unbekannt.*

II. Die Refluxoesophagitis

Der gastro-oesophageale Reflux führt nicht
unbedingt zu einer Refluxoesophagitis
(Tab. 1) [31, 2, 6].
Im Gegensatz zur Retentionsoesophagitis ist die Refluxoesophagitis charakterisiert
durch
1. ihren schubweisen Verlauf und ihre
Tendenz zur
2. Erosion und Ulceration,
3. Stenosenbildung,
4. Cylinderzellepithelmetaplasie.

Die Erosion ist die primäre Schleimhautveränderung. Die peptische Aggressivität
auf die Schleimhaut des Oesophagus ist *ort-
hoergisch. Der ätzenden Wirkung des Refluxes sind am meisten die Faltenkämme ausgesetzt, während die Faltentäler oder die in der
Regel verschlossene Zone des unteren
Sphincters davon verschont bleiben* [62, 41,
42, 43, 44].
Die Kenntnis dieser Tatsachen erklärt
das endoskopisch-morphologische Bild der
Refluxoesophagitis.

1. Allgemeine endoskopische Aspekte

Die Refluxoesophagitis ist morphologisch
charakterisiert durch:
— *die supravestibuläre Lokalisation.*
Im terminalen Oesophagus, oberhalb der
Sphincterzone, ist der korrosive Effekt des
peptischen Refluxes am ausgeprägtesten,
weil
a) hier die Schleimhaut der ätzenden
Wirkung der aufsteigenden Refluxflüssig-
keit am stärksten ausgesetzt ist,
b) die peptische Wirkung der Refluxflüs-
sigkeit hier noch am intensivsten ist, während in den oberen Abschnitten einerseits
bereits der neutralisierende Effekt von Speichel und Schleim wirksam wird, andererseits aber die Peristaltik dem Reflux entgegenwirkt.

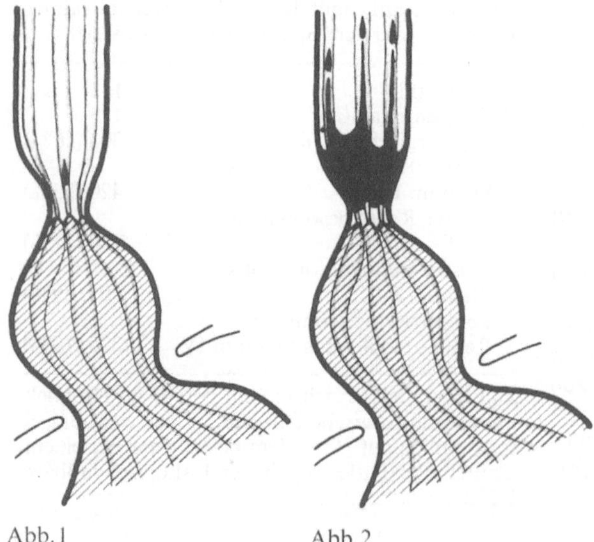

Abb. 1

Abb. 2

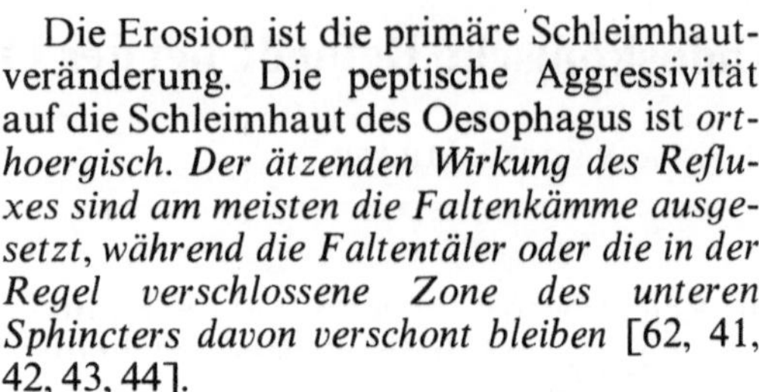

Abb. 1. Ausgangsort der Refluxoesophagitis. Die ersten Schleimhautveränderungen finden sich auf dem Kamm der hinteren mittleren Schleimhautfalte $1^1/_2$–
2 cm oberhalb der Z-Linie

Abb. 2. Auswirkung der Oesophagusfalten
auf die Morphologie der Reflux-beding-
ten Schleimhautläsionen. Dadurch erklärt sich die Längsrichtung, die Parallelität, die Strichform und die Sternform der
Schleimhautveränderungen

Die Auffassung, im terminalen Oesophagus bestehe ein Locus minoris resistentiae *im eigentlichen Sinne*, teilen wir nicht. Sie entbehrt u. E. jeglicher pathophysiologischer oder anatomischer Grundlage.

Die ersten kleinen Schleimhautveränderungen zu Beginn und die schwersten im Verlaufe der Erkrankung finden sich auf dem Kamm der hinteren, mittleren Schleimhautfalte, $1\frac{1}{2}$–2 cm oberhalb der Z-Linie. Dieser Ort muß als Ausgangspunkt jeder Refluxoesophagitis angesprochen werden (Abb. 1) [21, 31, 41–44, 62].

— *die Tatsache, daß der Kamm der Schleimhautfalten ein Prädilektionsort der Veränderungen, das Tal dagegen meist unversehrt ist.*

Das erklärt
a) die Längsrichtung der Schleimhautveränderungen,
b) ihre Parallelität,
c) ihre Strichform,
d) oder ihre Sternform, wenn die Schleimhautveränderungen distal zusammenlaufen (Abb. 2) [3, 41–44, 64].

— *das Überwiegen der Schleimhautveränderungen an der Hinterwand* [41–44].
— *örtlich bedingte, unterschiedliche Schweregrade und Verschiedenartigkeit der Schleimhautveränderungen* [42–44].

Daneben gibt es eine hyperergische Form der Refluxoesophagitis mit diffuser Hyperämie und/oder Ödem, auf die wir in diesem Artikel nicht weiter eingehen (Tab. 1) [15, 16, 31, 42–44].

2. Die Läsionen

Die Refluxoesophagitis zeigt meist ein polymorphes Bild [37]. Dabei lassen sich folgende, dem *akuten Stadium* zuzurechnende Veränderungen unterscheiden:

Hyperämie:
— ovale Flecken mit Längsachse, die den Schleimhautfalten aufsitzen,
— Hofbildungen, die erosive Schleimhautveränderungen umgeben.
— diffuse Hyperämie.

Ödem: Es ist meist diffus und verdickt die Längsfalten im unteren Oesophagus, so daß sich einzelne Falten aneinanderpressen können.

Tabelle 2. Endoskopische Befunde bei der Refluxoesophagitis (1963–1974)

Gesamtzahl	1183
Stadium I–III	958
Stadium IV (chronische Form	
mit Komplikationen)	225
Stenosen	141
Ulcera	
a) Übergangsulcus	62
b) Barrett-Ulcus	7
Endobrachyoesophagus	
Typ I + II	76
Adenocarcinom	11

Das *entzündliche Fibrinexsudat* mit Bildung von falschen Membranen. Es ist mehr oder weniger dick, gelblich-weißlich bis bräunlich und bedeckt
— *Erosionen*, deren Tiefe nach Entfernung der Membran endoskopisch und histologisch bestimmt werden kann.

Dem *chronischen Stadium* entsprechen:
— das *Ulcus*, sei es auf Höhe des Epithelüberganges [37, 62, 63], sei es in einem von Cylinderepithel bedeckten Bezirk (Barrett-Ulcus) [5, 25, 57, 61],
— die *Wandinfiltration*,
— die *Wandfibrose*,
— die *Stenose*, sei sie narbig oder akut entzündlich bedingt (cf. Tab. 2),
— die sog. *Cylinderzellnarbe*, d. h. Reepithelisierung von Schleimhautdefekten durch Cylinderzellmetaplasie (vgl. Tab. 2),
— die *Schleimhauthyperplasie*, im Bereiche des Plattenepithels als sog. gepflästerter Oesophagus [16, 44], im Bereiche des Cylinderepithels als Pseudopapillomatose [44, 45],
— *exophytische Schleimhautveränderungen:*
das *Granuloma teleangiectaticum* (sog. Botryomykom) [11, 53],
das *Carcinom*, das meist ein Adenocarcinom ist (Tab. 3).

Wegen dieser vielfältigen Aspekte muß eine photographische und histologische Bestandsaufnahme in verschiedenen Höhen durchgeführt werden.

Wir teilen die endoskopischen Veränderungen bei der Refluxoesophagitis in folgende 4 Stadien ein (Abb. 3 und Tab. 1) [42–44, 53]:

Tabelle 3. Endobrachyoesophagus und gleichzeitig vorhandene pathologische Zustände (1963–1975)

Endobrachyoesophagus	
(Typus I + II)	89 (100%)
Hiatushernien	85 (96%)
erosive peptische Oesophagitis	86 (97%)
peptische Stenose	36 (41%)
Barrett-Ulcus	8 (9%)
Adenocarcinom	11 (12%)

Der Endobrachyoesophagus ist fast immer mit einer Refluxkrankheit kombiniert. In den 4 Fällen ohne Refluxoesophagitis bestand eine Hiatushernie und ein inkompetenter unterer Oesophagussphincter (durch Auskleidung mit Cylinderepithel ausgeheilte Refluxoesophagitis?).

Die Stenose ist eine in weniger als 50% auftretende Komplikation des Endobrachyoesophagus.

Das Auftreten eines Adenocarcinoms in über 10% aller Fälle von Endobrachyoesophagus beweist das hohe Adenocarcinom-Risiko dieser Patienten, das nach unserer Statistik ungefähr 30000 mal höher ist als beim Gesunden [55, 60].

Stadium I:
Einzelne oder mehrere, supravestibuläre, *nicht konfluierende Schleimhautveränderun-*

gen mit Erythem und/oder Exsudat mit oberflächlichen Erosionen.

Stadium II:
Konfluieren der erosiv-exsudativen Schleimhautveränderungen, *welche aber nicht den ganzen Umfang des Oesophagus einnehmen.*

Stadium III:
Die Läsionen ergreifen den *ganzen Oesophagusumfang ohne Bildung einer Stenose.*

Stadium IV:
Chronische Veränderungen (Ulcus) mit Narbenbildungen (Wandfibrose, Stenose, Brachyoesophagus, Cylinderzellnarbe).

Die Stadien I–III heilen in bezug auf das Epithel meist in Form einer Restitutio ad integrum aus. Stadium IV führt häufig zur Ausbildung einer Cylinderzellepithelmetaplasie (vgl. Tab. 2).

3. Komplikationen (Tab. 2)

a) Das Ulcus

Wir unterscheiden endoskopisch 2 verschiedene Typen von Ulcera.

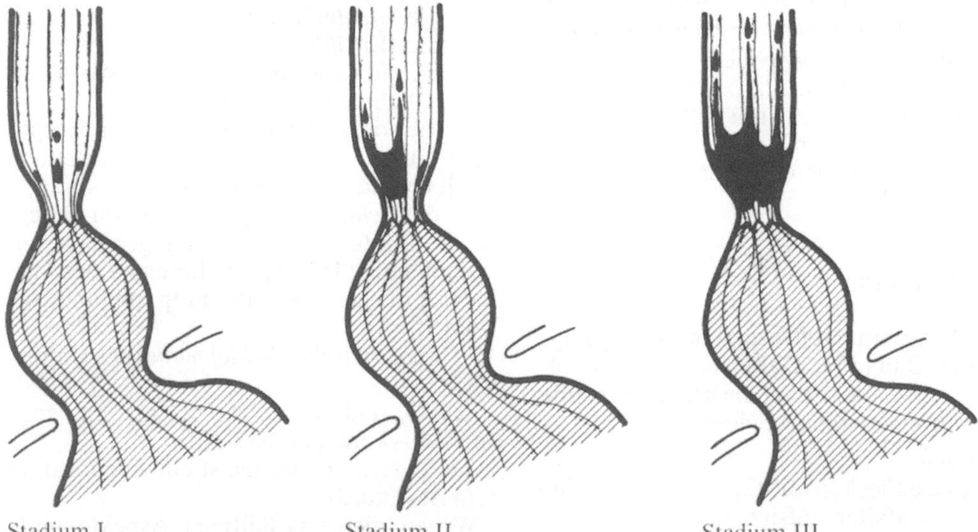

Abb. 3. Stadieneinteilung der Refluxoesophagitis. *Stadium I:* Einzelne oder mehrere, supravestibuläre, *nicht konfluierende Schleimhautveränderungen* mit Erythem und/oder Exsudat sowie oberflächliche Erosionen. *Stadium II: Konfluieren* der erosiv-exsudativen Schleimhautveränderungen *ohne aber den ganzen Umfang des Oesophagus einzunehmen. Stadium III:* Die Läsionen ergreifen den *ganzen Oesophagusumfang ohne Bildung einer Stenose. Stadium IV* (ist nicht dargestellt). Es ist charakterisiert durch *chronische Veränderungen* (Ulcus) mit Narbenbildungen (Wandfibrose, Stenose, Brachyoesophagus, Cylinderzellnarbe)

α) Das Randulcus oder das Ulcus des gastro-oesophagealen Überganges. Es ist meistens an der Hinterwand gelegen und weist eine Längsachse auf. An seiner proximalen Begrenzung erscheint es seicht, an seinem distalen Ende aber tiefer, um so mehr, als die benachbarte Magenschleimhaut oft einen hyperplastischen, pseudopapillomatösen Charakter aufweist [37, 44, 45, 62, 63].
β) Das Barrett-Ulcus. Es liegt ausschließlich in einer Zone von Cylinderepithel, ist meist solitär und tief, neigt zur Blutung und Perforation. Es führt im Gegensatz zum Randulcus nur ausnahmsweise zur Stenosenbildung [5, 25, 57, 61].

b) Die Stenose (Abb. 4)

ist eine der häufigsten Komplikationen der Refluxkrankheit (Tab. 2).

Sitz: Stenosen bilden sich am Ort der maximalen Säureeinwirkung im unteren Oesophagus aus, d.h. oberhalb des Sphincters. Durch die entzündlichen Veränderungen verkürzt sich der Oesophagus (erworbener Brachyoesophagus), weshalb die Stenose meist im Thoraxraum liegt (sog. terminale Stenose).

Heilt eine chronische, peptische Oesophagitis unter Epithelisierung mit Cylinderepithel *(Endobrachyoesophagus)* aus, liegt die Stenose fast immer oberhalb des mit Cylinderepithel ausgekleideten Abschnittes. Deshalb kann die Stenose sowohl im mittleren wie im oberen Drittel des thorakalen Oesophagus liegen (sog. hochsitzende Stenose) [3, 8, 44, 46].

Selten kann man, wenn die Epithelisierung durch Cylinderzellepithel nicht einheitlich, sondern durch Plattenepithel unterbrochen ist, multiple, etagenförmige Stenosen beobachten (Abb. 4d) [44, 47, 62].

Ausdehnung: Man hat eine lange und eine kurze Form der peptischen Stenose beschrieben. Stenosen sind aber meist lokalisiert und umschrieben. Eine röhrenförmige Stenose ist fast immer ein radiologischer Artefakt [17, 31].

Endoskopie: Die reine, unkomplizierte Stenose ist symmetrisch, trichterförmig, mit zentralem Lumen, durch welches hie und da geiserartig der Reflux quillt. Sie ist durch ein Fibrinexsudat ausgekleidet, unter wel

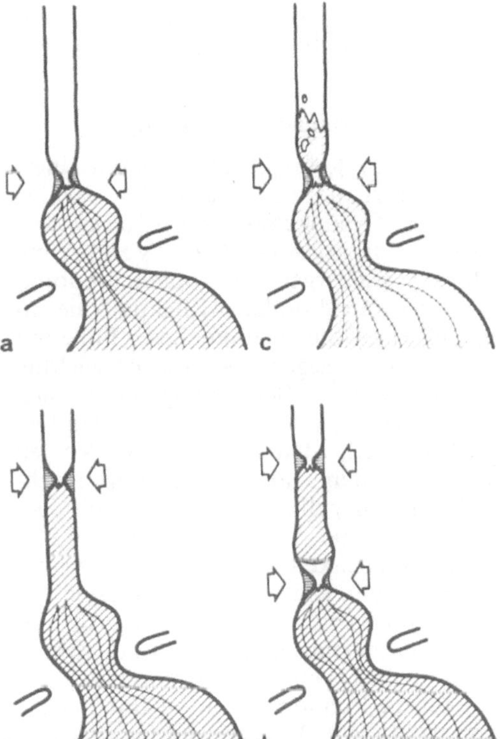

Abb. 4a–d. Peptische Stenose. Die 4 verschiedenen Möglichkeiten ihrer Lokalisation: (a) Terminale, supravestibuläre Stenose mit Brachyoesophagus. (b) Hochsitzende Stenose oberhalb eines mit Cylinderepithel ausgekleideten unteren Oesophagussegmentes (Endobrachyoesophagus Typus I). (c) Terminale, supravestibuläre Stenose bei nicht einheitlich mit Zylinderzellepithel ausgekleidetem unterem Oesophagussegment (Endobrachyoesophagus Typus II). (d) Multiple, etagenförmige Stenosen bei nicht einheitlich mit Zylinderzellepithel ausgekleidetem unterem Oesophagussegment (Endobrachyoesophagus Typus II)

chem eine erosive, hämorrhagische Mucosa zu erkennen ist.

Sobald die Stenose, was häufig ist, ein Ulcus aufweist, wird sie asymmetrisch. Endoskopische Kontrollen nach Behandlung von peptischen Stenosen (Fundoplicatio) zeigen, daß diese asymmetrisch abheilen: Einzelne Zonen zeigen längere Zeit eine erosiv und exsudativ veränderte Schleimhaut.

Wird die Stenose durch eine refluxverhindernde Operation behandelt, so kann bei postoperativen endoskopischen Kontrollen die Lage der Strictur in bezug auf die Architektur des Epitheliums genau bestimmt werden.

c) Die Verkürzung des Oesophagus

Die peptische Refluxkrankheit kann einerseits zur Strictur, andererseits zur Verkürzung des Oesophagus *(erworbener Brachyoesophagus)* führen. Diese Verkürzung ist für den Chirurgen ein Problem (abdominaler oder transthorakaler Zugang). Die endoskopische Untersuchung dieser Fälle mit intrathorakal gelegener Kardia ist wichtig. Eine präoperative Beurteilung, ob es sich um eine fixierte oder nicht-fixierte Hiatushernie handelt, ist notwendig. Mit Vorteil wird sie mit dem starren Endoskop durchgeführt. Damit gelingt es besser als mit dem Fibroskop, die Geschmeidigkeit und Längsbeweglichkeit der Oesophaguswand zu beurteilen. Diese beiden Befunde erlauben, präoperativ zu beurteilen, ob der distale Oesophagus in den Abdominalraum verlagert und damit der abdominale Zugang für die Fundoplicatio gewählt werden kann. Sind diese Bedingungen nicht erfüllt, so führt eine erzwungene transabdominale Fundoplicatio nach unserer Erfahrung zu einem schlechten Operationsresultat.

d) Die Blutung

Peptische Läsionen bluten nur wenig, sowohl bei der Untersuchung, wie bei endoskopischen Eingriffen (Biopsie, Mobilisation, d.h. Prüfung der Geschmeidigkeit und Längsbeweglichkeit mit Hilfe des Instrumentenkopfes).

Eine massive Blutung ist selten und kommt nur beim Barrett- oder beim Übergangsulcus vor, es sei denn, eine andere Ursache liege ihr zugrunde, wie z.B. Oesophagusvaricen oder ein Blutungsleiden.

Anämien, wie sie häufig bei der Hiatushernie beschrieben werden, haben ihren Grund nicht in einer eventuellen Refluxoesophagitis, sondern sind Ausdruck einer herniären, intermittierenden und traumatischen Fundusgastropathie, die mit dem Phänomen des gastro-oesophagealen Prolapses einhergeht [9, 14, 26–28, 45, 48].

e) Die Spontanperforation

ist bei peptischen Läsionen selten und kommt praktisch nur beim Barrett-Ulcus vor [5, 31].

f) Eine maligne Degeneration von peptischen Veränderungen

in Form eines Plattenepithelcarcinoms ist außergewöhnlich. Heilt die Entzündung aber durch Bildung von Cylinderzellepithel aus, wird sie als Adenocarcinom häufig (Tab. 3).

4. Der sog. Endobrachyoesophagus (columnar epithelial lined esophagus, Barrett-Syndrom) (Abb. 5)

Entgegen der Meinung, daß der Endobrachyoesophagus eine kongenitale Erkrankung sei, sind wir der Ansicht, daß es sich dabei um einen *speziellen Aspekt der chronischen Refluxkrankheit* handelt. Dafür sprechen folgende Gründe:

1. Der „Endobrachyoesophagus" ist normalerweise mit einer Refluxkrankheit kombiniert (Tab. 3).

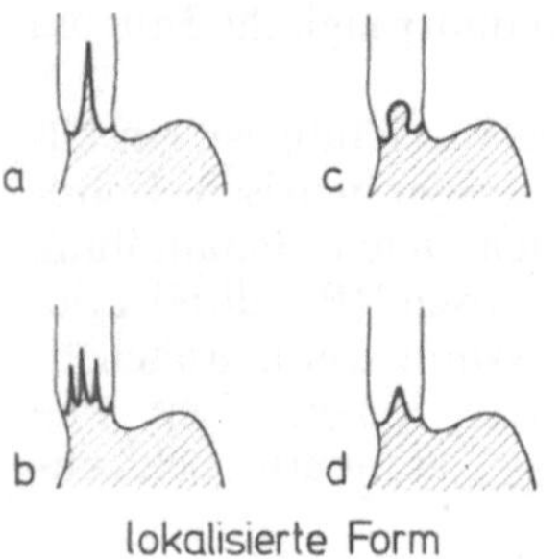

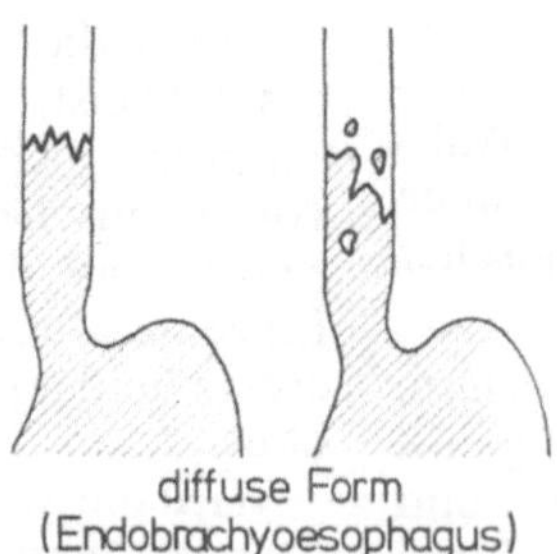

Abb. 5a–d. Cylinderzellmetaplasien des unteren Oesophagus. In der *lokalisierten Form* können die Cylinderzellmetaplasien linear (a), flammenartig (b), fingerförmig (c) oder zungenförmig (d) sein.
Bei der *diffusen Form* (Endobrachyoesophagus) unterscheiden wir den Typus I (diffuse und vollständige Auskleidung durch Cylinderepithel) vom Typus II (teilweise fortbestehende Plattenepithelinseln und -ringe)

2. Die sorgfältige Untersuchung einer chronischen Refluxoesophagitis mit Ulcus und Stenose zeigt fast immer Zonen mit Cylinderepithel, was schon seit langem bekannt ist (Tab. 2) [5, 25, 57, 61].

3. Endoskopische Verlaufsstudien bei Refluxoesophagitis zeigen, daß peptische Ulcera unter Hinterlassung von Cylinderzellnarben ausheilen können [39].

4. Tierexperimentelle Untersuchungen bestätigen diese Befunde [7].

5. Die Topographie der Cylinderzellmetaplasien überdeckt sich meist mit der Ausdehnung und Topographie der Refluxoesophagitis (strichförmig, flammenartig oder sternförmig) [53].

6. Verlaufsuntersuchungen beim „Endobrachyoesophagus" zeigen, daß die Cylinderzellauskleidung des Oesophagus sich von unten nach oben ausbreitet [18, 30].

Sollte es einen *kongenitalen „Endobrachyoesophagus"* geben, so ist er sehr selten, weil

1. er beim Neugeborenen für die Pathologen praktisch nicht bekannt ist. Unseres Wissens besteht in der Literatur ein einziger beschriebener Fall [38].

2. die Häufigkeit des Endobrachyoesophagus mit zunehmendem Alter steigt und beim Kind sehr selten ist (Abb. 6).

Im Krankheitsbild der Refluxkrankheit hat das Auftreten von Cylinderzellmetaplasien folgende Bedeutung:

a) Es treten außergewöhnliche morphologische Aspekte der Refluxoesophagitis auf mit

— hohem Sitz der Schleimhautläsion,
— multiplen Lokalisationen derselben (Abb. 4),
— Barrett-Ulcus.

b) Sie sind Ausdruck einer schlechten Prognose mit

— Chronizität der Läsionen,
— Häufigkeit der Stenose,
— evtl. Entstehung eines Barrett-Ulcus,
— Risiko der malignen Entartung (Adenocarcinom) (Tab. 3).

Männer sind häufiger davon betroffen als Frauen (Tab. 4).

Endoskopischer Befund

Das Cylinderepithel unterscheidet sich vom Plattenepithel durch seine Farbe, seine Struktur und seine Transparenz.

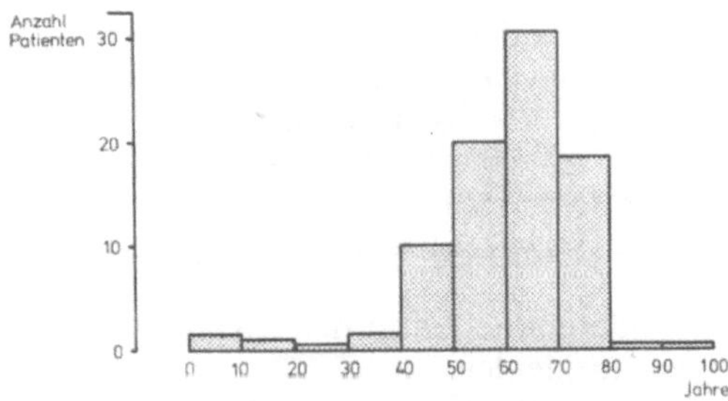

Abb. 6. Altersverteilung des Endobrachyoesophagus

Tabelle 4. Geschlechtsverteilung des Endobrachyoesophagus

89 Fälle von Endobrachyoesophagus (Typus I + II)	
61 Männer	(69%)
28 Frauen	(31%)

Der mit Cylinderzellepithel ausgekleidete Oesophagus läßt alle Faltenbildungen vermissen, und seine Wand ist hypoton.

Dieser röhrenförmige Anblick unterscheidet ihn von einem intrathorakal gelegenen Magenanteil, der seine Fältelung beibehält und leicht sackartig ist [50].

In bezug auf die Ausbreitung des Cylinderepithels können wir verschiedene topographische Aspekte der Cylinderzellmetaplasien unterscheiden (Abb. 5). Die endoskopische Bestimmung dieser Topographie geschieht am besten nach Ausheilung der peptischen Veränderungen und ganz besonders nach postoperativem (Fundoplicatio) Verschwinden der Stenose. Dabei erkennen wir, daß im allgemeinen die Topographie der Cylinderzellmetaplasien übereinstimmt mit der Ausdehnung der seinerzeitigen Refluxoesophagitis.

Die Zonen der Cylinderzellmetaplasien, die meist mit der Magenschleimhaut zusammenhängen, können im unteren Oesophagus sowohl den ganzen Umfang, wie auch nur einzelne Abschnitte des Oesophagus auskleiden. Dementsprechend unterscheiden wir eine *lokalisierte* von einer *diffusen Form* (Abb. 5) [32, 46, 47, 49–51].

Lokalisierte Form

Die Z-Linie kann durch Cylinderzellmetaplasien *lineare, fingerförmige* oder *zungen-*

förmige Ausläufer erhalten. Sind diese Ausläufer *flammenartig* auf den Kämmen der Schleimhaut lokalisiert, dann verliert die Z-Linie ihr sägeblattartiges Aussehen und gleicht einem Stern.

Diffuse Form (sog. „Endobrachyoesophagus")

Cylinderepithel kann den distalen Oesophagus auskleiden

— sei es teilweise, wobei Plattenepithelinseln oder -ringe bestehen bleiben (Typus II),

— sei es diffus und vollständig (sog. „Endobrachyoesophagus", Typus I).

Histologisch weist das Cylinderepithel in den seltensten Fällen Haupt- oder Belegzellen auf. Immerhin zeigen stufenweise durchgeführte Biopsien und histologische Untersuchungen an Längsschnitten eine erstaunliche Verschiedenheit der epithelialen Struktur [48, 49].

Die Cylinderzellmetaplasien haben eine relativ große Potenz zur *malignen Entartung*. In unserem Krankengut ist in 10 % aller Fälle von „Endobrachyoesophagus" ein Adenocarcinom gefunden worden (Tab. 3) [1, 4, 8, 10, 13, 19, 20, 23, 24, 29, 33, 35, 39, 44, 46, 47, 54, 56, 59].

Bei erfolgreich operierten chronischen Refluxoesophagitiden mit Cylinderzellmetaplasien verschwinden die peptischen Läsionen rasch, die Ausdehnung des Cylinderepithels bleibt stationär und die Potenz zur malignen Entwicklung scheint erhalten zu bleiben. Daraus ergibt sich die Forderung zur periodischen endoskopischen Nachkontrolle [33].

Literatur

1. Adler, R. H.: The lower esophagus lined by columnar epithelium: its association with hiatal hernia, ulcer, stricture and tumor. J. thorac. cardiovasc. Surg. **45**, 13 (1963).
2. Allison, P. R.: Reflux esophagitis, sliding hiatal hernia and the anatomy of repair. Surg. Gynec. Obstet. **92**, 419 (1951).
3. Allison, P. R.: Peptic oesophagitis and oesophageal stricture. Lancet **1970 I**, 199.
4. Armstrong, R. A., Blalock, J. B., Carrera, G. M.: Adenocarcinoma of the middle third of the esophagus arising from ectopic gastric mucosa. J. thorac. Surg. **37**, 398 (1959).
5. Barrett, N. R.: Chronic peptic ulcer of esophagus and esophagitis. Brit. J. Surg. **38**, 175 (1952).
6. Belsey, R.: Peptic ulcer of the esophagus. Ann. roy. Coll. Surgery **14**, 303 (1954).
7. Bremner, C. G., Lynch, V. P., Ellis, F. H., Jr.: Barrett's esophagus: congenital or acquired— An experimental study of esophageal mucosal regeneration in the dog. Surgery **68**, 209 (1970).
8. Burgess, J. N., Payne, W. S., Andersen, H. A., Weiland, L. H., Carlson, H. C.: Barrett-Esophagus. The columnar-epithelial-lined lower esophagus. Proc. Mayo Clin. **46**, 728 (1971).
9. Dagradi, A. E., Broderick, J. T., Juler, G., Wolinsky, S., Stempien, St. J.: The mallory-weiß syndrome and lesion. Amer. J. dig. Dis. **11**, 710 (1966).
10. Dawson, J. L.: Adenocarcinoma of the middle esophagus arising in an esophagus lined by gastric (parietal) epithelium. Brit. J. Surg. **51**, 940 (1964).
11. Eller, J. L., Ziter, F. M. H., Jr., Zuck, Th. F., Brott, W.: Inflammatory Polyp: A complication in the esophagus lined by columnar epithelium. Radiology **98**, 145 (1971).
12. Ellis, F. H., Jr., Olson, A. M.: Achalasia of the esophagus. In: Major Problems in Clinical Surgery, Vol. IX. Philadelphia-London-Toronto: Saunders 1969.
13. Endo, M., Kobayashi, S., Kosu, T., Kakemodo, T., Nakayama, K.: A case of Barrett epithelization followed up for 5 years. Endoscopy **6**, 48 (1974).
14. Fagan, Ch. J., Palmer, E. D.: Gastro-esophageal retrograde mucosal prolapse. A cause of upper gastrointestinal hemorrhage. Amer. J. Roentgenol. **90**, 774 (1963).
15. Gaillard, J.: La forme oedémateuse de l'oesophagite par reflux. J. franç. Oto-rhino-laryng **5**, 214 (1956).
16. Gaillard, J.: Valeur de l'endoscopie dans les oesophagites par reflux. Rev. Laryng. (Bordeaux) **77**, 250 (1956).
17. Gaillard, J., Tassin, M.: Les sténoses péptiques de l'oesophage. Contribution à l'étude de l'oesophage court et de l'endobrachyoesophage. J. franç. Oto-rhino-laryng, Suppl. No. 2, 1963.
18. Goldmann, M. C., Beckman, R. C.: Barrett syndrome: case report with discussion about concepts of pathogenesis. Gastroenterology **39**, 104 (1960).
19. Hankins, J. R., Cole, F. N., Attar, S., Frost, J. L., McLaughlin, J. S.: Adenocarcinoma involving the esophagus. J. thorac. cardiovasc. Surg. **68**, 148 (1974).
20. Hawe, A., Payne, W. S., Weiland, L. H., Fontana, R. S.: Adenocarcinoma in the columnar epithelial lined lower (Barrett) esophagus. Thorax **28**, 511 (1973).

21. Ingelfinger, F. J.: The esophagus. Gastroenterology **45**, 241 (1963).

22. Jackson, Ch., Jackson, Ch. L.: Bronchoesophagology. Philadelphia-London: Saunders 1950.

23. Jernstrom, P., Brewer, L. A.: Primary adenocarcinoma of the mid-esophagus arising in ectopic gastric mucosa with associated hiatal hernia and reflux esophagitis (Dawson's syndrome). Cancer (Philad.) **26**, 1343 (1970)

24. Lortat-Jacob, J. L.: Primary esophageal adenocarcinoma. Report of 16 cases. Surgery **16**, 535 (1968).

25. Lyall, A.: Chronic peptic ulcer of the esophagus: a report of eight cases. Brit. J. Surg. **24**, 534 (1937).

26. Miller, G.: Der gastro-oesophageale Prolaps — ein vergessenes Krankheitsbild. Schweiz. med. Wschr. **101**, 1207 (1971).

27. Miller, G.: The gastro-oesophageal prolapse—A situation in urgent endoscopy. In: Urgent Endoscopy of Digestive and Abdominal Diseases. Int. Symp. Prague/Karlsbad, p. 129. Basel: Karger 1972.

28. Miller, G., Savary, M., Gloor, F.: Der gastro-oesophageale Prolaps als Ursache traumatischer Schleimhautveränderungen im Magenfundus und Oesophagus. Blutende Hiatushernie, Mallory-Weiss-Syndrom, Oesophagusruptur. Deutsch. med. Wschr. **99**, 553 (1974).

29. Morson, B. C., Belcher, J. R.: Adenocarcinoma of the esophagus and ectopic gastric mucosa. Brit. J. Cancer **6**, 127 (1952).

30. Mossberg, S. M.: The columnar-lines esophagus (Barrett syndrome)—an acquired condition? Gastroenterology **50**, 671 (1966).

31. Mounier-Kuhn, P., Gaillard, J.: La pathologie du reflux gastrooesophagien. Oesophagites et sténoses peptiques. Paris: Arnette 1965.

32. Naef, A. P., Savary, M.: Conservative Operations for peptic esophagitis with stenosis in columnar-lines lower esophagus. Ann. thorac. Surg. **13**, 543 (1972).

33. Naef, A. P., Savary, M., Ozello, L.: Columnar lined lower esophagus: An acquired lesion with malignant prediposition. Report on 140 cases of Barrett's esophagus with 12 adenocarcinomas. J. thorac. cardiovasc. Surg. **70**, 826 (1975).

34. Ozzello, L.: Endobrachyoesophagus: light- and electron microscopic observations. J. franç. Oto-rhino-laryng. ORL **23**, 145 (1974).

35. Pattinson, J. N., Osborne, G., Morson, G. C.: Hiatus hernia with adenocarcinoma arising in the region of the cardia. J. Fac. Radiol. (Lond.) **7**, 90 (1955).

36. Payne, W. S., Olson, A. M.: The esophagus. Philadelphia: Lea and Febiger 1974.

37. Peters, P. M.: The pathology of severe digestion esophagitis. Thorax **10**, 269 (1955).

38. Postlethwait, R. W., Musser, A. W.: Changes in the esophagus in loco autopsy specimens. J. thorac. cardiovasc. Surg. **68**, 953 (1974).

39. Ribet, M., Mortier, F.: La dégénérescence des oesophagites peptiques. J. Chir. (Paris) **103**, 341 (1972).

40. Roth, I. L. A.: Achalasia (cardiospasm). In: Bockus, H. L. (Ed.): Gastroenterology, Vol. 1, 2nd, p. 145. Philadelphia-London: Saunders 1946.

41. Sandry, R. J.: The pathology of chronic esophagitis. Gut **3**, 189 (1963).

42. Savary, M.: Les hernies hiatales non compliquées. Endoscopie. Maladie peptique oesophagienne et gastrites herniaires. Méd. Hyg. (Genève) **26**, 789 (1968).

43. Savary, M.: La jonction muqueuse gastro-oesophagienne. Aspect endoscopique normal et pathologique. Rev. méd. Suisse rom. **90**, 25 (1970).

44. Savary, M.: L'expression endoscopique de l'oesophagite par reflux. Dans XIIIe Congres of the International Bronchooesophagological Society, Lyon 1971. Villeurbane: Simep-Editions 1972.

45. Savary, M.: Aspect endoscopique de la portion gastrique intrathoracique dans la hernie hiatale. Les gastrites jonctionelles supérieures. Pract. oto-rhino-laryng. (Basel) **28**, 176 (1966).

46. Savary, M.: Les hétérotopies épithéliales cylindriques de l'oesophage. Pract. oto-rhino-laryng. **33**, 65 (1971).

47. Savary, M.: L'endobrachy-oesophage ("esophagus lined with columnar epithelium"): à-propos de 43 observations endoscopiques. Ther. Umsch. **28**, 148 (1971).

48. Savary, M.: Le problème du reflux gastro-oesophagien du point de vue endoscopique. Pract. oto-rhino-laryng. **27**, 20 (1965).

49. Savary, M.: Les hernies hiatales compliquées Endoscopie. Méd. et Hyg. (Genève) **26**, 799 (1968).

50. Savary, M.: L'apport de la photographie en endoscopie oesophagienne basse. Ann. Oto-laryng. (Paris) **87**, 684 (1970).

51. Savary, M.: L'aspect endoscopique du vestibule gastrooesophagien. Pract. oto-rhino-laryng. (Basel) **30**, 134 (1968).

52. Savary, M., Fasel, J., Monti, M.: Le problème histologique des hétérotopies épithéliales étendues du bas-oesophage. Rev. med. Suisse rom. **90**, 37 (1970).

53. Savary, M., Miller, G.: Der Oesophagus: endoskopischer Atlas. 1976, im Druck.

54. Shafer, R. B.: Adenocarcinoma in Barrett's Columnar-Lined Esophagus. Arch. Surg. **103**, 411 (1971).

55. Silverberg, E., Holleb, A. I.: Cancer Statistics. Cancer J. Clin. **21**, 13 (1971).

56. Smithers,D.W.: Adenocarcinoma of the Esophagus. Thoras **11**, 257 (1956).
57. Stewart,A.M., Hartfall,S.J.: Chronic peptic ulcer of the esophagus. J. Path. Bact. **32**, 9 (1929).
58. Terracol,J.: Les maladies de l'oesophage, 2 Ed. Paris: Masson 1951.
59. Thomas,J.V., Hay,L.J.: Adenocarcinoma of the Esophagus. Report of a Case of Glandular Metaplasia of the Esophageal Mucosa. Surgery **35**, 635 (1954).
60. Turnbull,A.D.M., Goodner,J.T.: Primary Adenocarcinoma of the Esophagus. Cancer (Philad.) **22**, 915 (1968).
61. Tilestone,W.: Peptic ulcer of the esophagus. Amer. J. med. Sci. **132**, 240 (1906).
62. Wolf,B.S., Marshak,R.H., Som,M.L., Winkelstein,A.: Peptic esophagitis, peptic ulcer of the esophagus and marginal esophagogastric ulceration. Gastroenterology **29**, 744 (1955).
63. Wolf,B.S., Som,M.L., Marshak,R.H.: Short esophagus with esophagogastric or marginal ulceration. Radiology **61**, 473 (1953).
64. Wooler,G.: The diagnosis and treatment of peptic oesophagitis. Gut **2**, 91 (1961).
65. Wychulis,A.R., Woolam,G.L., Andersen,H.A., *et al.*: Achalasia and carcinoma of the esophagus. J. Amer. med. Ass. **215**, 1638 (1971).

Endobrachyoesophagus und peptische Oesophagusstenosen

M. WIENBECK, P. HEITMANN, R. SIEWERT und M. ROSSETTI

I. Einleitung

1. Historisches

Barrett [6] wies 1950 auf ein Krankheitsbild hin, das durch das gleichzeitige Vorkommen einer hochsitzenden Oesophagusstenose und eines von magenähnlicher Schleimhaut umgebenen peptischen Ulcus in deren Nähe gekennzeichnet war. Er war der Meinung, daß es sich hierbei um einen Anteil des Magens handelte, der nach entzündlich bedingter Längsschrumpfung der Speiseröhre ins Mediastinum verlagert war. 1953 bewiesen Allison u. Johnstone [5] dann aber in röntgenologischen und anatomischen Untersuchungen, daß dieser zwischen Stenose und Kardia lokalisierte, unterschiedlich lange, von magenähnlicher Schleimhaut ausgekleidete Abschnitt nicht dem Magen, sondern entsprechend seinem muskulären Wandaufbau und seiner Blutversorgung der Speiseröhre zuzuordnen war. Lortat-Jacob [51] prägte 1957 die Bezeichnung „Endobrachyoesophagus". Endgültig bewiesen Cohen u. Mitarb. 1963 [18] mittels kombinierter röntgenologischer und manometrischer Untersuchungen, daß dieser mit heterotoper Magenschleimhaut ausgekleidete Abschnitt auf Grund seiner typischen schluckabhängigen Motorik auch aus funktioneller Sicht der Speiseröhre angehört.

2. Definitionen

Barrett-Syndrom

Aus historischer Sicht ist unter diesem Syndrom die atypische Auskleidung des distalen Oesophagus mit Magenschleimhaut zu verstehen. Auf Grund der besonderen Verdienste von Allison u. Johnstone um das Verständnis dieses Krankheitsbildes wird von manchen Autoren synonym der Begriff „Allison-Johnstone-Syndrom" gebraucht.

Endobrachyoesophagus

Der Endobrachyoesophagus ist durch eine Epithelheterotopie im distalen, gelegentlich auch im mittleren Oesophagus, gekennzeichnet. Anstelle der regelrechten Auskleidung mit Plattenepithel sind diese Speiseröhrenabschnitte mit Cylinderepithel unterschiedlichen Differenzierungsgrades — also nicht ausschließlich Magenschleimhaut — bedeckt. Dieses Cylinderepithel geht ohne Unterbrechung in die Schleimhaut des Magens über. Die tieferen muskulären Wandanteile einschließlich des distalen Verschlußsystems der Speiseröhre zeigen morphologisch und funktionell die Charakteristika des Oesophagus. Anatomisch beweist die segmentale Gefäßversorgung die Zugehörigkeit dieses Abschnitts zur Speiseröhre (Abb. 1a und b). Da es sich hier nur um unterschiedliche Differenzierungsgrade eines einheitlichen Krankheitsbildes handelt, können die Begriffe „Endobrachyoesophagus" und „Barrett-Syndrom" synonym gebraucht werden.

Ektopische Magenschleimhautinseln

Magenschleimhaut im Oesophagus bedeutet nicht zwangsläufig Endobrachyoesophagus. Die bei Erwachsenen, Kindern und auch Neugeborenen häufig anzutreffenden Magenschleimhautinseln im Oesophagus [21, 32, 42, 64, 71] haben keine nosologische Bedeutung, so lange sie keine Verbindung zur Magenmucosa aufweisen und vollständig von Plattenepithel umgeben sind.

Brachyoesophagus

Beim Brachyoesophagus ist nicht nur der Magenschleimhautübergang vom Oesophagus zum Magen nach oral verlagert, sondern der Oesophagus ist mit allen seinen Wandschichten kürzer als normal und geht daher bereits im Mediastinum in den Magen über.

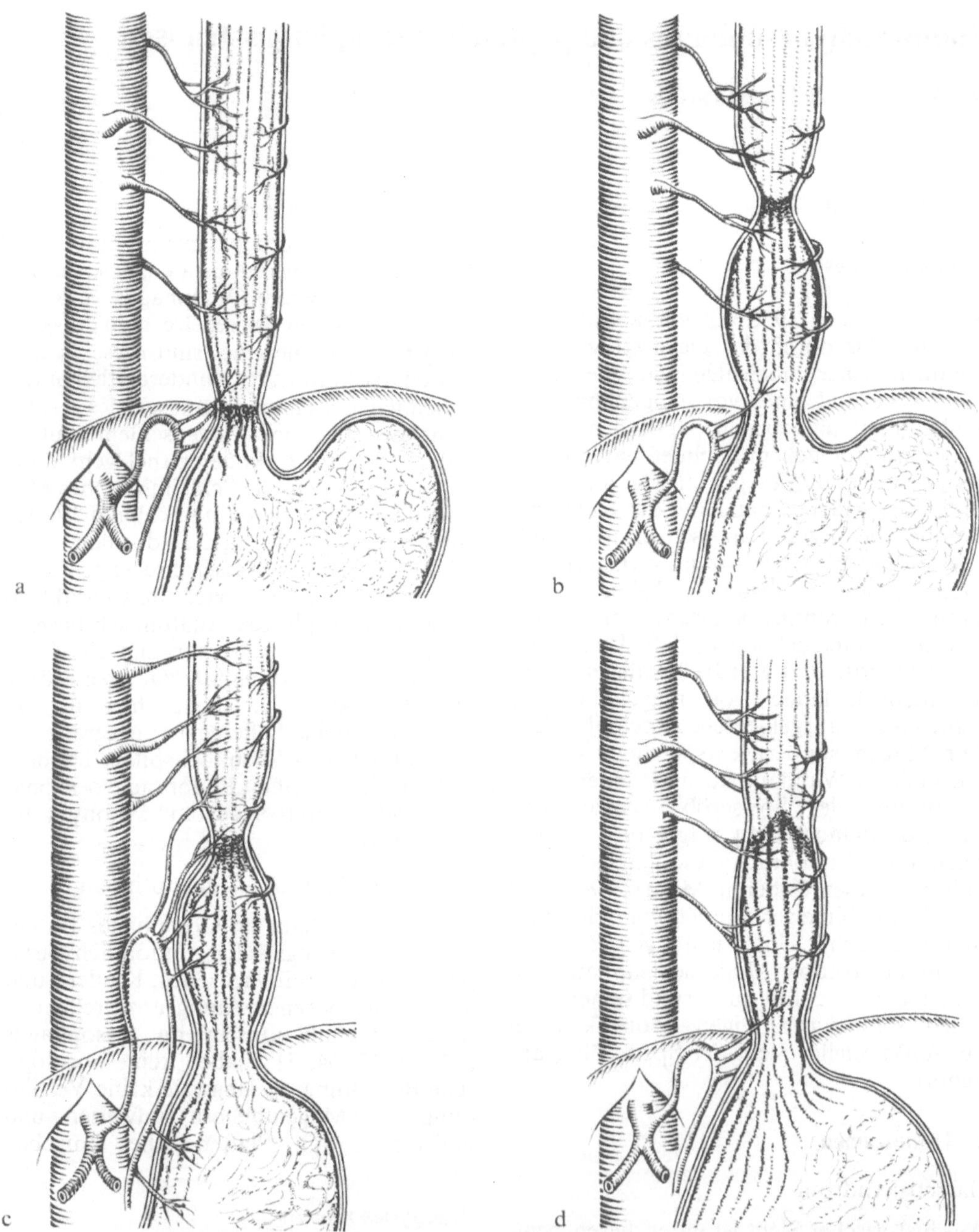

Abb. 1 a–d. Topographische Anatomie der Kardia. (a) Regelrechte Anatomie mit intraabdominell lokalisierter Kardia und segmentaler Gefäßversorgung des Oesophagus. (b) Endobrachyoesophagus. Bei sonst regelrechten anatomischen Verhältnissen Auskleidung des distalen Oesophagus mit Cylinderepithel. (c) Sekundärer Brachyoesophagus. Durch entzündliche Längsschrumpfung des Oesophagus ist die Kardia nebst der sie versorgenden Arteria gastrica sinistra in das hintere Mediastinum hinaufgezogen. Regelrechte segmentale Gefäßversorgung des distalen Oesophagus. Das Plattenepithel reicht bis zur anatomischen Kardia. (d) Angeborener Brachyoesophagus. Fehlangelegte gastrooesophageale Übergangszone. Der intrathorakale Magenanteil wird nicht von der Arteria gastrica sinistra, sondern von segmentalen Ästen der Aorta versorgt. Sonst regelrechte Wand- und Schleimhautverhältnisse des distalen Oesophagus und des Magens [73]

Der sekundäre Brachyoesophagus

Hier treten nach entzündlich bedingter Längsschrumpfung der Speiseröhre Anteile des Magenfundus in das Mediastinum ein. Naturgemäß behält der Magenfundus seine typische Gefäßversorgung aus der Arteria gastrica sinistra, während die segmentalen Gefäße der Speiseröhre entsprechend der Längsschrumpfung ihres Erfolgsorgans nach oral hin ausweichen. Das gastrooesophageale Verschlußorgan ist in diesem Fall ebenfalls nach thorakal hinaufgetreten (Abb. 1 c).

Der angeborene Brachyoesophagus

Demgegenüber bezieht der intrathorakale Magenanteil beim angeborenen Brachyoesophagus seine Gefäßversorgung aus segmentalen Ästen der Aorta. Der Begriff „angeborener Brachyoesophagus" stammt aus den ersten Publikationen zur morphologischen Einteilung der Hiatushernien [3] und wird seitdem in der Literatur fortgeführt. Die Erfahrungen der letzten Jahre haben berechtigte Zweifel an seiner Existenz aufkommen lassen. Bewiesen werden könnte eine solche Diagnose nur durch die angiographische Darstellung der segmentalen Gefäßversorgung des intrathorakalen Magenanteils und Lokalisation des gastrooesophagealen Verschlußsegments mit Hilfe der Manometrie und Röntgenologie (Abb. 1 d).

Peptische Oesophagusstenose

Unter peptischer Oesophagusstenose versteht man alle Lichtungseinengungen der Speiseröhre, die durch chronische Einwirkung peptischen Sekrets, sei es durch Reflux sauren Magensaftes oder alkalischen Dünndarmsekrets, sei es durch lokale Säureproduktion, hervorgerufen werden. Immer sind der Stenoseentwicklung Vernarbungsprozesse vorausgegangen. Diese können einzelne oder auch alle Wandschichten betroffen haben. Diese Stenosen entwickeln sich immer am Übergang vom Plattenepithel zum Cylinderepithel. Eine Ausnahme bilden lediglich die Stenosen, die als Folge langfristiger Magenintubation entstehen. Sie erstrecken sich in der Regel bis weit in den plattenepithelialisierten Oesophagus hinein. Nur ausnahmsweise entstehen Stenosen bei regelrechter Lokalisation der Schleimhautgrenze in Höhe der anatomischen Kardia *(sog. einfache oder terminale Stenosen)*. Sehr viel häufiger entwickeln sie sich in Zusammenhang mit einem Endobrachyoesophagus deutlich oberhalb der anatomischen Kardia als *sog. hochsitzende Stenosen.*

Barrett-Ulcus

Barrett verstand darunter ein Ulcus in einem mit Magenschleimhaut ausgekleideten Oesophagus. Im engeren Sinn wäre nur bei histologischem Nachweis von Magenschleimhaut im distalen Oesophagus von einem Barrett-Ulcus zu sprechen. Da derartige Ulcera aber auch im mit Cylinderepithel und Plattenepithel ausgekleideten Oesophagus entstehen können, erscheint es sinnvoller, nur vom *Ulcus oesophagi* zu sprechen.

3. Häufigkeit

Die Häufigkeit der peptischen Oesophagusstenosen ist schwer abzuschätzen. Sicher sind bei Erwachsenen die Stenosen im Vergleich zur Häufigkeit des Refluxes relativ selten; beim gleichzeitigen Vorliegen eines Endobrachyoesophagus sind sie jedoch eine häufigere Komplikation. Die größten Morbiditätsziffern stammen aus einem chirurgischen Krankengut anläßlich operativer Behandlung von axialen Hiatushernien. Hierbei schwanken die Häufigkeitsangaben zwischen 3,4% bei 817 Fällen [67] und 17% bei 1030 Operierten [75]. Eine Literaturzusammenstellung von 5034 operierten Hiatushernien ergab eine Rate von 8,3% [74]. Es handelte sich dabei jedoch immer um ein selektioniertes Krankengut, da nur symptomatische Kranke zur Operation kamen. (s. auch Kap. 21.)

Zweifellos liegt bei dem größten Teil der peptischen Stenosen ein Endobrachyoesophagus zugrunde, wie auch Nachuntersuchungen früherer Operationskollektive ergeben haben [69]. Mit zunehmender Beachtung des Krankheitsbildes sind aus den früheren Einzelbeobachtungen inzwischen kleinere Serien von Kranken mit Endobrachyoesophagus geworden [16, 35, 37, 69, 74, 86]. Gutartige hochsitzende Oesophagusstenosen und insbesondere scharf begrenzte peptische Ulcera im mittleren Oesophagus müssen zur Zeit bis zum Beweis des Gegenteils als Komplikation eines Endobrachyoesophagus angesehen werden.

Peptische Oesophagusstenosen im allgemeinen und der Endobrachyoesophagus im besonderen betreffen Männer wesentlich häufiger als Frauen. Beim Endobrachyoesophagus ist das Verhältnis Männer zu Frauen etwa 4:1 [74] bis 6:1 [86]. Symptome treten beim Endobrachyoesophagus meist erst im höheren Lebensalter auf. Daher liegt das Durchschnittsalter der diagnostizierten Kranken bei etwa 60 Jahren [86].

II. Pathologische Anatomie

1. Terminale Oesophagusstenose

Die außerordentlich .seltenen terminalen peptischen Stenosen des Oesophagus sind unmittelbar am Übergang der Speiseröhre in den Magen, also im Bereich der anatomischen Kardia, lokalisiert. Sie erstrecken sich, vom Plattenepithel bedeckt, in orale Richtung, können spindelförmige Gestalt annehmen und relativ langstreckig erscheinen. Oft ist die Stenose jedoch auch kurz [76, 87], nicht selten sogar ringförmig [62]. Innerhalb der Stenose findet sich subepithelial eine ausgeprägte Fibrose [44]. Diese setzt sich häufig auf die circuläre Muskulatur, selten auf die äußeren, längsgerichteten Muskelfasern, fort. Der Schweregrad der entzündlichen Schleimhautveränderung in der Strictur wechselt. Es können Erosionen und flächige Ulcerationen, aber auch völlig intakte Schleimhautverhältnisse zum Zeitpunkt der Untersuchung angetroffen werden. Umschriebene tiefe Ulcera sind eine Rarität. Distal der Stenose beginnt die Magenmucosa, proximal entzündetes, nicht selten aber auch normales Plattenepithel der Speiseröhre.

2. Hochsitzende Oesophagusstenose

In der Regel entwickeln sich peptische Stenosen in Kombination mit einem Endobrachyoesophagus. Dabei können die Schleimhautverhältnisse dem Bild der einfachen peptischen Stenose durchaus ähneln, mit dem wesentlichen Unterschied aber, daß alle Veränderungen um 2–25 cm oralwärts in den Oesophagus verlagert sind. Außerdem bedeckt einschichtiges Cylinderepithel unterschiedlichen Differenzierungsgrades den poststenotischen Oesophagusabschnitt. In diesem Cylinderepithel können zottenartige Gebilde an der luminalen Oberfläche und tubuläre Drüsen in der Lamina propria erkennbar werden [14, 79], so daß die Schleimhaut der der Kardia besonders ähnlich ist.

Zur weiteren Differenzierung dieser Schleimhaut durchgeführte elektronenmikroskopische sowie cyto- und histochemische Untersuchungen haben widersprüchliche Ergebnisse gezeitigt. Einige Untersuchergruppen haben besondere, von anderen Magen- und Darmabschnitten unterschiedliche Zellen mit hochentwickelten Mikrovilli beschrieben [12, 79], andere Untersucher fanden im Regelfall typische Kardiaschleimhaut, in der allerdings Becherzellen und umschriebene Areale mit Dünndarmepithel einschließlich Bürstensaum vorkommen konnten. Aber auch magenfundusähnliche Schleimhaut mit Belegzellen und Pepsinogenproduktion ist im unteren und sogar mittleren Oesophagus beschrieben [16, 35, 37, 39, 53, 73, 74, 82, 86, 90]. Es können sogar verschiedene ineinander übergehende Schleimhauttypen entlang der unteren Speiseröhre vertreten sein [1, 19, 35, 37, 86].

Bei etwa einem Drittel der Patienten ist zum Zeitpunkt der Diagnosestellung im heterotopen Cylinderepithel ein rundliches, scharf begrenztes, gelegentlich tiefes, *peptisches Ulcus* nachweisbar. Es liegt meistens in unmittelbarer Nähe der Stenose, gelegentlich aber auch etwas distal davon. Derartige Ulcera haben dieselben pathologischen Merkmale wie die Ulcera des Magens und Zwölffingerdarms. Sie können penetrieren und dann größere Gefäße arrodieren und gelegentlich in Aorta, Perikard oder Mediastinum perforieren. Allerdings ist die Perforation bei der sich entwickelnden fibrösen Perioesophagitis selten. In der Regel entstehen derartige Ulcera nur bei einem gastrooesophagealen Reflux oder bei lokaler Säureproduktion.

Das pathologisch-anatomische Bild des Endobrachyoesophagus bleibt häufig über

Jahre unverändert, wobei das Ausmaß der Entzündung wechseln kann. Es sind jedoch auch Einzelfälle beschrieben, bei denen sich das heterotope Cylinderepithel progredient oralwärts ausbreitete [24, 29, 59].

III. Pathogenese

1. Peptische Stenose (Abb. 2)

Allein die Tatsache, daß peptische Stenosen im Vergleich zur Häufigkeit der Refluxoesophagitis relativ selten sind, läßt darauf schließen, daß der gastrooesophageale Reflux zwar die Voraussetzung für die Stenoseentwicklung darstellt, aber nicht allein verantwortlich für diese Komplikation sein kann. Als zusätzliche prädisponierende Faktoren sind in erster Linie der Endobrachyoesophagus, seltener refluxfördernde Begleiterkrankungen, wie Magenausgangsstenose, ausgedehnte Magenresektion, langfristige Magensondierung, operative Eingriffe am gastrooesophagealen Verschlußmechanismus, Sklerodermie oder das Zollinger-Ellison-Syndrom [22] anzusehen. Daher sollte bei jeder peptischen Stenose nach derartigen Begleitumständen gesucht werden, um eine gezielte Therapie zu ermöglichen. Die peptischen Stenosen entstehen immer unmittelbar in und oberhalb des Übergangs vom Plattenepithel zum Cylinderepithel, da hier die Einwirkung des peptischen Sekrets auf die Oesophagusschleimhaut am längsten andauert und möglicherweise die Konzentration des Sekrets am höchsten ist. Ist der Schleimhautübergang im Bereich der Kardia lokalisiert, entwickelt sich die Stenose am unteren Ende der Speiseröhre und erstreckt sich in oraler Richtung (sog. *einfache oder terminale Stenose*).

Die Stenose beim Endobrachyoesophagus ist deutlich oberhalb der anatomischen Kardia lokalisiert *(hochsitzende Stenose)*, da hier Schleimhautübergang und Organgrenze nicht übereinstimmen (Abb. 3). Sie kann langgestreckt, in einer Minderzahl aber auch ringförmig erscheinen [35]. Auch die Stenose beim Endobrachyoesophagus ist am oberen Ende durch Oesophagusschleimhaut, am aboralen Ende durch Cylinderepithel begrenzt. Das Cylinderepithel kann sich, sofern innerhalb der Enge überhaupt noch ein Epithelbelag zu finden ist, in die Stenose hinein erstrecken. Es ist noch unklar, warum sich beim Endobrachyoesophagus die Entzündungsvorgänge vorwiegend in dem mit Cylinderepithel ausgekleideten Abschnitt und nicht wie bei anderen peptischen Stenosen im Bereich der Plattenepithelbedeckung abspielen.

Obwohl in der Mehrzahl dieser peptischen Stenosen der gastrooesophageale Reflux die entscheidende pathogenetische Rolle spielt, läßt sich in Ausnahmefällen

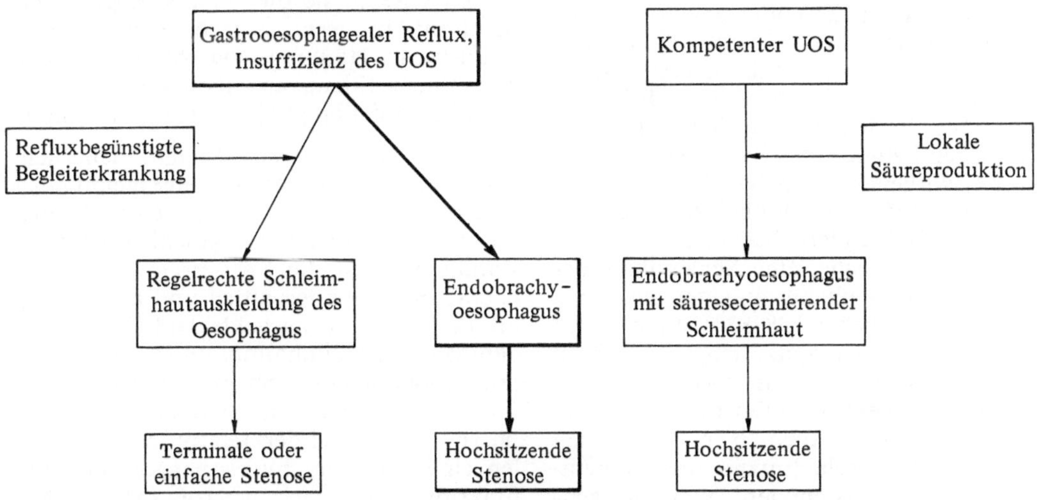

Abb. 2. Pathogenese der peptischen Oesophagusstenosen

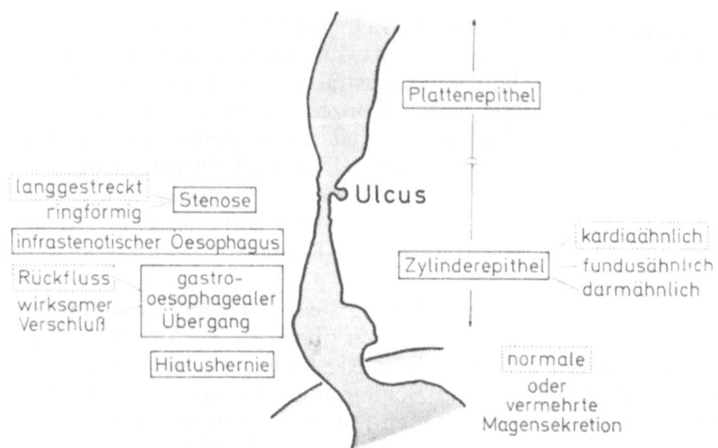

Abb. 3. Typischer Aufbau einer hochsitzenden peptischen Oesophagusstenose [86]

auch einmal ein voll funktionsfähiger unterer Oesophagussphincter nachweisen. In diesen Fällen ist die distale Speiseröhre mit echter Fundusschleimhaut ausgekleidet. Hershfield [39] konnte erstmals im Jahre 1965 nachweisen, daß dieser Schleimhautheterotopie eine eigene sekretorische Leistung zukommt. In diesen seltenen Fällen einer *peptischen Stenose bei suffizientem Sphincter* muß der lokalen Säureproduktion im Bereich des distalen Oesophagus die entscheidende pathogenetische Bedeutung zugemessen werden (Abb. 4).

2. Endobrachyoesophagus

Die Pathogenese des Endobrachyoesophagus ist bisher nicht völlig geklärt; sie ist möglicherweise auch nicht einheitlich. Während über lange Zeit in erster Linie eine angeborene Veränderung diskutiert wurde [43, 45, 46], mehren sich in den letzten Jahren Befunde, die für die Möglichkeit einer erworbenen Epithelialisierung reaktiver Art mit Cylinderepithel sprechen [2, 12,70] (s. 21. Kapitel). Nachdem tierexperimentelle Versuche, eine Schleimhautmetaplasie im Oesophagus zu erzeugen, lange Zeit erfolglos blieben [38, 83], ist jetzt beim Hund und bei der Katze ein Vorwachsen von Magenschleimhaut in vorher mit Plattenepithel ausgekleidete Bezirke beobachtet worden [15, 89]. Auch beim Menschen kann eine chronische Entzündung zu metaplastischem Vorkommen von Magenschleimhaut in anderen Teilen des Verdau-

ungstrakts führen. So ist bei Duodenalulcera [41, 41 A] und bei Schleimhautveränderungen im Rahmen einer Glutenenteropathie [8, 80], eines Morbus Crohn [57, 88] und einer Darmtuberkulose [47, 60] eine Magenschleimhautheterotopie im Darm beobachtet worden.

Bei Patienten ist inzwischen ebenfalls ein langsames Vordringen von Cylinderepithel in vorher von Plattenepithel ausgekleidete Abschnitte [24, 29, 59] beschrieben worden. Schließlich läßt auch das meist fortgeschrittene Lebensalter der Kranken eine erworbene Veränderung wahrscheinlich erscheinen. Es ist jedoch noch völlig unklar, warum die Refluxoesophagitis in einigen Fällen zu einem Endobrachyoesophagus zu führen scheint, sie dies in der Regel aber nicht tut. Immerhin war eine überdurchschnittliche Häufung von Alkoholabusus bei einem kleineren Kollektiv solcher Kranken auffällig [54] (s. auch 21. Kapitel).

Auf der anderen Seite kommt sicherlich auch eine angeborene Magenschleimhautheterotopie im menschlichen Oesophagus vor. Dies ist entwicklungsgeschichtlich verständlich, denn die Speiseröhre wird zunächst mit Cylinderepithel und erst später mit Plattenepithel ausgekleidet [42, 64]. Bei den Magenschleimhautinseln im cervicalen und thorakalen Oesophagus handelt es sich um eine solche angeborene Heterotopie [64]. Auch bei den relativ seltenen Fällen eines Endobrachyoesophagus mit voll funktionstüchtigem gastrooesophagealen Verschluß ist etwas anderes als eine konge-

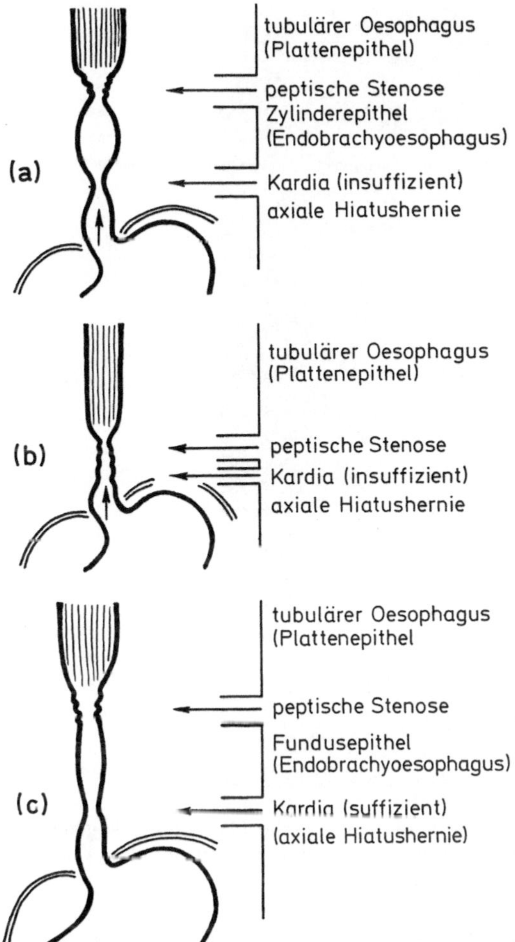

Abb. 4a–c. Klassifikation peptischer Oesophagusstenosen [74]. (a) Sogenannte hochsitzende Stenose bei Insuffizienz des unteren Oesophagussphincters und gastrooesophagealem Reflux sowie atypische Auskleidung des distalen Oesophagus mit Cylinderepithel (Endobrachyoesophagus). (b) Sogenannte terminale Stenose bei Insuffizienz des unteren Oesophagussphincters und gastrooesophagealem Reflux, aber regelrechter Auskleidung des Oesophagus mit Plattenepithel. (c) Seltene Form einer hochsitzenden peptischen Stenose mit voll funktionsfähiger Kardia und Auskleidung des distalen Oesophagus mit säuresecernierendem Fundusepithel (Sonderform des Endobrachyoesophagus). Bei allen peptischen Stenosen ist in der Regel eine kleine axiale Hiatushernie nachweisbar

nitale Mißbildung unwahrscheinlich, denn eine Oesophagitis durch gastrooesophagealen Reflux bei suffizientem Sphincter ist schwer vorstellbar. Wenn bei intaktem ga-

strooesophagealen Verschluß die Speiseröhre mit kardiaähnlicher, nicht säureproduzierender Schleimhaut ausgekleidet ist, finden sich keine Entzündungszeichen. Ist das Epithel jedoch fundusähnlich und produziert lokal Magensaft [39, 82], so können trotz intakter Sphincterverhältnisse Ulcera und Stenosen in der Speiseröhre auftreten.

Zwar ist der Nachweis einer Hiatushernie beim Endobrachyoesophagus nicht obligat [16, 26]; bei den meisten Untersuchungsserien war eine kleine axiale Hiatushernie dennoch ein konstanter Befund [68, 69, 73, 74, 86]. Trotzdem erscheint eine pathogenetische Bedeutung dieser Anomalie unwahrscheinlich, viel eher könnte es sich um den Ausdruck einer Längsschrumpfung der Speiseröhre im Rahmen der Entzündungsprozesse handeln.

IV. Symptomatologie

Leitsymptom der peptischen Oesophagusstenosen ist die *Dysphagie* [16, 18]. Diese wird zunächst bei festen Speisen, besonders bei Fleisch, Brot, Äpfeln und Reis bemerkt. Sie nimmt im Laufe von Monaten und Jahren langsam und gleichmäßig zu. Vorübergehende Besserungen in Abhängigkeit von dem Schweregrad der begleitenden Refluxoesophagitis können vorkommen. Schließlich wird das Gefühl der retrosternalen Passagebehinderung auch bei breiigen und flüssigen Speisen und Getränken empfunden. Die Patienten *verlieren* oft an *Gewicht* [16], lernen aber im Laufe der Zeit, sich in der Kostform auf das Schluckhindernis einzustellen. Es kann so ein ausreichender Ernährungszustand erhalten bleiben. Zur Kachexie kommt es nur selten. Bisweilen kann plötzlich eine *Aphagie* durch ein eingeklemmtes Nahrungspartikel, am häufigsten ein hastig geschlucktes Fleischstück, auftreten. *Regurgitation* ist ein häufiges Begleitsymptom [16]. Da prästenotisch die Peristaltik erhalten ist, entwickelt sich im Gegensatz zur Achalasie oberhalb der Enge keine Retention von Speiseteilen und somit keine wesentliche Oesophagusdilatation.

Daneben verspürt die überwiegende Mehrzahl der Kranken *Refluxbeschwer-*

den, meist in Form eines lageabhängigen, retrosternalen Brennens oder epigastrischen Schmerzes [72, 86]. Häufig, aber nicht immer, gehen diese Refluxsymptome der Dysphagie um Monate und Jahre voraus. Charakteristisch ist in vielen Fällen ein kurzes schmerzfreies Intervall zwischen Refluxbeschwerden und Dysphagie. Trotzdem kommen die meisten Patienten nicht der Schmerzen, sondern der Dysphagie wegen in klinische Behandlung. Mit zunehmender Stenosierung lassen oft das Sodbrennen und die anderen Refluxerscheinungen nach; die Stenose läßt in oraler Richtung weniger peptisches Sekret hindurch.

V. Diagnostik

1. Röntgenuntersuchung (Abb. 5)

Die Röntgenuntersuchung stellt auch heute noch bei dem Leitsymptom Dysphagie die erste Untersuchung dar. Beim symptomatischen Endobrachyoesophagus findet sich in über 90% eine Einengung mit aufgehobenem Schleimhautrelief im mittleren bis unteren, seltener im oberen Drittel des Oesophagus. Die zugrunde liegende organische Stenose kann sich am Anfang nur bei Prallfüllung zu erkennen geben; in fortgeschrittenen Fällen wird die Strictur fadendünn. Zwei Drittel und mehr aller Stenosen sind röhrenförmig und 1–7 cm lang. In der Minderzahl finden sich kurze ringförmige Stenosen von weniger als 1 cm Länge, die meist etwas asymmetrisch die Lichtung einschnüren [35]. Sehr selten sind ganz kurze membranartige Einengungen [37].

Die Speiseröhre oberhalb der Stenose ist nur wenig oder gar nicht erweitert. Sie kontrahiert sich regelrecht peristaltisch. Der Oesophagusabschnitt unterhalb der Stenose weist ebenfalls peristaltische Kontraktionen auf, die jedoch oft schwerer nachweisbar sind, da hier im Stehen nicht selten nur ein geringer Kontrastmittelwandbeschlag zustande kommt.

Mit geeigneter Technik läßt sich in der Regel eine kleine axiale Hiatushernie nachweisen. Im Gegensatz zu diesem Oesophagusabschnitt zeigt die Hernie keine Motorik während des Schluckaktes. Gewöhnlich

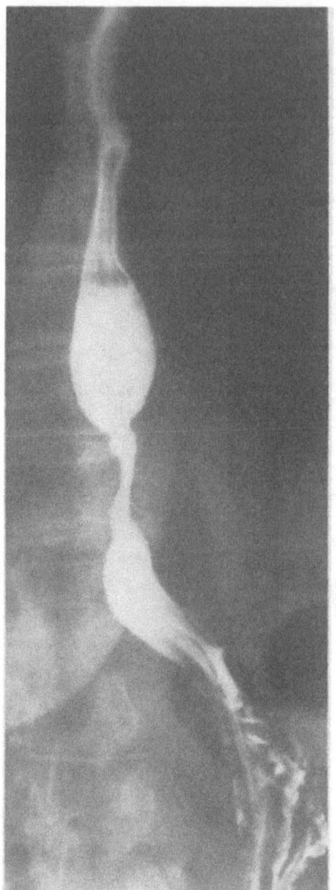

Abb. 5. Röntgenologische Darstellung sogenannter terminaler Oesophagusstenosen bei Duodenalstenose

fließt als Ausdruck eines insuffizienten gastrooesophagealen Verschlusses Kontrastbrei frei aus dem Magen und der Hernie in die Speiseröhre zurück. Bei einer Minderzahl jedoch öffnet sich das untere Oesophagussegment nur beim Schlucken und bleibt sonst so gut verschlossen, daß auch durch besondere Manöver kein Reflux provoziert werden kann.

Bei den terminalen peptischen Stenosen ist die Enge tiefer in der Speiseröhre in Höhe der Kardia gelegen. Sie sitzt spindel- oder röhrenförmig der auch hier oft nachweisbaren Hiatushernie auf. Ein gastrooesophagealer Reflux ist mit geeigneter Untersuchungstechnik nachweisbar.

2. Endoskopie — Biopsie — Cytologie

Beim Endobrachyoesophagus gelangt man mit dem Endoskop ohne Mühe bis zu der

Stenose. Diese erscheint als konzentrische, glatte Einengung der Lichtung mit geröteten, leicht blutenden Rändern. Die Schleimhaut oberhalb der Stenose kann normal sein. Häufig findet man jedoch in dem prästenotischen Abschnitt Entzündungszeichen. In Abhängigkeit von dem Stenosedurchmesser ist es nur bei einem Teil der Kranken möglich, das Fiberendoskop in die Enge vorzuschieben. Sobald ein Malignom ausgeschlossen ist, kann aber versucht werden, durch vorsichtiges Bougieren die Enge aufzuweiten, damit dann doch noch eine vollständige Inspektion bei einer Zweitendoskopie gelingt [86].

Während der Endoskopie werden gezielt Gewebeproben für die histologische Untersuchung entnommen. Bei sehr enger Stenose ist auf diese Weise jedoch nur aus dem prästenotischen Abschnitt Material zu gewinnen. Man kann dann versuchen, die Biopsiezange ohne direkte visuelle Kontrolle in der Enge vorzuschieben. Dabei muß die Entfernung der einzelnen Entnahmen von der Endoskopspitze vermerkt werden, um anschließend die Proben dem verengten Abschnitt oder dem poststenotischen Oesophagus zuordnen zu können. Da zur Diagnostik des Endobrachyoesophagus auf jeden Fall histologisches Material aus dem Speiseröhrenabschnitt jenseits der Enge benötigt wird, müssen immer dann, wenn dies endoskopisch nicht zu erreichen ist, mit Hilfe einer Saugbiopsiesonde unter röntgenologischer Kontrolle Proben entnommen werden.

Zunehmende Bedeutung kommt der *Cytologie* zu, vor allem zum differentialdiagnostischen Ausschluß eines Carcinoms [11]. Durch das Endoskop kann mit

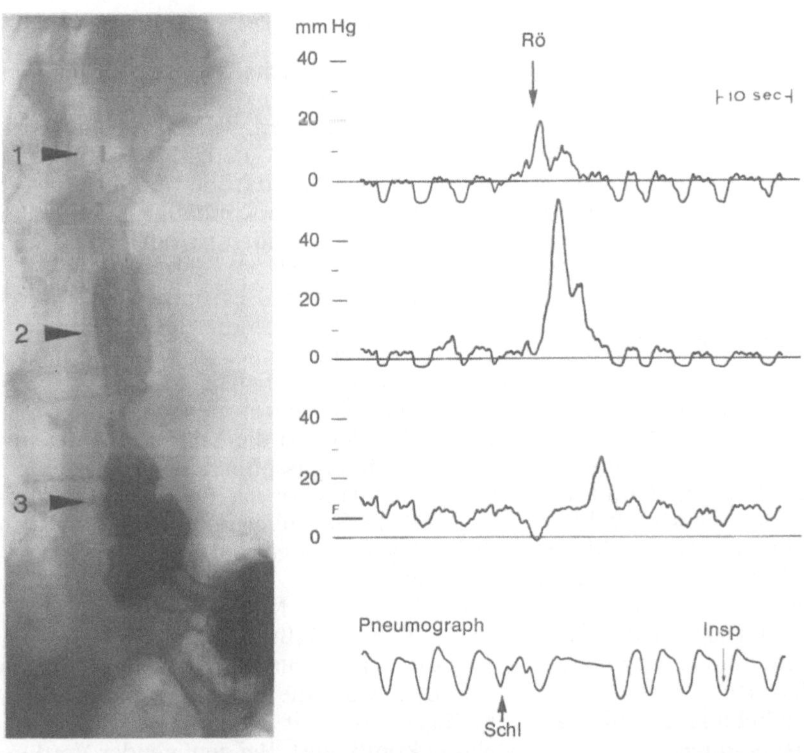

Abb.6. Simultane Radiomanometrie bei hochsitzender peptischer Oesophagusstenose. Die Meßkatheter 1 und 2 liegen praestenotisch im mittleren Oesophagus bei 27 und 32 cm aboral von der Zahnreihe. Der untere Katheter [3] liegt infrastenotisch im unteren Oesophagussphincter (37 cm aboral der Zahnreihe). Kleine axiale Hiatushernie zwischen unterem Oesophagussphincter und Zwerchfell. Nach Schlucken *(Schl)* peristaltische Kontraktionswelle. Zur gleichen Zeit regelrechte schluckreflektorische Erschlaffung des Sphincters, kenntlich am Druckabfall auf Magenfundusdruck *(F)*. Sphincterruhedruck 4 mm Hg über Fundusdruck. (Aus [86])

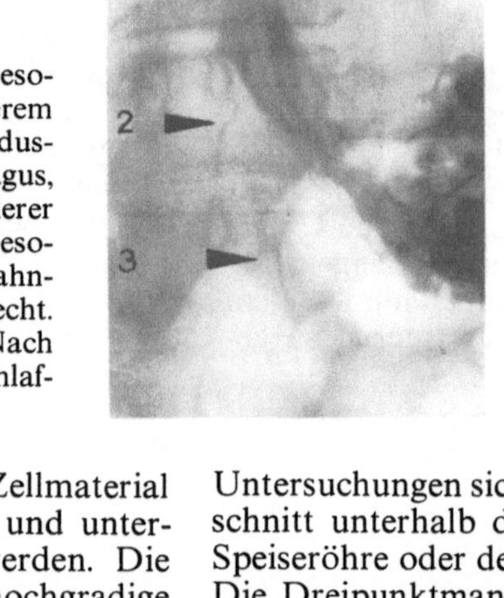
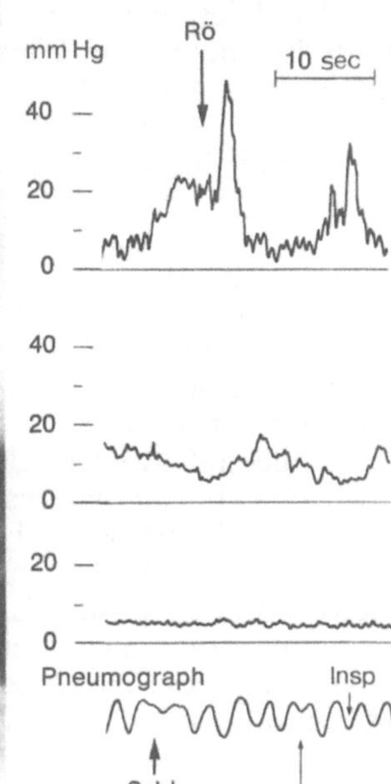

Abb. 7a. Hochsitzende peptische Oesophagusstenose bei kompetentem unterem Oesophagussphincter und Fundusschleimhaut im distalen Oesophagus, Simultane Röntgenmanometrie. Mittlerer Druckmeßkatheter [2] im unteren Oesophagussphincter (39 cm aboral der Zahnreihe). Sphincterruhedruck regelrecht. Kein gastrooesophagealer Reflux. Nach Schlucken regelrechte Sphinctererschlaffung. (Aus [86])

einer Cytologiebürste gezielt Zellmaterial von allen Arealen oberhalb, in und unterhalb der Stenose gewonnen werden. Die Bürste läßt sich selbst durch hochgradige Stricturen vorschieben. Überdies ist es möglich, durch das Endoskop im Strahl zu spülen und damit verwertbare Zellaufschwemmungen zu erhalten.

3. Manometrie — Radiomanometrie
(Abb. 6.7)

Bei peptischen Stenosen kann die eigentliche Oesophagusmotilität je nach der zugrundeliegenden Ursache wenig oder stark verändert sein (s. 20. + 28. Kapitel). Beim Endobrachyoesophagus erfolgt die Mehrzahl der Kontraktionen peristaltisch. Kontraktionsamplituden, -dauer und -fortleitungsgeschwindigkeit weichen nicht wesentlich vom Normverhalten ab [86]. In der Strictur selbst führen die entzündlichen und narbigen Wandveränderungen zu einer Abschwächung oder Aufhebung der hier ablaufenden Bewegungsvorgänge.

Besondere Bedeutung kommt den manometrischen Untersuchungen im poststenotischen Abschnitt zu. Nicht in jedem Fall gelingt es, auch bei sorgfältiger Beobachtung der Bewegungsvorgänge, während der röntgenologischen und endoskopischen Untersuchungen sicherzustellen, ob der Abschnitt unterhalb der Enge motorisch der Speiseröhre oder dem Magen zugehörig ist. Die Dreipunktmanometrie [36] gibt in jedem Fall Auskunft darüber, ob jenseits der Strictur noch schluckabhängige Oesophagusmotilität vorhanden ist oder nicht, und ob der Ruhedruck im unteren Oesophagussphincter normal ist und regelrecht reflektorisch bei Erhöhung des Bauchinnendrucks ansteigt, bzw. ob der Sphincter schwach und insuffizient ist, was bei der Mehrzahl der Endobrachyoesophagi der Fall ist [73, 86]. Ist die Abgrenzung des unteren Oesophagussphincters bei besonders schwacher Hochdruckzone schwierig, erleichtert die Stimulierung mit Pentagastrin (0,6 µg/kg Körpergewicht i.v.) den Sphincternachweis.

Da die einfache Manometrie nicht mit Sicherheit sagen läßt, auf welcher Seite der Strictur sich jeweils die Katheteröffnungen befinden, wird die Druckmessung zweckmäßigerweise mit einer Röntgenuntersuchung kombiniert. Bei genügender Verdünnung des Kontrastmittels können die Oesophaguskonturen und die schattengebenden Markierungsstifte an den Katheteröffnungen gleichzeitig erkannt werden. So können in jeder Motilitätsphase die registrierten Druckwellen dem entsprechenden Speise-

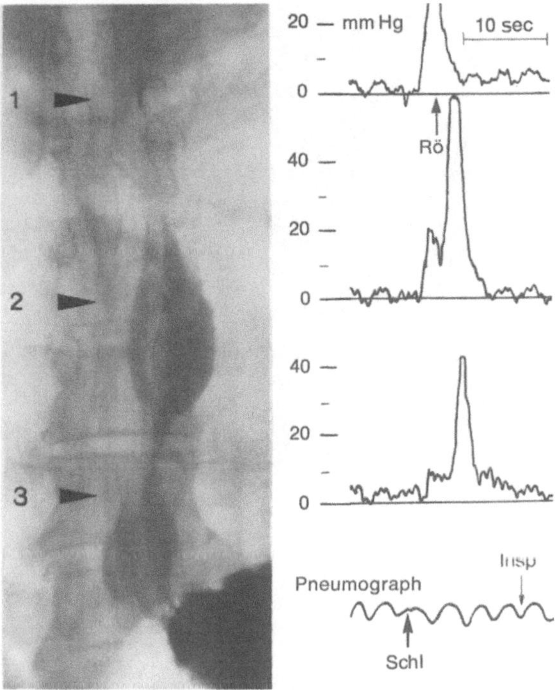

Abb. 7b. Derselbe Fall wie 7a; Katheter 3 jetzt oberhalb des unteren Oesophagussphincters im infrastenotischen Oesophagus. Nach Schluckakt propulsive Peristaltik im Bereich der gesamten Speiseröhre

röhrenabschnitt zugeordnet werden [18, 35, 37, 73, 86]. Die röntgenologische Dokumentation der Katheterlage kann mit Hilfe von Zielaufnahmen oder auch kinematographisch erfolgen.

4. pH-Metrie

Da peptische Stenosen nur bei Anwesenheit peptischen Sekrets entstehen können, läßt sich, abgesehen von den Fällen des alkalischen Refluxes, nach Magenoperationen immer ein lageabhängiger, intermittierender Abfall des pH-Wertes auf ausgesprochen saure Werte oberhalb der Enge nachweisen.

Wegen der therapeutischen Konsequenzen interessiert beim Endobrachyoesophagus die Frage, ob die zurückfließende Säure, wie im Regelfall, aus dem Magen oder bei kompetentem unteren Oesophagussphincter aus dem heterotopen Cylinderepithel im distalen Oesophagus stammt [39, 82]. Zum Nachweis einer lokalen Säureproduktion im distalen Oesophagus eignet sich eine Ballonsonde, an die 5 cm oberhalb des Ballons eine pH-Sonde angebracht ist [73]. Nach Einführen der Sonde in den Magen wird der Ballon aufgeblasen,

dann ähnlich einer Sengstakensonde zurückgezogen und unter ständigem leichten Dauerzug belassen. Der Ballon sorgt für den Verschluß der Kardia. Die pH-Messung 5 cm oberhalb davon erfolgt zunächst in Ruhe und dann nach Pentagastrinstimulation (6 µg/kg Körpergewicht s.c.). Eine zusätzliche Magensekretionsanalyse ist empfehlenswert. Zwar ist beim Endobrachyoesophagus eine Hyperchlorhydrie des Magens nicht regelmäßig nachweisbar [35, 73]. Trotzdem kann die Kenntnis der Magensekretion für die Therapie von Bedeutung sein, besonders, falls begleitende Duodenalulcera vorliegen.

5. Oberflächenpotentiale

Bei jeder Form der peptischen Stenose ist die Potentialdifferenzänderung vom Magen zum Oesophagus nicht sprungförmig, sondern graduell und oft unscharf. Verständlicherweise ist beim Endobrachyoesophagus das elektrische Oberflächenpotential im distalen Oesophagus negativ und verhält sich damit magenähnlich [84]. In der entzündlichen Stenose steigt es an und wird im proximalen Oesophagus über dem Plattenepithel

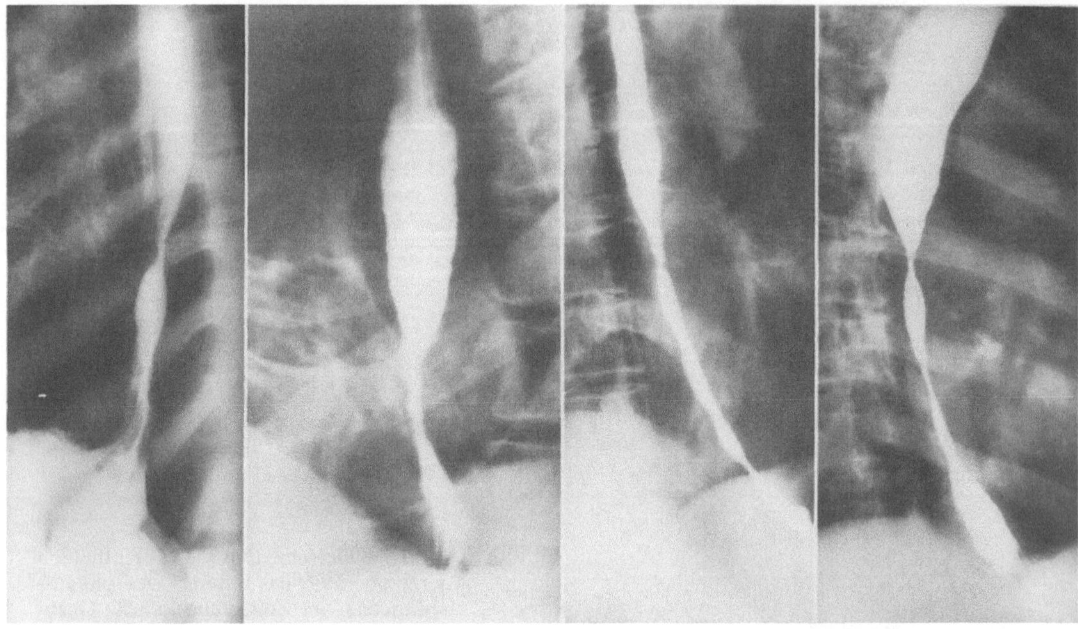

a   b   c   d

Abb. 8a–d. Differentialdiagnose der peptischen Oesophagusstenose. (a) Typische hochsitzende peptische Oesophagusstenose beim Endobrachyoesophagus: Kleine axiale Hiatushernie. Stenose deutlich oberhalb der Kardia. (b) Terminale peptische Stenose: Regelrecht mit Plattenepithel ausgekleideter Oesophagus: kleine axiale Hiatushernie: Beginn der Stenose unmittelbar oberhalb der Kardia. (c) Intubationsstenose bei langfristiger Behandlung mit einem Magenschlauch. Intraabdominelle Kardialokalisation. Langstreckige Stenose bei regelrecht mit Plattenepithel ausgekleidetem Oesophagus. (d) Verätzungsstrictur: Langstreckige Stenose (nur selten sekundäre kleine axiale Hiatushernie ohne Funktionsstörung der Kardia)

positiv. Ulcera verhalten sich wie ein „elektrisches Loch" [9]. Jede Potentialdifferenz bricht hier zusammen und gleicht sich dem Nullwert an.

6. Szintigraphie

Eine weitere Methode zum Nachweis der Cylinderepithelauskleidung im distalen Oesophagus, besonders bei unüberwindbaren Stenosen, ist die Szintigraphie [13]. 5 m Curie ^{99m}Te-Pertechnat i.v. injiziert, werden nach 20 und 40 min nur vom Zylinder-, nicht vom Plattenepithel gespeichert.

VI. Differentialdiagnose (Abb. 8, 9)

Differentialdiagnostisch am wichtigsten, aber oft auch am schwierigsten, ist die Trennung der peptischen Stenosen vom Oesophagus- und Kardiacarcinom [30]. Dies rührt zum einen daher, daß diese Carcinome submucös infiltrierend nach cranial vorwachsen können. Der eigentliche Tumor wird dann endoskopisch oft gar nicht erreicht. Der obligate histologische Befund einer Oesophagitis in den Tumorrandpartien ist in diesen Fällen irreführend. Zum anderen muß bei jeder peptischen Stenose und insbesondere beim Endobrachyoesophagus mit der Möglichkeit eines sekundären Carcinoms gerechnet werden [11, 33]. Besonders in den Frühformen kann der Nachweis schwierig sein. Deshalb kann man nur dann ein weiteres Abwarten und eine konservative Therapie verantworten, wenn es gelungen ist, ausreichend histologisches Material von beiden Seiten der Enge und von der Stenose selbst zu gewinnen. Und selbst dann deckt bisweilen erst die Cytologie ein histologisch nicht erkanntes Carcinom auf [11]. Die cytologische Unter-

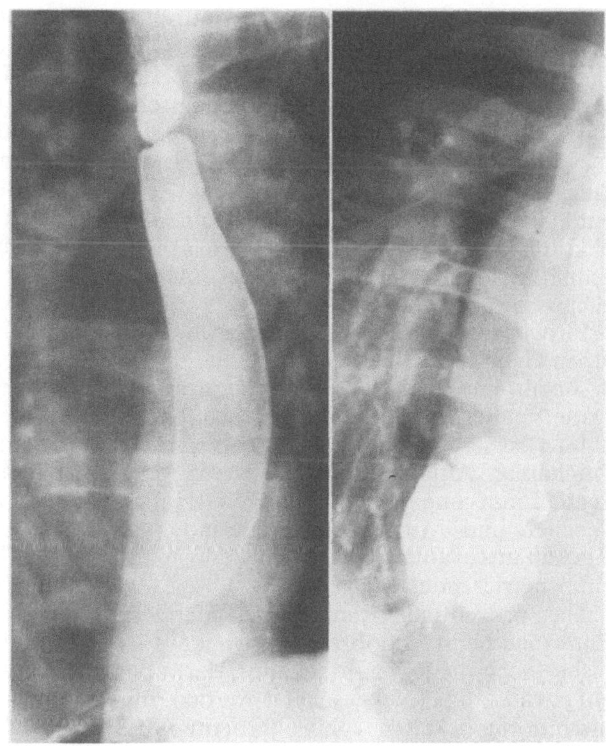

Abb. 9a u. b. Ringförmige Oesopha-
gusstenosen. Hohe membranartige
Stenose bei ausgedehntem Endobra-
chyoesophagus (a).   Membranartige
Stenose im Sinne eines mittleren
Oesophagusringes bei kleiner axialer
Hiatushernie (sog. Schatzki-Ring) (b)

suchung sollte daher in jedem Fall in die Diagnostik mit einbezogen werden.

Auch die Abgrenzung tiefsitzender Stenosen von der *Achalasie* kann gelegentlich Schwierigkeiten bereiten (s. 17. Kapitel). Entscheidend ist dann der manometrische Befund und der Bougierversuch, bzw. die Endoskopie. Höher sitzende peptische Stenosen geben kaum einmal Anlaß zur Verwechslung mit der Achalasie, da eine Hiatushernie bei Achalasie einen ungewöhnlichen Befund darstellt.

Unterscheidungsschwierigkeiten treten gelegentlich bei den langgestreckten Stenosen nach *Magenresektionen* oder *Oesophago-Enteroanastomosen*, nach langfristiger *Magenintubation* oder anhaltendem *Erbrechen* sowie bei der *Sklerodermie* auf, da hier die Stricturen in die mittlere Speiseröhre hinaufreichen können. Die histologische Untersuchung führt jedoch auch dabei rasch zur Klärung.

Sehr selten sind Ulcera und entzündliche Oesophagusstenosen beim Morbus Crohn [23, 27, 81] und bei spezifischen Erkran-

kungen. Typische Krankheitszeichen des Grundleidens erlauben meist rasch die richtige Zuordnung der Speiseröhrenveränderungen. Das gleiche gilt für die Kompressionen des Oesophagus von außen sowie für funktionelle Stenosen.

VII. Komplikationen — Verlauf — Prognose

Da beim Endobrachyoesophagus zum Zeitpunkt der Diagnose meistens schon eine Stenose vorhanden ist, handelt es sich dabei ebenso wie bei den peptischen Oesophagusstenosen anderer Ursache um ein schweres, invalidisierendes Leiden. Darüber hinaus sind diese Kranken von den Komplikationen der Ulceration [34, 35] mit der Möglichkeit einer Perforation in das Mediastinum [69], der Blutung [69, 86], der Fistelbildung [17], der Aspirationserscheinung [20, 49] und nicht zuletzt der Carcinomentwicklung [58, 69] bedroht.

Besonders selten tritt beim Endobrachyoesophagus die *obere Gastrointestinalblutung* in den Vordergrund [16, 86]. Hier liegt eine diffuse erosiv-hämorrhagische Entzündung, seltener eine Arrosion eines größeren Gefäßes zugrunde. Eine Lichtungseinengung braucht zu diesem Zeitpunkt noch nicht vorhanden zu sein. Ein okkulter Blutverlust läßt sich sogar fast regelmäßig beim Endobrachyoesophagus nachweisen.

Entwickelt sich ein *Ulcus* in dem heterotopen Cylinderepithel, so macht sich dieses in Form eines brennenden bis bohrenden Dauerschmerzes bemerkbar. Nahrungsaufnahme bessert ihn nicht, sondern verstärkt ihn häufig. Antacida bringen wenig oder keine Linderung. Die Schmerzen können Wochen und Monate anhalten und zum Rücken ausstrahlen. Sie zeigen dann meist ein penetrierendes Ulcus an.

Das prozentuale Risiko einer *malignen Entartung* beim Endobrachyoesophagus ist bisher noch nicht genau bekannt, darf aber auf etwa 8–10% [69] geschätzt werden. Immerhin entwickelten von 85 Patienten, die in der Mayo-Klinik zum Teil über 20 Jahre verfolgt wurden, 2 ein Carcinom [33]. Bei 156 Kranken mit einem Brachyoesophagus, bei dem es sich retrospektiv gesehen wohl in den meisten Fällen um einen Endobrachyoesophagus gehandelt haben könnte, wurde 35mal ein Carcinom diagnostiziert [66]. Rossetti konnte in seinem Krankengut von 184 peptischen Stenosen, die entsprechend den katamnestischen Untersuchungen in der überwiegenden Mehrzahl auf dem Boden eines Endobrachyoesophagus entstanden waren, 20 Fälle mit einem Adenocarcinom dokumentieren. Insgesamt sind bisher etwa 50 Fälle eines gesicherten Oesophaguscarcinoms mit einem Endobrachyoesophagus beschrieben worden [11, 33, 69]. Nur in 2 Fällen handelte es sich um ein Plattenepithelcarcinom [28, 78], in allen anderen um ein Adenocarcinom.

VIII. Therapie

1. Konservativ

Nur in den Fällen, in denen ein Endobrachyoesophagus als alleinig anatomische Variante ohne jegliche Symptomatik zufällig bei der Endoskopie festgestellt wird, ist eine Therapie nicht erforderlich. Aber schon, wenn sich zusätzlich ein gastrooesophagealer Reflux auch ohne stärkere Entzündungszeichen nachweisen läßt, scheint eine Behandlung angezeigt. In der Regel entsteht früher oder später eine Entzündung mit deren Komplikationsmöglichkeiten.

Haben sich erst einmal Entzündung und Komplikationen entwickelt, dann stellt die konservative Therapie nur eine palliative Behandlungsmaßnahme dar. Trotzdem wird bei sehr alten und hinfälligen Kranken gelegentlich das Operationsrisiko so hoch zu veranschlagen sein, daß man sich mit einer konservativen Behandlung begnügen muß. Eine konsequente konservative Therapie führt in den meisten Fällen zu einer symptomatischen Besserung (s. 20. Kapitel). Die Konsistenz der Kost wird von den Patienten meist schon aus Erfahrung der Enge ihres Oesophagus angepaßt. Bleibt eine grobe Nahrungspartikel einmal unbeweglich in der Strictur stecken, kann dieses durch das Endoskop entfernt werden. Bougierungen sollten dann durchgeführt werden, wenn die klinische Symptomatik dazu zwingt. Dabei sind Aufdehnungen über Charriere 34 hinaus wenig sinnvoll und auch nicht dauerhaft. Wichtig ist, daß die konservative Therapie zeitlich ohne Begrenzung durchgeführt wird, wenn nicht eine operative Indikation gestellt wird. Nur wenn die Patienten in regelmäßiger Überwachung bleiben, lassen sich die Komplikationen des Leidens hintanhalten.

2. Operativ

Voraussetzung für jede chirurgische Therapie ist die eindeutige Diagnose der vorliegenden Stenoseform. Entscheidende Fragen sind dabei: Liegt ein gastrooesophagealer Reflux vor? Wo ist die Kardia lokalisiert? Welcher Art ist das infrastenotische Epithel im Bereich des Endobrachyoesophagus? Diese Fragen sind in der Regel allein röntgenologisch nicht mit ausreichender Sicherheit zu beantworten. Der kombinierten röntgenologisch-manometrischen und endoskopischen bzw. bioptischen Untersuchung kommt daher für die Planung des chirurgischen Eingriffs eine besondere Bedeutung zu.

Da den meisten peptischen Stenosen als entscheidender pathogenetischer Faktor ein gastrooesophagealer Reflux zugrunde liegt, hat eine kausale Therapie in erster Linie der Ausschaltung dieses Refluxes zu dienen. Dieses Prinzip kann chirurgisch mit den Verfahren der Fundoplicatio, bzw. der verschiedenen Fundoplastiken von Belsey und Hill (s. 24. Kapitel) erfolgreich erfüllt werden. Die zunehmende Einsicht in die Rolle des Endobrachyoesophagus bei den peptischen Stenosen hat dabei eine wesentliche Vereinfachung des operativen Vorgehens ermöglicht. Da die Kardia praktisch immer deutlich unterhalb der Stenose und nur knapp oberhalb des Zwerchfells lokalisiert ist, kann sie in der Regel transabdominell erreicht, mobilisiert und mit einer Antirefluxplastik versorgt werden. Wir wählen die Fundoplicatio wegen der belegt zuverlässigen Ergebnisse. Gelingt in Ausnahmefällen einmal die Mobilisation der Kardia vom Bauchraum aus nicht, so kann die Fundoplicatio auch transthorakal mit gleich guten Ergebnissen, allerdings höheren operativen Risiken, durchgeführt werden.

Die peptische Stenose selbst, die zwar die Indikation zum operativen Eingriff abgibt, aber nur sekundäre Komplikation der Refluxkrankheit ist, wird in diesem Behandlungsschema nur symptomatisch durch Bougierung behandelt. Dabei sollte intraoperativ die Aufbougierung bis Charriere 34 zu Beginn des Eingriffs vorgenommen werden, um den Bougie als Führstab bei der Bildung der Fundoplicatio zu benutzen. In etwa zwei Drittel unserer Patienten reichte die einmalige intraoperative Bougierung aus. Nur in wenigen Fällen wurden auch postoperativ noch eine oder mehrere Bougierungen notwendig, da die Ausheilung der peptischen Oesophagitis mehrere Wochen benötigte. Ansonsten klingen bereits kurze Zeit nach einer wirksamen Antirefluxoperation alle Entzündungs- und Stenosezeichen ab oder werden zumindest entscheidend gebessert, obwohl durch die Operation an dem eigentlichen Herd der Symptome, nämlich der entzündlichen Enge, überhaupt nicht gerührt wurde.

Direkte chirurgische Eingriffe an der Stenose selbst sind in diesem Therapiekonzept nicht vorgesehen. Im Göttinger und Basler Krankengut ist bei der Behandlung von über 100 peptischen Stenosen keine Thorakotomie in den letzten Jahren mehr notwendig geworden. Wir sehen nur noch in dem auch unter Einsatz aller diagnostischer Verfahren nicht widerlegbarem Carcinomverdacht eine Indikation zur operativen Freilegung der Stenose. Das Risiko einer Resektion derartiger peptischer Oesophagusstenosen steht unseres Erachtens in keiner Relation zum gutartigen Charakter der Grundkrankheit und ist bei den guten Erfolgen des skizzierten Vorgehens auch nicht notwendig.

Das Postulat der Refluxbekämpfung gilt in gleicher Weise auch für die seltenen *terminalen Stenosen*. Allerdings sind hier die operativ-technischen Probleme mitunter größer, zumal wenn ein sekundärer Brachyoesophagus mit starker perifocaler Vernarbung vorliegt. Diese sich in unmittelbarer Nähe der anatomischen Kardia abspielende Entzündung kann die Mobilisation der Kardia erschweren und mit Risiken belasten. In der Mehrzahl der Fälle ist sie aber dennoch möglich; die operative Behandlung erfolgt dann nach den aufgezeigten Prinzipien, das heißt mit Fundoplicatio bzw. Fundoplastik nach intraoperativer Aufbougierung.

Gelingt eine suffiziente Antirefluxoperation aus technischen Gründen einmal nicht, so verbleibt nur die Resektion. Wichtig ist, daß die Oesophago-Gastrostomie dann in Form einer Antirefluxplastik — etwa im Sinne der sogenannten valvulären kontinenten Anastomose nach Lortat-Jacob — angelegt wird, um erneute refluxbedingte Komplikationen postoperativ zu vermeiden (s. 24. Kapitel).

Von besonderer Bedeutung ist es, bei den terminalen Stenosen die fast immer zugrunde liegende refluxauslösende Begleiterkrankung präoperativ zu diagnostizieren und zu behandeln. So muß eine Pylorus- oder Duodenalstenose operativ beseitigt oder durch Enteroanastomose umgangen werden; ein vermehrter Gallereflux nach Magenresektion muß durch eine entsprechende Umwandlungsoperation ausgeschaltet werden. Beim Vorliegen eines Zollinger-Ellison-Syndroms muß die obligate totale Gastrektomie in Form einer refluxverhütenden Anastomosentechnik (s. Kapitel 24) ausgeführt werden. Gelingt die Beseitigung der auslösenden Erkrankung und die Errichtung einer Antirefluxplastik, so kann mit dem Ausheilen auch dieser Stenosen gerechnet werden.

Noch in der Diskussion befindet sich die Stellung der *Vagotomie* im Rahmen dieses Therapiekonzeptes. Unumstritten sollte sie in all den Fällen, in denen eine Hyperchlorhydrie (MAO > 30 mVal) nachweisbar ist, ausgeführt werden. Eine weitergehende Indikationsstellung scheint vertretbar, aber nicht zwingend notwendig. Stets stellt sie nur eine Ergänzung zur Antirefluxoperation dar. Wir bevorzugen immer die proximal-selektive Vagotomie, weil so eine Pyloroplastik und damit ein möglicher duodeno-gastraler Reflux vermieden werden kann.

Vor einem schwierigen therapeutischen Problem steht man in den Fällen eines Endobrachyoesophagus, in denen die hochsitzende peptische Stenose infolge lokaler Säureproduktion im distalen Oesophagus entstanden ist und unterhalten wird. Hier erscheint eine Antirefluxoperation wenig sinnvoll, da der untere Oesophagussphincter funktionstüchtig ist. Die konsequenteste Therapiemaßnahme wäre eine Resektion des gesamten mit säuresecernierender Schleimhaut ausgekleideten Oesophagusabschnitts. Ein solcher Eingriff ist aber mit einem hohen Operationsrisiko und großer postoperativer Morbidität behaftet. Deshalb kann man in diesen Fällen versuchen, durch eine Vagotomie nicht nur die Sekretion im Magen herabzusetzen, sondern auch die zum distalen Oesophagus ziehenden Nervenfasern in die selektive Vagotomie mit einzubeziehen. Unter Erhaltung der beiden Stämme des Nervus vagus muß eine Denervierung des gesamten Oesophagus bis hoch zur Stenose hin erfolgen. Erste Erfahrungen mit dieser Methode erscheinen erfolgversprechend.

3. Ergebnisse und Prognose

Die *Prognose* der Patienten mit einem Endobrachyoesophagus und einer peptischen Stenose, die einer wirksamen Antireflux-

operation zugeführt werden können, ist gut. Stenosesymptome und andere Entzündungszeichen bessern sich innerhalb weniger Wochen entscheidend und können sogar vollständig verschwinden. Noch nicht geklärt ist bisher die Frage, ob durch eine erfolgreiche Antirefluxoperation auch das Carcinomrisiko beseitigt werden kann. Eine Nachkontrolle dieser Patienten erscheint daher zur Zeit noch notwendig.

Auch eine intensive konservative Dauerbehandlung kann in den Fällen, in denen eine Operation nicht möglich oder kontraindiziert ist, zu einem Zustand führen, in dem die Kranken zufriedenstellend leben können. Ob die Lebenserwartung insgesamt verkürzt ist, kann zur Zeit noch nicht abschließend beurteilt werden. Sicherlich sind auch hier regelmäßige Kontrolluntersuchungen notwendig, um ein eventuell entstehendes Carcinom frühzeitig zu erfassen.

Jede Form eines resezierenden Eingriffs belastet die Prognose entscheidend. Eine operative und postoperative Mortalität von 2–20% bei den meist älteren Patienten ist selbst in erfahrenen Händen die Regel [62, 77]. Es ist aber zweifellos ein Erfolg der sorgfältigen Untersuchungen der letzten Jahre, daß derartige Eingriffe zur Rarität geworden sind. In Fällen, in denen eine refluxverhindernde Operation auf Grund von Kontraindikationen nicht möglich ist, ist es besser, die Stenose so lange wie möglich mit konservativen Maßnahmen einschließlich der Bougierung zu behandeln.

Literatur

1. Abrams, L., Heath, D.: Lower oesophagus lined with intestinal and gastric epithelia. Thorax **20**, 66–72 (1965).
2. Adler, R. H.: The lower esophagus lined by columnar epithelium: its association with hiatal hernia, ulcer, stricture, and tumor. J. thorac. cardiovasc. Surg. **45**, 13–34 (1963).
3. Åkerlund, Å.: Hernia diaphragmatica hiatus oesophagei; vom anatomischen und röntgenologischen Gesichtspunkt. Acta radiol. (Stockh.) **6**, 3–22 u. 45–68 (1926).
4. Akiyama, H., Kogure, T., Itai, Y.: Esophageal reconstruction for stenosis due to diffuse scleroderma. Arch. Surg. **107**, 470–472 (1973).
5. Allison, P. R., Johnstone, A. S.: The oesophagus lined with gastric mucous membrane. Thorax **8**, 87–101 (1953).

6. Barrett, N.R.: Chronic peptic ulcer of the oesophagus and oesophagitis. Brit. J. Surg. **38**, 175–182 (1950).

7. Barrett, N.R.: The lower esophagus lined by columnar epithelium. Surgery **41**, 881–894 (1957).

8. Bayless, T.M., Kapelowitz, R.F., Shelley, W.M., Ballinger, W.F., Hendrix, T.R.: Intestinal ulceration — a complication of celiac disease. New Engl. J. Med. **276**, 996–1002 (1967).

9. Beck, I.T., Hernandez, N.A.: Transmural potential difference in patients with hiatus hernia and oesophageal ulcer. Gut **10**, 469–476 (1969).

10. Behar, J., Biancani, P., Spiro, H.M., Storer, E.H.: Effect of an anterior fundoplication on lower esophageal sphincter competence. Gastroenterology **67**, 209–215 (1974).

11. Belladonna, J.A., Hajdu, S.I., Bains, M.S., Winawer, S.J.: Adenocarcinoma in situ of Barrett's esophagus diagnosed by endoscopic cytology. New Engl. J. Med. **291**, 895–896 (1974).

12. Berenson, M.M., Herbst, J.J., Freston, J.W.: Enzyme and ultrastructural characteristics of esophageal columnar epithelium. Amer. J. dig. Dis. **19**, 895–907 (1974).

13. Berquist, T.H., Nolan, N.G., Carlson, H.C., Stephens, D.H.: Diagnosis of Barrett's esophagus by pertechnate scintigraphy. Proc. Mayo Clin. **48**, 276–279 (1973).

14. Bosher, L.H., Taylor, F.H.: Heterotopic gastric mucosa in the esophagus with ulceration and stricture formation. J. thorac. cardiovasc. Surg. **21**, 306–312 (1951).

15. Bremner, C.G., Lynch, V.P., Ellis, F.H.: Barrett's esophagus: Congenital or acquired? An experimental study of esophageal mucosal regeneration in the dog. Surgery **68**, 209–216 (1970).

16. Burgess, J.N., Payne, W.S., Andersen, H.A., Weiland, L.H., Carlson, H.C.: Barrett esophagus. The columnar-epithelial-lined lower esophagus. Proc. Mayo Clin. **46**, 728–734 (1971).

17. Burns, W.A., Flores, P.A., Moshyedi, A., Albacete, R.A.: Clinical conditions associated with columnar lined esophagus. Amer. J. dig. Dis. **15**, 607–615 (1970).

18. Cohen, B.R., Wolf, B.S., Som, M.L., Janowitz, H.D.: Correlation of manometric, oesophagoscopic, and radiological findings in the columnar—lined gullet (Barrett syndrome). Gut **4**, 406–412 (1963).

19. Corrin, B., Harrison, G.K., Johnson, H.R.M.: High oesophageal stricture with hiatal hernia and a lower oesophagus lined by columnar epithelium. Thorax **25**, 89–90 (1970).

20. Csendes, A., Larrain, A.: Effect of posterior gastropexy on gastroesophageal sphincter pressure and symptomatic reflux in patients with hiatal hernia. Gastroenterology **63**, 19–24 (1972).

21. De la Pava, S., Pickren, J.W., Adler, R.H.: Ectopic gastric mucosa of the oesophagus. A study on histogenesis. N.Y. St. J. Med. **64**, 1831–1835 (1964).

22. Dodds, W.J., Dehn, T.G., Hogan, W.J., Worman, L.W., Wilson, S.D.: Severe peptic esophagitis in a patient with Zollinger-Ellison syndrome. Amer. J. Roentgenol. **113**, 237–240 (1971).

23. Dyer, N.H., Cook, P.L., Kemp Harper, R.A.: Oesophageal stricture associated with Crohn's disease. Gut **10**, 549–554 (1969).

24. Endo, M., Kobayashi, S., Kozu, T., Takemoto, T., Nakayama, K.: A case of Barrett epithelization followed up for five years. Endoscopy **6**, 48–51 (1974).

25. Garrett, J.W., Winkelmann, R.K., Schlegel, J.F., Code, C.F.: Esophageal deterioration in scleroderma. Proc. Mayo Clin. **46**, 92–96 (1971).

26. Gelfand, M.D., Hill, L.D.: Esophageal histology and sphincter function in patients with upper esophageal stricture. Gastroenterology **60**, 664 (1971).

27. Gelfand, M.D., Krone, C.L.: Dysphagia and esophageal ulceration in Crohn's disease. Gastroenterology **55**, 510–514 (1968).

28. Gemsenjäger, E.: Magenschleimhautinseln im Ösophagus. Münch. med. Wschr. **40**, 1990–1994 (1966).

29. Goldman, M.D., Beckmann, R.C.: Barrett syndrome: Case report with discussion about concepts of pathogenesis. Gastroenterology **39**, 104–110 (1960).

30. Grewe, H.E., Delfino, A.J.: Benigne Ösophagusstenose mit Magenschleimhaut. Ein Beitrag zur Ätiologie, Klinik und Therapie. Langenbecks Arch. Chir. **307**, 303–318 (1964).

31. Hage, E., Pedersen, S.A.: Morphological characteristics of the columnar epithelium lining the lower oesophagus in patients with Barrett's syndrome. Virchows Arch. path. Anat. **357**, 219–229 (1972).

32. Hamperl, H.: Über Wucherungen der menschlichen Magenschleimhaut. Virchows Arch. path. Anat. **296**, 39–68 (1963).

33. Hawe, A., Payne, W.S., Weiland, L.H., Fontana, R.S.: Adenocarcinoma in the columnar epithelial lined lower (Barrett) oesophagus. Thorax **28**, 511–514 (1973).

34. Hebestreit, H.P., Asmar, F., Lütgemeier, J.: Benigne Ösophagusstenosen bei Ektopie der Magenschleimhaut. Fortschr. Röntgenstr. **115**, 419–423 (1971).

35. Heitmann, P., Csendes, A., Strauszer, T.: Esophageal strictures and lower esophagus lined

with columnar epithelium. Amer. J. dig. Dis. **16**, 307–320 (1971).

36. Heitmann, P., Möller, M.: Intraluminale Druckmessungen an der gastroösophagealen Übergangszone und am distalen Ösophagus bei gesunden Erwachsenen. Dtsch. med. Wschr. **95**, 1963–1969 (1970).

37. Heitmann, P., Strauszer, T., Sapunar, J., Larrain, A.: Lower esophagus lined with columnar epithelium: morphological and physiological correlation. Gastroenterology **53**, 611–624 (1967).

38. Hennessy, T. P. J., Edlich, R. F., Buchin, R. J., Tsung, M. S., Prevost, M., Wangensteen, O. H.: Influence of gastroesophageal incompetence on regeneration of esophageal mucosa. Arch. Surg. **97**, 105–107 (1968).

39. Hershfield, N. B., Lind, J. F., Hildes, J. A., Mc Morris, L. S.: Secretory function of Barrett's epithelium. Gut **6**, 535–539 (1965).

40. Hill, L. D., Gelfand, M., Bauermeister, D.: Simplified management of reflux esophagitis with stricture. Ann. Surg. **172**, 638–651 (1970).

41. Hoedemaeker, P. J.: Heterotopic gastric mucosa in the duodenum. Digestion **3**, 165–173 (1970).

41 A. James, A. H.: Gastric epithelium in the duodenum. Gut **5**, 285–294 (1964).

42. Johns, B. A. E.: Developmental changes in the oesophageal epithelium in man. J. Anat. (Lond.) **86**, 431–442 (1952).

43. Johnston, J. H., Jr.: Gastric lined esophagus associated with rings and stenoses. Ann. Surg. **171**, 641–648 (1971).

44. Koischwitz, D., Sobbe, A., Miederer, S. E., Stadelmann, O.: Die benigne intraluminale Ösophagusstenose. Fortschr. Röntgenstr. **121**, 161–175 (1974).

45. Kleinsasser, O., Friedmann, G.: Magenschleimhaut im Ösophagus. Ein Beitrag zur Frage der Genese der Hiatushernie. Z. Laryng. Rhinol. **51**, 751–757 (1972).

46. Law, S. W., Sheehan, E. E.: Benign esophageal stricture and the lower esophagus lined by columnar epithelium: report of two cases. Chest **48**, 214–222 (1965).

47. Lee, F. D.: Pyloric metaplasia in small intestine. J. Path. Bact. **87**, 267–277 (1964).

48. Lell, W. A.: Is congenitally short esophagus truly a rare clinical entity? Ann. Otol. (St. Louis) **69**, 1114–1126 (1960).

49. Libcke, J. H.: Heterotopic gastric mucosa in the cervical esophagus a possible cause of fatal aspiration. Pediatrics **44**, 447–448 (1969).

50. Lipschutz, W. H., Eckert, R. J., Gaskins, R. D., Blanton, D. E., Lukash, W. M.: Normal lower-esophageal-sphincter function after surgical treatment of gastroesophageal reflux. New Engl. J. Med. **291**, 1107–1110 (1974).

51. Lortat-Jacob, J. L.: L'endobrachy-oesophage. Ann. Chir. **11**, 1247 (1957).

52. Lowe, W. C., Palmer, E. D.: Esophageal stricture as a complication of gastric surgery. Amer. J. med. Sci. **254**, 342–346 (1967).

53. Mangla, J. C., Kim, Y., Guarasci, G., Schenk, E. A.: Pepsinogens in epithelium of Barrett's esophagus. Gastroenterology **65**, 949–955 (1973).

54. Martini, G. A., Wienbeck, M.: Begünstigt Alkohol die Entstehung eines Barrett-Syndroms (Endobrachyösophagus)? Dtsch. med. Wschr. **99**, 434–439 (1974).

55. Mc Laughlin, J. S., Roig, R., Woodruff, M.: Surgical treatment of strictures of the esophagus in patients with scleroderma. J. thorac. cardiovasc. Surg. **61**, 641–645 (1971).

56. Meckeler, K. J. H., Ingelfinger, F. J.: Correlation of electrical surface potentials, intraluminal pressures, and nature of tissue in the gastroesophageal junction of man. Gastroenterology **52**, 966–971 (1967).

57. Ming, S.-C., Simon, M., Tandon, B. N.: Gross gastric metaplasia of ileum after regional enteritis. Gastroenterology **44**, 63–68 (1963).

58. Morson, B. C., Belcher, J. R.: Adenocarcinoma of the esophagus and ectopic gastric mucosa. Brit. J. Cancer **6**, 127–130 (1952).

59. Mossberg, S. M.: The columnar-lined esophagus (Barrett-Syndrome)—An aquired condition? Gastroenterology **50**, 671–676 (1966).

60. Nicholson, G. W.: Heteromorphoses (metaplasia) of the alimentary tract. J. Path. Bact. **26**, 399–417 (1923).

61. v. d. Oelsnitz, G.: Kardiainsuffizienz im Säuglingsalter. Med. Klin. **68**, 1313–1316 (1973).

62. Paulson, D. L.: Benign stricture of the esophagus secondary to gastroesophageal reflux. Ann. Surg. **165**, 765–779 (1967).

63. Payne, W. S.: Surgical treatment of reflux esophagitis and stricture associated with permanent incompetence of the cardia. Proc. Mayo Clin. **45**, 553–562 (1970).

64. Rector, L. W., Connerley, M. L.: Aberrant mucosa in the esophagus in infants and children. Arch. Path. **31**, 285–294 (1941).

65. Rees, J. R., Thorbjarnarson, B., Barnes, W. A.: Management of transmural peptic strictures of the esophagus. Ann. Surg. **179**, 382–386 (1974).

66. Resano, H., Malenchini, M., Barani, C.: Oesophage court et cancer. Ann. Oto-laryng. (Paris) **74**, 150–154 (1957).

67. Rossetti, M.: Die Refluxkrankheit des Ösophagus. Stuttgart: Hippokrates 1966.

68. Rossetti, M.: Zur Chirurgie der Folgezustände der Refluxösophagitis. Langenbecks Arch. Chir. **322**, 379–387 (1968).

69. Rossetti, M., von Huben, R., Allgöwer, M.: Endobrachyösophagus und erworbener Bra-

chyösophagus. Helv. chir. Acta **41**, 109–113 (1974).

70. Schaffer, J.: Die oberen kardialen Ösophagusdrüsen und ihre Entstehung nebst Bemerkungen über Epithelmetaplasie. Virchows Arch. path. Anat. **177**, 181–205 (1904).

71. Schridde, H.: Über Magenschleimhautinseln vom Bau der Cardiadrüsenzone und Fundusregion und den unteren ösophagealen Cardialdrüsen gleichende Drüsen im obersten Ösophagusabschnitt. Virschows Arch. path. Anat. **175**, 1–16 (1904).

72. Siegrist, P. W., Kreijs, G. J., Blum, A. L.: Symptomatik der gastro-ösophagealen Refluxkrankheit. Dtsch. med. Wschr. **99**, 2088–2094 (1974).

73. Siewert, R.: Der Endobrachyösophagus (Barrett-Syndrom). Chirurg **45**, 245–252 (1974).

74. Siewert, R., Peiper, H.-J., Niemann, H., Emmermann, H., Becker, H.-D.: Klassifikation und Therapie peptischer Ösophagusstenosen. Langenbecks Arch. Chir. **330**, 332–347 (1973).

75. Skinner, D. B., Belsey, R. H. R.: Surgical management of esophageal reflux and hiatal hernia. Long-term results with 1030 patients. J. thorac. cardiovasc. Surg. **53**, 33–54 (1967).

76. Stadelmann, O., Lenz, H., Miederer, S. E., Elster, K.: Die peptische Speiseröhrenstriktur. Endoskopische, histopathographische und funktionelle Untersuchungen. Endoscopy **4**, 175–182 (1971).

77. Strug, B. S., Jordan, P. H., Jordan, G. L.: Surgical management of benign esophageal strictures. Surgery **138**, 74–76 (1974).

78. Tamura, H., Schulman, S. A.: Barrett-type esophagus associated with squamous carcinoma. Chest **59**, 330–333 (1971).

79. Trier, J. S.: Morphology of the epithelium of the distal esophagus in patients with midesophageal peptic strictures. Gastroenterology **58**, 444–461 (1970).

80. Trier, J. S., Moxey, P. C., Fordtran, J. S., MacDermott, R. P.: Ectopic gastric mucosa in celiac sprue. Gastroenterology **65**, 712–727 (1973).

81. Turina, M., Schamaun, M., Waldvogel, W.: Crohnsche Krankheit des Ösophagus. Dtsch. med. Wschr. **93**, 2097–2099 (1968).

82. Ustach, T. J., Tobon, F., Schuster, M. M.: Demonstration of acid secretion from esophageal mucosa in Barrett's ulcer. Gastrointest. Endosc. **16**, 98–100 (1969).

83. Van de Kerckhof, J., Gahagan, T.: Regeneration of the mucosal lining of the esophagus. Henry Ford Hosp. Bull. **11**, 129–134 (1963).

84. Vidins, E. I., Fox, J. A. E., Beck, I. T.: Transmural potential difference (P.D.) in the body of the esophagus in patients with esophagitis, Barrett's epithelium and carcinoma of the esophagus. Amer. J. dig. Dis. **16**, 991–999 (1971).

85. Vos, A.: Gastroesophageal reflux in infants and children. Scand. J. Gastroent. **6**, 369–370 (1971).

86. Wienbeck, M., Heitmann, P., Dombrowski, H., Schmitz-Moormann, P.: Das Barrett-Syndrom. Leber-Magen-Darm **3**, 81–90 (1973).

87. Wolf, B. S., Marshak, R. H., Som, M. L.: Peptic esophagitis and peptic ulceration of the esophagus. Amer. J. Roentgenol. **79**, 741–759 (1958).

88. Wolff, M.: Heterotopic gastric epithelium in the rectum. Amer. J. clin. Path. **55**, 604–616 (1971).

89. Wong, J., Finckh, E. S.: Heterotopia and ectopia of gastric epithelium produced by mucosal wounding in the rat. Gastroenterology **60**, 279–287 (1971).

90. Wright, J. T.: Allison and Johnstone's anomaly. Amer. J. Roentgenol. **94**, 308–320 (1965).

23. Kapitel

Die Muskel-Architektur des oesophago-gastralen Übergangs und des Fundus ventriculi aus chirurgischer Sicht

D. LIEBERMANN-MEFFERT und M. ALLGÖWER

I. Einleitung

Von besonderem Interesse für die operative Behandlung der Kardiainsuffizienz ist die Verlaufsrichtung der Muskelzüge im Bereich des gastro-oesophagealen Übergangs und des Magenfundus.

Am Magen unterscheidet man zwischen einer „äußeren Längsschicht", einer „inneren Ringschicht" und den „Fibrae obliquae" als getrennte Schichten. Wir meinen damit den jeweiligen Hauptverlauf und die Hauptschicht der Faserzüge. Hierzu ist es wichtig zu wissen, daß die Muskulatur kein in sich geschlossenes System konstant gleichgerichteter Faserzüge bildet und Faserbündel während ihres Verlaufs vollständig die ursprüngliche Richtung ändern [1–3], und daß der Magen nicht von jeder dieser Faserschichten vollständig umgeben ist. „Circulär" heißt nicht „geschlossener Ring", denn die sich gegenüberliegenden Faserenden sind nicht miteinander verbunden, da sie Scherengittersysteme bilden.

II. Muskulärer Aufbau und klinische Bedeutung

Unter der Serosa liegt die in Abb. 1 a dargestellte oberflächliche Muskellage. Sie besteht aus längeren Faserbündeln, welche am unteren Oesophagus, am oesophagogastralen Übergang und an beiden Curvaturen parallel zur Oesophagus-Magenlängsachse verlaufen (sogenannte *Längsmuskulatur*). An der Vorder- und Hinterwand biegen die ursprünglichen Längsfasern aboral vom Mageneingang in Richtung zur großen Curvatur ab. Die oberflächliche Muskellage ist nach dem Umbiegen vertikal zur Magenlängsachse orientiert. Die Seitenwände des Fundus haben somit keine längsgerichteten äußeren Muskelelemente.

Nach Wegnahme der oberflächlichen Muskelbündel stellt sich die tiefe Muskellage dar. Die Faserzüge dieser Schicht liegen am unteren Oesophagus senkrecht zur Längsachse. Die Muskelbündel sind relativ kurz und umgeben als Teil eines ringförmigen Scherengittersystems das Oesophaguslumen. Am Mageneingang folgen am Fundus in Höhe des Hisschen Winkels unmittelbar die Faserzüge der *Fibrae obliquae*. Diese verlaufen kleincurvaturseits an beiden Seitenwänden in Richtung der Magenlängsachse (Längselemente für den Magen). Die anschließenden, näher an der großen Curvatur liegenden Fasern biegen aus der vertikalen Richtung in die horizontale Richtung um. Die tiefe Muskellage am Fundus ist also „circulär" zur Magenlängsachse orientiert (Abb. 1a). Eine weitere Muskelschicht existiert am Fundus nicht.

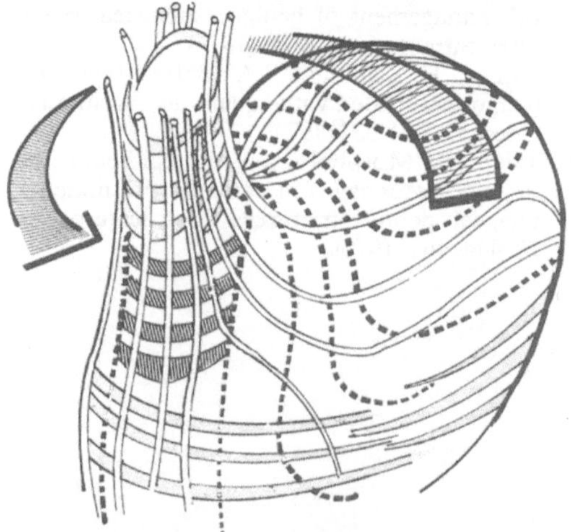

Abb. 1a. Schema der Muskelfaserlagen am oesophagogastralen Übergang und am Fundus (proximaler Magen). Längsmuskulatur (=), Fibrae obliquae (----), Ringmuskulatur (Raster), hufeisenförmige Muskelspangen an der kleinen Kurvatur (Schraffur). Anordnung der Fundusmuskulatur bei Planung (Pfeil) der Fundoplicatio

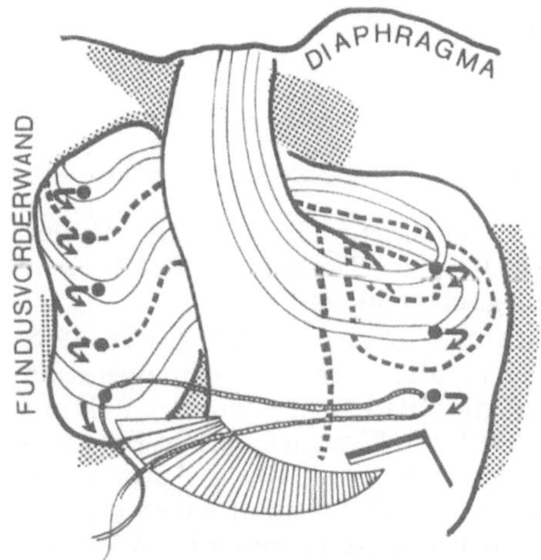

Abb. 1b. Fundusmuskulatur während der Fundoplicatio nach Nissen-Rossetti. Die Anordnung der Muskulatur läßt ein ringmuskelartiges Verschlußsystem entstehen (Pfeile). Längsfasern (=), Fibrae obliquae (----)

An der kleinen Curvatur schließen sich parallel an die Oesophagus-Ringmuskelbündel kurze, hufeisenförmig imponierende Muskelspangen an (Abb. 1a). Ihre Ausdehnung an der kleinen Curvatur nach distal beträgt 2–4 cm. Die Faserbündel verlaufen senkrecht auf die Fibrae obliquae zu und verankern sich genau an der Stelle, wo beide Systeme aufeinander stoßen, fest im submucösen Bindegewebe. Auf sie folgen mit Beginn des Corpus ebenfalls senkrecht zur Magenlängsachse ausgerichtete Faserbündel, die den Magen in seiner gesamten Circumferenz als *„Ringmuskulatur"* umgeben (Abb. 1a) und die dritte, mittlere Muskelschicht des Magens bilden.

Der oesophago-gastrale Übergang besitzt somit eine vom Oesophagus und vom Magen abweichende Anordnung der Muskelbündel. Die aufeinander senkrecht stehenden Faserzüge (hufeisenförmig erscheinende Muskelspangen und Fibrae obliquae) bilden bei gemeinsamer Kontraktion ein circuläres, 2–4 cm breites, segmentartiges Verschlußsystem. Im Faserpräparat konzentrieren sich die Fibrae obliquae am Hisschen Winkel.

Bei der Dickenmessung der Wand ergibt sich folgendes Bild: Die Muscularis propria ist in unseren Präparaten am dicksten im Bereich der Cardia, d. h. am Eintritt der Speiseröhre in den Magen. Gegen proximal und distal hin nimmt die Muscularis propria an Dicke ab. In allen Bereichen ist sie entlang der großen Curvatur dicker als an der übrigen Circumferenz. Die Maximaldicke der Muskulatur beträgt an der Cardia $3{,}7 \pm 1{,}0$ mm ($\bar{x} \pm$ SD, $n = 15$), im Vergleich zu $2{,}1 \pm 0{,}4$ mm 2 cm aboral und $2{,}5 \pm 0{,}9$ 2 cm oral von der Cardia. Derartige umschriebene Verdickungen der Muscularis propria sind auch von anderen Autoren [4, 5] beschrieben worden. Die unterschiedliche topographische Lokalisation kann durch die Art der Präparation bedingt sein.

Die Fasern, sowohl der oberflächlichen als auch der tiefen Fundusmuskulatur, verlaufen an den Seitenwänden senkrecht zur Magenlängsachse, also „circulär". Wenn bei der Fundoplicatio nach Nissen-Rossetti die Funduswand hinter den Oesophagus verlagert (Abb. 1b) und um die insuffiziente Kardia geschlungen wird, so wird damit zusätzlich ein System ringförmig angeordneter Muskelzüge gebildet, d. h., durch die senkrecht zur Magenachse verlaufenden Muskelfaserzüge des Fundus wird auch aus morphologischer Sicht ein ringmuskelartiger Verschluß geschaffen.

Literatur

1. Curti, P.: Piloro („Esfincter") Esôfago-Gástrico Estudo anatômico *e* importância de Compolate Muscular. Tese Faculdade de Medicina da Universidade de São Paulo, Brasil 1955.
2. Liebermann, D.: Die Muskelarchitektur der Magenwand des menschlichen Foetus im Vergleich zum Aufbau der Magenwand des Erwachsenen. Morph. Jb. **108**, 391–400 (1966).
3. Müller, G.: Die funktionelle Anatomie des Magens. Verh. anat. Ges. Ergänz.-Heft Anat. Anz. a111, 298–311 (1962).
4. Müller, G. (s. 1. Kapitel).
5. Pellicer, M. S.: Esfinter Esophagico inferior. Tesis Doctoral. Univ. de Barcelona 1975.

24. Kapitel

Operative Therapie der Refluxkrankheit

R. SIEWERT und H.-J. PEIPER

I. Allgemeine Vorbemerkungen

1. Die chirurgische Therapie der Refluxkrankheit ist geeignet, eine Korrektur der
Insuffizienz des gastrooesophagealen Verschlusses herbeizuführen [112]. Eine direkte
Beeinflussung der Motilitätsstörungen im
tubulären Oesophagus ist nicht möglich.
Durch Ausschaltung des pathologischen
Refluxes ist aber eine Verbesserung der gestörten Motilität nach Ausheilung der Refluxkrankheit zu erwarten.

2. Eine Bewertung verschiedener Operationsverfahren allein auf Grund chirurgischer Statistiken ist objektiv nicht möglich.
Bislang wurden verschiedene Refluxoperationen in einer randomisierten Studie an einem ausreichend diagnostizierten Patientenkollektiv nicht überprüft. Überlegungen
zur Rekonstruktion der insuffizienten Kardia müssen daher gegenwärtig von der
Funktion des gastrooesophagealen Verschlußmechanismus unter physiologischen
Bedingungen ausgehen. Auf dieser Basis
lassen sich pathophysiologisch sinnvolle
von weniger sinnvollen Operationsmetho-
den trennen.

3. Im Verständnis der derzeitigen klinischen Diskussion um die Zweckmäßigkeit
der verschiedenen Operationsverfahren
nimmt die Indikation zum chirurgischen
Eingriff eine Schlüsselstellung ein. Bei weiter Indikationsstellung reichen offenbar
kleinere Eingriffe aus; bei strengerer Indikationsstellung müssen effektivere Verfahren zur Anwendung kommen, um gleiche
Erfolge zu erzielen.

II. Indikationsstellung

Eine chirurgische Behandlung der Refluxkrankheit ist nur in seltenen Fällen notwendig. Bezogen auf alle diagnostizierten Hiatushernien wird die Quote mit 2—4% angegeben (Palmer 3,9% [73]; Hafter
1,9% [44]). Diese Tendenz zeigt sich auch
in chirurgischen Statistiken.

So wurden in der Wiener Klinik 1958
noch 86% aller zur Antirefluxoperation
überwiesenen Patienten operiert, 1971 nur
noch 30% [29]. Eine gleichartige Entwicklung wird auch von anderen Autoren berichtet [87, 88, 96]. Offenbar haben hier zunehmende Einblicke in die Pathogenese der
Refluxkrankheit dämpfend auf die Opera-
tionsfreudigkeit gewirkt. Eine der Ursachen
ist, daß der Unterschied zwischen der Hiatushernie als anatomischer Variation und
dem gastrooesophagealen Reflux als pathophysiologischer Konsequenz einer Kardia-
funktionsstörung klar geworden ist. Im folgenden soll daher nur über die chirurgische
Therapie der Refluxkrankheit, nicht über
die der axialen Hiatushernien gesprochen
werden (s. 19. Kapitel).

Voraussetzung für alle chirurgischen
Überlegungen ist die objektive präoperative Dokumentation des gastrooesophagealen Refluxes.

Allgemein anerkannt ist, daß Patienten
mit regelrechter Speiseröhrenfunktion (normale Säureclearance) und ohne Oesophagitis einschl. negativer Biopsie auch bei be-
wiesenem gastrooesophagealem Reflux
noch *keiner chirurgischen Therapie* bedürfen.

Ebenso unumstritten ist die chirurgische
Intervention bei den sogenannten *absoluten
Indikationen*, das heißt, den Komplikationen der Refluxkrankheit. Dazu zählen peptische Stenosen und Blutungen aus dem distalen Oesophagus. Auch die nekrotisierende und ulceröse Oesophagitis ist unseres
Erachtens zu den absoluten Indikationen
zu zählen.

Alle anderen Stadien der Refluxkrankheit
rechtfertigen dagegen zunächst einen konservativen Therapieversuch. Auch die Refluxkrankheit verläuft — ähnlich wie die

Ulcuskrankheit — cyclisch und neigt zu spontanen Remissionen, so daß auch nach medikamentöser Therapie auf eine wesentliche Besserung oder gar Heilung gehofft werden kann. Einigkeit besteht unter Chirurgen und Internisten darüber, daß das *Versagen der konservativen Therapie* eine Operation notwendig macht. Ein solcher konservativer Therapieversuch sollte aus chirurgischer Sicht nicht länger als 6 Wochen dauern. Eine Befundkontrolle entscheidet dann über das weitere Vorgehen.

Aus operativ-technischen Gründen ist es wünschenswert, möglichst frühzeitig im Verlauf der Refluxkrankheit einzugreifen. Das Risiko eines Eingriffs ist dann geringer, das zu erwartende Ergebnis besser. Liegt bereits ein fortgeschrittenes, organisch fixiertes Stadium der Refluxkrankheit vor, ist mit der Möglichkeit intraoperativer Komplikationen zu rechnen, die postoperativen Verlauf und Prognose belasten. Eine frühzeitige diagnostische Identifikation solcher Patienten, die später doch einer Operation bedürfen, wäre daher aus chirurgischer Sicht wünschenswert.

Aus vorwiegend pathophysiologischen Überlegungen heraus sind Patienten mit einer *gestörten Speiseröhrenmotilität* (pathologische Clearance) und mit einem nicht mehr stimulierbaren unteren Oesophagussphincter (pathologische Manometrie) mögliche Kandidaten für eine chirurgische Therapie. Ein konservativer Therapieerfolg erscheint in diesen Fällen, bei denen selbst unter adäquater maximaler Stimulation eine Tonisierung nicht mehr möglich ist, nicht wahrscheinlich. Noch eindeutiger wird die Indikation, wenn als Folge dieser Motilitätsstörungen bereits eine Oesophagitis nachweisbar ist.

Ein weiterer Gesichtspunkt ist der Nachweis von Epithelatypien im distalen Oesophagus. Ein derartiger *Endobrachyoesophagus* ist wahrscheinlich bereits als Folge des Refluxes zu bewerten, stellt aber in jedem Fall eine wesentliche Voraussetzung für die Entwicklung weiterer Komplikationen, insbesondere von peptischen Stenosen, dar. Der Endobrachyoesophagus muß deshalb in die Indikation zur chirurgischen Therapie mit einbezogen werden (s. 22. Kapitel).

Zweifellos muß bei jedem Patienten außerhalb dieser objektiven Befunde auch die *soziale Bedeutung seiner Erkrankung* und die *psychische Stabilität* des Kranken mit

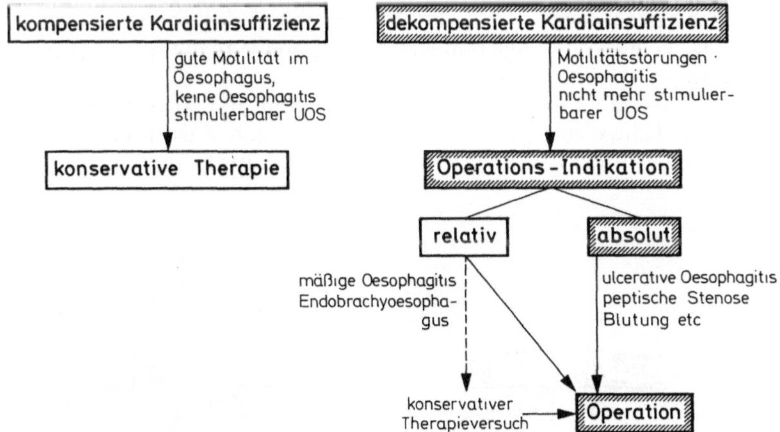

Abb. 1. Indikation zum therapeutischen Vorgehen bei der Refluxkrankheit. Als kompensierte Kardiainsuffizienz gelten dabei die Fälle, bei denen trotz eines gastrooesophagealen Refluxes eine einwandfreie Motilität im tubulären Oesophagus besteht, eine Oesophagitis nicht nachweisbar ist, bzw. der untere Oesophagussphincter unter Pharmaka noch ausreichend stimulierbar ist. Diese Fälle bedürfen der konservativen Therapie. Als dekompensiert gilt eine Kardiainsuffizienz, wenn neben einem gastrooesophagealen Reflux eine Motilitätsstörung im tubulären Oesophagus, eine Oesophagitis oder eine durch Pharmaka unzureichende Stimulierbarkeit des unteren Oesophagussphincters nachweisbar ist. Diese Fälle stellen eine Operationsindikation dar. Allerdings ist diese Indikation nur absolut beim Nachweis von Granulocyteninfiltrationen in der Tunica propria, bei der peptischen Stenose bzw. bei der Blutung. Alle anderen Fälle können zunächst einem konservativen Therapieversuch unterzogen werden

berücksichtigt werden. Wenn die Refluxkrankheit den Patienten sozial so stark beeinträchtigt, daß er nicht mehr arbeitsfähig ist, oder eine schwere Einbuße seiner Lebensqualitäten in Kauf nehmen muß, sollte eine Operation erwogen werden. Umgekehrt sind wir bei psychisch labilen Patienten mit der Operation zurückhaltend.

Ein anderer Weg zur Identifikation von Refluxpatienten, die einer Operation bedürfen, ist eine Kombination von verschiedenen Testen, die eine gute Korrelation mit der klinischen Symptomatologie besitzen. Wichtige Voraussetzung ist die Kombination mehrerer Teste und ihre quantitative Auswertung. Auf diesem Wege gelingt die Diagnostik der „klinisch schweren" Stadien der Refluxkrankheit, bei denen eine konservative Therapie nicht mehr erfolgversprechend erscheint (s. 20. Kapitel).

III. Chirurgische Diagnostik

Eine korrekte Indikationsstellung setzt eine sorgfältige präoperative Diagnostik voraus. Am Anfang hat stets die Objektivierung des Refluxes zu stehen. Nach unserer Auffassung muß der Reflux wenigstens durch zwei der drei zum Refluxnachweis geeigneten Verfahren (Röntgenuntersuchung, pH-Metrie, Manometrie) verifiziert sein. In der Regel wird ein gastrooesophagealer Reflux zuerst bei der Röntgenuntersuchung entdeckt,

so daß seine Bestätigung durch ein weiteres Verfahren notwendig erscheint. Im gleichen Sinne ist der histologische Nachweis einer Oesophagitis zu bewerten. Dieser objektive Beweis einer Refluxfolge kann einem zweiten direkten Refluxnachweis gleichgesetzt werden.

Die chirurgische Diagnostik erfordert somit neben der Röntgenuntersuchung die Endoskopie und möglichst ein zweites Testverfahren (pH-Metrie, Manometrie). Dabei ist die Manometrie außer für den Refluxnachweis besonders für die Diagnostik und Differentialdiagnostik von Motilitätsstörungen der Speiseröhre von Wert.

IV. Entwicklung und Klassifikation der verschiedenen chirurgischen Verfahren

Die Chirurgie der Refluxkrankheit war über Jahre eine Chirurgie der Hiatushernie. Es ist verständlich, daß die erste Phase dieser Chirurgie von den Prinzipien der allgemeinen „Bruchchirurgie" geprägt war. Bruchsackresektion und Bruchlückenverschluß standen im Zentrum der operativen Eingriffe. Das Problem des gastrooesophagealen Refluxes blieb weitgehend unberücksichtigt.

Eine Wandlung trat erst in den 50er bis 60er Jahren ein, als sich das Interesse zunehmend der Kardiafunktion zuwandte.

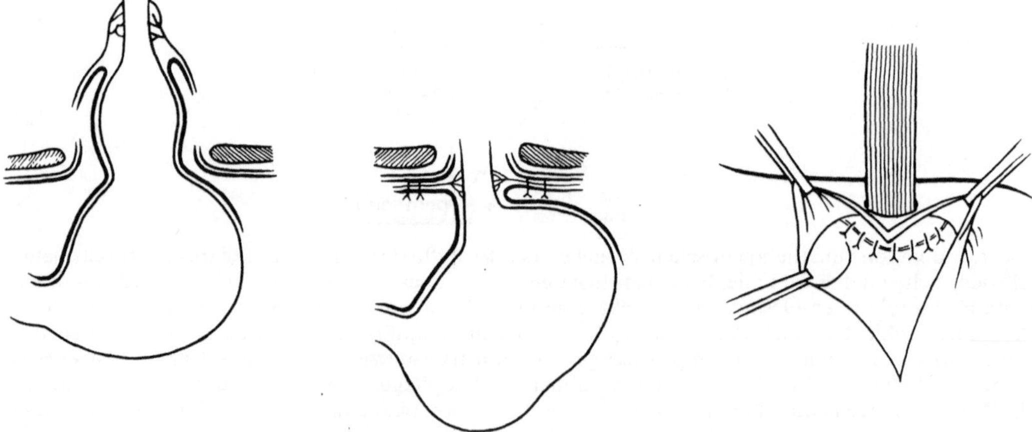

Abb. 2. Operation nach Allison. Reposition der Hiatushernie und Verschluß der Bruchlücke. Die Operation wird transthorakal durchgeführt

Die möglichen Beziehungen zwischen Hisschem Winkel und Kardiafunktion beeinflußten in dieser Zeit Taktik und Technik der Eingriffe und bedeuten die pathophysiologische Grundlage der meisten Operationsverfahren. Man kam von der ursprünglichen Idee einer alleinigen anatomischen Beseitigung des Bruchgebildes ab und versuchte, unter Berücksichtigung funktioneller Kriterien, das für die Klinik der Hiatushernie maßgebende Refluxsyndrom zu beseitigen. Dieser Leitgedanke hat seine Gültigkeit bis heute behalten, wenngleich in den letzten Jahren zunehmend Verfahren in den Vordergrund getreten sind, die eine Stärkung bzw. Rekonstruktion der kardialen Sphincterfunction ermöglichen.

Unter diesen Gesichtspunkten kann man die heute zur Verfügung stehenden Operationsverfahren in drei Gruppen einteilen:

1. Verfahren, die eine anatomische Korrektur von Hiatushernie und Bruchlücke beinhalten.

2. Verfahren, die die Rekonstruktion des Hisschen Winkels anstreben, einschließlich der Gastropexie.

3. Verfahren, die eine Stärkung oder Wiederherstellung der kardialen Sphincterfunktion beabsichtigen.

1. Verfahren der anatomischen Rekonstruktion von Hiatushernie und Bruchlücke

Unter dem Einfluß Sauerbruch's stand lange Zeit die thorakale Freilegung der Hiatushernie im Vordergrund. Diese Tendenz war begünstigt durch die raschen und überzeugenden Fortschritte der Thoraxchirurgie und der Anaesthesie. Allison [3], Effler [34] sowie Sweet [104] waren an der Entwicklung derartiger transpleuraler Verfahren beteiligt. Ihr Prinzip besteht in der Darstellung von Speiseröhre und Bruchsack, der Einstülpung oder Resektion des Bruchsackes und der Einengung der Bruchpforte bzw. des Hiatus dorsal des Oesophagus. Befürwortet wird auch eine Verlagerung des Speiseröhrendurchtritts in anterolateraler Richtung, wozu der Hiatus an seiner ventralen Circumferenz incidiert werden muß. Zum Abschluß der Operation wird der Oesophagus circulär mit Nähten

am Zwerchfell fixiert. Die transthorakalen Verfahren haben den Vorteil einer ausgezeichneten Übersicht; in den seltenen Fällen einer akuten Incarceration des Bruchinhaltes, erst recht beim Verdacht auf Gangrän des Incarcerats, ist auch heute noch dem transpleuralen Zugang der Vorzug zu geben. Nur er erlaubt die gleichzeitige Versorgung thorakaler und abdomineller Läsionen in befriedigender Weise. Allerdings haften dem thorakalen Weg auch erhebliche Nachteile an. Die operative Belastung gerade alter Patienten durch eine Thorakotomie ist ungleich höher als durch eine Laparotomie. Eine entscheidende Belastung stellt aber die erhebliche Zahl von Rezidiven dar. Je nach Statistik und Länge der Beobachtungszeit beträgt ihre Häufigkeit 15–60% (Brintnall [17] 48%, Borgeskov [14] 40%, Edwards [33] 62%, Raphael [79] 25%, Pearson [74] 60%). Ursache dafür ist, daß die Bruchpforte — genauso wie beim männlichen Leistenbruch — nicht komplett verschlossen, sondern nur eingeengt werden kann. Obendrein besteht postoperativ eine erhebliche Nahtbeanspruchung durch Atmung, Husten und körperliche Bewegung. Andererseits besteht die Gefahr der postoperativen Oesophagusstenose durch zu weitgehende Einengung des Hiatus. Als Folge der Naht zwischen Speiseröhrenmuskulatur und Zwerchfellschenkel können sich schließlich postoperativ iatrogene Speiseröhrendivertikel entwickeln (s. Kap. 18, Abb. 4).

Es ist das Verdienst Harringtons [46], den transperitonealen Zugang populär gemacht zu haben, wenngleich das von ihm angegebene Verfahren ebenfalls nur die Resektion des Bruchsackes und die plastische Verkleinerung der Bruchpforte beinhaltet und somit dem Vorgehen von Allison [3] entspricht. Wegen ihrer hohen Rezidivrate und auf Grund der fehlenden pathophysiologischen Begründung sind diese Verfahren heute weitgehend verlassen.

2. Verfahren der Rekonstruktion des Hisschen Winkels einschließlich der Gastropexie

Die Ventiltheorie als Erklärungsversuch des gastrooesophagealen Verschlusses hat

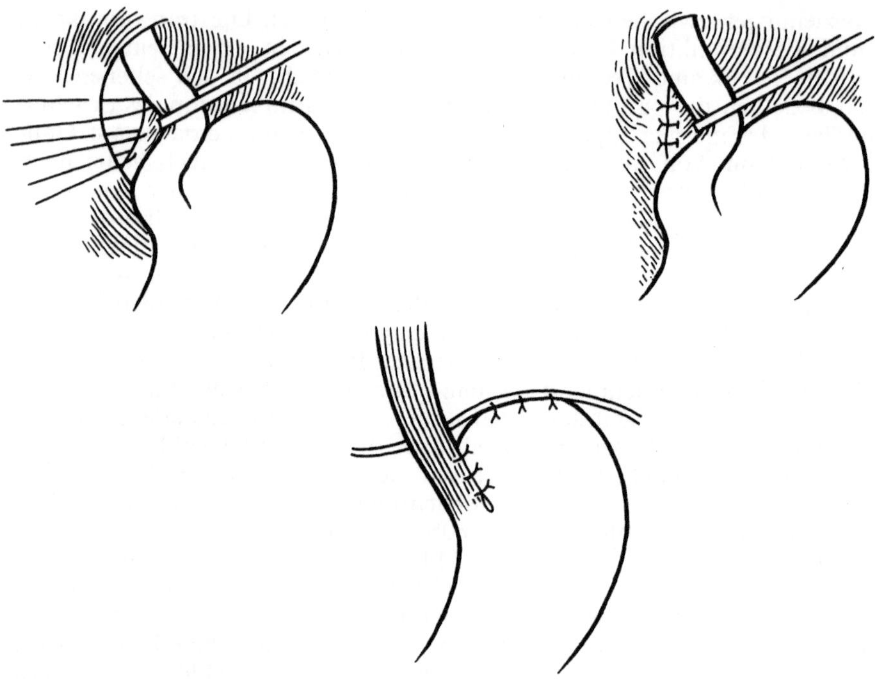

Abb. 3. Oesophago-Fundopexie (Lortat-Jacob). Transabdominelle Reposition der Hiatushernie. Verschluß der Bruchlücke und Fixation des Magenfundus am Oesophagus bzw. an der Zwerchfellunterseite

nachhaltigen Einfluß auf die Chirurgie der Refluxkrankheit gehabt. Praktisch alle auch heute noch akzeptierten Verfahren sind unter dieser Idee entwickelt worden. Im Mittelpunkt der Überlegungen stand die Rekonstruktion des Hisschen Winkels und die Schaffung eines intraabdominellen Oesophagusanteiles. Bereits 1937 hatte Nissen mit der Beschreibung einer „kontinenten Anastomose" nach Kardiaresektion diesen Weg beschritten. Zwanzig Jahre später beschrieb Lortat-Jacob [61] die *Oesophago-Fundopexie*, die als Prototyp dieser Verfahren gelten kann (Abb. 3). Ihr Prinzip liegt in der Fixation des Magenfundus an der linken Seite des Oesophagus und an der Unterseite des Zwerchfells. Gleichzeitig erfolgt eine Einengung des Hiatus oesophageus durch hintere Pfeilernähte.

Collis [23] schlug die Wiederherstellung des Hisschen Winkels durch eine Einengung des Hiatus oesophageus mit vorderen Pfeilernähten vor. In konsequenter Verfolgung dieses Ziels gab dieser Autor auch ein besonderes Verfahren für die Behandlung der axialen Hiatushernie mit fixiertem Bra-

chyoesophagus an. Die Kardia wird bei diesem Verfahren in ihrer thorakalen Lage belassen, durch Einkerbung des Fundus von der Großcurvaturseite her unterhalb des Zwerchfells gleichsam ein neuer Hisscher Winkel gebildet und die Speiseröhre auf diese Weise mit einem Magenschlauch verlängert (Gastroplastik). Die Einengung des Hiatus wird dann angeschlossen (Abb. 4).

Auch die Gastropexie bewirkt eine Rekonstruktion der Anatomie einschließlich des Hisschen Winkels und des intraabdominellen Oesophagus. In der Theorie Stelzners ist sie geeignet, die Längsspannung des Oesophagus wieder herzustellen und somit den Kardiaverschluß zu ermöglichen [103].

Es war ein bemerkenswerter Fortschritt dieser Methoden, daß die Therapie nicht mehr ausschließlich der Hiatushernie, sondern dem gastrooesophagealen Reflux galt; allerdings verloren diese Verfahren zunehmend an pathophysiologischer Begründung, als die relative Bedeutungslosigkeit des Hisschen Winkels für die Pathogenese des Refluxes offenbar wurde. Dennoch führen auch diese Operationsverfahren

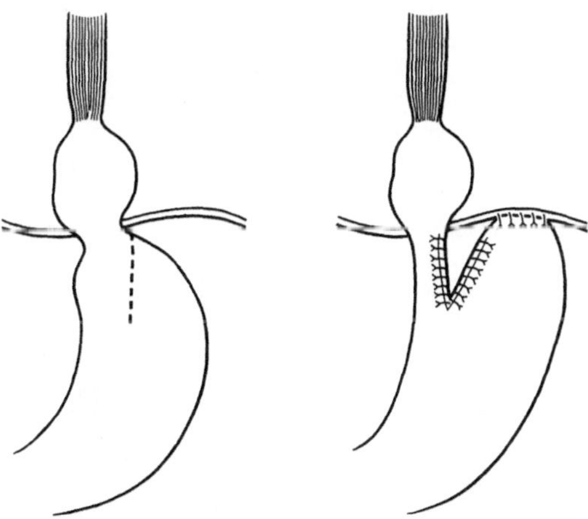

Abb.4. Gastroplastik nach Collis. Bei fixiertem Brachyoesophagus wird durch Incision des Magencorpus an der großen Curvatur ein künstlicher Hisscher Winkel gebildet. Zusätzlich Fixation des Magencorpus an der Zwerchfellunterfläche

zu guten klinischen Ergebnissen, die dann oftmals als Beweis für die Stichhaltigkeit dieser Verschlußtheorien herangezogen werden. Es ist aber ebenso gut vorstellbar, daß diese Erfolge vorwiegend Patienten mit einer noch kompensierten Kardiainsuffizienz betreffen. In diesen Fällen einer noch funktionellen Refluxkrankheit wird schon durch die anatomische Rekonstruktion der Kardiaregion der untere Oesophagussphincter den besonderen Belastungen einer Hiatushernie — das heißt der refluxbegünstigenden tubulären Umgestaltung der Kardiaregion — entzogen und so eine Besserung der Erkrankung ermöglicht. Allerdings ist die Bewertung derartiger Überlegungen schwierig, da klinische Studien mit ausreichend objektiver prä- und postoperativer Dokumentation der Refluxkrankheit nicht zur Verfügung stehen. Der Mangel einer einheitlichen Operationsindikation, das verschiedenartige Krankengut mit Existenz oder Fehlen präoperativer Komplikationen, die große Anzahl chirurgischer Methoden und Modifikationen, die unterschiedliche operative Technik verschiedener Operateure und besonders die subjektive Interpretation von Beschwerden und Befunden der nachuntersuchten Patienten erschweren eine objektive Bewertung. Unberücksichtigt bleibt auch die Neigung früher Stadien der Refluxkrankheit zur Spon-

tanheilung. Die große Diskrepanz zwischen den Resultaten internistischer und chirurgischer Statistiken wird so erklärbar.

3. Verfahren, die eine Stärkung oder Wiederherstellung der kardialen Sphincterfunktion ermöglichen

Fundoplicatio

Als Prototyp derartiger Verfahren kann die Fundoplicatio gelten. Diese 1956 von Nissen [69] angegebene Operationsmethode galt über Jahre als Operationsverfahren, dessen Wirkung allein durch die Verstärkung des Ventilelementes am Mageneingang zu erklären war. Dieser Effekt wurde teils durch die bleibende Rekonstruktion des Hisschen Winkels, teils durch die Verlagerung des terminalen Oesophagus in die Zone intraabdominellen bzw. intragastralen Drucks erklärt [15]. Neuere Untersuchungen haben weitere Einblicke in den Wirkungsmechanismus der Fundoplicatio ermöglicht [8, 37, 38, 60, 92–94, 112, 113]. Übereinstimmend wird nach Fundoplicatio ein deutlicher Druckanstieg im Bereich der gastrooesophagealen Hochdruckzone nachgewiesen (2, 6, 8, 24, 27, 32, 36, 37, 38, 59, 60, 66, 92, 93, 94, 100, 112, 113). Noch umstritten ist, wie es zu dieser Verbesserung der Verschlußfunktion kommt. Einige Autoren (60, 113) vertreten die Ansicht, daß es nach Fundoplicatio zu einer Erholung der Sphincterfunktion selbst kommt. Eine solche Verbesserung wäre theoretisch einmal als Folge der Ausheilung einer Oesophagitis denkbar. In diesem Falle dürfte die Verbesserung aber erst nach einer Latenzzeit, nämlich nach Ausheilung der Entzündung, eintreten. Der Wirkungseintritt der Fundoplicatio ist aber bereits unmittelbar postoperativ zu beobachten. Eine weitere Erklärung wäre eine Verbesserung der Längsspannung der terminalen Oesophagusmuskulatur durch die Antirefluxoperation [112, 113]. Gegen diese Erklärung spricht, daß die Fundoplicatio auch intrathorakal ohne Änderung der Spannungsverhältnisse des Oesophagus und bei peptischen Oesophagusstenosen mit entzündlich fixiertem Muskelgefüge wirksam ist. Wahrscheinlicher erscheint daher, daß die verbesserte postoperative Verschlußfunktion in erster Linie

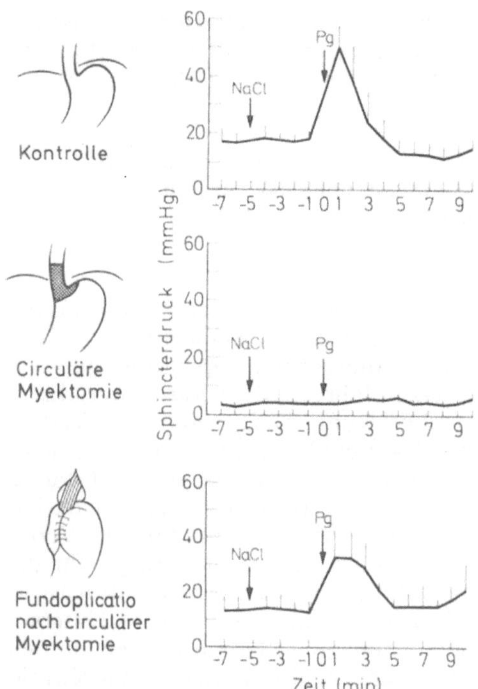

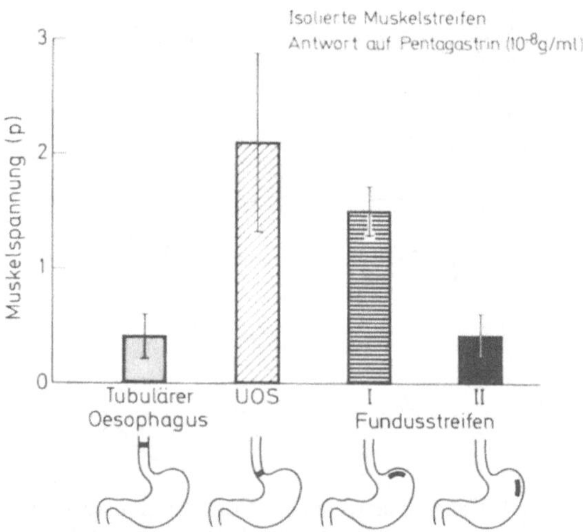

Abb. 6. Reaktion isolierter Muskelstreifen aus dem tubulären Oesophagus, der terminalen Oesophagusmuskulatur und zwei Stellen des Magenfundus. Die besondere Sensibilität der Muskulatur des terminalen Oesophagus wird dabei erkennbar. Eine vergleichbare Reaktion zeigen nur Muskelstreifen aus dem kardianahen Anteil des Magenfundus [93]

Abb. 5. Experimentelle Untersuchungen (Hund) zum Nachweis der eigenständigen Fundusmotilität nach Fundoplicatio. Als Testsubstanz wurde Pentagastrin (*Pg*) verwandt. Regelrechte Tonuszunahme nach exogener Pentagastrininjektion der Kontrollgruppe (oben); nach circulärer Myektomie der distalen 4 cm der Oesophagusmuskulatur: Ausbleiben dieser Reaktion (Mitte); nach Anlegen einer Fundoplicatio um den circulär myektomierten Oesophagus Wiedereintritt der Tonuszunahme unter Stimulation. Diese Leistung wird durch die Fundusmanschette erbracht (unten) [93]

durch die Fundusmanschette erbracht wird. Diese Wirkung ist durch die besonderen Eigenschaften der Fundusmuskulatur erklärbar. Darüber hinaus reagiert die Manschette natürlich auch mechanisch, das heißt, ventilartig auf Dehnung bei Druck- und Volumenzunahme im Mageninneren.

Zur Bildung der Manschette um den terminalen Oesophagus herum wird Fundusmuskulatur verwendet, die in ihrer Motilität ähnlichen myogenen, nervalen und hormonellen Steuerungen wie die terminale Oesophagusmuskulatur unterliegt. Diese besondere Stellung der Fundusmuskulatur ist durch manometrische Untersuchungen an Mensch und Hund sowie an isolierten Muskelpräparaten [92, 93], durch elektro-

physiologische Untersuchungen [40] und durch die besondere morphologische Muskelstruktur dieses Magenwandareales [57] belegt (Abb. 5 und 6) (s. 23. Kapitel).

Das *Prinzip der Operation* ist bekannt (Abb. 7): Der Oesophagus wird nach Incision der peritonealen Umschlagsfalte auf eine kurze Strecke isoliert, nachdem die Membrana oesophagophrenica nach oben abgestreift ist. Eine Skeletierung ist in der Regel weder an der kleinen noch an der großen Curvatur notwendig; eine ausreichende Beweglichkeit des Fundus stellt aber eine wesentliche Voraussetzung dar, so daß in seltenen Fällen eine partielle Skeletierung des Fundus notwendig werden kann. Die vagale Innervation bleibt dabei unberührt. Die Manschette wird mit Hilfe einer Falte aus der Fundusvorderwand gebildet. Die Speiseröhre ist mit einer dicken Oesophagussonde (wenigstens Charriere 32) intubiert, welche nicht nur die Identifizierung des Oesophagus erleichtert, sondern auch eine unerwünschte Einengung beim Legen der Nähte verhindert. Nun wird die Fundusfalte mit zwei Fingern hinter der Speiseröhre hindurchgeschoben. Die Kontur die-

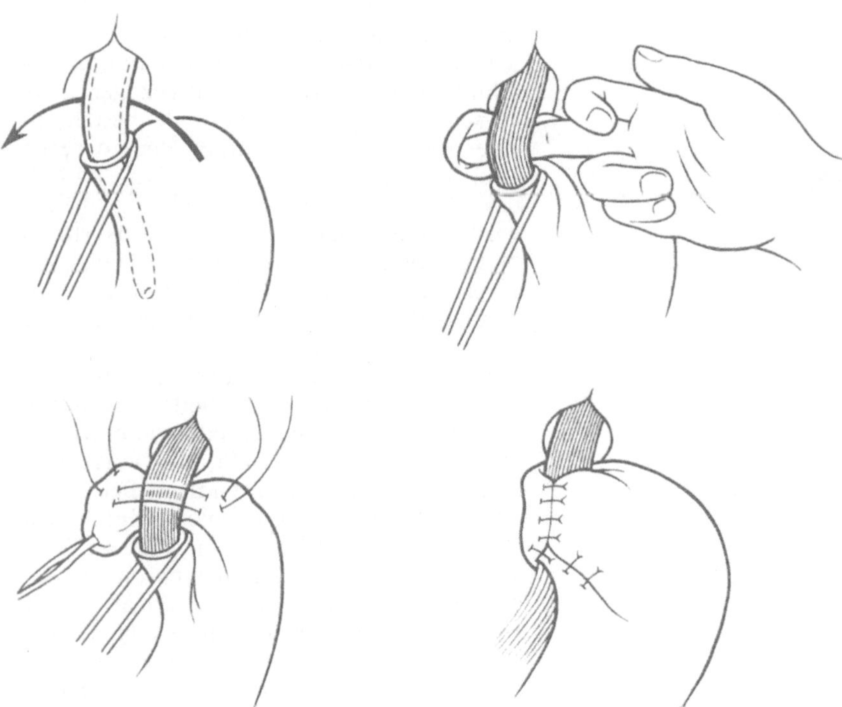

Abb. 7. Fundoplicatio (Nissen-Rossetti). Um den transabdominell freigelegten terminalen Oesophagus wird aus der kardianahen Magenfundusvorderwand eine Manschette gebildet und um den terminalen Oesophagus herumgeschlungen. Keine Fixation der Manschette am Oesophagus, sondern lediglich an der Magenvorderwand, um ein postoperatives Auskrempeln der Manschette zu verhindern

ser Falte erscheint medial vom Oesophagus in der gebildeten Lücke, wird mit zwei Ellisklemmen gefaßt und so in situ gehalten. Es folgt die Nahtreihe, am besten von cranial nach caudal, wobei in der Regel 3–5 Einzelnähte genügen. Die Manschette soll eine Länge von 3–5 cm haben.

Die Erkenntnis, daß die Fundoplicatio eine „funktionierende" Fundusmanschette und keine rein mechanisch wirkende Klappe darstellt, hat zu technischen Konsequenzen geführt. Es ist nicht nur unnötig, sondern vielmehr gefährlich, eine zu eng anliegende Fundusmanschette zu bilden. Je lockerer die Manschette, um so ungestörter bleibt bei sicherer Refluxbarriere die Funktion des distalen Oesophagus und somit die Kardiapassage in beiden Richtungen. Deshalb, aber auch wegen der möglichen Oesophaguswandläsionen, verzichten wir grundsätzlich auf eine Fixation der Fundoplicatio an der Oesophaguswand. Um ein Auskrempeln der Fundusmanschette („Teleskop-

Phänomen") (s. 25. Kapitel) zu verhindern, legen wir zwischen Unterrand der Manschette und Magenvorderwand 2–3 Einzelkopfnähte an. Am Ende der Operation steht immer die Kontrolle der ausreichend lockeren Anlage der Manschette: Man kann mit dem armierten Tupfer oder mit dem Finger zwischen intubiertem Oesophagus und Magenfalte ohne weiteres hindurchfahren. Manipulationen am Hiatus mit Pfeilernähten oder sonstige Maßnahmen zur Einengung gehören nicht zur Operationsmethode.

Diese klassische Fundoplicatio ist im Laufe der Jahre vielfach modifiziert worden. Dabei zeigte es sich, daß für eine erfolgreiche Refluxbarriere offenbar eine komplette, circuläre Fundusmanschette nicht notwendig ist. So beschrieben Rudler [89] eine hintere Hemifundoplicatio und Dor [30] eine vordere Hemifundoplicatio. Nachteil dieser Verfahren ist es, daß eine Fixation der Fundusmanschette am

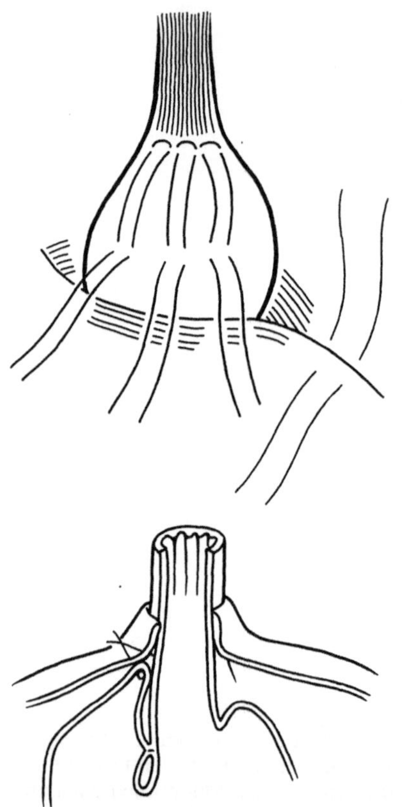

Abb. 8. Operation Mark IV nach Belsey. Transthorakale Freilegung der Hiatushernie und Bildung einer hemi-circulären Fundusmanschette durch doppelte Nahtreihe. Bei der letzten Nahtreihe wird auch der Zwerchfellhiatus mitgegriffen und die Manschette so fixiert

Oesophagus notwendig wird und somit Anlaß zu postoperativen Komplikationen geben kann.

Operation nach Belsey

Daß die Fundoplicatio nicht die einzige Operationsmethode ist, die die genannten pathophysiologischen Voraussetzungen erfüllt, zeigen die Verfahren von Belsey u. Hill. Beide Verfahren bedienen sich ebenso wie die Fundoplicatio der besonderen Eigenschaft der Fundusmuskulatur zur Kardiarekonstruktion. Unterschiedlich ist lediglich die Manschettenform.

Die Operationsmethode Mark IV [98, 99] wird grundsätzlich transthorakal ausgeführt. Nach Mobilisation des Ligamentum oesophagophrenicum und des Bruch-

sackes werden der Oesophagus mit der Kardia und den angrenzenden Fundusabschnitten nach intrathorakal gezogen. Das Wesen der Operationsmethode besteht in einer longitudinalen Raffung der vorderen zwei Drittel des Fundus, der dann partiell um den terminalen Oesophagus gelegt wird. Eine Einengung des Hiatus durch Nahtverbindung des hinteren und vorderen Zwerchfellschenkels und Fixation der Plicaturnähte an das Diaphragma beenden die Operation (Abb. 8).

Von verschiedenen Autoren wird eine derartige partielle Manschette aus Sorge vor einer zu starken Refluxbarriere, wie sie die Fundoplicatio schafft, als vorteilhaft empfunden. Das Verfahren nach Belsey bedeutet allerdings, nicht zuletzt durch den transthorakalen Zugang, eine größere Belastung für den Patienten. Das besondere Risiko besteht darin, daß die Fixation der Fundusfalte am Oesophagus erfolgen muß. Derartige Nähte bergen die Gefahr einer Oesophaguswandläsion in sich. Diese Komplikationsmöglichkeit belastet die guten funktionellen Ergebnisse dieses Verfahrens.

Operation nach Hill

Ein weiteres, der Fundoplicatio ähnliches, Verfahren ist die Methode nach Hill [48, 49, 50]. Diese Operationsmethode wird wie die Fundoplicatio transabdominell durchgeführt. Zunächst war die Hillsche Operation allein unter dem Gesichtspunkt der Gastropexie als „hintere Gastropexie" angegeben worden. Es zeigte sich aber bald, daß die zur Pexie gebildete Fundusfalte aus hinterer und vorderer Magenwand von besonderer Bedeutung für den Erfolg des Hillschen Verfahrens war. Diese Faltenbildung wurde zum entscheidenden Bestandteil der Operation, so daß man heute im angelsächsischen Schrifttum die Bezeichnung „Hillsche Fundoplastik" oder „Hillsche Fundoplicatio" [100] findet.

Nach transabdomineller Freilegung der Kardia wird ähnlich wie bei der Fundoplicatio zunächst die peritoneale Umschlagsfalte gespalten, der terminale Oesophagus dargestellt und angeschlungen. Zur Bildung der Fundusfalte ist eine geringgradige Skeletierung an der kleinen Curvatur notwendig, wobei sorgfältig auf die Erhaltung der

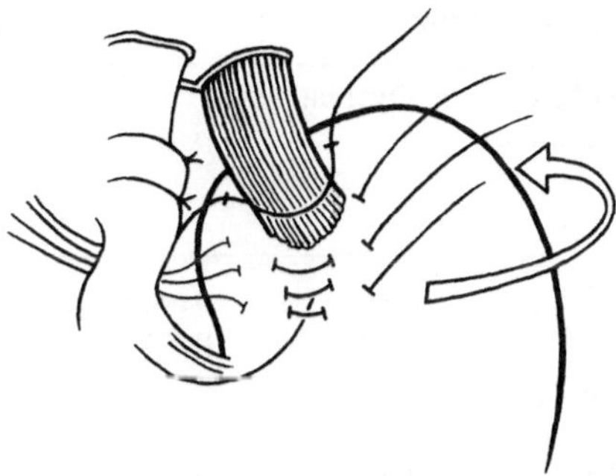

Abb. 9. Operation nach Hill (hintere Gastropexie, Hillsche Fundoplastik). Transabdominelle Reposition der Hiatushernie. Schonende Freilegung der cranialen Anteile der kleinen Curvatur und Bildung einer kleinen Magenfundusfalte aus Vor- der- und Hinterwand. Fixation dieser Fundusfalte an der präaortalen Membran [55]

Rami hepatici des Nervus vagus geachtet werden muß. Es empfiehlt sich ein An- schlingen des Vagus. Sodann wird eine Falte aus der Magenfundushinterwand ge- bildet und gemeinsam mit einer zweiten Falte aus der Magenfundusvorderwand mit seromuskulären Einzelknopfnähten an der kleinen Curvaturseite der Kardia vereinigt und abschließend an der präaortalen Mem- bran fixiert. Durch diese Technik ergibt sich eine Invagination der Kardia in eine Fundusfalte, die allerdings kleiner als bei der Fundoplicatio ist (Abb. 9) („Cardiac calibration") [24, 55].

Vagotomie, Pyloroplastik

Eine Vagotomie fügen wir der Antireflux- operation immer dann hinzu, wenn eine Hyperchlorhydrie (MAO über 30 mVal) nachweisbar ist. Hierbei leiten uns weniger die fraglichen Zusammenhänge zwischen Säuresekretion und Refluxkrankheit, son- dern mehr die technischen Probleme, die ei- ner Vagotomie nach Fundoplicatio entge- genstehen, wenn die Vagotomie wegen ei- ner sich entwickelnden Ulcuskrankheit spä- ter notwendig wird. Anzustreben ist die proximal-selektive Vagotomie; allerdings muß hier sorgfältig auf eine Erhaltung der Rami hepatici beziehungsweise der antralen Vagusäste geachtet werden. Ist die antrale Innervation nicht sicher erhalten, so muß eine Pyloroplastik — bei dem in der Regel

morphologisch intakten Pylorus zweck- mäßig als extramucöse Pyloroplastik — hin- zugefügt werden. Eine alleinige Pyloropla- stik als therapeutisches Verfahren ist zwar geeignet, die Drainage des Magens zu ver- bessern, schafft aber das Problem des duo- deno-gastralen Refluxes mit noch undefi- nierbarem Risiko. Bei gelungener Reflux- barriere und erhaltener antraler Innerva- tion sehen wir keine Indikation für eine Pyloroplastik.

V. Operative Ergebnisse

Die unmittelbare Operationsgefährdung des Patienten durch eine Antirefluxopera- tion ist gering. Die perioperative Letalität liegt unter 1%. Besonders gefürchtet sind lediglich Oesophaguswandverletzungen, die unerkannt einen letalen Ausgang zur Folge haben können. Dieses Risiko ist bei den verschiedenen Verfahren aber unter- schiedlich groß zu veranschlagen. Die Lite- raturangaben (Tab. 1) zeigen übereinstim- mend, daß in nahezu 90% der Fälle durch eine Fundoplicatio eine erfolgreiche Reflux- verhütung gelingt. Ebenso gute Ergebnisse werden in der Literatur auch mit den Ver- fahren nach Belsey und Hill angegeben. Alle drei Verfahren stellen im Prinzip ähnli- che Methoden dar und können gemeinsam betrachtet werden. Es ist ein besonderer Vorteil dieser Methoden, daß für sie Nach- untersuchungsergebnisse vorliegen, die eine objektive Dokumentation der prä- und postoperativen Befunde durch Röntgenun- tersuchung, pH-Metrie und Manometrie erlauben. Inzwischen ist die Wirksamkeit dieser Methoden auch in einer randomisier- ten Studie belegt [112].

Eine Zusammenstellung manometrischer Befunde (Tab. 2) zeigt, daß es durch die Fundoplicatio, ebenso wie durch die Verfahren nach Belsey u. Hill, gelingt, die präoperativ erniedrigten Ruhedrucke im unteren Oesophagussphincter auf ein höheres — in der Regel einem gesunden Kontrollkollektiv entsprechendes — Ni- veau anzuheben.

Bei der nur relativen Bedeutung der Sphincterruhedrucke für die Kardiafunk- tion sind Untersuchungen, die die Lei-

Tabelle 1. Klinische Ergebnisse der Fundoplicatio (Literaturzusammenstellung)

Autor	Krankengut	Klinisch gutes Resultat %	Reflux- Rezidive %	Dysphagien %	
1. Widmer, 1968	$n = 214$ Fundoplicatio	89,7	3,7	13,6 1,6	passager persistierend
2. Denck, 1971	$n = 285$ Fundoplicatio	63	3,8		
3. Moran, 1971	$n = 40$ Belsey	92	2,5	10 5	passager persistierend
4. Csendes, 1972	$n = 29$ Hill	93	5		
5. Orringer, Skinner, Belsey, 1972	$n = 892$ Belsey	84	11		
6. Ellis, 1973	$n = 27$ Fundoplicatio	91	8	13 4	passager persistierend
7. Rossetti, 1973	$n = 590$ Fundoplicatio	87	3	10	[a]
8. Battle, 1973	$n = 26$ Fundoplicatio	96	4	0	
9. Behar, 1975	$n = 17$ Belsey; Hill	73	27	11	passager
10. Siewert, 1975	$n = 50$ Fundoplicatio	90	6	10 2	passager persistierend

[a] Beinhaltet alle Restbeschwerden.

stungsfähigkeit des gastrooesophagealen Sphincters unter Stimulation erfassen, sinnvoller. Dabei zeigt es sich, daß die Pentagastrinstimulierbarkeit des unteren Oesophagussphincters selbst nach Fundoplicatio im Vergleich zu den präoperativen Werten unzureichend bleibt, die Gesamtdruckzone aber durch die Tonuszunahme der Fundusmanschette postoperativ besser tonisierbar ist [42, 60, 93, 94, 113]. Ein gleiches Ergebnis erbringt die Überprüfung der nervalen Reaktionsbereitschaft durch den Bauchkompressionstest. Krejs konnte in seinen Untersuchungen nachweisen, daß auf abdominelle Drucksteigerung hin postoperativ eine verbesserte Tonuszunahme im Sphincterbereich registrierbar ist. Wahrscheinlich wird diese verbesserte Tonisierbarkeit wie bei der Pentagastrinstimulierbarkeit in erster Linie durch die Fundusmanschette erbracht (Abb. 10). Interessant ist, daß sich manometrisch auch nach Fundoplicatio eine regelrechte, den Fundusdruck erreichende, schluckreflektorische Erschlaffung der Hochdruckzone nachweisen läßt [94, 113]. Diese manometrischen Befunde finden ihre Bestätigung bei den klinischen Nachuntersuchungen. Im Falle technisch einwandfreier, das heißt, in erster Linie ausreichend lockerer Fundoplicatio, ist auch postoperativ ein Erbrechen und Aufstoßen möglich.

Eine besondere Stellung nimmt die postoperative Röntgenuntersuchung ein. Sie ist im 25. Kapitel dargestellt. Mit der pH-Metrie gelingt die Dokumentation der erfolgreichen Refluxbekämpfung am zuverlässigsten [12, 13, 35–37, 66]. Wie nicht anders zu erwarten, führt die Operation zu keiner Verbesserung der Speiseröhrenmotilität. Bei postoperativen Säureclearanceuntersuchungen konnte eine günstige Beeinflussung durch eine Antirefluxoperation nicht aufgezeigt werden [53]. Postoperative Kontrollbiopsien sind für die Objektivierung des Oesophagitisverlaufs wichtig.

Tabelle 2. Manometrische Nachuntersuchungen nach Fundoplicatio (Literaturzusammenstellung)

Autor	Krankengut	Druckwerte	
		präoperativ	postoperativ
1. Moran u.a., 1971	$n = 7$ Fundoplicatio	9 ± 4 mm Hg	15 ± 6 mm Hg
	$n = 22$ Belsey	10 ± 4 mm Hg	15 ± 6 mm Hg
2. Behar u.a., 1975	$n = 17$ Belsey, Hill	9,8 $\pm 1,3$ mm Hg	24,5 $\pm 2,3$ mm Hg
3. Ellis u.a., 1975	$n = 42$ Fundoplicatio	5,4 $\pm 1,1$ mm Hg	16,3 $\pm 2,3$ mm Hg
4. Battle, Nyhus, Bombeck, 1973	$n = 11$ Fundoplicatio	9,54 mm Hg	20,73 mg Hg
5. Lind u.a., 1965	$n = 16$ Belsey	9,8 cm H_2O	20,1 cm H_2O
6. Csendez u.a., 1972	$n = 29$ Hill	3,5 $\pm 0,7$ mm Hg	12,5 $\pm 1,1$ mm Hg
7. Woodward, Balison, 1973	$n = 15$ Hill $n = 11$ Fundoplicatio $n = 4$	8,19 $\pm 1,64$ cm H_2O	16,98 $\pm 1,74$ mm Hg
8. Farrell u.a., 1974	$n - 7$ Belsey	5,8 $\pm 0,7$ mm Hg	15,2 $\pm 2,2$ mm Hg
9. Lipshutz u.a., 1974	Hill $n = 8$ Belsey $n = 7$	5,4 $\pm 0,4$ mm Hg 5,4 $\pm 0,4$ mm Hg	16,5 $\pm 1,5$ mm Hg 12,2 $\pm 1,3$ mm Hg
10. De Meester, 1974	$n = 16$ Fundoplicatio	13,1 $\pm 4,9$ mm Hg	26,7 $\pm 8,0$ mm Hg
11. Higgs u.a., 1975	$n = 7$ Belsey	5,8 $\pm 0,7$ mm Hg	15,6 $\pm 2,2$ mm Hg
12. Siewert u.a., 1975	$n = 50$ Fundoplicatio	10,4 $+ 3,7$ mm Hg	19,0 $\pm 6,9$ mm Hg

Rezidiv

In etwa 10% der Fälle ist mit der Fundoplicatio der gewünschte Erfolg nicht erreichbar. In 2–6% der Fälle ist unmittelbar nach der Operation *(erfolglose Refluxplastik)* oder nach einem zeitlichen Intervall erneut *(Rezidiv)* ein gastrooesophagealer Reflux nachweisbar. Die Ursache dieser Rezidive liegt in der Regel in einer technischen Komplikation bei der Manschettenbildung. Gelegentlich ist es nicht möglich, aus dem Magenfundus eine ausreichend große und lange Fundusmanschette zu bilden, die einen spannungslosen Verschluß an der Vorderseite erlaubt. Darüber hinaus können auch technische Unzulänglichkeiten bei der seroserösen Naht an der Manschettenvorderseite Ursache für eine postoperative Auflösung der Fundusmanschette sein.

Für ein postoperatives Persistieren der Refluxkrankheit kann allerdings auch ein sekretorisch aktiver Endobrachyoesophagus verantwortlich sein. Es ist daher von großer Bedeutung, dieses Krankheitsbild präoperativ exakt zu diagnostizieren und der geeigneten Therapie zuzuführen. In diesen Fällen ist neben der Fundoplicatio die hohe Vagotomie zur Sekretionsverminderung auch im Bereich des Endobrachyoesophagus zu diskutieren.

Der postoperativ erneute Refluxnachweis kann röntgenologisch, manometrisch und pH-metrisch erfolgen. Hierbei gelten die gleichen Prinzipien wie präoperativ. Wich-

präoperativ   postoperativ

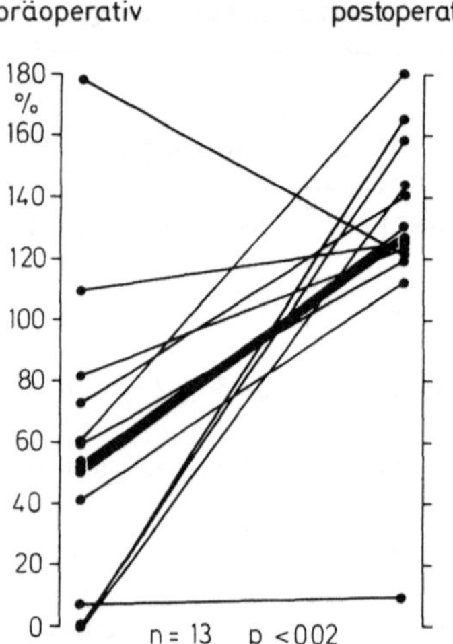

Abb. 10. Druckzunahme im unteren Oesophagussphincter in Prozenten unter Abdominalkompression nach Fundoplicatio

tig ist, daß ein röntgenologisch nachweisbares sogenanntes Hernienrezidiv nicht gleichbedeutend mit einem Reflux und somit mit einem Mißerfolg ist. Als Rezidiv hat nur der objektivierte gastrooesophageale Reflux und nicht die epiphrenische Lokalisation der Fundusmanschette zu gelten.

Sogenanntes Postfundoplicatiosyndrom

Die guten Ergebnisse dieser Operationsverfahren können durch Beschwerden belastet werden, die erst durch die Operation selbst ausgelöst sind. Ein derartiges postoperatives Beschwerdebild wird in der Literatur häufig mit dem unglücklichen Begriff „Postfundoplicatio-Syndrom" belegt. Der englische Ausdruck des "Gas-bloat-syndrome" [37] ist konkreter und erlaubt Rückschlüsse auf die Pathogenese dieser Komplikation. Ursache einer derartigen Magenüberblähung ist immer eine mangelhafte Drainage des Magens in der Regel nach oral, aber auch nach aboral hin. In diesem Sinne ist die mechanisch zu eng angelegte Fundusmanschette häufigster Anlaß von Beschwerden. Experimentelle Untersuchungen haben aber auch gezeigt, daß trotz korrekter Technik eine Passagebehinderung im Bereich der Kardia entstehen kann. Ursache ist dann ein bereits präoperativ hoher Sphincterdruck, der durch die zu

sätzliche Druckzone der Fundoplicatio pathologische Druckwerte erreichen kann. Für die Klinik bedeutet dies, daß eine Fundoplicatio bei falscher Indikationsstellung ausgeführt, zu einem derartigen Gasbloat-syndrome (Magenballon-Syndrom) führen kann [93].

Es kann gelegentlich einmal aufgrund technischer Probleme intraoperativ unbeabsichtigt eine Vagotomie erfolgen. Ein im Verdachtsfall postoperativ durchgeführter Insulintest ist von diagnostischer Bedeutung. Es können dann Magenmotilitätsstörungen resultieren, die bei fehlender Drainageoperation ebenfalls zu einem derartigen „Magenballon-Syndrom" führen können. Auf dem Boden einer derartigen Stase kann sich ein Ulcus ventriculi entwickeln.

Schließlich ist postoperativ ein Auskrempeln der Fundusmanschette möglich. Die Kardia steigt dann — einem Teleskopmechanismus vergleichbar — aus der Manschette empor. Die umgekrempelte Fundusfalte kann ihre Funktion nicht mehr an richtiger Stelle erfüllen, es kommt zum Refluxrezidiv (sogenanntes *Teleskop-Phänomen*).

VI. Spezielle chirurgische Probleme bei den Komplikationen der Refluxkrankheit

Typische Komplikationen der organischen Refluxkrankheit sind der sekundäre Brachyoesophagus und die peptische Stenose beim Endobrachyoesophagus. Diese terminalen und hochsitzenden Stenosen stellen eigene chirurgische Probleme dar und haben daher eine gesonderte Besprechung erfahren (s. 22. Kapitel).

Eine seltenere Komplikation in Zusammenhang mit der Refluxkrankheit ist die akute *Blutung* aus dem distalen Oesophagus oder der Hiatushernie. Sie stammt meist aus Ulcerationen und diffusen Erosionen des distalen Oesophagus, aus Schleimhautrissen in Zusammenhang mit einem Mallory-Weiss-Syndrom oder einem gastrooesophagealen Prolaps, beziehungsweise aus Oesophagusvaricen. Die Häufigkeit derartiger Blutungen liegt unter 10%, wobei in der Regel nur eine chronische Sikkerblutung auftritt. Wegen der möglichen Kombination der Refluxkrankheit mit einem Ulcus ventriculi oder duodeni darf bei der diagnostischen Abklärung der Blutungsquelle durch Endoskopie und Röntgenuntersuchung die Untersuchung von Magen und Duodenum nicht ausgelassen werden.

Derartige Blutungen sind selten so akut, daß sie eine unmittelbare, absolute Operationsindikation abgeben. In der Regel ist zunächst eine konservative Therapie möglich und auch erfolgreich. Das therapeutische Spektrum reicht dabei von der hochdosierten Antacidagabe bis hin zur Tamponade mit einer Sengstakensonde, unter der Voraussetzung, daß endoskopisch ein Mallory-Weiss-Syndrom ausgeschlossen ist. Im Intervall erfolgt dann die operative Therapie nach den Prinzipien der Refluxbehandlung. Bei besonderer Blutungsneigung kann die Unterbindung der Arteria gastrica sinistra notwendig werden. Die Einbeziehung der Vagotomie in das therapeutische Vorgehen ist ebenfalls vorgeschlagen und mit Erfolg angewandt worden.

VII. Refluxverhütung nach Eingriffen an Kardia und Magen (sekundärer Reflux)

Nach operativer Ausschaltung der Kardia ist die Refluxverhütung problematisch. Das äußert sich allein schon in der Vielfalt der angegebenen Anastomosentechniken. Neben der Klappenbildung aus der Magenwand und der Oesophaguswand [40] hat sich besonders die kontinente oder *valvuläre Oesophagogastrostomie* nach Lortat-Jacob durchgesetzt. Das Prinzip dieser Operationsmethode besteht darin, daß der Oesophagusstumpf nach der Resektion durch eine Magenwandmanschette, ähnlich der Fundoplicatio, umhüllt wird. Es läßt sich somit ein circuläres Ventil bilden, das den Reflux verhüten soll. Voraussetzung ist, daß ein genügend großes Corpusareal zur Verfügung steht. Allerdings besitzt die Muskulatur aus diesen Magenwandbezirken andere Motilitätseigenschaften als die

kardianahen Magenanteile. Die Resektion der Kardia mit Durchtrennung der Vagusnerven kann einen langdauernden Pylorusspasmus hinterlassen, so daß eine Pyloroplastik in diesen Fällen von Vorteil ist.

Interpositionen von Dick- und Dünndarmabschnitten zur Defektüberbrückung sind mit einem großen Risiko verbunden. Die relativ hohe Letalität derartiger Eingriffe erfordert gerade bei gutartigen Grunderkrankungen eine besonders strenge Indikation. Nach unseren Erfahrungen gibt nur die hochsitzende Oesophagusstenose bei bestehendem Carcinomverdacht, bei der aber eine Oesophagogastrostomie nicht möglich erscheint, eine Indikation für eine Oesophagusersatzplastik ab.

Ein pathologischer Reflux nach distaler Magenresektion ist ein relativ seltenes Ereignis. Entsprechend selten wird ein operativer Eingriff an der Kardia notwendig. Dieser kann in Form der Fundoplicatio durchgeführt werden. Geeigneter erscheint das Verfahren von Hill, weil hier lediglich ein kleinerer Teil der nur noch beschränkt vorhandenen Magenwand benötigt wird (s. 30. Kapitel). Die Möglichkeiten der *Refluxverhütung nach totaler Gastrektomie* sind in vielen Varianten versucht und beschrieben worden. Günstige Ergebnisse lassen sich mit einer Interposition erzielen, die am besten in Form einer Dünndarmzwischenschaltung in der Methode von Longmire und Gütgemann durchgeführt wird. Dabei sollte die interponierte Dünndarmschlinge ausreichend lang (25–30 cm) gewählt werden, um einen Reflux wirkungsvoll zu verhindern. Bei dieser Methode erreicht das dem Duodenum entstammende Intestinalsekret die Oesophagusschleimhaut nicht mehr, der Reflux erschöpft sich im Interponat. Mit Recht verlassen wurde die direkte Verbindung zwischen Oesophagus und Duodenum, da sie eine starke alkalische Refluxoesophagitis zur Folge haben kann. Uns hat sich die Oesophago-Jejunoplicatio [95], die eine Modifikation der traditionellen Oesophago-Jejunostomie darstellt, besonders bewährt. Das Verfahren ist nach unserer Erfahrung besser als die Grahamsche Technik der Oesophago-Jejunostomie imstande, den postoperativen Reflux zu verhüten und eine ausgezeichnete Anastomosensicherheit zu gewährleisten.

Literatur

1. Adkins, P. C., Bhayana, J., Blades, B.: Objective evaluation of results of hiatal hernia repair. Ann. thorac. Surg. **2**, 139–148 (1966).
2. Affolter, H., Rossetti, M.: Zur Funktion des gastrooesophagealen Sphincters nach Fundoplicatio. Schweiz. med. Wschr. **100**, 1230–1231 (1970).
3. Allison, P. R.: Reflux esophagitis, sliding hiatal hernia and anatomy of repair. Surg. Gynec. Obstet. **92**, 419–431 (1951).
4. Balison, J. R., Woodward, E. R.: Effect of hiatus hernia repair and truncal vagotomy on human lower esophageal sphincter pressures. Ann. Surg. **177**, 554 (1973).
5. Battle, W. S., Nyhus, L. M., Bombeck, C. Th.: Gastroesophageal reflux. Ann. Surg. **177**, 560 (1973).
6. Battle, W. S., Nyhus, L. M., Bombeck, C. Th.: Nissen Fundoplication and esophagitis secondary to gastroesophageal reflux. Arch. Surg. **106**, 588 (1973).
7. Baue, A. E., Landor, J. H.: Gastric secretion in experimental hiatus hernia. Arch. Surg. **90**, 57–59 (1965).
8. Behar, J., Biancani, P., Spiro, H. M., Storer, E. H.: Effect of fundoplication on lower esophageal sphincter (LES) competence. Gastroenterology **67**, 209–215 (1974).
9. Bettex, M., Kuffer, F.: Long-term results of fundoplication in hiatus hernia and cardioesophageal chalasia in infants and children. Report of 112 consecutive cases. J. pediat. Surg. **4**, 526–530 (1969).
10. Bombeck, C. T., Aoki, T., Nyhus, L. M.: Anatomic etiology and operative treatment of peptic esophagitis: An experimental study. Ann. Surg. **165**, 752–764 (1967).
11. Bombeck, C. T., Coelho, R. G., Nyhus, L. M.: Prevention of gastroesophageal reflux after resection of the lower esophagus. Surg. Gynec. Obstet. **130**, 1035–1043 (1970).
12. Bombeck, C. T., Helfrich, G. B., Nyhus, L. M.: Planning surgery for reflux esophagitis and hiatus hernia. Surg. Clin. N. Amer. **50**, 29–44 (1970).
13. Bombeck, C. T., Battle, W. S., Nyhus, L. M.: Preoperative manometry in the choice of operation for gastroesophageal reflux. Amer. J. Surg. **125**, 99–107 (1973).
14. Borgeskov, S., Pedersen, O., Frederiksen, T.: Hiatus hernia. Thorax **19**, 327–331 (1964).
15. Borst, H. G., Earlam, R.: Physiologie und Pathophysiologie der Cardia und des unteren Oesophagus. Langenbecks Arch. Chir. **322**, 340 (1968).
16. Brain, R. H. F., Maynard, J.: Fascia lata graft repair of esophageal hiatal hernia. Amer. J. Surg. **115**, 488–501 (1968).
17. Brintnall, E. S., Blome, R. A., Tidrick, T. R.: The effect of Allison operation. Amer. J. Surg. **101**, 159–164 (1961).
18. Burge, H. W., Gill, A. M., MacLean, C. D. T., Lewis, R. H.: Symptomatic hiatus hernia: A study of the pyloro-duodenal region and the rationale of vagotomy in its treatment. Thorax **21**, 67–74 (1966).
19. Butterfield, W. C.: Current hiatal hernia repairs. Similarities, mechanisms and extended indications—an autopsy study. Surgery **69**, 910–916 (1971).
20. Castro, V. A., Nyhus, L. M., Gillison, E. W., Nakayoshi, A., Bombeck, C. T.: Posterior gastropexie (Hill) in the treatment of reflux esophagitis. Scand. J. Gastroent. **9**, 49–55 (1971).
21. Clarke, J. M., Rayl, J. E., Woodward, E. R.: Experience with the Thal and Nissen operations in the treatment of reflux esophagitis with stricture: A preliminary report. Amer. Surg. **35**, 89–94 (1969).
22. Cohen, W. N.: The fundoplication repair of sliding esophageal hiatus hernia: Its roentgenographic appearance. Amer. J. Roentgenol. **104**, 625–631 (1968).
23. Collis, J. L.: Surgical control of reflux in hiatus hernia. Amer. J. Surg. **115**, 465–471 (1968).
24. Csendes, A., Larrain, A.: Effect of posterior gastropexy on gastroesophageal sphincter pressure and symptomatic reflux in patients with hiatal hernia. Gastroenterology **63**, 19–24 (1972).
25. Davis, M. V., Fiuzat, I.: Gastroesophageal reflux and hiatal hernia. Experiences with the Belsey repair. Amer. J. Surg. **118**, 883–886 (1969).
26. DeMeester, T. R., Johnson, L. F., Kent, A. A.: Evaluation of current operation for prevention of gastroesophageal reflux. Ann. Surg. **180**, 511 (1974).
27. DeMeester, T. R., Johnson, L. F.: Evaluation of the Nissen antireflux procedure by esophageal manometry and twenty-four pH-monitoring. Amer. J. Surg. **129**, 94–100 (1975).
28. Demos, N. J., Timmes, J. J., Dibianco, J.: Experimental study of a new operation for the treatment of reflux esophagitis. J. thorac. cardiovasc. Surg. **51**, 832–838 (1967).
29. Denck, H.: Erfahrungsbericht über 500 Operationen wegen Hiatushernie und deren Folgezustände. Leber Magen Darm **2**, 59–61 (1972).
30. Dor, I., Humbert, P., Dor, V., Figarella, I.: L'interet de la technique de Nissen modifee dans la prevention du reflux après cardiomyotomie de Heller. Chem. Acad. Chir. **88**, 877–888 (1962).

31. Earlam,R.J., Ellis,F.H.,Jr.: The surgical repair of hiatal hernia: Current controversies. Surg. Clin. N. Amer. **47**, 813–826 (1967).
32. Earlam,R.J., Ellis,F.H.,Jr.: Repair of experimental hiatal hernia in dogs. Arch. Surg. **95**, 585–594 (1967).
33. Edwards,D.A.W., Phillips,S.F., Rowlands,E.N.: Clinical and radiological results of repair of hiatus hernia. Brit. med. J. **1964 II**, 714.
34. Effler,D.B., Collins,E.N.: Complications and surgical treatment of hiatus hernia and short esophagus with thoracic stomach. J. Amer. med. Ass. **147**, 305 (1951).
35. Ellis,F.H.: Gastroesophageal reflux: Modifications for fundoplication. Surg. Clin. N. Amer. **51**, 575–588 (1971).
36. Ellis,F.H., Gregg,J.A.: Fundoplication for gastroesophageal reflux: A comparison of preoperative and early postoperative manometric findings. Chest **62**, 142–145 (1972).
37. Ellis,F.H., Garabedian,M., Gibb,S.P.: Fundoplication for gastroesophageal reflux. Arch. Surg. **107**, 186 (1973).
38. Farrell,R.L., Higgs,R.H., Castell,D.O.: Dynamics of the lower esophageal high pressure zone before and after Belsey fundoplasty. Gastroenterology **66**, 690 (1974).
39. Franke,H.: Zur Frage der Vermeidung einer Refluxoesophagitis nach Kardiaresektion. Langenbecks Arch. Chir. **287**, 407 (1957).
40. Gohlenhofen,K., Loh,D.V., Milenov,K.: Elektrophysiologische Untersuchungen zur Spontanaktivität isolierter Muskelpräparate aus verschiedenen Abschnitten des Meerschweinchenmagens. Pflügers Arch. ges. Physiol. **315**, 336–356 (1970).
41. Greenwood,R.K., Schlegel,J.F., Helm,W.J., Code,C.F.: Pressure and potential difference characteristics of surgically created hiatus hernia. Gastroenterology **48**, 602–611 (1965).
42. Grossman,M.I.: Restoration of LES-Function by Operation. New Engl. J. Med. **292**, 316 (1975).
43. Gunn,G.G., Miller,J.K.: Pyloroplasty in the management of sliding esophageal hiatus hernia. Brit. J. Surg. **56**, 164–166 (1969).
44. Hafter,E.: Hiatus hernia. In: Handbuch der Inn. Med., Bd.III/1: Diseases of the esophagus, S.741–782. Berlin-Heidelberg-New York: Springer 1974.
45. Hamelmann,H., Rueff,F.L.: Probleme und Ergebnisse der operativen Behandlung von Hiatusbrüchen. Chirurg **38**, 49 (1973).
46. Harrington,S.W.: Various types of diaphragmatic hernia treated surgically (Report of 430 cases). Surg. Gynec. Obstet. **86**, 735–739 (1948).
47. Harrington,S.W.: Esophageal hiatal diaphragmatic hernia. Surg. Gynec. Obstet. **100**, 277 (1955).
48. Hill,L.D., Chapman,K.W., Morgan,E.H.: Objective evaluation of surgery for hiatus hernia and esophagitis. J. thorac. cardiovasc. Surg. **41**, 60–74 (1961).
49. Hill,L.D.: An effective operation for hiatal hernia: An eight year appraisal. Ann. Surg. **166**, 681–692 (1967)
50. Hill,L.D., Gelfand,M., Bauermeister,D.: Simplified management of reflux esophagitis with stricture. Ann. Surg. **172**, 638–651 (1970).
51. Hill,L.D.: Surgery and gastroesophageal reflux. Gastroenterology **63**, 183–185 (1972).
52. Ingram,P.R.: The experimental study of a new operation to restore esophagogastric competence and repair hiatus hernia. Surg. Gynec. Obstet. **116**, 203–211 (1963).
53. Krejs,G.I., Bühler,H.R., Blum,A.L.: Speiseröhrenfunktion nach Fundoplicatio. Schweiz. Med. Wschr., 1976, im Druck.
54. Krupp,S., Rossetti,M.: Surgical treatment of hiatal hernias by fundoplication and gastropexy (Nissen repair). Ann. Surg. **164**, 927–934 (1966).
55. Larrain,A.: Technical considerations in posterior gastropexy. Surg. Gynec. Obstet. **122**, 299–300 (1971).
56. Lhotka,J., Borek,Z., Dvorakova,H. et al.: Surgery for and surgical prevention of reflux esophagitis in sliding hiatus hernia. Int. Surg. **51**, 371–377 (1969).
57. Liebermann-Meffert,D., Allgöwer,M.: Architecture of the musculature at the gastroesophageal junction and in the fundus. III.-World Congr. Colleg. Int. Chir. Digest. Chicago (1974).
58. Lind,J.F., Burns,C.M., MacDougall,J.T.: "Physiological" repair for hiatus hernia-manometric study. Arch. Surg. **91**, 233–237 (1965).
59. Lipshutz,W.H., Eckert,R.I., Lukash,W.M.: A critical evaluation and comparison of the surgical treatment of gastroesophageal reflux. Gastroenterology **66**, 853 (1974).
60. Lipshutz,W.H., Eckert,R.I., Gaskins,R.D., Blanton,D.E., Lukash,W.M.: Normal lower esophageal sphincter function after surgical treatment of gastroesophageal reflux. New Engl. J. Med. **291**, 1107–1110 (1974).
61. Lortat-Jacob,J.L.: Le traitement chirurgical des maladies du reflux gastro-oesophagien: malpositions cardiotuberositaires, hernies hiatales, brachyoesophages. Presse med. **65**, 455–456 (1957).
62. Maciver,D.A., Chapman,G.W., Letts,R.M.: Physiological repair for sliding hiatus hernia. Canad. J. Surg. **11**, 405–411 (1968).

63. Maurer, W.: Modifikationen bei der Durchführung einer technisch schwierigen Fundoplicatio. Helv. chir. Acta 39, 201–205 (1972).
64. Menguy, R.: Choice of operations in the management of symptomatic sliding hiatal hernia. Ann. Rev. Med. 23, 313–320 (1972).
65. Merendino, K. A., Dillard, D. H.: Permanent fixation by teflon mesh of the size of the esophageal diaphragmatic aperature in hiatus hernioplasty; a concept in repair. Amer. J. Surg. 110, 416–420 (1965).
66. Moran, J. M., Pihl, C. O., Norton, R. A., Rheinlander, H. F.: The hiatal hernia-reflux complex: Current approaches to correction. Amer. J. Surg. 121, 403–411 (1971).
67. Mustard, R. A.: A survey of techniques and results of hiatus hernia repair. Surg. Gynec. Obstet. 130, 131 (1970).
68. Naef, A. P., Savary, M., Jaques, W. A.: L'efficacité de la fundoplicatio dans le traitement du reflux et de l'oesophagite peptique. Schweiz. med. Wschr. 100, 1228 (1970).
69. Nissen, R.: Eine einfache Operation zur Beeinflussung der Refluxoesophagitis. Schweiz. med. Wschr. 86, 590–592 (1956).
70. Nissen, R., Rossetti, M.: Die Behandlung von Hiatushernien und Refluxoesophagitis mit Gastropexie und Fundoplicatio. Stuttgart: Thieme 1959.
71. Nissen, R.: Gastropexy and fundoplication in surgical management of hiatal hernia. Amer. J. dig. Dis. 6, 954–961 (1961).
72. Orringer, M. B., Skinner, D. B., Belsey, R. H.: Long-term results of the Mark IV operation for hiatal hernia and analysis of recurrences and their treatment. J. thorac. cardiovasc. Surg. 63, 25–31 (1972).
73. Palmer, E. D.: The hiatus hernia-esophagitis-esophageal stricture complex. Amer. J. Med. 44, 566–579 (1968).
74. Pearson, J. B., Gray, J. G.: Oesophageal hiatus hernia: Long-term results of the conventional thoracic operation. Brit. J. Surg. 54, 530–533 (1967).
75. Pearson, F. G., Langer, B., Henderson, R. D.: Gastroplasty and Belsey hiatus hernia repair. An operation for the management of peptic stricture with acquired short esophagus. J. thorac. cardiovasc. Surg. 61, 50–63 (1971).
76. Peiper, H. J., Siewert, J. R.: Aktuelle Aspekte in der Chirurgie der Hiatushernie. Dtsch. med. Wschr. 98, 1131–1136 (1973).
77. Polk, H. C., Zeppa, R.: Fundoplication for complicated hiatal hernia. Ann. thorac. Surg. 7, 202–211 (1969).
78. Rapant, V. L.: Zum heutigen Stand der Chirurgie der unkomplizierten Hiatusgleitbrüche. Wien. klin. Wschr. 81, 854–857 (1969).
79. Raphael, H. A., Ellis, F. H., Jr., Carlson, H. C. et al.: Surgical repair of sliding esophageal hiatal hernia. Arch. Surg. 91, 228–232 (1965).
80. Rigler, B., Frichs, G., Schneider, G.: Spätergebnisse operierter Hiatushernien. Wien. klin. Wschr. 83, 789–792 (1971).
81. Rossetti, M.: Indikation und Ergebnisse der Gastropexie. Bibl. Gastroent. (Basel) 1, 153 (1960).
82. Rossetti, M.: Die operierte Speiseröhre. Stuttgart: Thieme 1963.
83. Rossetti, M.: Therapie der Hiatushernien. Langenbecks Arch. Chir. 308, 116 (1964).
84. Rossetti, M.: Die Refluxkrankheit des Oesophagus. Stuttgart: Hippokrates 1966.
85. Rossetti, M.: Indikation und Methodik in der Chirurgie der Zwerchfellhernien. Chirurg 38, 389 (1967).
86. Rossetti, M.: Zur Technik der Fundoplicatio. Acta Chir. 4, 235 (1968).
87. Rossetti, M.: Operative Therapie der Refluxkrankheit Leber Magen Darm 2, 56–58 (1972).
88. Rossetti, M., Allgöwer, M.: Fundoplication for treatment of hiatal hernia. Progr. Surg. 12, 1 (1973).
89. Rudler, I. C.: Hernies hiatales de l'adultes. Geneve: Ed. Med. et Hyg. 1968.
90. Schumann, I., Wehling, H.: Die Gastropexie bei Hiatushernien unter neuen funktionellen Gesichtspunkten. Chir. Praxis 17, 33–41 (1973).
91. Shak, I. K., Daniel, O.: The results of fundoplication for the relief of esophageal reflux due to hiatus hernia. Brit. J. Surg. 59, 285 (1972).
92. Siewert, R., Jennewein, H. M., Waldeck, F.: Mechanism of action of fundoplication. Proc. of the IV Int. Symp. on Gastroint. Motility, p. 145. Vancouver/Can.: Mitchell Press 1974.
93. Siewert, R., Jennewein, H. M., Waldeck, F., Peiper, H. J.: Experimentelle und klinische Untersuchungen zum Wirkungsmechanismus der Fundoplicatio. Langenbecks Arch. Chir. 333, 5–21 (1973).
94. Siewert, R., Wallat, H. J., Krtsch, H., Peiper, H. J.: Klinische Ergebnisse der Fundoplicatio. Langenbecks Arch. Chir. 338, 9–26 (1975).
95. Siewert, R., Rossetti, M.: Refluxkrankheit der Speiseröhre. In: Chirurgie der Gegenwart, Bd. II. München: Urban & Schwarzenberg 1974.
96. Silber, W.: Late results of the treatment of hiatal hernia. Amer. J. dig. Dis. 13, 252–259 (1968).
97. Silber, W.: Reflections on some benign diseases of the esophagus. Rev. Surg. 1, (1969).

98. Skinner,D.B., Belsey,R.H.R.: Surgical management of esophageal reflux and hiatus hernia. Long-term results with 1030 patients. J. thorac. cardiovasc. Surg. **53**, 33–54 (1967).

99. Skinner,D.B., Booth,J.D.: Assessment of distal esophageal function in patients with hiatal hernia or gastroesophageal reflux. Ann. Surg. **172**, 627–637 (1970).

100. Skinner,D.B., Harris,L.D., Ingelfinger,F.J.: Mechanisms that prevent gastroesophageal reflux. In: Controversy in Internal Medicine II. Philadelphia: Saunders 1974.

101. Smith,R.A., Smith,R.E.: Surgery of the esophagus. London: Butterworths 1972.

102. Sparks,I.V.: Allison-Operation. J. Fac. Radiol. **9**, 84–89 (1958).

103. Stelzner,F.: Über den Dehnverschluß der terminalen Speiseröhre und seine Störungen. Dtsch. med. Wschr. **96**, 1455–1460 (1971).

104. Sweet,R.H.: Esophageal hiatus hernia of the diaphragm. Ann. Surg. **135**, 1–13 (1952).

105. Tanner,N.C., Hardy,K.J.: Hiatus hernia. A follow up of 53 operations. Brit. J. Surg. **57**, 131–134 (1970).

106. Thal,A.P., Hatafuka,T., Kurtzmarn,R.: New operation for distal esophageal stricture. Arch. Surg. **90**, 464–472 (1965).

107. Thomas,H.F. *et al.*: Results of the combined fundic patch-fundoplication operation in the treatment of reflux esophagitis with stricture. Surg. Gynec. Obstet. **135**, 241–245 (1972).

108. Vasant,I.H., Payne,R.L., McAlpine,R.E.: Vagotomy and pyloroplasty in the management of hiatal hernia. Ann. Surg. **6**, 888 (1967).

109. Widmer,A.: Erfahrungen mit der Fundoplicatio. Langenbecks Arch. Chir. **322**, 416–418 (1968).

110. Woodward,E.D., Thomas,H.F., McAlhany, J.C.: Comparison of crural repair and Nissen fundoplication in the treatment of esophageal hiatal hernia with peptic esophagitis. Ann. Surg. **171**, 782–789 (1971).

111. Ziperman,H.H., Lau,B.M.K.: A four year reappraisal of hiatus hernia repair by intraperitoneal gastric fixation. Amer. J. Surg. **110**, 903–909 (1965).

112. Behar,J., Sheahan,D.G., Biancani,P., Spiro, H.M., Storer,E.H.: Medical and surgical managment of reflux esophagitis. N. Engl. J. Med. **293**, 263–268 (1975).

113. Higgs,R.H., Castell,D.O., Farrell,R.L.: Evaluation of the effect of fundoplication on the incompetent lower esophageal sphincter. Surg. Gynec. Abstr. **141**, 571–575 (1975).

25. Kapitel

Radiologische Befunde nach refluxverhütenden Operationen

H. KRTSCH

I. Postoperative Fragestellungen

Bei der Beurteilung von Operationsergebnissen nach rekonstruktiven Maßnahmen an der Kardia kommt der Röntgenuntersuchung eine wesentliche Bedeutung zu. Voraussetzung für eine zuverlässige Stellungnahme zum postoperativen Röntgenbefund sind neben einer adäquaten Untersuchungstechnik die genaue Kenntnis der verschiedenen Operations-Verfahren und der mit ihnen einhergehenden röntgen-anatomischen und funktionellen Veränderungen [15, 42, 6].

Die Aufgabe des Radiologen bei der postoperativen Untersuchung besteht in der genauen Wiedergabe der durch die Operation veränderten Organtopographie und in der verbindlichen Aussage zum funktionellen Ergebnis des Eingriffs [6].

Für den Radiologen ergeben sich folgende Fragen:

1. Nach dem bestgeeigneten Zeitpunkt für die postoperative Untersuchung,

2. nach einem adäquaten Untersuchungs-Modus,

3. nach Kriterien zur Bewertung postoperativer Röntgenbefunde.

1. Zeitpunkt der Untersuchung

Weitgehende Übereinstimmung besteht in der Literatur darin, daß sich unabhängig von der Operationsmethode vor der 4.–6. Woche nach der Operation das motorische Verhalten von Speiseröhre und Magen noch nicht wieder normalisiert haben [46, 42, 7]. Andererseits ist das Interesse des Operateurs an der frühen Bestätigung einer gelungenen Operation verständlich, auch wenn der endgültige Zustand nach dem Eingriff nicht wiedergegeben wird [42]. Verschiedene Autoren halten eine solche frühzeitige Erstuntersuchung in der 2.–4. postoperativen Woche als Dokument der Ausgangssituation für spätere Röntgenuntersuchungen für wichtig [7, 43]. Da gerade in den ersten Wochen nach Operationen im Bereich der Kardia passagere Dysphagien gehäuft auftreten, nach 4–6 Wochen dagegen kaum mehr bestehen [8, 12, 37, 46, 47], erscheint ein zeitliches Intervall von mindestens 6 Wochen, besser 3 Monaten nach der Operation für die Erstuntersuchung angemessen. Eine Röntgenuntersuchung vor dem genannten Termin sollte nur durchgeführt werden, wenn akute klinische Symptome die Frage nach einer operativ-technischen Komplikation aufwerfen. Zur Ermittlung von Dauerergebnissen hat sich der zeitliche Abstand von mindestens 1 Jahr nach der Operation bewährt [17, 46]. Allerdings können diese Ergebnisse bei Mehrjahreskontrollen noch in Grenzen eine Änderung erfahren, da Rezidive auch noch später als nach 1 Jahr auftreten können.

2. Untersuchungsmodus

In den seltenen Fällen einer notwendig werdenden *Frühuntersuchung* innerhalb der ersten 2–3 postoperativen Wochen sollte eine Übersichtsaufnahme des Abdomen und des Thorax im Stehen der Kontrastmitteluntersuchung vorangestellt werden. Sie führt in manchen Fällen, z. B. bei Vorliegen einer Perforation, auch ohne Kontrastmittelgabe zu Diagnose. Bei der Frühuntersuchung sollte resorbierbares Kontrastmittel (z. B. Gastrografin) bevorzugt angewendet werden. Die Untersuchung hat sich dabei auf die aktuelle Frage, z. B. nach einer Fistel bzw. Lekage oder Passagebehinderung zu beschränken.

Die *postoperative Erstuntersuchung* nach frühestens 6 Wochen, besser 3 Monaten, ist geeignet, ein erstes Urteil über das Operationsergebnis abzugeben. Bei der in üblicher Weise durchzuführenden Magen-Darm-Passage mit Bariumsulfat ist die Speiseröhrenfunktion sorgfältig zu prüfen. Am Kriterium des einwandfreien, zeitgerechten Kontrastmitteltransports, auch in Kopftieflage, ist die ungestörte Oesophagusmotilität zu beweisen. Um die Funktionsphasen der Entleerung im Bereich des Vestibulum gastro-oesophageale [22] zu objektivieren, wird der Einsatz einer Schnellbild-Kamera erforderlich. Eine Aufnahmefrequenz von 2–3 Bildern/sec erweist sich für die Beurteilung des Vestibulum gastro-oesophageale in der Regel als ausreichend. Der Einsatz der Kinematographie in Form von Film- oder Bandspeichertechnik dient einer erweiterten Analyse und ist nicht unbedingt erforderlich. Nach Prüfung der Transportfunktion der Speiseröhre steht das eigentliche Ziel der Operation, die Barrierefunktion gegen den gastro-oesophagealen Reflux, im Vordergrund der röntgenologischen Untersuchung. Dabei sollen standardisierte Refluxprüfungen durchgeführt werden (s. 9. u. 10. Kapitel). Motilitätsstörungen des Oesophagus nach Gabe von saurem Bariumsulfat stellen einen indirekten Hinweis auf eine Oesophagitis dar [11, 12].

Die topographisch-anatomisch enge Beziehung zwischen Kardia und Vagusnerven läßt die Möglichkeit einer Läsion dieser Nerven bei einer Antireflux-Operation nie ganz ausschließen. Der Röntgenologe muß sich deshalb von der regelrechten Motorik auch von Magen und Dünndarm u.a. mit Hilfe stündlicher Nachdurchleuchtungen überzeugen. Schließlich ist nach allen Operationen im Kardia-Bereich auf pathologische Veränderungen im Mediastinum und den unteren Thoraxregionen (z.B. Pleuraergüsse, Atelektasen, Pneumonien) zu achten [47].

3. Kriterien zur Bewertung

Das röntgen-anatomische Substrat wird in Abhängigkeit von der gewählten Operations-Methode verschieden sein und in Grenzen variieren. Einige Begriffe müssen in diesem Zusammenhang definiert werden:

a) Persistierender Reflux

Das Ziel der Operation ist nicht erreicht — ein präoperativ objektivierter Reflux ist postoperativ weiter nachweisbar.

b) Rezidiv

Von einem Rezidiv sollte nur dann gesprochen werden, wenn ein Reflux nach einem zeitlichen postoperativen Intervall wieder auftritt. Der Begriff „Rezidiv" ist also der Wiederkehr des Refluxes, nicht einer möglichen topographischen Verlagerung der Kardiaregion nach intrathorakal im Sinne einer Hernienbildung zuzuordnen. So kann z.B. nach einer Fundoplicatio-Operation eine Hiatushernie durchaus bestehen bleiben — d.h. die Fundoplicatio intrathorakal liegen —, ohne daß ein gastro-oesophagealer Reflux auftreten muß. Der Begriff *Hernienrezidiv* beschreibt nur die topographische Lage der Kardia, gibt aber über deren Funktion keine Auskunft.

Weiteres Kriterium zur Bewertung des Operationsergebnisses sind mögliche operativ bedingte Komplikationen.

II. Befunde nach Operationen

Ziel der chirurgischen Therapie bei Vorliegen eines insuffizienten unteren Oesophagussphincters (UOS) mit oder ohne Hiatushernie ist die Wiederherstellung der Kardiafunktion. Die im Laufe der letzten Jahrzehnte entwickelten Operations-Verfahren lassen sich in 3 Gruppen einteilen (s. 24. Kapitel):

1. Verfahren, die eine anatomische Rekonstruktion im Sinne einer Reposition der Hiatushernie und eines Bruchpfortenverschlusses anstreben (z.B. die Operations-Methoden nach Harrington [16], Sweet [41] und Allison [2]).

2. Operations-Methoden, die neben dem reinen Bruchpfortenverschluß die Wiederherstellung des Hisschen Winkels und/oder die Reposition des Magens durch Gastropexie zum Ziel haben (z.B. die Operationsverfahren nach Lortat-Jacob [23] und Nissen [27]).

3. Sogenannte Ventiloperationen, deren Prinzip in der Rekonstruktion eines insuffizienten unteren Oesophagussphincters (UOS) liegt [38] (z.B. Fundoplicatio nach Nissen [26], Methode Mark IV nach Belsey [40], Fundoplastik nach Hill [18]).

1. Verfahren, die eine anatomische Rekonstruktion im Sinne eines Bruchpfortenverschlusses anstreben

Aus dieser ersten Gruppe der Operations-Verfahren sei als Beispiel die Rekonstruktion nach Allison [2] genannt (Abb. 1). Da das Prinzip dieser Methode im Verschluß des Hiatus oesophageus liegt, steht bei der Röntgenuntersuchung neben der Reflux- auch die Hernienprüfung im Vordergrund. Als Folge der Fixationsnähte erscheint der terminale Oesophagus auf dem Röntgenbild unterschiedlich stark hakenförmig verzogen. Der ampulläre Teil des Oesophagus ist in der überwiegenden Mehrheit der Fälle im Funktionsablauf eingeengt, das Vestibulum gastrooesophageale in der Regel asymmetrisch verformt, gelegentlich mit Ausbildung eines iatrogenen epiphrenischen Divertikels. Der Magen selbst weist keine besonderen operationstypischen Merkmale auf.

2. Operations-Methoden, die neben dem Bruchpfortenverschluß die Wiederherstellung des Hisschen Winkels mit oder ohne Gastropexie zum Ziele haben

Für die zweite Gruppe der Operations-Verfahren sei stellvertretend die Gastropexie nach Nissen [27] dargestellt (Abb. 2). Als Folge der Fundusanheftung entsteht eine charakteristische Schrägstellung des Fundus [29] mit gelegentlicher unterschiedlich stark ausgeprägter Einziehung der großen

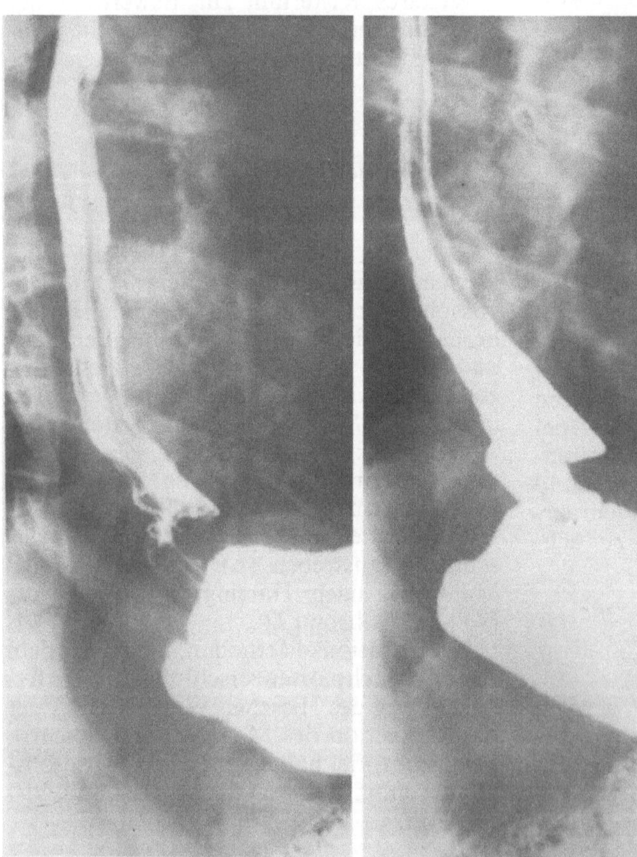

a   b

Abb. 1a u. b. Rekonstruktion nach Allison 1 Jahr post op.; hakenförmige Verziehung des terminalen Oesophagus. (a) Schleimhaut, (b) Prallfüllung

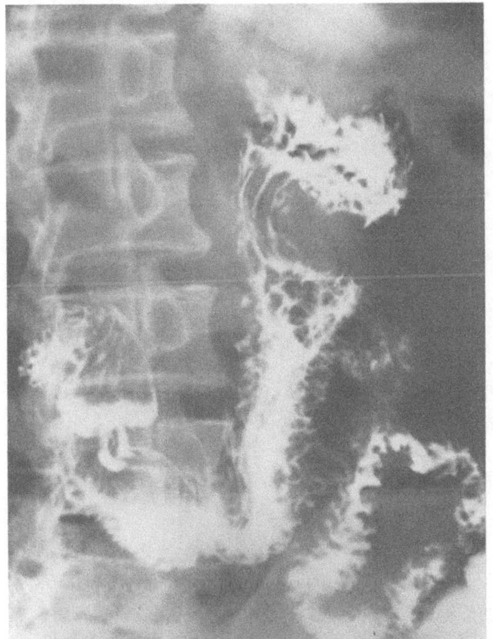

Abb. 2. Vordere Gastropexie nach Nissen, 9 Monate post op.; Schrägstellung des Fundus; Einziehung der großen Kurvatur

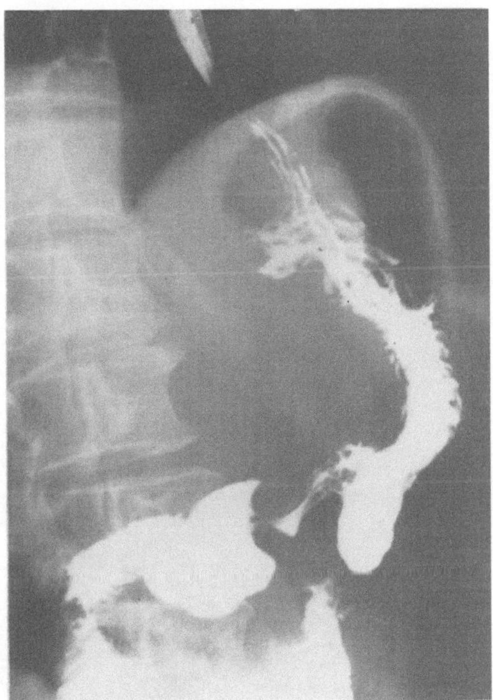

Abb. 3. Fundoplicatio nach Nissen, 15 Monate post op.; typischer Pseudotumor mit zentralem Verlauf der Speiseröhre; Caudalverlagerung der Kardia

Kurvatur an der Fundus-Corpus-Grenze. Häufig ist als Folge der Fundusfixation auf der P.-a.-Aufnahme ein vergrößerter Abstand zwischen Zwerchfellkuppel und dem cranialen Funduspol festzustellen. Die Minorseite erscheint als Folge der Anheftung der Fundusvorderwand deutlich ausgezogen. Bei der operativen Rekonstruktion des Hisschen Winkels, z. B. nach der Methode von Lortat-Jakob [23], zeigt das Röntgenbild typischerweise einen verlängerten abdominellen Oesophagusabschnitt, dem der Magenfundus infolge seiner Fixation dicht anliegt [20].

3. Ventiloperationen

Die dritte Gruppe der Operations-Verfahren stellt radiologisch die interessanteste dar. Die pathophysiologischen Grundlagen dieser chirurgischen Techniken sind im 24. Kapitel behandelt.

a) Fundoplicatio nach Nissen [26]

Die Fundoplicatio nach Nissen als Prototyp dieser Verfahren geht mit besonders ausgeprägten Röntgenveränderungen einher. Entsprechend groß ist die Gefahr falscher Interpretationen. In der Regel sieht man eine Caudalverlagerung des terminalen Oesophagus [6, 29] im Zentrum einer rundlichen bis ovalen, scharf begrenzten, annähernd homogenen Weichteilverschattung, die der operativ gebildeten Fundusmanschette entspricht (Abb. 3). Sie projiziert sich im sagittalen Strahlengang auf den medialen Abschnitt des Fundus und hebt sich im Stehen deutlich von der angrenzenden transparenten, luftgefüllten Magenblase ab [6, 13]. Im Liegen führt sie nach Gabe von Bariumsulfatbrei zu einem charakteristischen Füllungsdefekt [8, 29, 24]. Ein solches Bild täuscht einen Tumor vor. In der Literatur spricht man deshalb vom „Pseudotumor" nach Fundoplicatio [13, 46, 24].

Anhand von zwei röntgenologischen Kriterien kann nach Cohen [8] eine Abgrenzung gegenüber einem Geschwulstprozeß getroffen werden:

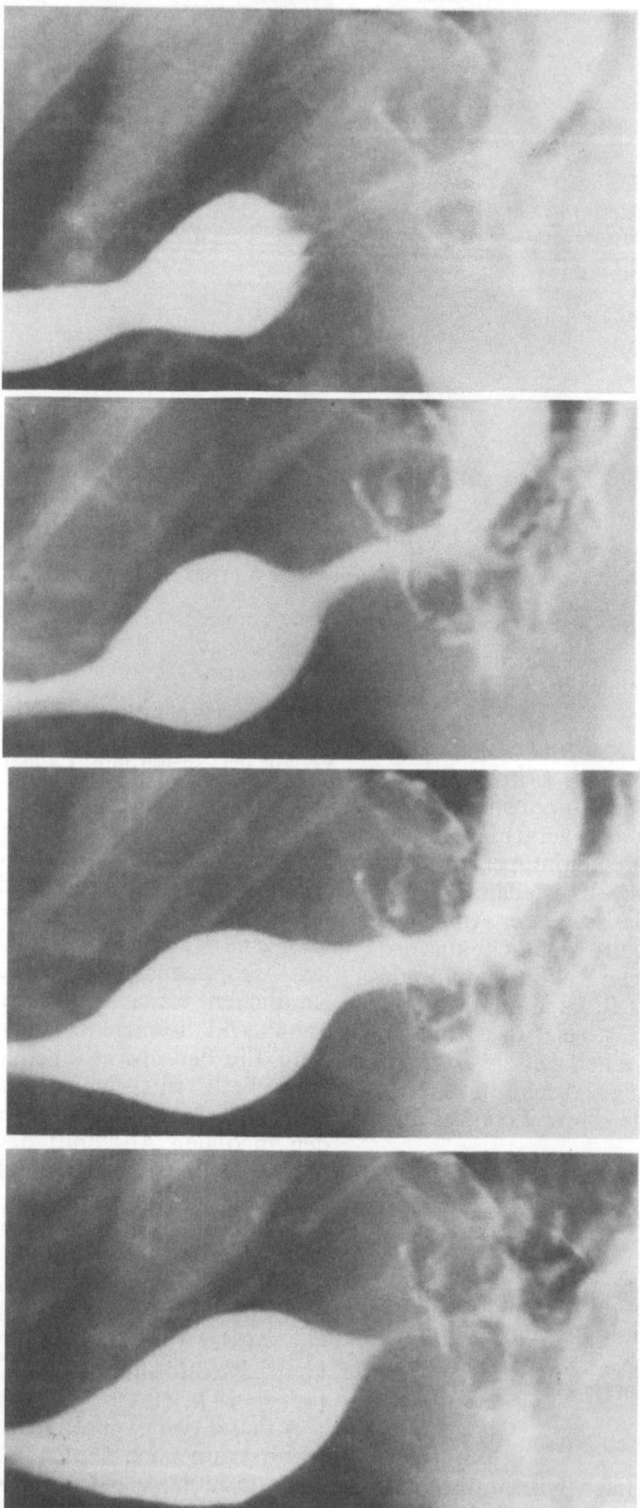

Abb. 4. Fundoplicatio 9 Monate post op.; Funktionsablauf des terminalen Oesophagus bei einer Aufnahmefrequenz von 1 Bild/sec

1. Zentraler Verlauf der Speiseröhre durch den Weichteilschatten,

2. intakte Schleimhautstrukturen der Speiseröhre innerhalb der Manschette.

Die bei der Röntgenuntersuchung durch den Weichteilschatten verlaufende Kontrastmittelsäule repräsentiert den Abschnitt der Speiseröhre, der in den Magenfundus eingeschlagen ist [8, 12]. Die Oesophaguskonturen innerhalb der Manschette zeigen meist einen leicht bogenförmigen, gelegentlich auch geradlinigen oder S-förmigen Verlauf mit leicht trichterförmigem Auslauf am caudalen Ende [39]. Als Folge der operativen Raffung der Fundusvorderwand ist das Corpus ventriculi unterschiedlich stark nach cranial verzogen bei breit aufsitzendem Fundus. Nach Moran *et al.* [24] erreicht die Fundusmanschette ihre maximale Größe innerhalb der ersten postoperativen Woche. Die Rückbildung des Pseudotumors auf seine endgültige Größe erfolgt innerhalb von 2–3 Monaten [13]. Bei adäquater Operationstechnik sollte die Fundusmanschette so locker angelegt sein, daß auch postoperativ die Funktion des Vestibulum gastro-oesophageale ungestört ablaufen kann und bei Röntgenuntersuchungen einwandfrei erkennbar bleibt (Abb. 4). Die ampulläre Dilatation ist allerdings in jedem Fall zumindest endgradig durch die um den terminalen Oesophagus geschlungene Manschette eingeschränkt.

Für eine erfolgreiche Refluxverhütung ist es bedeutungslos, ob die Fundusmanschette oder Teile von ihr oberhalb des Zwerchfells liegen oder ob gar die gesamte Fundoplicatio im Laufe der Zeit im Sinne einer Hernie durch den Hiatus oesophageus gleitet [19, 28]. Primär intrathorakal wird die Fundoplicato nur bei bestimmten Indikationen durchgeführt. Der röntgenologische Untersuchungsablauf entspricht dem obengenannten.

In manchen Fällen kommt es zu einer geringgradigen Kontrastmittelbenetzung der zur Fundusmanschette verwendeten Fundusvorderwand, so daß das Bild einer Fistel vorgetäuscht wird. Eine solche Fehlinterpretation kann bei genauer Betrachtung der Konturen des Weichteilschattens der Manschette vermieden werden. Gelegentlich im Bereich der Fundusmanschette erkennbare

horizontale Falten entsprechen der Zugrichtung der angelegten Fundusnähte.

Besonderer Erwähnung bedürfen Befunde, die sich als *Operationsfolgen* entwickeln können:

1. Die *zu enge Manschette* mit resultierender Dysphagie (Abb. 5a). Dieser Befund ist in der Regel passager und gewöhnlich nach 4–6 Wochen nicht mehr nachweisbar [8, 12, 21, 36, 37, 44, 46]. Persistierende Dysphagien als Folge einer bleibenden Stenose sind bei richtiger Indikation und adäquater Operationstechnik außerordentlich selten [1, 5, 17, 39].

2. Eine komplette oder partielle *Nahtlösung* mit *Ausstülpen* von Magenwand (Abb. 5b) oder eine *Auskrempelung* bei intakter Manschette (Teleskop-Phänomen). Das Röntgenbild weist bei einer partiellen Nahtlösung eine auf den noch verbliebenen Fixationspunkt gerichtete, konvergierende Faltenstruktur des hernierten Magenabschnitts auf.

3. Postoperative *Motilitätsstörungen des Magens* infolge Vagusläsion mit Weitstellung des Magens, hohem Sekretspiegel und erheblich verzögerter Entleerungszeit („Denervations-Syndrom" nach Rossetti [33]) (Abb. 5c). Die erheblich verzögerte Magenentleerung nach der Operation stellt einen röntgenologischen Hinweis auf die Durchtrennung beider Nervi vagi dar [15].

4. Postoperative Entstehung von *Magenulcera* (Abb. 5d) [9].

5. Entleerungsstörungen des Magens als Folge einer operativ bedingten *Kaskadenbildung* (Abb. 5e).

6. *Fisteln* bei jenen Operations-Verfahren, bei denen eine Fixation der Fundusmanschette am Oesophagus durchgeführt wird.

b) Methode Mark IV nach Belsey [40]

Bei dem Verfahren Mark IV nach Belsey (Abb. 6a) wird auf transthorakalem Weg eine hemicirculäre Fundusfalte um den terminalen Oesophagus gebildet [40]. Es resultiert ein 3–4 cm langes in spitzem Winkel zum Fundus stehendes abdominelles Oesophagussegment [4]. Entsprechende Fixationsnähte durch Fundus- und Oesophaguswand werden angelegt. Die Röntgen-

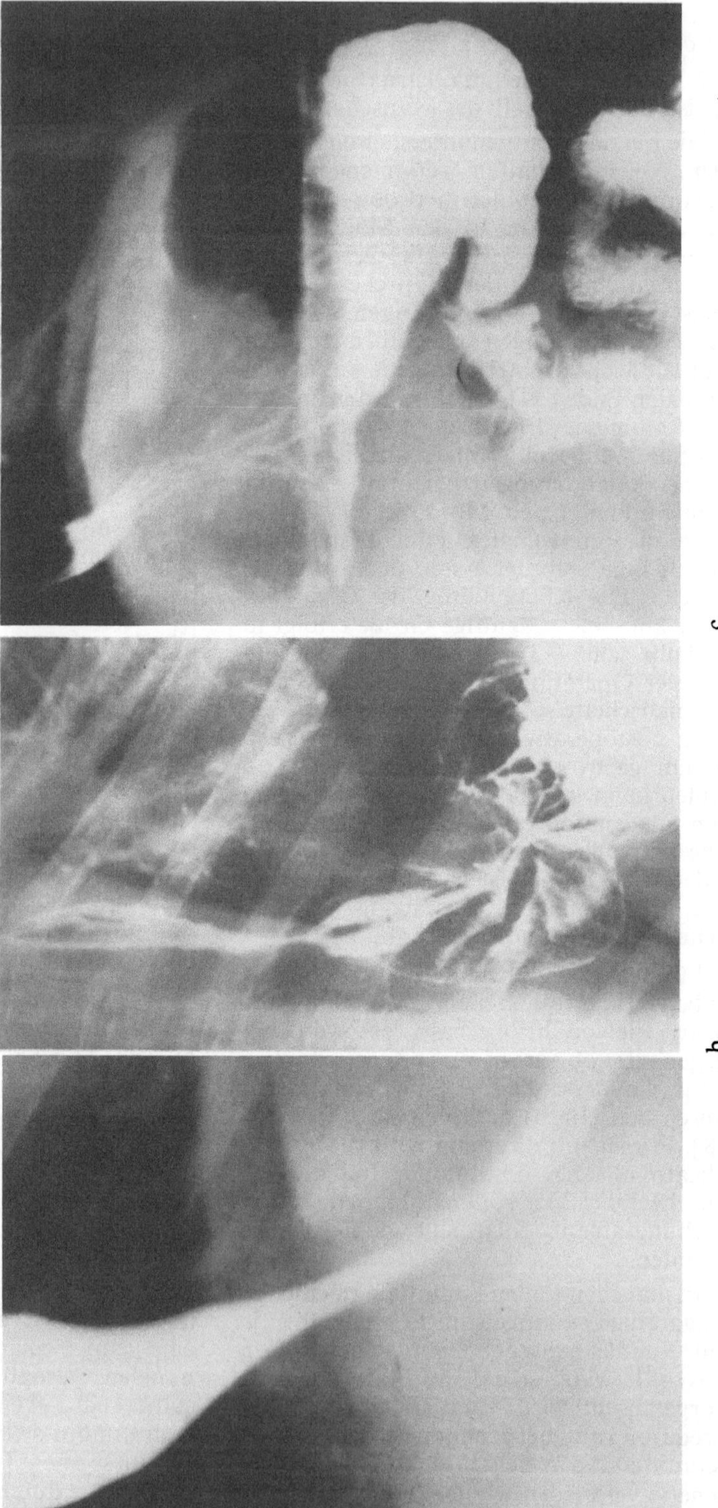
c
b
a

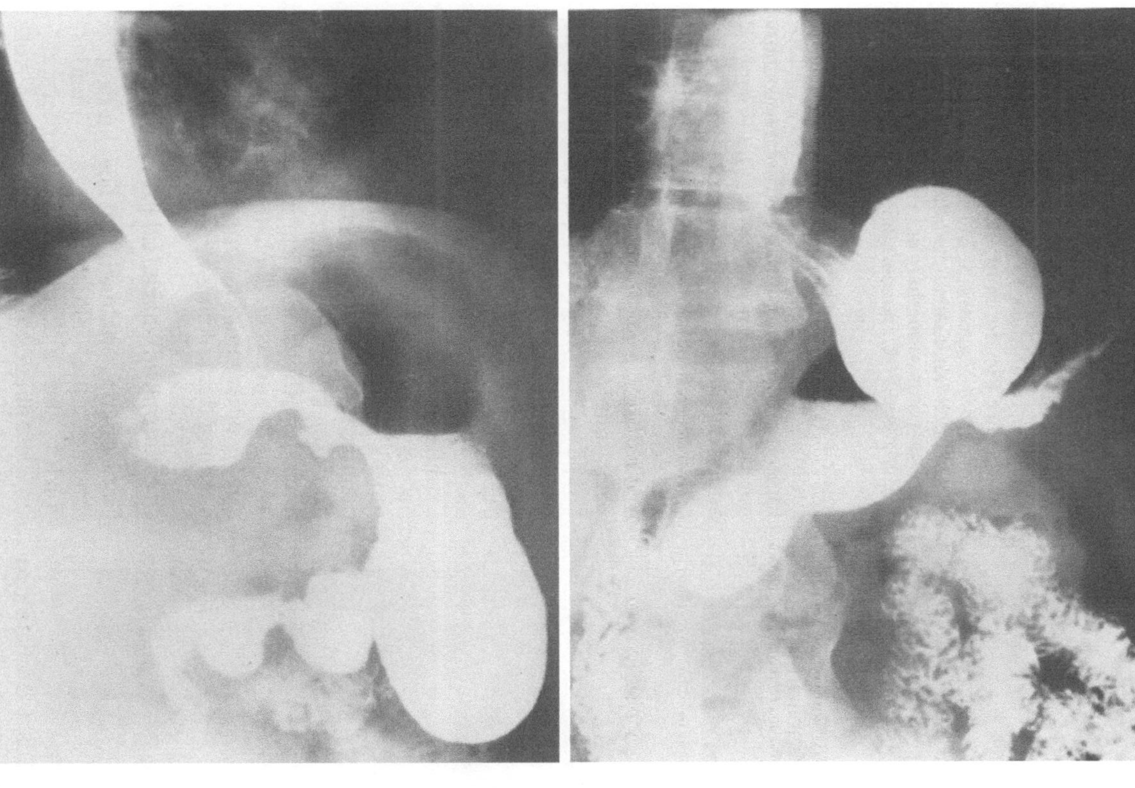

d   e

Abb. 5a–e. (a) Fundoplicatio 2 Wochen post op.; Passagere Frühstenose. (b) Fundoplicatio 4 Monate post op.; partielle Nahtlösung mit Auskrempelung der Manschette. (c) Fundoplicatio 3 Monate post op.; „Denervationssyndrom" (Weitstellung des Magens, Sekretüberfüllung, Entleerungsverzögerung). (d) Fundoplicatio 3 Monate post op.; Magenulcus an der Minorseite dicht unterhalb der Fundusmanschette. (e) Fundoplicatio 9 Monate post op.; operativ bedingte Kaskade mit resultierender Entleerungsstörung

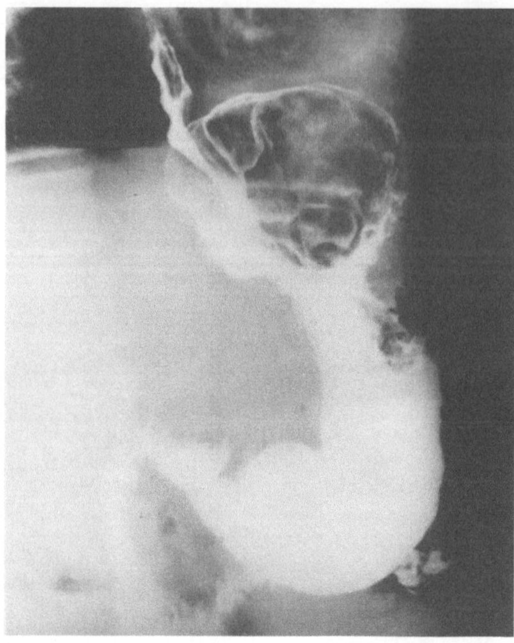

a

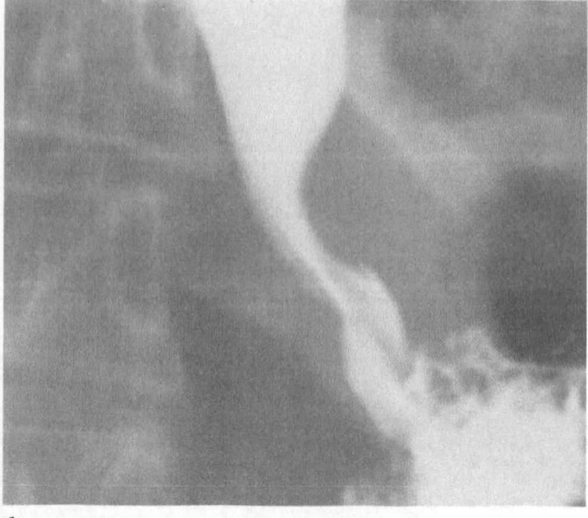

b

Abb. 6a u. b. (a) Mark IV nach Belsey 1 Jahr post op.; kleiner Pseudotumor; keine auffallende Verformung des Magens. (b) Mark IV nach Belsey; zwei typische Knickstellungen des intraabdominellen Oesophagus innerhalb des Pseudotumors (Abbildung von Prof. Donner, Baltimore, USA)

symptomatik hinsichtlich des entstehenden Pseudotumors ähnelt der nach Fundoplicatio-Operationen [13]. Da bei dieser Operations-Methode weniger Fundusmaterial verwendet wird und dieses nur aus der un-

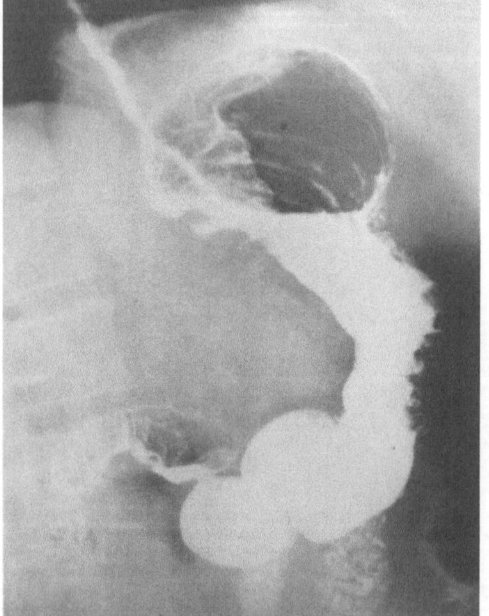

Abb. 7. Fundoplastik nach Hill 8 Monate post op.; Pseudotumor wie bei der Fundoplicatio

mittelbaren Umgebung der Oesophagus-Einmündung stammt, findet sich röntgenologisch meist ein kleinerer Weichteilschatten als bei der Fundoplicatio. Die Formveränderungen des Magens sind entsprechend geringer, d. h. eine auffallende Raffung und Verziehung des Corpus ventriculi nach cranial läßt sich nicht feststellen. Als Folge der Anheftung des Oesophagus an Fundus und Diaphragma zeigt der intraabdominelle Oesophagus zwei ausgeprägte Knickstellungen [14, 20] (Abb. 6b). Die Konturen der medialen Wand des Fundus erscheinen als Nahtfolge uneben [20]. An Operations-Frühfolgen können sich neben den bereits bei der Fundoplicatio genannten vor allem thorakale Komplikationen in Form ausgedehnter Ergußbildung, basaler Pneumonien und Atelektasen einstellen. Als Spätfolge ist nach dem thorakalen Eingriff mit einer im Ausmaß unterschiedlichen Pleuraschwarte mit resultierender Laterofixation und Abflachung des linken Zwerchfells zu rechnen.

c) Fundoplastik nach Hill [18]

Der Fundoplastik nach Hill liegt im Prinzip ebenfalls eine Faltenbildung aus Fundusvorder- und -hinterwand um den terminalen Oesophagus zugrunde, wobei das Ausmaß der Plastik in Abhängigkeit von der

Operations-Technik sehr unterschiedlich sein kann. Der im Röntgenbild resultierende Pseudotumor läßt sich bei großer Faltenbildung kaum von dem der Fundoplicatio unterscheiden (Abb. 7). Im Gegensatz zur Fundoplicatio wird bei dem Operations-Verfahren nach Hill die Fundusmanschette an der präaortalen Membran fixiert, so daß sie auf dem Röntgenbild immer subphrenisch zu liegen kommen sollte.

Literatur

1. Affolter, A., Rossetti, M.: Zur Funktion des gastro-oesophagealen Sphincters nach Fundoplicatio. Schweiz. med. Wschr. **100**, 1230–1231 (1970).
2. Allison, P. R.: Reflux-esophagitis, sliding hiatal hernia and anatomy of repair. Surg. Gynec. Obstet. **92**, 419–431 (1951).
3. Battle, W. S., Nyhus, L. M., Bombeck, C. T.: Nissen fundoplication and esophagitis secondary to gastroesophageal reflux. Arch. Surg. **106**, 588 (1973).
4. Baue, A. E., Belsey, R. H. R.: The treatment of sliding hiatus hernia and reflux esophagitis by the Mark IV technique. Surgery **62**, 396–404 (1967).
5. Bettex, M., Eberhard, A., Fuchs, W. A.: Die Behandlung der Hiatushernien des Säuglings und des Kindes mit der Fundoplicatio nach Nissen. Langenbecks Arch. Chir. **308**, 126–133 (1964).
6. Casper, H.: Der operierte Magen, Folgezustände und Komplikationen. Handb. Med. Radiol, 11. Bd.: Röntgendiagnostik des Digestionstraktes und des Abdomen, 1. Teil, S. 619–718. Berlin-Heidelberg-New York: Springer 1969.
7. Cen, M., Dihlmann, W.: Röntgenbefunde am operierten Magen in Abhängigkeit vom postoperativen Intervall. Radiologe **9**, 187–195 (1969).
8. Cohen, W. N.: The fundoplication repair of sliding esophageal hiatus hernia: it's roentgenographic appearance. Amer. J. Roentgenol. **104**, 625–631 (1968).
9. Denck, H.: Erfahrungsbericht über 500 Operationen wegen Hiatushernie und deren Folgezustände. Leber Magen Darm **2**, 59–61 (1972).
10. Donner, M.: Der Schluckvorgang mit saurem Barium. Radiologe **13**, 372–376 (1973).
11. Donner, M., Silkinger, M. L., Hookman, P., Hendrix, Th. R.: Acid-barium swallows in the radiographic evaluation of clinical esophagitis. Radiology **87**, 220 (1966).
12. Ellis, F. H., Garabedian, M., Gibb, S. P.: Fundoplication for gastroesophageal reflux. Arch. Surg. **107**, 186–192 (1973).
13. Ettinger, A., Paul, R. E., Moran, J. M.: Gastric pseudotumor after fundoplication. Gastroenterology **61**, 299–304 (1971).
14. Feigin, D. S., James, A. E., Jr., Stitik, F. P., Donner, M. W., Skinner, D. B.: The radiological appearance of hiatal hernia repairs. Radiology **110**, 71–77 (1974).
15. Frik, W.: Operierter Magen. In: Lehrbuch der Röntgendiagnostik von H. R. Schinz, W. E.-Baensch, W. Frommhold, R. Glauner, E. Uehlinger, J. Wellauer, Bd. V, S. 205–226. Stuttgart: Thieme 1965.
16. Harrington, S. W.: Diaphragmentic hernia. Arch. Surg. **16**, 386–415 (1928).
17. Henrion, C.: Traitement de 80 hernies hiatales par fundoplicature ou gastropexie. Acta gastro-ent. belg. **36**, 516–531 (1973).
18. Hill, L. D.: An effective operation for hiatal hernia. Ann. Surg. **166**, 681–692 (1967).
19. Imdahl, H.: Der terminale Oesophagus. Stuttgart: Schattauer 1963.
20. Krc, C., Doubravsky, J., Kralik, J.: Das Röntgenbild des terminalen Oesophagus nach dem operativen Eingriff. Radiologe **11**, 89–103 (1971).
21. Krupp, S., Rossetti, M.: Surgical treatment of hiatal hernias by fundoplication and gastropexy. Ann. Surg. **164**, 927–934 (1966).
22. Lenz, H.: Über den Funktionsmechanismus des Vestibulum gastrooesophageale. Fortschr. Röntgenstr. Beih. 232–235 (1967).
23. Lortat-Jacob, J. L.: Chirurgie de l'oesophage. Rev. Prat. (Paris) **3**, 267–275 (1953).
24. Moran, J. M., Pihl, C. O., Norton, R. A., Rheinländer, H. F.: The hiatal hernia reflux complex current approaches to correction. Amer. J. Surg. **121**, 403–411 (1971).
25. Naef, A. P., Savary, M., Jaques, W.-A.: L'efficacité de la fundoplicatio dans le traitement du reflux et de l'oesophagite peptique. Schweiz. med. Wschr. **100**, 1228–1229 (1970).
26. Nissen, R.: Eine einfache Operation zur Beeinflussung der Refluxoesophagitis. Schweiz. med. Wschr. **86**, 590–592 (1956).
27. Nissen, R.: Die Gastropexie als alleiniger Eingriff bei Hiatushernien. Dtsch. med. Wschr. **81**, 185 (1956).
28. Nissen, R., Pfeiffer, K. M.: Zwerchfellhernien. Bern: Huber 1968.
29. Nissen, R., Rossetti, M.: Die Behandlung von Hiatushernien und Refluxoesophagitis mit Gastropexie und Fundoplicatio. Stuttgart: Thieme 1959.
30. Nissen, R., Rossetti, M.: Zur Indikation der Fundoplicatio und Gastropexie bei der Hiatushernie. Schweiz. med. Wschr. **92**, 533–534 (1962).

31. Polk, H. C., Zeppa, R.: Fundoplication for complicated hiatal hernia. Ann. thorac. Surg. 7, 202–211 (1969).
32. Prevot, R., Lassrich, M. A.: Röntgendiagnostik des Magen-Darmkanals. Stuttgart: Thieme 1959.
33. Rossetti, M.: Die operierte Speiseröhre. Stuttgart: Thieme 1963.
34. Rossetti, M.: Therapie der Hiatushernien. Langenbecks Arch. Chir. 308, 116 (1964).
35. Rossetti, M.: Die Refluxkrankheit des Oesophagus. Stuttgart: Hippokrates-Verlag 1966.
36. Rossetti, M., Allgöwer, M.: Fundoplication for treatment of hiatal hernia. Progr. Surg. 12, 1–21 (1973).
37. Shah, I. K., Daniel, O.: The results of fundoplication for the relief of oesophageal reflux due to hiatus hernia. Brit. J. Surg. 59, 285–287 (1972).
38. Siewert, J. R., Jennewein, H. M., Waldeck, F., Peiper, H. J.: Experimentelle und klinische Untersuchungen zum Wirkungsmechanismus der Fundoplicatio. Langenbecks Arch. Chir. 333, 5–21 (1973).
39. Siewert, J. R., Wallat, H. J., Krtsch, H., Peiper, H. J.: Klinische Ergebnisse der Fundoplicatio. Langenbecks Arch. Chir. 338, 9–26 (1975).
40. Skinner, D. B., Belsey, R. H. R.: Surgical management of esophageal reflux and hiatal hernia. J. thorac. cardiovasc. Surg. 53, 33–54 (1967).
41. Sweet, R. H.: The repair of hiatus hernia of the diaphragm by the supradiaphragmatic approach. New Engl. J. Med. 238, 649 (1948).
42. Vieten, H.: In: H. Oberdalhoff, H. Vieten, H. Karcher (Hrsg.): Klinische Röntgendiagnostik chirurgischer Erkrankungen, Bd. I, S. 395–407. Berlin-Göttingen-Heidelberg: Springer 1959.
43. Wellauer, J.: Der operierte Magen. Bibl. gastroent. (Basel) 6, 137–155 (1964).
44. Widmer, A.: Erfahrungen mit der Fundoplicatio, Hiatuspfeilernaht und Gastropexie bei der operativen Behandlung von Hiatushernien. Langenbecks Arch. Chir. 322, 416–418 (1968).
45. Woodward, E. D., Thomas, H. F., Mc Alhany, J. C.: Comparison of crural repair and Nissen fundoplication in the treatment of esophageal hiatal hernia with peptic esophagitis. Ann. Surg. 171, 782–789 (1971).
46. Yvergneaux, E., Bauwens, E., Yvergneaux, J.-P.: Revue de 138 fundoplicatures selon Nissen, avec une note sur le controle radiologique. Acta gastro-ent. belg. 36, 532–543 (1973).
47. Zeitler, E.: Röntgendiagnostik des operierten Magens. Radiologe 9, 173–186 (1969).

26. Kapitel

Störungen der Speiseröhrenfunktion bei Diabetikern

P. Heitmann

I. Einleitung

Es ist seit langer Zeit bekannt, daß eine gestörte Motorik des Gastrointestinaltrakts häufig bei Diabetikern mit einer peripheren Neuropathie vorkommt. Insbesondere die diabetische Magenatonie und die diabetische Neuro-Gastroenteropathie — ein schweres, durch neurogene Darmatonie verursachtes Malabsorptionssyndrom — sind mehrfach beschrieben und allgemein anerkannt worden. Aber erst 1967 berichteten Mandelstam und Lieber [10] über röntgenkinematographisch feststellbare Entleerungsstörungen der Speiseröhre bei 12 von 14 Patienten mit einer diabetischen Neuro-Gastroenteropathie, wenngleich nur bei zwei von ihnen eine Dysphagie zu erörtern war. Unregelmäßige, schwache oder abwesende Wandkontraktionen, häufig fehlende Peristaltik nach Schluckakten und eine erhebliche Verzögerung der Entleerung des Speiseröhrenkörpers waren die wesentlichen Merkmale dieser Dysfunktion, deren Ausmaß jedoch keinerlei Beziehung zu eventuell vorhandenen Schluckbeschwerden hatte. Mandelstam und seine Mitarbeiter [11] untermauerten ihre Röntgenbefunde mit der Feststellung von manometrischen Veränderungen bei 10 der ursprünglich untersuchten Patienten, bei denen sie eine abgeschwächte Kontraktionskraft des Pharynx, eine prozentuale Verminderung der Anzahl der peristaltisch fortgeleiteten Kontraktionen und der Kraft derselben im Corpus oesophagi sowie einen abgeschwächten gastro-oesophagealen Sphincter vorfanden. In der Folgezeit wurde eine Anzahl von Studien vollzogen — die teils mit röntgenologischen Methoden, teils mit intraluminalen Druckmessungen ohne dauerperfundierte Katheter durchgeführt wurden —, die über das Ausmaß dieser Störungen in verschiedenen Phasen des Diabetes und über deren Beziehung zur diabetischen Neuropathie unterschiedliche und zum Teil widersprüchliche Auskunft gaben [1, 8, 9, 12–14]. Die Anwendung von intraluminalen Druckmeßmethoden mittels dauerperfundierter Katheter unter Berücksichtigung adäquater Kontrollgruppen ermöglichte später eine bessere Definition des Problems. Es muß jedoch vorweg gesagt werden, daß hier zwar eine interessante und charakteristische Funktionsstörung vorliegt, die aber für sich keine klinische, prognostische oder gar therapeutische Bedeutung beanspruchen kann.

II. Funktionsstörungen bei Diabetikern ohne Neuropathie

Die am Schluckakt beteiligten Organe, die mit gestreifter Muskulatur ausgestattet sind, zeigen bei Diabetikern mit oder ohne Komplikationen — im Gegensatz zu früheren Vermutungen — eine ungestörte motorische Tätigkeit. Sowohl röntgenkinematographisch wie manometrisch erfolgt der Ablauf des Schluckaktes im Pharynx, pharyngo-oesophagealen Sphincter und oberen Drittel des Speiseröhrenkörpers in normaler Form. Hingegen erscheint die Funktion der vorwiegend mit glatter Muskulatur ausgestatteten unteren zwei Drittel der Speiseröhre auch in Abwesenheit einer diabetischen Neuropathie bereits gestört zu sein. Wir konnten bei diesen Patienten eine signifikante Verlangsamung der Fortpflanzungsgeschwindigkeit der ansonsten regelrecht verlaufenden peristaltischen Kontraktionen nach Schluckakten messen [6], eine Tatsache, die jedoch von Hollis und Mitarbeitern [7] bei Anwendung vergleichbarer Meßmethoden nur in Anwesenheit einer Neuropathie erfaßt wurde. Außerdem stellten wir fest, daß bei komplikationsfreien Diabetikern die reflektorische Erschlaffung des gastro-oesophagealen Sphincters nach Schluckakten verspätet einsetzt und länger dauert als bei normalen Erwachsenen. Ähnliche Veränderungen stellen sich im Speiseröhrenkörper unter Kälteeinwirkung ein [15]. Vermutlich wird hier ein sehr anfälliger neuromuskulärer Mechanismus — mit großer Wahrscheinlichkeit das von Christensen [3] beschriebene nichtadrenergische inhibitorische System — in Mitleidenschaft gezogen. Dieses ist mit der Tatsache in Einklang zu bringen, daß bei Diabetikern ohne klinisch nachweisbare Komplikationen die Überleitungszeit in den peripheren Nerven verlängert ist [2, 4], was als Ausdruck der vorliegenden Stoffwechselstörung aufzufassen ist [5].

III. Funktionsstörungen bei Diabetikern mit peripherer Neuropathie

Bei Diabetikern mit einer peripheren Neuropathie ist die Verlangsamung der peristaltischen Kontraktionswelle gegenüber einem Normalkollektiv und gegenüber Diabetikern ohne diese Komplikation hochgradig signifikant [6, 7]. Eine vermehrte nicht peristaltische Schlucktätigkeit oder gar Spontantätigkeit tritt nicht auf. Die verlangsamten Kontraktionen sind jedoch vorwiegend in der distalen Speiseröhre wesentlich schwächer als die von Stoffwechselgesunden (Abb. 1). Die Durchschnittsamplitude liegt bei 27 mm Hg gegenüber einem Normalwert von ca. 40 mm Hg. Die Verschlußkraft des gastrooesophagealen Sphincters war bei den eigenen Untersuchungen [6] in Anwesenheit einer diabetischen Neuropathie mit 7,0 ± 3 mm Hg signifikant herabgesetzt. Dieser schwache Sphincter erhält jedoch seine Fähigkeit, nach Schluckakten komplett zu erschlaffen (Abb. 1) und bei Erhöhung des Bauchinnendruckes mit einem adäquaten Anstieg zu reagieren (Abb. 2). Somit kommt es weder zur Dysphagie noch zum gastro-oesophagealen Rückfluß. Die Veränderungen sind klinisch irrelevant, auch röntgenologisch finden sie keinen Niederschlag.

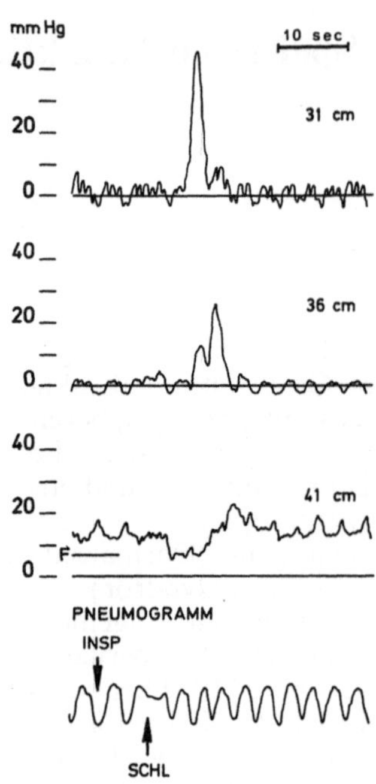

Abb. 1. Druckkurven aus dem distalen Corpus oesophagi (31 und 36 cm von den Schneidezähnen) und aus dem gastro-oesophagealen Sphincter (41 cm) bei einem Patienten mit einer diabetischen Polyneuropathie. Nach dem Schluckakt (*SCHL*) erschlafft die deutlich hypotone Hochdruckzone bis auf den Fundusdruckwert (*F*). Gleichzeitig erscheint im Corpus oesophagi eine langsam verlaufende peristaltische Kontraktionswelle, deren Amplitude bei 36 cm stark herabgesetzt ist

IV. Funktionsstörungen bei Diabetikern mit Neuro-Gastroenteropathie

Bei Patienten mit einer diabetischen Neuro-Gastroenteropathie werden die längsten Überleitungszeiten der peristaltischen Kontraktionswellen im Speiseröhrenkörper registriert. Während sich die Kontraktionen nach Schluckakten normalerweise mit 5 cm/sec fortpflanzen, geschieht es bei diesen Patienten mit 2,7 cm/sec. Zusätzlich steigt bei ihnen die Anzahl nicht peristaltisch fortgeleiteter Kontraktionen von 20% bei Normalen und bei Diabetikern mit oder ohne Neuropathie auf 36% [6], ja sogar bis auf 50 oder 55% [11, 13]. Alle Kontraktio-

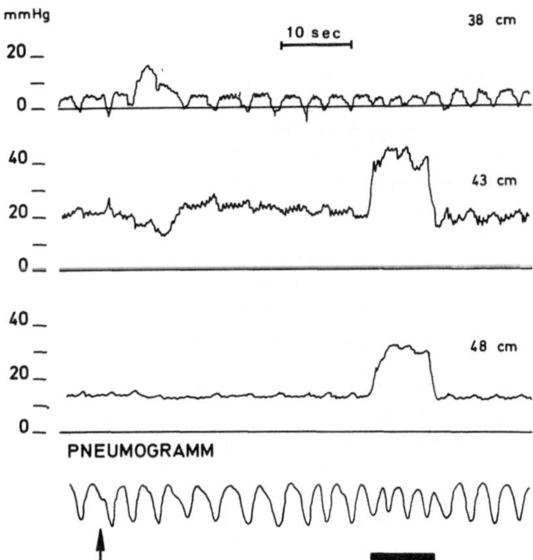

Abb. 2. Druckkurven aus dem terminalen Oesophagus (38 cm), aus dem gastro-oesophagealen Sphincter (43 cm) und aus dem Fundus des Magens (48 cm) bei einem Diabetiker mit einer schweren peripheren Neuropathie. Die schwache Sphincterzone reagiert mit einem adäquaten, überschüssigen Druckanstieg nach Erhöhung des Fundusdruckes mittels Bauchkompression (*K*). Die Sphinctererschlaffung nach dem Schluckakt (*SCHL*) ist komplett, aber verlängert, die Kontraktion im distalen Oesophagus extrem schwach

nen sind auffällig schwach und treten auch vermehrt als pathologische, spontane, nicht schluckabhängige Tätigkeit auf (Abb. 3). Diese Veränderungen sind bei der Durchleuchtung oder bei röntgenkinematographischen Untersuchungen deutlich erfaßbar [10], wenngleich sie nur schwierig gegenuber anderen Funktionsstorungen, insbesondere dem Altersoesophagus, abgrenzbar sind. Wenngleich die intraluminale manometrische Untersuchung hier ein recht charakteristisches Bild zeigt, so ist es mangels ausreichenden Untersuchungen bei anderen Formen der Polyneuropathie noch nicht möglich zu behaupten, daß die beschriebenen Veränderungen pathognomonisch sind.

Speiseröhrenmotilitätsstörungen sollten bei Diabetikern nie primär als eine Ursache für Dysphagie oder andere Symptome angesehen werden, bevor ein Neoplasma, eine Sooroesophagitis oder andere unabhängig verlaufende Leiden sorgfältig ausgeschlossen wurden.

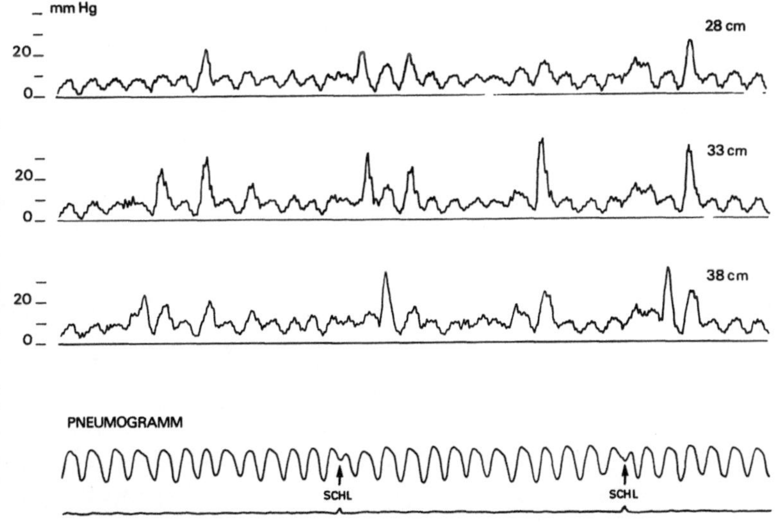

Abb. 3. Druckkurven aus drei Abschnitten des unteren Speiseröhrenkörpers bei einem Patienten mit einer diabetischen Neuro-Gastroenteropathie. Eine pathologische, spontane, nicht peristaltische Tätigkeit ist in den Intervallen zwischen den Schluckakten erkennbar. Die Schluckakte selbst (*SCHL*) lösen zum Teil peristaltische, zum Teil nicht peristaltisch verlaufende, abgeschwächte und spontan wiederholte Kontraktionen aus

Literatur

1. Bailey,F., Lengille,D., Sidorov,J.J.: Esophageal dysfunction in diabetes mellitus. Gastroenterology **56**, 1136 (1969).
2. Chopra,J.S., Hurwitz,L.J.: Femoral nerve conduction in diabetes and chronic occlusive vascular disease. J. Neurol. Neurosurg. Psychiat. **31**, 28 (1968).
3. Christensen,J.: A new neural inhibitor in the gut. Gastroenterology **60**, 1130 (1971).
4. Fagerberg,S.E., Petersen,J., Steg,G., Wilhelmsen,L.: Motor disturbances in diabetes mellitus—a clinical study using electromyography and nerve conduction velocity determination. Acta med. scand. **174**, 711 (1963).
5. Field,R.A.: Altered nerve metabolism in diabetic nerves. Diabetes **15**, 696 (1966).
6. Heitmann,P., Stöss,U., Gottesbüren,H., Martini,G.A.: Störungen der Speiseröhrenfunktion bei Diabetikern. Dtsch. med. Wschr. **98**, 1151 (1973).
7. Hollis,J.B., Braddom,R.L., Castell,D.O.: Esophageal motor function in diabetes mellitus and its relation to peripheral neuropathy. Gastroenterology **66**, 713 (1974).
8. Horgan,J., Doyle,J.S.: Manometric esophageal motility studies in diabetics without neuropathy. Irish J. med. Sci. **2**, 475 (1969).
9. Horgan,J., Doyle,J.S.: A comparative study of esophageal motility in diabetics with neuropathy. Chest **60**, 170 (1971).
10. Mandelstam,P., Lieber,A.: Esophageal dysfunction in diabetic neuropathy-gastroenteropathy (clinical and roentgenological manifestations). J. Amer. med. Ass. **201**, 582 (1967).
11. Mandelstam,P., Siegel,C.I., Lieber,A., Siegel,M.: The swallowing disorder in patients with diabetic neuropathy-gastroenteropathy. Gastroenterology **56**, 1 (1969).
12. Silber,W.: Diabetes and oesophageal dysfunction. Brit. med. J. **1969 III**, 688.
13. Vix,V.A.: Esophageal motility in diabetes mellitus. Radiology **92**, 363 (1969).
14. Vela,A.R., Balart,L.A.: Esophageal motor manifestations in diabetes mellitus. Amer. J. Surg. **119**, 21 (1970).
15. Winship,D.H., Zboralske,F.Z.: Influence of bolus temperature on human esophageal motor function. J. clin. Invest. **49**, 243 (1970).

27. Kapitel

Beeinflussung des Schluckvorganges durch Erkrankungen des Nervensystems, willkürliches Training und psychische Fehlregulationen

P. PETER und G. J. KREJS

I. Funktionsstörungen bei Erkrankungen des zentralen und peripheren Nervensystems

1. Neurale Regulation des Schluckvorganges

Obwohl am Schluckakt mehr als 30 einzelne Muskeln, die durch 5 Hirnnerven innerviert werden, teilnehmen [21], wird die Schluckbewegung „so harmonisch und in derart perfekter Reihenfolge durchgeführt, daß sie aus einem einzelnen Akt zu bestehen scheint" [30]. Gewöhnlich zergliedert man den Schluckvorgang in drei Phasen:

1. die orale,
2. die pharyngeale,
3. die oesophageale.

Die hier gewählte Einteilung des oropharyngealen Schluckvorganges in fünf Phasen (Abb. 1) stützt sich auf die Untersuchungen von Bosma [6, 7] an Patienten mit bulbärer Poliomyelitis. Aus Tab. 1 wird deutlich, daß der Schluckakt durch die Innervation der Nn. trigeminus und facialis eingeleitet, durch den Hypoglossus fortgeführt und in seinen folgenden und wesentlichen Teilen durch den Vagus (Nucleus ambiguus) kontrolliert wird. Den Kernen der fünf Hirnnerven ist ein Schluckzentrum in der Formatio reticularis der Medulla oblongata auf Höhe des Facialiskerne und der unteren Olive übergeordnet. Afferenzen für den Schluckakt stammen hauptsächlich aus Gaumen, Pharynx und Epiglottis und werden durch den Nervus trigeminus, glossopharyngeus, laryngeus superior und andere Vagusäste geleitet (vgl. 2. Kapitel).

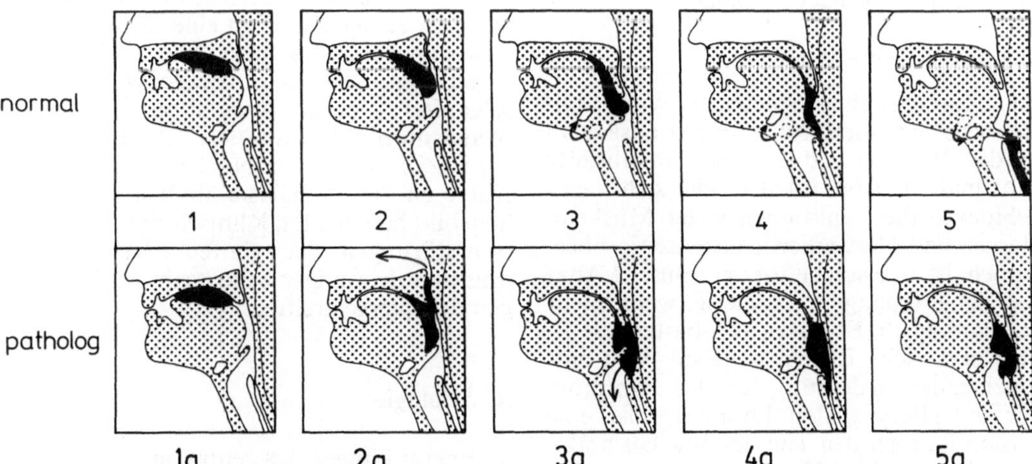

Abb. 1. Die Phasen des Schluckvorganges und ihre Störungen bei neurologischen Erkrankungen. *1.* Bolusformation. *1a* Störung der Bolusformation bei Paresen der Zunge. *2.* Palatonasaler Abschluß. *2a* Nasale Regurgitation bei Lähmung des Gaumensegels. *3* Epiglottisschluß durch Höhertreten des Larynx-Hyoids und durch den Bolus. *3a* Fehlendes Höhertreten und laryngeale Aspiration. *4* Pharynxkontraktion. *4a* Pharyngeale Stase bei Parese der Pharynxconstrictoren. *5* Öffnung des oberen Sphincters. *5a* Unvollständige Öffnung des oberen Sphincters mit Bolusstase und sekundärem Überlaufen in den Larynx

Tabelle 1. Phasen des oropharyngealen Schluckvorganges

Phase	Charakterisierung	Beteiligte Muskeln	Hirnnerven	Kerne
1	Bolusformation und Transport aus der Mundhöhle	Mundboden und Zungenmuskeln	V, VII, XII	Motorische Trigeminus-, Facialis- u. Hypoglossuskern
2	Palatonasaler Verschluß	Gaumenheber	V, IX, X	Motorischer Trigeminus- kern, Nucleus ambiguus
3	Epiglottisschluß (Aufwärtsbewegung von Larynx und Hyoid)	Mundboden- muskeln	VII, XII	Motorischer Facialiskern, Hypoglossuskern
4	Pharynxconstriction	Constrictoren	IX, X	Nucleus ambiguus
5	Eintritt in den Oesophagus (Öffnung des oberen Sphincters)	M.cricopharyngeus	X	Nucleus ambiguus

Das obere Drittel des Oesophagus mit quergestreifter Muskulatur erhält seine Innervation aus dem Nucleus ambiguus über den N. vagus. Die glatte Muskulatur wird aus dem Nucleus dorsalis ebenfalls über den Vagus versorgt. Außerdem existiert eine sympathische Innervation mit präganglionären Fasern aus der grauen Substanz von T 4–6 (vgl. 5. Kapitel).

2. Pathophysiologie neurologischer Störungen des Schluckvorganges

a) Quergestreifte Muskulatur

Bei neurologischen Störungen wird üblicherweise ein spezifischer Funktionsausfall in der Peripherie durch eine lokalisierte proximale Läsion erklärt. Da sich beim Schlucken die Funktionen vieler Muskeln, Nerven und Nervenkerne gegenseitig überlappen, ist eine solche topographische Analyse der Dysphagien schwierig, wenn nicht gar unmöglich. Es lassen sich bestenfalls einige praktische Regeln angeben. Von entscheidender Bedeutung für das Symptom der oro-pharyngealen Dysphagie ist eine Läsion im rostralen Teil des Nucleus ambiguus, der über den Vagus die quergestreifte Muskulatur des Pharynx und Oesophagus versorgt [3]. Da den einzelnen Schluckmuskeln innerhalb des Nucleus ambiguus keine speziellen Motoneuronen zugeordnet sind [40], verlaufen die Schluckstörungen bei Läsionen in diesem Kern fast immer nach demselben Muster (vgl. Tab. 2). Läsionen in anderen Hirnnervenkernen führen

kaum je zur Dysphagie. Dysphagie bei Zerstörung des Schluckzentrums in der Formatio reticularis wurde bisher nur im Tierexperiment beobachtet [19]. Über die klinische Bedeutung eines solchen Ausfalls ist nichts bekannt.

b) Glatte Muskulatur

Die glatte Muskulatur wird zwar vom Vagus versorgt, doch führt eine Vagusläsion nicht zu einer Parese [28]. Es stellt sich höchstens die Frage, ob eine Läsion des Vagus oder seiner Kerne zu einer Störung des Bewegungsablaufes führt. Die zahlreichen Experimente zu dieser Frage werden im 5. Kapitel: Neurale Regulation der Oesophagusmotilität, diskutiert. Beispielsweise wird bei Läsionen im Nucleus dorsalis der Katze ein der Achalasie ähnliches Krankheitsbild beobachtet. Klinisch sind Innervationsstörungen der glatten Oesophagusmuskulatur weniger bedeutsam als Störungen der quergestreiften.

3. Ätiologie

a) Erkrankungen des zentralen Nervensystems

Eine Übersicht über zentralnervöse Erkrankungen mit Funktionsstörungen der Speiseröhre findet sich in Tab. 2 und 3. Dysphagie ist ein häufiges Symptom bei Bulbärparalyse, Pseudobulbärparalyse, bulbärer Poliomyelitis, Dysautonomie und spastischer Cerebralparese. Nicht selten kommt Dys-

Tabelle 2. Funktionsstörungen der Speiseröhre bei Erkrankungen des Zentralnervensystems I
K.A. = keine Aussagen

Erkrankung	Autor	Symptome	Oropharynx	Oberer Sphincter	Tubulärer Oesophagus	Unterer Sphincter
Vasculäre Hirnstamm-läsionen a) Pseudo-bulbär-paralyse	Fisher, 1965	Dysphagie	K.A.	Normal	Diffuser Spasmus, keine propulsive Peristaltik	Sphincter nicht nachweisbar
	Donner, 1966	Dysphagie, Aspiration, nasale Regurgitation	Stase, asymme-trische Boluspassage, Koordina-tionsstörung	Fehlende Relaxation	K.A.	K.A.
	Silbiger, 1967	K.A.	„Motilitäts-störung"	Normal	K.A.	K.A.
b) Einseitige Insulte	Kalinow-skaja, 1973	Dysphagie	„Innerva-tionsstörung	K.A.	K.A.	K.A.
	Fisher, 1965	Selten Dysphagie	K.A.	Normal	Normal	Normal
	Silverstein, 1964	Dysphagie	Schwache, nicht peristaltische Kontrak-tionen	Unkoordi-nierte Öffnung	K.A.	K.A.
	Donner, 1966	Dysphagie, Aspiration	Fehlende Kontraktion bis Paralyse, asymme-trische Boluspassage, Stase	Fehlende Relaxation	K.A.	K.A.
	Silbiger, 1967	K.A.	„Motilitäts-störung"	Fehlende Öffnung	K.A.	K.A.
	Creamer, 1968	Dysphagie	Schwache, nicht peristaltische Pharynxkon-traktion	Fehlende Erschlaffung	K.A.	K.A.
Amyo-trophische Lateral-sklerose	Ardran, 1956	Dysphagie	Gestörte Zungen-motilität, fehlender palato-nasaler Verschluß	Fehlende Öffnung	K.A.	K.A.
	Smith, 1957	K.A.	Parese der Muskulatur	K.A.	„Abnorme" Peristaltik	Ruhedruck erniedrigt
	Fisher, 1965	Dysphagie	K.A.	Normal	Diffuser Spasmus, nicht peristaltische Kontrak-tionen	Sphincter teilweise nicht nachweisbar

Tabelle 2 (Fortsetzung)

Erkrankung	Autor	Symptome	Oropharynx	Oberer Sphincter	Tubulärer Oesophagus	Unterer Sphincter
	Silverstein, 1964	Dysphagie	Verzögerte Passage, nasale Regurgitation, Stase	Normal	K.A.	K.A.
	Donner, 1966	K.A.	Dilatation, Atrophie	K.A.	K.A.	K.A.
	Silbiger, 1967	K.A.	„Koordinationsstörung"	„Dysfunktion"	K.A.	K.A.
	Kalinowskaja, 1973	Dysphagie	Parese der Muskulatur	K.A.	K.A.	K.A.
Bulbäre Poliomyelitis	Asherson, 1950	Dysphagie	Verzögerte Zungenbewegung und Boluspassage	Achalasie	Normal	K.A.
	Kaplan, 1957	Dysphagie	K.A.	Stase des Kontrastmittels	K.A.	K.A.
	Bosma, 1957	Dysphagie, Aspiration	Gestörte Bolusformation und palatonasaler Verschluß, Stase, Überlaufen in den Larynx	Fehlende Erschlaffung, Koordinationsstörung	K.A.	K.A.
	Kramer, 1957	Dysphagie	Parese-Paralyse	Normal	Normal	K.A.
	Ardran, 1956	Dysphagie	Pharyngonasaler Reflux, verzögerte pharyngeale Clearance	Unvollständige Öffnung	K.A.	K.A.
	Silbiger, 1967	K.A.	„Motilitätsstörung"	„Dysfunktion"	K.A.	K.A.

phagie bei multipler Sklerose, Neoplasien der hinteren Schädelgrube und Basilarinsuffizienz vor. Ausnahmsweise ist die Dysphagie Folge der übrigen cerebrovasculären Läsionen, des Stiff-man-Syndromes und des Parkinsonismus.

b) Erkrankungen des peripheren Nervensystems

Über die Funktionsstörungen bei der diabetischen Neuropathie orientiert das 26. Kapitel. Die Postvagotomie-Dysphagie wird ausführlich im 30. Kapitel abgehandelt. Außerdem gibt es Berichte über Verminderung der primären und sekundären Peristaltik und eine Zunahme nichtperistaltischer Kontraktionen bei Alkoholikern mit peripherer Neuropathie [62]. Einzelfälle mit Schluckstörungen im Oro-Pharynx-Bereich bei einer angeborenen Varicella-Zoster-Infektion [17], bei paraneoplastischer Neuropathie [39], bei Neuropathie nach Applikation von Tetanusantitoxin [34] und Vinblastintherapie [9] und bei Botulismus [35] sind ebenfalls beschrieben worden.

Tabelle 3. Funktionsstörungen der Speiseröhre bei Erkrankungen des Zentralnervensystems II

Erkrankung	Autor	Symptome	Oropharynx	Oberer Sphincter	Tubulärer Oesophagus	Unterer Sphincter
Multiple Sklerose	Daly, 1962	Dysphagie	K.A.	Erniedrigter Ruhedruck, normal	Unko-ordinierte, repetitive Kontrak-tionen	Erniedrigter Druck, Amplitude der Relaxation vermindert
	Silverstein, 1964	Dysphagie	Verlangsamte Passage, Aspiration	K.A.	K.A.	K.A.
	Fisher, 1965	Keine Dysphagie	K.A.	Normal	Vereinzelt diffuser Spasmus	Normal
	Donner, 1966	Dysphagie	Verlangsamte Passage, Stase	„Enge"	K.A.	K.A.
	Silbiger, 1967	Dysphagie	„Motilitäts-störung"	Normal	K.A.	K.A.
Extra-pyramidales System a. Parkinson	Eadi, 1965	Dysphagie, retrosternales Brennen	K.A.	K.A.	Verzögerte Passage, Segmentation, Spasmus	Reflux
	Fisher, 1965	Keine Dysphagie	K.A.	Normal	Nicht-propulsive Kontrak-tionen	K.A.
	Donner, 1966; Silbiger, 1967	Dysphagie	Zungen-tremor, Akinese bei Bolus-formation, pharyngeale Stase	Gestörte Öffnung	K.A.	K.A.
	Calne, 1970	Dysphagie	Normal	Normal	K.A.	K.A.
b. Chorea	Donner, 1966 Silbiger, 1967	K.A.	Choreiforme Bewegungen der Zunge, Störung der Bolus-formation, Koordina-tionsstörung	„Dys-funktion"	K.A.	K.A.
Cerebellare Erkrankg. cerebellare Ataxie	Fisher, 1965	Dysphagie	Gestörte Koordination	K.A.	Diffuser Spasmus	K.A.
Cerebellare Degenera-tion und Fried-reichsche Ataxie	Silbiger, 1967	Dysphagie	Abnorme Bolus-formation „Motilitäts-störung", Stase	„Dys-funktion"	K.A.	K.A.

Tabelle 3 (Fortsetzung)

Erkrankung	Autor	Symptome	Oropharynx	Oberer Sphincter	Tubulärer Oesophagus	Unterer Sphincter
Hereditäre spastische Ataxie	Walker, 1969	Dysphagie	K.A.	K.A.	Schwache, unkoordinierte Kontraktionen, dilatierter Oesophagus	K.A.
Dysautonomie	Silbiger 1967	K.A.	„Motilitätsstörung"	normal	K.A.	K.A.
	Sparberg, 1968	Dysphagie	K.A.	K.A.	Fehlende Peristaltik, simultane repetitive Kontraktionen	K.A.
	Margulies, 1968	Dysphagie	Aspiration	Verzögerte Öffnung	Segmentale, nicht propulsive Kontraktion	Verzögerte Öffnung, fehlende Koordination zwischen Peristaltik und Erschlaffung
Stiff-man-syndrome	Sulway, 1970	Dysphagie	Aspiration	Obstruktion auf Höhe des M.cricopharyngeus	Aperistaltik im oberen Drittel	K.A.
Neoplasmen in der hinteren Schädelgrube	Silverstein, 1964	Dysphagie	Stase, Aspiration	K.A.	K.A.	K.A.

4. Klinik

Die Hauptsymptome bei Beteiligung der Speiseröhre an Erkrankungen des zentralen und peripheren Nervensystems beruhen auf Funktionsstörungen des Oropharynx. Es handelt sich um Liegenbleiben von Bissen im Mund beim Schluckversuch, nasale Regurgitation, Husten, Aspirationspneumonie und Dysphagie (Tab. 2).

5. Untersuchungsmethoden

Mit der neurologischen Untersuchung lassen sich Paresen in Mund und Rachen nachweisen.

Radiologie

Die Röntgenkinematographie erlaubt den Nachweis und die Lokalisation von Koordinationsstörungen und Paresen besonders im Oropharynx und oberen Sphincter [1, 2, 6, 7, 11, 18, 36, 45, 51–53].
Über Befunde im tubulären Oesophagus liegen nur wenige Berichte vor [24].

Manometrie

Mit der Manometrie werden im Oropharynx eine Schwäche der pharyngealen Kontraktion und eine verzögerte oder fehlende Erschlaffung des oberen Oesophagussphincters nachgewiesen [14, 27, 37, 38, 51]. Aus dem Verlauf der

Druckkurven an verschiedenen Punkten kann auf eine Koordinationsstörung geschlossen werden. Die Motilitätsstörungen des tubulären Oesophagus bestehen aus nichtperistaltischen und zeitweise repetitiven Kontraktionen, gelegentlich mit verminderter Amplitude [15, 27, 54, 55, 58]. Am unteren Oesophagussphincter wurde ein verminderter Ruhedruck und eine in ihrem Ausmaß verminderte Erschlaffung beschrieben [15, 27, 54, 58]. Über die publizierten Befunde bei neurologischen Erkrankungen geben Tab. 2 und 3 Auskunft. Die Tabelle erwähnt lediglich die beschriebenen pathologischen Befunde, ohne die Häufigkeit bei den einzelnen Erkrankungen hervorzuheben. Bei den seltenen Erkrankungen handelt es sich meist um Einzelfälle. Alle manometrischen Untersuchungen wurden mit nichtperfundierten Kathetern vorgenommen und genügen deshalb den heutigen Ansprüchen an die manometrische Methode nicht. Es lassen sich somit nur Angaben über Koordinationsstörungen, nicht aber über Druckwerte mit Sicherheit verwerten.

II. Beeinflussung der am Schluckvorgang beteiligten Muskeln durch willkürliches Training

1. Willkürliche Aktivierung von quergestreiften Muskeln

Spezielles Training gestattet die willkürliche Beeinflussung der am Schluckvorgang beteiligten Muskeln, die gewöhnlich nach Art eines Reflexes unwillkürlich innerviert werden. Die glossopharyngeale Atmung bei atemgelähmten Poliokranken, die Luft durch Schluckbewegungen bei geschlossenem oberen Oesophagussphincter in die Lungen bringen, und die Oesophagussprache der Laryngektomierten und Bauchredner zeigen, daß eine willkürliche Innervation von oropharyngealen Muskeln möglich ist.

2. Willkürliche Hemmung von quergestreiften Muskeln

Beispiele hierfür sind der Schwertschlucker und der spanische Weintrinker, der sich Wein direkt in die Speiseröhre gießen kann, indem er seine oropharyngeale Muskulatur hemmt, so daß kein Bolus gebildet wird.

3. Willkürliche Aktivierung von glatten Muskeln: Operant-Conditioning des unteren Oesophagussphincters

In den letzten Jahren ist gezeigt worden, daß durch sogenanntes Operant-Conditioning der Druck im unteren Oesophagussphincter willkürlich beeinflußt werden kann. Bei dieser Methode kann der Untersuchte seinen Sphincterdruck auf einem Registriergerät fortlaufend verfolgen und erlernt bei entsprechender Anleitung, beispielsweise den Sphincterdruck zu erhöhen [47, 50].

4. Willkürliche Hemmung von glatten Muskeln

Bei der Rumination wird willkürlich die Kardia zum Erschlaffen gebracht, während der Proband gleichzeitig den abdominellen Druck erhöht und durch Inspiration gegen die geschlossene Glottis den thorakalen Druck erniedrigt [46]. Entscheidend ist die Erschlaffung des unteren Sphincters, gefolgt von einer Erschlaffung des oberen. Ein ähnlicher Mechanismus ist beim Aufstoßen von Luft wirksam [12].

Beim Erbrechen spielt der Oesophagus offenbar eine passive Rolle [32, 41].

III. Psyche und Schluckvorgang

1. Einleitung

Die klinische Bedeutung psychischer Einflüsse auf den Schluckakt wird im allgemeinen überbewertet. Eine Verstärkung von Dysphagie durch psychische Faktoren wird zwar bei vielen Funktionsstörungen beobachtet (15., 16. u. 19. Kapitel), doch darf hieraus nicht geschlossen werden, daß diese Funktionsstörungen eine psychische Ursache haben. Auch bei organischen Ursachen einer Dysphagie wird eine psychisch bedingte Verschlechterung beobachtet, z. B. beim Divertikel und beim Oesophaguscarcinom [5]. 1925 wurde von Jacobson erstmals gezeigt, daß die glatte Muskulatur der Speiseröhre psychisch beeinflußt werden kann. Die damaligen Resultate können auch Artefakte sein und durch veränderte Oesophaguscompliance bei Entspannung der Skeletmuskulatur erklärt werden. Ähnliche Vorbehalte gelten für die Berichte von Faulkner [26]. Gut dokumentiert ist der Einfluß psychischer Faktoren auf die Oesophagusperistaltik [48]. Sobald ein Gespräch mit gesunden Probanden einen affektiv geladenen Inhalt bekam, nahm die Zahl der peristaltisch fortgeleiteten Kontraktionen ab und die Zahl tertiärer Kontraktionen zu.

2. Globusgefühl

Als Globus hystericus oder nervosus wird ein Fremdkörpergefühl im Hals bezeichnet, das bei Essen oder Trinken verschwindet und durch Leerschlucken ausgelöst bzw. verstärkt wird. Der Beiname „hystericus" impliziert, daß das Gefühl kein organisches Korrelat besitzt und nicht mit einer Störung der Funktion einhergeht, sondern daß der Patient unliebsame psychische Faktoren in den Oesophagus projiziert. Aufgrund der heutigen Erfahrung ist dies nur selten der Fall. Nach Ausschluß organischer Läsionen, wie z. B. Carcinom, wird bei zahlreichen Patienten mit Globusgefühl eine Störung in der Funktion des oberen Sphincters gefunden. Es bleibt höchstens die Frage, ob bei einigen dieser Patienten die Funktionsstörung im Sphincter durch psychische Faktoren verursacht wird. Zweifel an der psychischen Genese des Globusgefühls hatte erstmals Asherson [2], der bei diesen Patienten Verkalkungen des Cricoids und Osteophyten der Wirbelkörper beschrieb. Diese organischen Veränderungen dürften jedoch Zufallsbefunde sein, welche mit dem Globusgefühl nichts zu tun haben. Ähnliches gilt für eine spätere Studie [42]. Von großem Interesse sind dagegen manometrische Studien von Watsen [59], der bei Patienten mit Globusgefühl einen erhöhten, auf etwa das Doppelte der Norm erhöhten Druck im oberen Sphincter feststellte. In früheren technisch weniger befriedigenden Messungen war eine solche Druckerhöhung nicht aufgefal-

len [10, 51]. Im Hinblick auf die mögliche Ursache dieser Druckerhöhung ist die Beobachtung von Interesse, daß sich mittels eines sauren Bariumsulfatschluckes bei fast 90% der Patienten mit Globusgefühl Störungen der Oesophagusmotilität nachweisen lassen [16]. Diese Patienten geben auch Refluxbeschwerden an, die zusammen mit Globusgefühl und Motilitätsstörungen während einer Antirefluxtherapie verschwinden. Die Druckerhöhung im oberen Sphincter bei Refluxkranken ist möglicherweise ein Reflex, der zur Verhütung von Regurgitation [4, 31] beiträgt. Die Frage, ob auch psychische Einflüsse zu einem Druckanstieg im oberen Sphincter und dadurch zum Globusgefühl führen können, ist zur Zeit noch nicht geklärt. Entsprechend dem Vorschlag von Schatzki [49] sollte deshalb der Ausdruck Globus hystericus fallen gelassen und durch den Ausdruck Globusgefühl ersetzt werden, damit durch das Etikett Hysterie nicht eine genaue klinische, radiologische und manometrische Untersuchung verzögert wird.

3. Achalasie

Psychische Traumen stehen oft am Anfang einer Achalasie [22, 57, 60, 61]. Insbesondere werden Schreck, Wut, Aufregung, Furcht, Angst, Sorge, Kummer, Operationen und Unfälle als auslösende Momente beschrieben. Alle diese Mitteilungen beschreiben jedoch Einzelfälle, die besonders eindrücklich sind.

Es gibt keinen gut dokumentierten Bericht über eine erfolgreiche Psychotherapie der Achalasie.

Charakteristische Gemeinsamkeiten emotioneller Konflikte und neurotischer Entwicklung bei Achalasie-Patienten wurden von mehreren Autoren hervorgehoben [44, 60]. Sie werden als abhängige, passive Persönlichkeiten mit Neigung zu Depressionen beschrieben. Ein gemessen am Wertsystem des Patienten besonders ungewöhnliches und verletzendes Ereignis soll am Anfang der Symptomatik stehen [44]. Die Autoren betonen jedoch, daß die bei der Achalasie gefundenen Persönlichkeitsmerkmale auch bei anderen als psychosomatisch angesehenen Erkrankungen, z. B. bei Ulcus duodeni vorkommen. Diese Beobachtungen zeigen demnach, daß Achalasiesymptome durch psychische Faktoren verstärkt, vielleicht auch ausgelöst werden können. Sie sind kein Beweis für eine psychische Ursache der Erkrankung.

4. Diffuser Spasmus

Die radiologisch, manometrisch [33] und oesophagoskopisch beobachtete Lösung von Spasmen im Oesophagus wurde als Argument für eine psychogene Ursache des diffusen Spasmus herangezogen. Für eine rein psychisch bedingte Funktionsstörung spricht, daß man kein sicheres morphologisches Korrelat gefunden hat. Auch bei klinisch Gesunden wird nicht selten radiologisch und manometrisch das Bild eines diffusen Spasmus gefunden, ohne daß je Beschwerden auftreten [13]. Eine Auslösung von Beschwerden kann durch eine Abnahme der Schmerzschwelle unter psychischer Belastung erklärt werden.

5. Gastro-oesophagealer Reflux

Über die häufige psychische Auslösung von Refluxsymptomen und über die neurotische Tendenz bei Refluxpatienten orientiert Kapitel 20.

Aus allen Befunden läßt sich keine ursächliche Bedeutung psychischer Faktoren für organische oder funktionelle Erkrankungen ableiten. Es gibt keine Methoden, die die Frage von Ursache und Wirkung im Verhältnis von psychischen und körperlichen Erscheinungen Refluxkranker untersuchen könnten.

6. Andere psychische Erkrankungen

Bei Schizophrenen fand sich radiologisch häufiger eine Störung des Schluckaktes im Oropharynx als bei anderen Psychosen oder bei Gesunden [8]. Die Bedeutung dieses Befundes ist nicht klar.

Literatur

1. Adran, G.M., Kemp, F.H.: Radiologic investigation of pharyngeal and laryngeal palsy. Acta radiol. (Stockh.) **46**, 446–455 (1956).
2. Asherson, N.: Achalasia of the cricopharyngeal sphincter. A record of cases with profil roentgenograms. J. Laryng. **64**, 747–758 (1950).
3. Baker, A.B., Matzke, H.A., Brown, J.R.: Poliomyelitis III, bulbar poliomyelitis, a study of medullary function. Arch. Neurol. Psychiat. (Chic.) **63**, 257–281 (1950).
4. Belsey, R.: Functional disease of the esophagus. J. thorac. cardiovasc. Surg. **52**, 164–188 (1966).
5. Blum, A.L., Savary, M., Miller, G.: Dysphagie. Wer sollte wann was tun? Fortschritte und Tendenzen in der Gastroenterologie. R. Ottenjann ed., Witzstrock 1975, p. 11–26.
6. Bosma, J.F.: Studies of the pharynx. Poliomyelitic disabilities of the upper pharynx. Pediatrics **19**, 880–907 (1957).
7. Bosma, J.F.: Studies of the pharynx. Poliomyelitic disabilities of the lower pharynx. Pediatrics **19**, 1053–1079 (1957).
8. Bragg, D.G., Hussar, A.E.: Cineradiographic evaluation of the swallowing act in schizophrenic patients. Gastroenterology **60**, 299–304 (1971).
9. Brook, J., Schreiber, W.: Vocal cord paralysis: a toxic reaction to vinblastin therapy. Cancer Chemother. Rep. **55**, 591–593 (1971).
10. Caldarelli, D.D., Andrews, A.H., Derbishire, J.A.: Esophageal motility studies in globus sensation. Ann. Otol. (St. Louis) **79**, 1098–1100 (1970).
11. Calne, D.B., Shaw, D.G., Spiers, A.S.D., Stern, G.M.: Swallowing in Parkinsonism. Brit. J. Radiol. **43**, 456–457 (1970).
12. Code, C.F., Schlegel, J.F.: Motor actions of the esophagus and its sphincters. In: Handbook of Physiology, Sect. 6: Alimentary canal, Vol. IV: Motility (Ed. C.F. Code), p. 1821–1840. Washington D.C.: Amer. Physiol. Soc. 1968.
13. Creamer, B., Donoghue, F.E., Code, C.F.: Pattern of esophageal motility in diffuse spasm. Gastroenterology **34**, 782–796 (1958).
14. Creamer, B.: Motor disturbances of the esophagus. In: Handbook of Physiology, Sect. 6: Alimentary canal, Vol. IV: Motility (Ed. Ch. E. Code), p. 2331–2343. Washington D.C.: Amer. Physiol. Soc. 1968.
15. Daly, D.D., Code, C.F., Anderson, H.A.: Disturbances of swallowing and esophageal motility in patients with multiple sclerosis. Neurology (Minneap.) **12**, 250–256 (1962).
16. Delahunty, J.E., Adran, G.M.: Globus hystericus, a manifestation of reflux oesophagitis. J. Laryng. **84**, 1049–1054 (1970).
17. Dodion-Fransen, J., Dekegel, D., Thiry, L.: Congenital varizella—zoster infection related to maternal disease in early pregnancy. Scand. J. infect. Dis. **5**, 145–153 (1973).

18. Donner, M. W., Silbiger, M. L.: Cinefluorographic analysis of pharyngeal swallowing in neuromuscular disorders. Amer. J. med. Sci. **251**, 600–616 (1966).

19. Doty, R. W., Bosma, J. E.: An electromyographic analysis of reflex deglutition. J. Neurophysiol. **19**, 44–60 (1956).

20. Doty, R. W., Richmond, W. H., Storey, A. T.: Effect of medullary lesions on coordination of deglutition. Exp. Neurol. **17**, 91–106 (1967).

21. Doty, R. W.: Neural organisation of deglution. In: Handbook of Physiology, Sect. 6: Alimentary canal, Vol. IV: Motility (Ed. C. E.-Code), S. 1861–1902. Washington D. C.: Amer. Physiol. Soc. 1968.

22. Dunbar, F.: Emotions and bodily changes. New York: Columbia University Press 1949.

23. Eadie, M. J., Tyrer, J. H.: Alimentary disorders in Parkinsonism. Aust. ann. Med. **14**, 13–22 (1965).

24. Eadie, M. J., Tyrer, J. H.: Radiological abnormalities of the upper part of the alimentary tract in parkinsonism. Aust. ann. Med. **14**, 23–27 (1965).

25. Faulkner, W. B.: Objective esophageal changes due to psychic factors. An esophagoscopic study with report of 13 cases. Am. J. med. Sci. **200**, 796–803 (1940).

26. Faulkner, W. B.: The effect of the emotions upon diaphragmatic functions. Observations on five patients. Psychosom. Med. **3**, 187–189 (1941).

27. Fisher, R. A., Ellison, G. W., Thayer, W. R., Spiro, H. M., Glaser, G. H.: Esophageal motility in neuromuscular disorders. Ann. intern. Med. **63**, 229–248 (1965).

28. Goltz, F.: Studien über die Bewegungen der Speiseröhre und des Magens des Frosches. Pflügers Arch. Physiol. **6**, 616–642 (1872).

29. Gordon, E. E., Januszko, D. M., Kaufman, L.: A critical survey of stiff-man-syndrome. Amer. J. Med. **42**, 582–599 (1967).

30. Harvey, W.: An anatomical disquisition on the motion of the heart and blood in animals. Of the motion, action and office of the heart. In: The works of William Harvey (Translated from the latin by Robert Willis), Chapt. V, p. 31–32. London: Sydenham Soc. 1847.

31. Hunt, P. S., Connell, A. M., Sunley, T. B.: The cricopharyngeal sphincter in gastric reflux. Gut **11**, 303–306 (1970).

32. Ingelfinger, F. J.: Esophageal motility. Physiol. Rev. **38**, 533–584 (1958).

33. Jacobson, E.: Voluntary relaxation of the esophagus. Amer. J. Physiol. **72**, 387–394 (1925).

34. Jonescu-Drinca, M., Serbanescu, G., Nikolau, C., Voiculescu, V.: Association of myasthenic and neuritic symptoms following administration of antitetanic serum. Rev. Roum. Neurol. **10**, 239–243 (1973).

35. Kalinowskaya, I. Ya., Lavrova, S. V.: Deglutition disorders in some diseases of the central nervous system. Klin. Med. (Moskau) **51**, 69–74 (1973).

36. Kaplan, S.: Paralysis of deglutition, a post-poliomyelitis complication treated by section of the cricopharyngeus muscle. Ann. Surg. **133**, 572–573 (1951).

37. Kramer, P., Minkel, H., Frank, H., Ingelfinger, F. J.: Normal and abnormal swallowing mechanisms studied by the measurement of intraluminal esophagus pressures. J. clin. Invest. **30**, 653 (1951).

38. Kramer, P., Atkinson, M., Wyman, S. M., Ingelfinger, F. J.: The dynamics of swallowing, II neuromuscular dysphagia of the pharynx. J. clin. Invest. **36**, 589–595 (1957).

39. Kunar, H. C.: A case of giant tonsils. J. Laryng. **86**, 1269–1272 (1972).

40. Lawn, A. M.: The localisation in the nucleus ambiguus of the rabbit, of the cells of origin of motor nerve fibers in the glossopharyngeus nerve and various branches of the vagus nerve by means of ret rograde degeneration. J. comp. Neurol. **127**, 293–306 (1966).

41. Lumsden, K., Holden, W. S.: The act of vomiting in man. Gut **10**, 173–179 (1969).

42. Malcomson, K. G.: Radiologic findings in globus hystericus. Brit. J. Radiol. **39**, 583–586 (1966).

43. Margulies, S. I., Brunt, P. W., Donner, M. W., Silbiger, M. L.: Familial dysautonomia. Radiology **90**, 107–112 (1968).

44. McMahon, J. M., Braceland, F. I., Moersch, H. J.: The psychosomatic aspects of cardiospasm. Ann. intern. **34**, 608–631 (1951).

45. Merritt, W. H., Nielsen, M., Bosma, J. F., Goates, W. A., Haskins, R., Ramsell, C., Lamb, R. H.: Studies of the pharynx. Occlusion of the mesopharynx resulting from bulbar and cervical spinal poliomyelitis. Pediatrics **19**, 1080–1087 (1957).

46. Monges, H., Monges, A., Legré, M.: Etude radiocinématographique d'un nouveau cas de mérycisme. Arch. Mal. Appar. Dig. **49**, 961–969 (1960).

47. Nikoomanesh, P., Wells, D., Schuster, M. M.: Biofeedback control of lower esophageal sphincter contraction. Clin. Res. **12**, 521 (1973).

48. Rubin, J., Nagler, R., Pilot, M. L., Spiro, H. M.: The effect of emotion on esophageal motility. Psychosom. Med. **24**, 170–176 (1962).

49. Schatzki, R.: Globus hystericus. N. Engl. J. Med. **270**, 676 (1964).

50. Schuster, M.: Operant conditioning in gastrointestinal dysfunctions. Hosp. Pract. **9**, 135–143 (1974).

51. Siegel, C. I., Harvey, J. C., Hookman, P., Mendeloff, A. I., Hendrix, T. R.: Dysphagia local-

ized to hypopharynx and upper esophagus. Ann. intern. Med. **58**, 725 (1963).

52. Silbiger, M. L., Pikielney, R., Donner, M. W.: Neuromuscular disorders affecting pharynx. Cineradiographic analysis. Invest. Radiol. **2**, 442–448 (1967).
53. Silverstein, A., Faegenburg, D.: Cineradiography of swallowing. Arch. Neurol. (Chic.) **19**, 67–71 (1964).
54. Smith, A. W. M., Mulder, D. W., Code, C. F.: Esophageal motility in amyotrophic lateral sclerosis. Proc. Mayo Clin. **32**, 438–439 (1957).
55. Sparberg, M., Lundsen, K. B., Frank, S. T.: Dysautonomia and dysphagia. Neurology (Minneap.) **18**, 504–506 (1968).
56. Sulway, M. J., Baume, P. E., Davis, E.: Stiff-man-syndrome presenting with complete esophageal obstruction. Am. J. dig. Dis. **15**, 79–84 (1970).
57. Thieding, F.: Über Kardiospasmus, Atonie und idiopathische Dilatation der Speiseröhre. Bruns Beitr. klin. Chir. **121**, 237–300 (1921).
58. Walker, J., Singer, K., Baker, P.: Disorders of esophageal motility in a family with hereditary spastic ataxia. Neurology (Minneap.) **19**, 1212–1216 (1969).
59. Watsen, W. L., Sullivan, S. L.: Hypertonicity of the cricopharyngeal sphincter: a cause of globus sensation. Lancet **1974 II**, 1417–1419.
60. Weiss, E.: Cardiospasm, a psychosomatic disorder. Psychosom. Med. **6**, 58–70 (1944).
61. Winkelstein, A.: Psychogenic factors in cardiospasm. Amer. J. Surg. **12**, 135–138 (1931).
62. Winship, D. H., Caflisch, C. R., Zboralske, F. F., Hogan, W. J.: Deterioration of esophageal peristalsis in patients with alcoholic neuropathy. Gastroenterology **55**, 173–178 (1968).

28. Kapitel

Oesophagus bei Sklerodermie und anderen Kollagenosen

G. J. KREJS und P. PETER

Gastrointestinale Manifestationen von Kollagenkrankheiten finden sich bevorzugt als motorische Störungen am Oesophagus. Dies gilt besonders für die Sklerodermie, aber auch für andere Kollagenosen wie Lupus erythematosus, progredient chronische Polyarthritis, Periarteriitis nodosa und Dermatomyositis, besonders wenn gleichzeitig ein Raynaud-Phänomen besteht.

I. Sklerodermie

1. Pathophysiologie

Im Vollbild führt die Sklerodermie zu einer Atrophie der glatten Muskulatur (vgl. I.2.). Verschiedene Autoren haben jedoch gezeigt, daß schwere Funktionsstörungen im Oesophagus bereits vor Auftreten einer morphologisch erkennbaren Schädigung der glatten Muskulatur vorhanden sein können [48]. Es ist deshalb postuliert worden, daß es vor der eigentlichen Muskelschädigung zu einer Störung der neuromuskulären Übertragung kommt. Für einen solchen neurogenen Mechanismus sprechen folgende Beobachtungen:

a) Funktionelle Störungen der Oesophagusmotorik gehen den pathologisch-anatomischen Veränderungen voran; dabei handelt es sich jedoch nur um lichtmikroskopische Untersuchungen [48].

b) Eine Störung des autonomen Nervensystems ist wahrscheinlich auch die Ursache des Raynaud-Phänomens, welches bei den meisten Sklerodermiepatienten in der Frühphase der Erkrankung auftritt [7, 19, 31, 42, 44, 49].

c) Methacholin, welches direkt am cholinergen Receptor der glatten Muskulatur angreift, führt bei Sklerodermiepatienten zu einer stärkeren Kontraktion des unteren Oesophagussphincters als Gastrin, welches Acetylcholin von den Nervenendplatten freisetzt, oder Edrophonium, welches den Abbau des endogen freigesetzten Acetylcholins hemmt. Allerdings ist auch die durch Methacholin bedingte Drucksteigerung vermindert, so daß eine neurogene Erklärung [7] kaum ausreicht, um die beobachteten Phänomene zu interpretieren.

2. Pathologisch-anatomische Veränderungen

Bei der Sklerodermie kommt es zu einer Atrophie der glatten Muskulatur, die histologisch besonders bei van Gieson-Färbung gut beurteilbar ist. Die quergestreifte Muskulatur des proximalen Oesophagus wird nicht betroffen, auch finden sich völlig unauffällige quergestreifte Muskelfasern zwischen atrophischer glatter Muskulatur [48]. Die Kollagenablagerungen und Fibrose sind nicht so ausgeprägt, daß man auf eine Druckatrophie der glatten Muskulatur schließen dürfte. Veränderungen am Plexus myentericus konnten nur in Einzelfällen beschrieben werden [37]. Die entzündlichen Infiltrate in der Lamina propria mucosae und in der Submucosa sind Ausdruck einer Oesophagitis.

3. Manometrie (Abb. 1)

Oft schon früh im Verlauf der Erkrankung findet sich eine Verminderung der Amplitude der primären peristaltischen Wellen, zuerst im distalen Oesophagus, dann gegen proximal zunehmend. Im Spätstadium ist eine Peristaltik nur mehr im proximalsten Teil nachweisbar. Relativ spät (im Mittel 7–8 Jahre nach Beginn der Symptome) kommt es auch zu einem Abfall des Ruhedruckes im unteren Oesophagussphincter [8, 18, 23, 24]. Bei Abdominaldruckerhöhung bleibt eine reflektorische Druckerhöhung im Sphincter aus, in fortgeschritte-

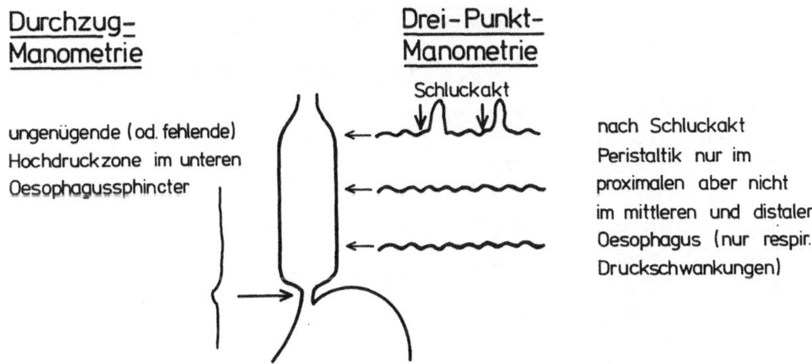

Abb. 1. Manometrische Befunde bei Sklerodermie des Oesophagus (schematisch)

nen Fällen fehlt jegliche Druckbarriere zwischen Magen und Oesophagus. Die Sphinctererschlaffung beim Schlucken bleibt auch im Spätstadium der Erkrankung erhalten. Die Manometrie wird von einigen Autoren für aussagekräftiger als die Radiokinematographie gehalten [1, 50]. In unserem eigenen Kollektiv waren die beiden Untersuchungsmethoden zur Beurteilung der Peristaltik gleichwertig [24].

4. Radiologie

Die erstmals 1916 [43] kurz und klar beschriebenen 3 radiologischen Charakteristika: Aperistaltik, Dilatation und Luftretention wurden seither in vielen Arbeiten bestätigt [10, 16, 24, 26, 27, 41]. Die typische radiologische Abnormität liegt bei der Sklerodermie darin, daß sich der bariumsulfatgefüllte Oesophagus ohne Hilfe der Schwerkraft nicht entleeren kann. Das im Liegen geschluckte Kontrastmittel bleibt bis zu einer Stunde oder länger im Oesophagus liegen. Erst nach Aufrichten des Patienten beginnt es durch die Schwerkraft in

den Magen „zu tropfen". Bei leichten Fällen ist die Peristaltik nur geschwächt und zuerst im distalen Abschnitt weniger propulsiv. Verminderung und Fehlen der Peristaltik schreiten von distal nach proximal fort. Vor Erreichen der Aperistaltik und der Dilatation werden gelegentlich tertiäre Kontraktionen beobachtet. Im Endstadium sind nur mehr in den oberen 3–5 cm (quergestreifte Muskulatur) Kontraktionen nachweisbar. Hiatushernien, in einzelnen Berichten bis 50% [31], dürften nicht häufiger sein als bei gesunden Kontrollpersonen [25]. Kontrastmittelreflux und peptische Stenosen werden bei Insuffizienz des unteren Oesophagussphincters beobachtet. Tabelle 1 gibt die radiologischen Befunde bei 13 eigenen radiokinematographisch untersuchten Fällen [24] im Vergleich zu Berichten aus der Literatur.

5. Andere Untersuchungsmethoden

Wenn man die Ergebnisse der Säureclearance [2] mit den manometrischen Befunden bei Sklerodermiepatienten korreliert,

Tabelle 1. Radiologische Befunde bei Sklerodermie

	Krejs *et al.* [24]	Andere Literatur [27, 34, 35, 42, 49]
Gestörte Peristaltik	77% (10 von 13)	66% (419 von 636)
Luftretention	69% (9 von 13)	Keine Angaben
Dilatation	54% (7 von 13)	55% (95 von 172)
Hiatushernie	46% (6 von 13)	13% (59 von 438)
Tertiäre Kontraktionen	38% (5 von 13)	Keine Angaben
Kontrastmittelreflux	31% (4 von 13)	48% (16 von 33)
Stenose	8% (1 von 13)	5% (18 von 380)

zeigt sich, daß sowohl die primäre Peristaltik, als auch der Sphincterdruck die Säureclearance beeinflussen. Am stärksten pathologisch sind die Werte, wenn Peristaltik und Sphincter gestört sind; die Clearance des distalen Oesophagus ist dann nicht mehr möglich [24].

Die Oesophagoskopie spielt kaum eine Rolle bei der Untersuchung von Sklerodermiepatienten. Eine Peristaltikbeurteilung, wie sie von einigen Autoren empfohlen wird [34], ist wegen der Prämedikation und überhaupt wegen des Einflusses des eingeführten Instrumentes fraglich.

Endoskopisch findet sich in fortgeschrittenen Fällen eine Oesophagitis. Stenosen sind fast immer peptisch verursacht. Bei Sklerodermie sind Oesophaguscarcinome bis jetzt nicht gehäuft berichtet worden [22, 41].

Die Saugbiopsie im distalen Oesophagus trägt nichts zur Sklerodermiediagnose bei [24], da die eindeutigen pathologisch-anatomischen Veränderungen in der Muscularis propria damit nicht erfaßt werden. Etwa die Hälfte aller Patienten zeigt histologisch eine Oesophagitis als Folge von gastro-oesophagealem Reflux [9, 24, 48].

6. Symptomatik

Ehrmann [13] berichtete erstmals über eine Dysphagie bei Sklerodermie. Die Häufigkeit der Oesophagus-Symptome wird bei Sklerodermiepatienten in der Literatur von 42% [49] über 59% [41], 63% [24] bis 75% [27] angegeben (Tab. 2). In unserer eigenen Serie hatten 8 von 13 Patienten Symptome, doch konnte bei 12 eine Funktionsstörung im Oesophagus objektiviert werden [24]. Ähnliche Verhältnisse wurden wiederholt beschrieben [16, 27, 40, 49]. Die häufigsten Beschwerden sind Dysphagie und Refluxsymptome, wie epigastrisches retrosternales Brennen (Abb. 2) [24].

Tabelle 2. Häufigkeit einzelner Oesophagussymptome bei Sklerodermiepatienten [16, 18, 20, 24, 27, 40, 42]

Dysphagie	57%	(157 von 278)
Pyrosis	53%	(82 von 156)
Regurgitation	41%	(37 von 90)

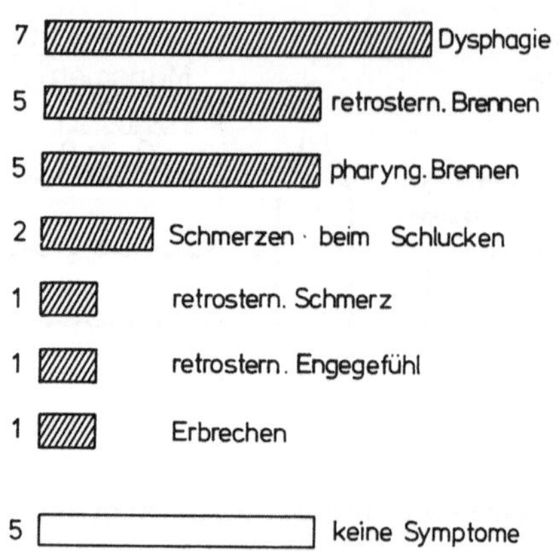

Abb. 2. Oesophagussymptomatik bei 13 Patienten mit Sklerodermie

7. Verlauf

Die Veränderungen am Oesophagus treten meist nach dem Befall der Haut auf, was das Erkennen der Ätiologie leicht macht. Umgekehrt gibt es jedoch auch Fälle, in denen der oesophageale Befall den Hautläsionen vorausgeht [39, 42]. Im Gegensatz zu den Hautveränderungen wird eine Besserung der Oesophagusfunktion bei Verlaufskontrollen nicht beobachtet [14]. Dennoch kann beim vielfältigen Bild der Verlaufsmöglichkeiten der Krankheit aus dem Oesophagusbefall kaum eine prognostische Aussage gemacht werden. In einer Sammelstatistik [28] war zwar bei Patienten mit Dysphagie die Überlebensrate im 5. Jahr nach der Diagnosestellung signifikant niedriger als bei Patienten ohne Dysphagie, doch zeigte sich in den folgenden Jahren kein Unterschied mehr.

8. Therapie der Sklerodermie am Oesophagus

Die Behandlung der Sklerodermie hat bis jetzt keine befriedigenden Resultate gebracht. Eine Besserung der Dysphagie wurde unter Gestagenen beobachtet [38], doch erlaubt die geringe Fallzahl und das Fehlen kontrollierter klinischer Studien keine Beurteilung, da der Verlauf bei dieser Krankheit nicht vorhersehbar ist und krankheitsautonome, längere Remissionen vorkommen. Eine Besserung der Oesophagusfunktion unter irgendeiner Therapie oder spontan wurde mit objektiven Untersuchungsmethoden bis jetzt nicht eindeutig beobachtet [14, 46, 52]. Die Behandlung am Oesophagus richtet sich deshalb in erster Linie gegen den gastrooesophagealen Reflux, der oft erst zur Auslösung oesophagealer Symptome führt. Eine Refluxprophylaxe sollte auch bei in bezug auf ihre Speiseröhre asymptomatischen Patienten durchgeführt werden: Kopfende des Bettes hochstellen, keine großen Mahlzeiten vor dem Schlafengehen, kein Nicotin, wenig Alkohol usw. Bei stärkerer Oesophagitis oder gar bei Zeichen einer peptischen Stenose ist die Durchführung einer Antirefluxoperation zu empfehlen [3, 4, 20]. Die zusätzliche Durchführung einer Vagotomie zur Reduktion der peptischen Aktivität des Magensaftes ist im Einzelfall zu erwägen. Wegen des Allgemeinzustandes der Patienten muß man sich bei einer Stenose oft mit einer mechanischen Dilatation begnügen [19, 35]. Im präterminalen Stadium der Erkrankung kann eine Sondenernährung notwendig werden.

II. Lupus erythematosus systemicus

Bei dieser Systemkrankheit ist ein Oesophagusbefall seltener und kommt nur in etwa 10–25% der Fälle vor. Die radiologisch und manometrisch festgestellten Veränderungen entsprechen denen der Sklerodermie, doch sind sie weniger ausgeprägt und seltener [44, 45, 50].

Histologisch findet sich neben der Kollagendegeneration und Arteriitis gelegentlich eine Oesophagitis oder sogar eine Ulceration [17].

III. Polymyositis, Dermatomyositis

Mehr als 60% dieser Patienten haben eine Dysphagie [5, 11, 32, 33]. Da es sich um eine Erkrankung der Skeletmuskulatur handelt, ist der cervicale Oesophagus betroffen, und es kommt häufig zu Aspiration und Reflux in den Nasen-Rachenraum. Radiologisch sieht man eine Kontrastmittel-Ansammlung in den Valleculae und in den Sinus piriformes. Im distalen Oeasophagus findet sich oft eine schwache Peristaltik [11, 30]. Manometrisch wurden schwache Kontraktionen im Pharynx und im oberen Oesophagussphincter festgestellt [8, 11, 42]. Zu Beginn ist nur der proximale Oesophagus betroffen, doch kommt es im Krankheitsverlauf manchmal auch zu motorischen Störungen im distalen Oesophagus und zur Inkompetenz des unteren Oesophagussphincters [11, 15, 30, 44].

IV. Andere Kollagenosen

Die Periarteriitis nodosa und die primär chronische Polyarthritis [42, 45, 50] können gelegentlich zu motorischen Störungen der glatten Muskulatur im Oesophagus führen. In den meisten dieser Fälle besteht gleichzeitig ein Raynaud-Phänomen. Es kommen auch Krankheitsbilder mit Oesophagusbeteiligung vor, die als Mischformen der erwähnten Kollagenosen schwer zu klassifizieren sind [47]. Das Sjögren-Syndrom kann zu Dysphagie führen, wobei die reduzierte Speichelsekretion die größte Rolle spielen dürfte. Man beobachtet dabei aber auch eine Schleimhautatrophie und gelegentlich Stenosen [21].

V. Raynaud-Phänomen

Patienten mit Raynaud-Phänomen ohne Systemkrankheit zeigen oft eine verminderte oder fehlende Peristaltik im distalen Oesophagus [7, 8, 36, 42, 51], daneben findet sich eine Inkompetenz des unteren Oesophagussphincters. Es ist jedoch anzunehmen, daß in vielen dieser Fälle eine Systemkrankheit vorliegt, aber noch nicht diagnostiziert wurde [6].

Literatur

1. Atkinson, M., Summerling, M.D.: Esophageal changes in systemic sclerosis. Gut 7, 402–408 (1966).

2. Booth,D.J., Kemmerer,W.T., Skinner,D.B.: Acid clearing from the distal esophagus. Arch. Surg. **96**, 731–734 (1968).
3. Brain,R.H.: Surgical management of hiatal hernia and oesophageal strictures in systemic sclerosis. Thorax **28**, 515–520 (1973).
4. Brindley,G.V., Texter,E.C.: Scleroderma of the esophagus. Medical and surgical management. Tex. Med. Vol.11, **68**, 74–80 (1972).
5. Christianson,H.B., Brunsting,L.A., Pery, H.L.: Dermatomyositis, unusual features, complications and treatment. Arch. Derm. Syph. (Chic.) **74**, 581–589 (1956).
6. Clark,M., Fountain,R.B.: Oesophageal motility in connective tissue disease. Brit. J. Derm. **79**, 449–452 (1967).
7. Cohen,S., Fisher,R., Lipshutz,W., Turner,R., Myers,A., Schumacher,R.: The pathogenesis of esophageal dysfunction in scleroderma and Raynaud's disease. J. clin. Invest. **51**, 2663–2668 (1972).
8. Creamer,B., Andersen,H.A., Code,C.F.: Esophageal motility in patients with scleroderma and related diseases. Gastroenterologia (Basel) **86**, 763–775 (1956).
9. D'Angelo,W.A., Fries,J.F., Masi,A.T., Shulman,L.E.: Pathologic observation in systemic sclerosis (Scleroderma). Amer. J. Med. **46**, 428–440 (1969).
10. Dinsmore,R.E., Goodman,D., Dreyfuss,J.R.: The air esophagogram: A sign of scleroderma involving the esophagus. Radiology **87**, 348–349 (1966).
11. Donoghue,F., Winkelmann,R., Moersch,H.: Esophageal defects in dermatomyositis. Ann. Otol. (St. Louis) **69**, 1139–1145 (1960).
12. Dornhorst,A.C., Pierce,J.W., Whimster, I.W.: The esophageal lesion in scleroderma. Lancet **1954 I**, 698–699.
13. Ehrmanns,S.: Über die Beziehung der Sklerodermie zu den autotoxischen Erythemen. Wien. med. Wschr. **53**, 1098–1102 und 1156–1160 (1903).
14. Garrett,J.M., Winkelmann,R.K., Schlegel, J.F., Code,C.F.: Esophageal deterioration in scleroderma. Proc. Mayo Clin. **46**, 92–96 (1971).
15. Grünebaum,M., Salinger,H.: Radiologic findings in polymyositis—dermatomyositis involving the pharynx and upper oesophagus. Clin. Radiol. **22**, 97–100 (1971).
16. Hale,C.H., Schatzki,R.: The roentgenological appearance of the gastrointestinal tract in scleroderma. Amer. J. Roentgenol. **51**, 407–420 (1944).
17. Harvey,A.M., Shulman,L.E., Tumulty,P.A., Conley,C.L., Schoenrich,E.H.: Systemic lupus erythematodes: review of the literature and clinical analysis of 138 cases. Medicine (Baltimore) **33**, 291–437 (1954).
18. Heitmann,P., Espinoza,J.: Funktionelle Störungen des Oesophagus bei Patienten mit Sklerodermie. Dtsch. med. Wschr. **93**, 1960–1966 (1964).
19. Hellemans,J., Vantrappen,G.: Motor disorders due to collagen diseases. In: Handbuch der inneren Medizin, Bd.III/1: Esophagus, p.383–393. Berlin-Heidelberg-New York: Springer 1974.
20. Henderson,R.D., Pearson,F.G.: Surgical management of esophageal scleroderma. J. thorac. cardiovasc. Surg. **66**, 686–692 (1973).
21. Hradský,M., Hybášek,I., Černoch,V., Sazmová,V., Juran,J.: Esophageal abnormalities in Sjögren's syndrome. Scand. J. Gastroent. **2**, 200–203 (1967).
22. Johnson,R.B., Monroe,L.S.: Carcinoma of the esophagus developing in progressive systemic sclerosis. Gastrointest. Endoscopy **19**, 189–191 (1973).
23. Kelly,M.L.: The clinical application of esophageal motility tests. Ann. intern. Med. **59**, 338–350 (1963).
24. Krejs,G.J., Lobsinger,M.M., Rau,R., Bron, B.A., Peter,P., Pirozynski,W., von Büren,U.S., Blum,A.L.: Oesophagusfunktion bei Sklerodermie. Acta hepato-gastroenterologica, 1976, im Druck.
25. Krejs,G.J., Seefeld,U., Haemmerli,U.P., Braendli,H.H., Caro,G., Bron,B.A., Schmid,P., Blum,A.L.: Gastro-esophageal reflux: evaluation of 9 diagnostic criteria. Gastroenterology **66**, 727 (1974).
26. Lindsay,J.R., Templeton,F.E., Rothman,S.: Lesions of the esophagus in generalized progressive scleroderma. J. Amer. med. Ass. **123**, 745–750 (1943).
27. Lorber,S.H., Zarafonetis,C.J.: Esophageal transport studies in scleroderma. Amer. J. med. Sci. **245**, 654 (1963).
28. Medsger,T.A., Masi,A.T.: Survival with scleroderma—II: a life-table analysis of clinical and demographic factors in 358 male U.S. veteran patients. J. chron. Dis. **26**, 647–660 (1973).
29. Neschis,M., Siegelman,S.S., Rotstein,J., Parker,J.G.: The esophagus in progressive systemic sclerosis. Amer. J. dig. Dis. **15**, 443–447 (1970).
30. O'Hara,J.M., Szemes,G., Lowman,R.M.: The esophageal lesions in dermatomyositis. Radiology **89**, 27–31 (1967).
31. Olsen,A.M., O'Leary,P.A., Kirklin,B.R.: Esophageal lesions associated with acrosclerosis and scleroderma. Arch. intern. Med. **76**, 189–200 (1945).
32. Patterson,J.F., Wiezbinski,S.J.: Digestive system manifestations of the collagen diseases. Med. Clin. N. Amer. **46**, 1387–1398 (1962).

33. Pearson, C. M.: Polymyositis and related disorders. In: Disorders of voluntary muscle (Ed. J. N. Walton), 2nd Ed., p. 501–539. London: Churchill 1969.
34. Petite, J. P., Soussaline, M., Jodelet, P., Chaput, J. C., Guerre, J., Housset, E.: Etude radiologique et endoscopique de l'oesophage dans la sclérodermie. Arch. Mal. Appar. dig. 62, 105–112 (1973).
35. Poirier, T. J., Rankin, G. B.: Gastrointestinal manifestations of progressive systemic scleroderma based on a review of 364 cases. Amer. J. Gastroent. 58, 30–44 (1972).
36. Pope, C. E.: Collagen vascular disorders of the esophagus. In: Gastrointestinal disease (Ed. M. H. Sleisenger, J. S. Fordtran). Philadelphia, London, Toronto: Saunders 1973.
37. Rake, G.: On the pathology and pathogenesis of scleroderma. Bull. Johns Hopk. Hosp. 48, 212–227 (1931).
38. Rau, R., Pandurovic, L., Böni, A.: Gestagenbehandlung der Sklerodermie. Dtsch. med. Wschr. 97, 1283–1288 (1972).
39. Rodnan, G. P., Fennell, R. H.: Progressive systemic sclerosis sine scleroderma. J. Amer. med. Ass. 180, 665–670 (1962).
40. Rodnan, G. P.: Natural history of progressive systemic sclerosis (diffuse scleroderma). Bull. rheum. Dis. 13, 301–304 (1963).
41. Sackner, M. A.: Scleroderma. In: Modern Medical Monographs, p. 45–56. New York and London: Grune & Stratton 1966.
42. Saladin, T. A., French, A. B., Zarafonetis, C. J., Pollard, H. M.: Esophageal motor abnormalities in scleroderma and related diseases. Amer. J. dig. Dis. 11, 522–535 (1966).
43. Schmidt, R.: Demonstration eines Falles von Sklerodermie mit Dysphagie. Wissenschaftliche Gesellschaft deutscher Ärzte in Böhmen, Sitzung vom 11. Februar 1916. Wien. klin. Wschr. 29, 932 (1916).
44. Stevens, M. B., Hookman, P., Siegel, C. I., Esterly, J. R., Shulman, L. E., Hendrix, T. R.: Aperistalsis of the esophagus in patients with connective tissue disorders and Raynaud's phenomenon. New Engl. J. Med. 270, 1218–1222 (1964).
45. Tatelman, M., Keech, M. K.: Esophageal motility in systemic lupus erythematosus, rheumatoid arthritis and scleroderma. Radiology 86, 1041–1046 (1966).
46. Taubenhaus, M., Lev, M.: Clinical and histological observations on a case of scleroderma treated with cortisone. Arch. intern. Med. 87, 583–593 (1951).
47. Thompson, D. M., Ridley, C. M., Sutton, R. A.: Mixed connective tissue disease. Proc. roy. Soc. Med. 67, 26–28 (1974).
48. Treacy, W. L., Baggenstoss, A. H., Slocumb, C. H., Code, Ch. F.: Scleroderma of the esophagus. Ann. intern. Med. 59, 351–356 (1963).
49. Tuffanelli, D. L., Winkelmann, R. K.: Systemic scleroderma. A clinical study of 727 cases. Arch. Derm. 84, 359–371 (1961).
50. Turner, R., Lipshutz, W., Miller, W., Rittenberg, G., Schumacher, H. R., Cohen, S.: Esophageal dysfunction in collagen disease. Amer. J. med. Sci. 265, 191–199 (1973).
51. Willerson, J. T., Thompson, R. H., Hookman, P., Herdt, J., Decker, J. L.: Reserpine in Raynaud's disease and phenomenon: short-term response to intraarterial injection. Ann. intern. Med. 72, 17–27 (1970).
52. Zion, M. M., Goldberg, B., Suzman, M. M.: Corticotropin and cortisone in the treatment of scleroderma. Quart. J. Med. 24, 215–228 (1955).

29. Kapitel

Schluckstörungen bei primären Muskelkrankheiten

H. R. KOELZ und G. J. KREJS

Schluckstörungen bei primären Erkrankungen der Muskulatur sind hauptsächlich durch eine Schwäche der quergestreiften Muskulatur im Pharynx und oberen Oesophagus bedingt. Eine Beteiligung der glatten Muskulatur ist klinisch von geringer Bedeutung. Häufigstes Symptom ist eine oro-pharyngeale Dysphagie. Prognostisch wichtig sind respiratorische Infekte durch Aspiration. Deren Prophylaxe (Adaptation der Nahrung, Anheben des oberen Bettendes) und Therapie (Sanierung respiratorischer Infekte) sind daher entscheidend.

Wegen der Seltenheit der primären Muskelerkrankungen sind die in der Literatur beschriebenen Kollektive klein. Zudem wurden die manometrischen Untersuchungen meist mit nicht perfundierten Kathetern ausgeführt und sind deshalb mit Vorbehalten zu interpretieren.

I. Myotonia dystrophica (Curschman-Steinert)

Die Myotonia dystrophica ist eine autosomal dominante Erbkrankheit mit gestörter Entspannungsfähigkeit (myotone Muskelverspannung) und Schwund der Skeletmuskulatur [39]. An der glatten Muskulatur und an der Herzmuskulatur finden sich ebenfalls Störungen der Struktur und Funktion, die jedoch pathophysiologisch noch nicht gut definiert sind. Neben der Muskulatur sind typischerweise andere Organsysteme befallen (Katarakt, Stirnglatze usw.).

Im Bereich des Magen-Darm-Traktes ist eine Beteiligung des Oesophagus am häufigsten. Klinisch relevant ist die Funktionsstörung im oberen Oesophagus. Veränderungen der glatten Muskulatur treten später auf und bleiben klinisch von geringer Bedeutung [27, 22, 29, 42, 33, 20]. Schluck-störungen finden sich bei 50% der Patienten mit Myotonia dystrophicy, fast ausnahmslos im späteren Verlauf der Krankheit [20]. Das erste Symptom besteht häufig darin, daß feste Bissen hinter der Zunge hängenbleiben. Später treten tracheale Aspiration und nasale Regurgitation beim Schlucken von Flüssigkeiten hinzu [23, 22, 45]. Die Aspirationspneumonie ist neben der Herzinsuffizienz die häufigste Todesursache der Myotonia dystrophica [20, 40].

1. Manometrie

Eine verminderte Amplitude der Pharynxkontraktion ist ein typischer Befund bei Myotonia dystrophica, auch in Fällen ohne Dysphagie. Daneben finden sich — weniger häufig — Verminderung des Ruhedruckes im oberen Sphincter, Verlängerung der Kontraktionszeit von Pharynx und oberem Sphincter, Verminderung der peristaltischen Kontraktion vor allem im proximalen, aber auch im distalen Oesophagus, und ein gehäuftes Ausbleiben peristaltischer Kontraktionen beim Schluckakt [18, 28, 22, 45, 20].

Ein verminderter Druck im unteren Oesophagussphincter ist bisher nur in einem einzigen Fall beschrieben worden [27].

2. Radiologie

Normalerweise geht die Zunge bei der Schluckbewegung innerhalb Bruchteilen einer Sekunde in die Ausgangslage zurück. Bei der Myotonia dystrophica bleibt sie bis zu 2 Sekunden in der Aufwärts- und Vorwärtsverlagerung stehen. Charakteristisch ist ferner ein Verharren des weichen Gaumens in ventrocaudaler Stellung sowie, bei wiederholtem Schluckakt, eine abnorme Vorwölbung der Pharynxhinterwand nach ventral [9, 49]. Es kommt zu einer verzögerten Entleerung des Kontrastmittels aus den Valleculae epiglottidis und den Recessus piriformes [14, 22]. Eine pathologische Kontraktion oder Relaxation des oberen Oesophagussphincters wird nur bei einem Teil der Patienten beobachtet [14].

In einer Minderzahl der Fälle finden sich Veränderungen an den distalen Abschnitten des Oesophagus (Dilatation, Retention, fehlende Peristaltik) [20, 23, 27].

3. Myotonia dystrophica beim Neugeborenen

Selten wirkt sich die Krankheit bereits *beim Neugeborenen* aus. Bei familiärer Belastung sind allgemeine Muskelhypotonie, Trink- und Schluckstörungen die Leitsymptome [3, 12, 15, 16, 21, 41, 52].

II. Oculopharyngeale und oculäre Muskeldystrophie

Die *oculopharyngeale Muskeldystrophie* ist eine autosomal dominante Erbkrankheit (sporadische Fälle kommen vor) mit Degeneration umschriebener Muskelgruppen, vor allem der Lidheber (Ptosis) und der Pharynxmuskulatur (Dysphagie) [10, 26, 36, 47, 48]. Ein möglicher Befall der glatten Muskulatur ist klinisch nicht relevant [43, 50]. Viele Patienten stammen aus französisch-kanadischen Familien [4, 10, 29, 35, 36], doch können auch Personen anderer Abstammung erkranken [1, 17, 31, 47]. Die langsam progrediente Krankheit beginnt meist im späteren Erwachsenenalter. Schluckstörungen sind bei dieser Erkrankung obligat und können sich entweder vor oder Jahre nach Auftreten der Ptosis entwickeln. Subjektiv wird die Schluckstörung gleich empfunden wie bei der Myotonia dystrophica. Die Prognose der oculopharyngealen Muskeldystrophie ist in den meisten Fällen günstig.

Die *okuläre Muskeldystrophie* unterscheidet sich von der oculopharyngealen in folgenden Punkten [10, 48]: Eine Bevorzugung bestimmter ethnischer Gruppen scheint nicht vorhanden zu sein.

Die Erkrankung tritt häufiger sporadisch auf. Der Erkrankungsbeginn liegt im jüngeren Erwachsenenalter, Schluckstörungen sind nicht obligat. — Im übrigen sind oculäre und oculopharyngeale Muskeldystrophie klinisch so nahe verwandt, daß es sich um die gleiche Grundkrankheit mit verschiedener Ausprägung handeln könnte. Im folgenden wird deshalb zwischen den beiden Krankheitsbildern nicht unterschieden.

1. Manometrie

Typisch ist eine schwache oder fehlende Kontraktion beim Schluckakt im Pharynx, oberen Sphincter und proximalen Oesophagus [31, 36, 43]. Eine sogenannte cricopharyngeale Achalasie, wie sie aufgrund der Röntgenuntersuchung vermutet wurde [26, 35, 36], läßt sich manometrisch nicht nachweisen [31, 36, 43]. Erstaunlicherweise scheint jedoch die Myotomie des Constrictor pharyngis inferior einschließlich des oberen Oesophagussphincters mindestens vorübergehend erfolgreich zu sein [35].

Im distalen Oesophagus ist die Peristaltik abgeschwächt, und im unteren Sphincter ist ein verminderter Ruhedruck beschrieben worden [31, 43].

2. Radiologie

Das Kontrastmittel wird unvollständig aus dem Pharynx entleert und zum Teil in die Atemwege geleitet [17, 26, 31, 36, 46, 47]. In einzelnen Fällen wird über auffallend schwache Peristaltik im unteren Oesophagus berichtet [10, 43].

III. Andere progressive Muskeldystrophien

Bei der Duchenneschen Form der progressiven Muskeldystrophie scheinen gelegentlich degenerative Veränderungen der quergestreiften und glatten Oesophagusmuskulatur vorzukommen [8]. In manchen Berichten über Oesophagusbeteiligung bei Muskeldystrophie wird die Form der progressiven Muskeldystrophie nicht genau klassifiziert, die Untersuchungsmethoden sind oft fragwürdig [24, 32].

IV. Nemaline Myopathie

Bei dieser sehr seltenen Muskelkrankheit sind Fälle mit Dysphagie vereinzelt beschrieben worden [5, 19, 46].

V. Myasthenia gravis

Die Myasthenia gravis beruht auf einer Störung der neuromuskulären Erregungsübertragung. Klinisch ist sie charakterisiert durch abnorm rasche Ermüdbarkeit der quergestreiften Muskulatur, pharmakologisch durch Ansprechen auf Cholinesterasehemmer. Die Krankheit wird meist zwischen dem 2. und 4. Lebensjahrzehnt [2, 33, 44], sehr selten bereits kurz nach der Geburt manifest [7, 16]. Neben einer idiopathischen Form kommt eine symptomatische (bei Hyperthyreose, Malignomen, Lupus erythematodes systemicus u. a.) [2] vor.

Dysphagie ist ein häufiges Symptom der Myasthenia gravis und tritt in 63% der Fälle auf. Eine weitere Störung des Eßvorganges ist durch die Kauschwäche bedingt, welche sich bei 52% der Myastheniekranken findet [38]. In 28% der Patienten ist die Dysphagie erstes Symptom der Krankheit und hat somit diagnostischen Wert [11]. Die Patienten klagen über Schwierigkeiten, feste Speisen in die Speiseröhre zu befördern, teilweise auch über behinderte Nahrungspassage im oberen und mittleren Oesophagus [30]. Flüssigkeiten geraten beim Schlucken in den Nasen- und Trachealraum, was zu Husten, Erstickungsgefühl und respiratorischen Komplikationen führt [11, 30].

In 6 von 31 Fällen war ein Schlucken ohne medikamentöse Therapie völlig unmöglich [30]. Die Dysphagie wird durch Cholinesterasehemmer und Thymektomie gebessert [30, 34]. Diese Maßnahmen haben keinen Einfluß auf die begleitenden Störungen der glatten Muskulatur [25, 34].

Patienten mit schwerer Dysphagie neigen zu myasthenischen Krisen, die sich therapeutisch schlecht beeinflussen lassen und sterben häufig an Aspirationspneumonien [33, 37].

1. Manometrie

Typisch sind folgende Befunde [30, 34]:
a) Die Pharynxkontraktionen sind wesentlich vermindert.

b) Der Ruhedruck im oberen Oesophagussphincter ist erniedrigt.

c) Die Amplitude der peristaltischen Welle ist im oberen und mittleren Oesophagus vermindert, besonders auch im Übergangsgebiet von quergestreifter Muskulatur.

d) Weniger deutlich ist die peristaltische Kontraktion auch im distalen Drittel abgeschwächt.

e) Der Ruhedruck im unteren Oesophagussphincter ist erniedrigt.

2. Radiologie

Typische Befunde sind: langsame und schwache Bewegungen der Zunge, Erweiterung des Pharynxraumes, ungenügende Hebung des Larynx, unvollständige Entleerung der Valleculae epiglottidis und Recessus piriformes, nasale Regurgitation und tracheale Aspiration [14, 30, 37]. In 8 von 31 Fällen wurden von Kusin et al. [39] eine verlängerte Passagezeit im Oesophagus festgestellt.

3. Dysphagie bei transitorischer neonataler Myasthenie

Die transitorische neonatale Myasthenie kommt bei Neugeborenen myasthenischer Mütter vor [7]. Saug- und Schluckstörungen sind bei diesen Neugeborenen die ersten, manchmal sogar die einzigen Symptome. Bei der Geburt oder einige Stunden später beginnend, verschwinden diese innerhalb von etwa 3 Wochen [7, 16, 44]. Die Spätprognose ist somit günstig. In der Neugeborenenzeit beträgt die Letalität jedoch 10–20%, was auf Asphyxie infolge Aspiration bei Schlucklähmung oder auf Atemlähmung zurückzuführen ist [7].

VI. Endokrine Störungen

Funktionsstörungen der *Schilddrüse* können, abgesehen von mechanischer Beeinträchtigung durch die Struma, auch auf dem Wege einer endokrin bedingten Myo- oder Neuropathie den Schluckvorgang behindern. Solche Fälle sind bei Hypothyreose [13] und Hyperthyreose [18] beschrieben worden.

VII. Schluckstörungen bei entzündlichen Krankheiten der Muskulatur

Polymyositis, Dermatomyositis und andere entzündliche Krankheiten der Muskulatur mit Oesophagusbefall werden im Kapitel über Kollagenosen besprochen.

Literatur

1. Aarli, J. A.: Oculopharyngeal muscular dystrophy. Acta neurol. scand. **45**, 484–492 (1969).
2. Adams, R. D.: Episodic muscular weakness. In: Harrison's Principles of Internal Medicine, p. 1932–1937. New York: McGraw-Hill 1974.
3. Aicardi, J., Conti, D., Goutières, F.: Les formes néo-natales de la dystrophie myotonique de Steinert. J. neurol. Sci. **22**, 149–164 (1974).
4. Barbeau, A.: Oculopharyngeal muscular dystrophy in French Canada. II int. congr. Neuro-Genetics and Neuro-Ophthalmology, Montreal 1967, p. 76.
5. Battin, J., Vital, Cl., Vallat, J. M., Fontan, D.: Une nouvelle myopathie non progressive à transmission dominante autosomique la myopathie nemaline. Nouv. Presse Méd. **1/2**, 1097 (1972).
6. Bell, D. B., Smith, D. W.: Myotonic dystrophy in the neonate. J. Pediat. **81**, 83–86 (1972).
7. Berger, H.: Die Besonderheiten der Myasthenie aus der Sicht des Pädiaters. In: Progressive Muskeldystrophie, Myotonie, Myasthenie. (Hrsg. Kuhn, E.), S. 437–443. Berlin-Heidelberg-New York: Springer 1966.
8. Bevans, M.: Changes in the musculature of the gastrointestinal tract and in the myocardium in progressive muscular dystrophy. Arch. Path. **40**, 225–238 (1945).
9. Bosma, J. F., Brodie, D. R.: Cineradiographic demonstration of pharyngeal area myotonia in myotonic dystrophy patients. Radiology **92**, 104–109 (1969).
10. Bray, G. M., Kaarsoo, M., Ross, R. T.: Ocular myopathy with dysphagia. Neurology (Minneap.) **15**, 678–684 (1965).
11. Calcaterra, T. C., Stern, F., Herrmann, Ch., Mulder, D. G.: The otolaryngologist's role in myasthenia gravis. Trans. Amer. Acad. Ophthal. Otolaryng. **76**, 308–312 (1972).
12. Carter, C. O., Bundey, S.: Early onset dystrophia myotonica. Lancet **1972 II**, 336–337.
13. Christensen, J.: Esophageal manometry in myxedema (Abstract). Gastroenterology **52**, 1130 (1967).
14. Donner, M. W., Siegel, Ch. I.: The evaluation of pharyngeal neuromuscular disorders by cinefluorography. Amer. J. Roentgenol. **94**, 299–307 (1965).
15. Dyken, P. R., Harper, P. S.: Congenital dystrophia myotonica. Neurology (Minneap.) **23**, 465–473 (1973).
16. Ferguson, Ch. F.: Esophageal dysfunction and other swallowing difficulties in early life. Ann. Otol. (St. Louis) **80**, 541–548 (1971).
17. Fernandez-Martin, F., Peres-Serra, J., Grau-Veciana, J. M., Barraquer-Bordas, L.: La dystrophie musculaire progressive oculo-pharyngée (Etude de 21 observations appartenant à 5 familles espagnoles). Rev. neurol. **124**, 467–472 (1971).
18. Fischer, R. A., Ellison, G. W., Thayer, W. R., Spiro, H. M., Glaser, G. H.: Esophageal motility in neuromuscular disorders. Ann. intern. Med. **63**, 229–248 (1965).
19. Fulthorpe, J. J., Gardner-Medwin, D., Hudgson, P.: Nemaline myopathy. Neurology (Minneap.) **19** (8), 735–748 (1969).
20. Garrett, J. M., DuBose, T. D., Jr., Jackson, J. E., Norman, J. R.: Esophageal and pulmonary disturbances in myotonia dystrophica. Arch. intern. Med. **123**, 26–32 (1969).
21. Harper, P. S., Dyken, P. R.: Early onset dystrophia myotonica. Lancet **1972 II**, 53–55.
22. Harvey, J. C., Sherbourne, D. H., Siegel, Ch. I.: Smooth muscle involvement in myotonic dystrophy. Amer. J. Med. **39**, 81–90 (1965).
23. Hughes, D. T., Swann, J. C., Gleeson, J. A., Lee, F. I.: Abnormalities in swallowing associated with dystrophia myotonica. Brain **88**, 1037–1042 (1965).
24. Huvos, A. G., Pruzanski, W.: Smooth muscle involvement in primary muscle disease. II. Progressive muscular dystrophy. Arch. Path. **83**, 234–240 (1967a).
25. Huvos, A. G., Pruzanski, W.: Smooth muscle involvement in primary muscle disease. III. Myasthenia gravis. Arch. Path. **84**, 280–285 (1967b).

26. Johnson,C.C., Kuwabara,T.: Oculopharyngeal muscular dystrophy. Amer. J. Ophthal. **77**, 872–879 (1974).

27. Kelley,M.L., Jr.: Dysphaga and motor failure of the esophagus in myotonia dystrophica. Neurology (Minneap.) **14**, 955–960 (1964).

28. Kramer,P., Atkinson,M., Wyman,S.M., Ingelfinger,F.J.: The dynamics of swallowing. II. Neuromuscular dysphagia of pharynx. J. clin. Invest. **36**, 589–595 (1957).

29. Kuhn,E.: Myotonia congenita und Dystrophia myotonica. In: Progressive Muskeldystrophie, Myotonie, Myasthenie (Hrsg. Kuhn,E.), S.235–247. Springer-Verlag, Berlin-Heidelberg-New York: Springer 1966.

30. Kusin,M.I., Smakow,G.M., Stepenko,A.S.: Dysphagische Störungen bei den Myastheniekranken und ihre Dynamik unter dem Einfluß der chirurgischen Behandlung (Thymektomie). Z. Neurol. **200**, 279–290 (1971).

31. Lewis,I.: Late onset of muscle dystrophy: oculopharyngoesophageal variety. Canad. med. Ass. J. **95**, 146–150 (1966).

32. Lewithan,A., Nathanson,L.: The Roentgen features of muscular dystrophy. Amer. J. Roentgenol. **73**, 226–234 (1955).

33. Merritt,H.H.: Degenerative and heredodegenerative diseases. In: A textbook of neurology, 4th Ed. Philadelphia: Lea & Febinger 1967, reprinted 1969.

34. Moldow,R.E., Cohen,B.R.: A disorder of esophageal smooth muscle in myasthenia gravis (Abstract). Gastroenterology **60**, 787 (1971).

35. Montgomery,W.W., Lynch,J.P.: Oculopharyngeal muscular dystrophy treated by inferior constrictor myotomie. Trans. Amer. Acad. Ophthal. **75**, 986–993 (1971).

36. Murphy,S.F., Drachman,D.B.: The oculopharyngeal syndrome. J. Amer. med. Ass. **203**, 99–104 (1968).

37. Murray,J.P.: Deglution in myasthenia gravis. Brit. J. Radiol. **35**, 43–52 (1962).

38. Osserman,K.E., Genkins,G.: Studies in myasthenia gravis: review of a twenty years experience in over 1200 patients. Mt Sinai J. Med. **38**, 497–537 (1971).

39. Polgar,J.G., Bradley,W.G., Upton,A.R.M., Anderson,J., Howat,J.M.L., Petito,F., Roberts,D.F., Scopa,J.: The early detection of dystrophia myotonica. Brain **95**, 761–776 (1972).

40. Pruzanski,W.: Respiratory tract infection and silent aspiration in myotonic dystrophy. Dis. Chest **42**, 608–610 (1962).

41. Pruzanski,W.: Variants of myotonic dystrophy in pre-adolescent life. Brain **89**, 563–568 (1966).

42. Pruzanski,W., Huvos,A.G.: Smooth muscle involvement in primary muscle disease. I. Myotonic dystrophy. Arch. Path. **83**, 229–233 (1967).

43. Roberts,A.H., Baumforth,J.: The pharynx and esophagus in ocular muscular dystrophy. Neurology (Minneap.) **18**, 645–652 (1968).

44. Rowland,L.P.: Diseases of muscle and neuromuscular junction. In: Cecil-Loeb; Textbook of medicine. Philadelphia-London-Toronto: Saunders 1971.

45. Siegel,Ch.I., Hendrix,Th.R., Harvey,J.C.: The swallowing disorder in dystrophia myotonica. Gastroenterology **50**, 541–550 (1966).

46. Silbiger,M.L., Pikielney,R., Donner,M.W.: Neuromuscular disorders affecting the pharynx. Cineradiographic analysis. Invest. Radiol. **2**, 442–448 (1967).

47. Victor,M., Hayes,R., Adams,R.D.: Oculopharyngeal muscular dystrophy. New Engl. J. Med. **267**, 1268–1272 (1962).

48. Walton,J.N.: Dystrophia muscularis progressiva. In: Progressive Muskeldystrophie, Myotonie, Myasthenie (Hrg. Kuhn,E.), S.57–76. Berlin-Heidelberg/New York: Springer 1966.

49. Weinberg,B., Bosma,J.F., Shanks,J.C., DeMyer,W.: Myotonic dystrophy initially manifested by speech disability. J. Speech Dis. **33**, 51–59 (1968).

50. Weitzner,S.: Changes in the pharyngeal and esophageal musculature in oculopharyngeal muscular dystrophy. Report of 2 cases. Amer. J. dig. Dis. **14**, 805–810 (1969).

51. Weitzner,S.: The histopathology of the pharynx and esophagus in oculopharyngeal muscular dystrophy. Case report and literature review. Amer. J. Gastroent. **56**, 378–382 (1971).

52. Zellweger,H., Ionasescu,V.: Early onset of myotonic dystrophy in infants. Amer. J. Dis. Child. **125**, 601–604 (1973).

30. Kapitel

Funktionsstörungen bei extraoesophagealen Erkrankungen des Magendarmtraktes sowie nach Eingriffen an Speiseröhre und Magen

A. KOCH und R. SIEWERT

Als Bestandteil des Gastrointestinaltraktes unterliegt der Oesophagus — besonders seine Verschlußsysteme — den Steuerungsmechanismen und Einflüssen des gesamten Magendarmtraktes. Es ist daher vorstellbar, daß Erkrankungen im Bereich des Magendarmtraktes direkt über eine gemeinsame Krankheitsursache oder indirekt als Folge bereits abgelaufener pathologischer Veränderungen Einfluß auf die Funktion des Oesophagus und seines distalen Verschlußsegmentes nehmen. In der Literatur werden derartige Zusammenhänge zwar immer wieder diskutiert, verwertbare Untersuchungen sind aber bislang nur in geringer Zahl veröffentlicht worden.

I. Funktionsstörungen bei Erkrankungen des Magendarmtraktes

1. Ulcus ventriculi

Zusammenhänge zwischen der Entwicklung eines Ulcus ventriculi und der Pathogenese der Refluxkrankheit sind denkbar. Die zur Zeit am meisten wahrscheinlich erscheinende Entstehungstheorie für die Ulcera ventriculi geht von der Existenz eines duodenogastralen Refluxes aus [8, 65]. Ähnliche Überlegungen gewinnen auch für die Refluxkrankheit zunehmend an Bedeutung [45, 78, 87]. Auch hier scheint der Schweregrad der Oesophagitis eher mit der Anwesenheit von ungesättigten Gallensäuren oder Pankreasenzymen korrelierbar als zum Beispiel mit dem Grad der Acidität des Magensaftes [34, 37]. Ein duodenogastraler Reflux könnte sowohl zu einem Ulcus ventriculi als auch zur Entwicklung einer Oesophagitis Anlaß geben [84]. In diesem

Zusammenhang verdienen die Untersuchungen von Volpicelli u. Mitarb. Beachtung, die bei 24 Refluxpatienten histologisch in allen Fällen eine Oesophagitis und in 20 Fällen eine Gastritis unterschiedlichen Schweregrades nachweisen konnten, die bereits bei 11 Patienten zu narbigen Veränderungen der Magenschleimhaut geführt hatte [79]. Warum allerdings im einen Fall ein Ulcus ventriculi, im andern eine ulceröse Oesophagitis entsteht, muß zur Zeit noch offen bleiben. Darüber hinaus ist ein kausaler Zusammenhang zwischen einem duodenogastralen Reflux und der Entstehung einer Sphincterinsuffizienz bislang noch nicht erkennbar.

Aus klinischer Sicht ist eine überzufällig häufige Koinzidenz von Ulcera ventriculi und Refluxkrankheit nicht belegbar. Pedersen u. Mitarb. [63] haben bei 26 Patienten mit einem Ulcus ventriculi ausschließlich Sphincterruhedrucke im Normbereich messen können. Eine Korrelation zwischen Sphincterruhedruck und BAO beziehungsweise MAO ließ sich dabei nicht nachweisen. Zu ähnlichen Ergebnissen kommen auch Csendes u. Mitarb. [20] in ihren Untersuchungen an 21 Patienten mit einem Ulcus ventriculi. Beide Autoren konnten in diesem Krankengut keine klinisch manifeste Refluxoesophagitis nachweisen. Auf der anderen Seite fanden Siegrist u. Mitarb. [71] unter den von ihnen untersuchten Refluxkranken in 5% Ulcera ventriculi.

Eigene Untersuchungen an Patienten mit einem Ulcus ventriculi beziehungsweise Magencarcinom und konsekutiver Hypergastrinämie zeigen, daß die Sphincterruhedrucke mit 17 ± 2 mm Hg keine statistisch signifikante Änderung gegenüber den Sphincterruhedrucken bei gesunden Kontrollpatienten ($19 \pm 1{,}7$ mm Hg) zeigen. Nach endogener Gastrinfreisetzung durch eine Standardmahlzeit kommt es zu keiner Tonisierung des unteren Oesophagussphincters [74].

2. Perniziöse Anämie

Die perniziöse Anämie stellt ein besonders interessantes Modell einer Hypergastrinämie dar. Auch hier sind einfache numerische Beziehungen zwischen Gastrinspiegel und Sphincterfunktion nicht nachweisbar. Nach übereinstimmenden Mitteilungen [16, 40, 72] liegen die Ruhedrucke im unteren Oesophagussphincter bei Patienten mit perniziöser Anämie im Normbereich. Farrell [31] konnte sogar eine signifikante Erniedrigung des Ruhedruckes im unteren Oesophagussphincter bei Patienten mit Perniciosa nachweisen. Diese Untersuchungen lassen darüber hinaus einen primären Defekt des Endorganes Sphincter bei der Perniciosa vermuten. Die Reaktion des Sphincters war sowohl auf endogene Gastrinfreisetzung (Antrumalkalisierung) als auch auf exogene Stimuli (intravenöse Pentagastrininjektionen, Cholinergica) deutlich vermindert (Abb. 1). Die Ursache für die Funktionsstörung der Sphinctermuskulatur ist bislang noch nicht bekannt. Die Untersuchungen von Farrell legen aber die Vermutung einer Störung der neurohumoralen Übertragung im postganglionären Bereich nahe. Aus klinischer Sicht erscheint es von Bedeutung, daß in einzelnen Fällen von Achlorhydrie eine Oesophagitis nach-

gewiesen wurde [60, 55]. Dem entsprechen tierexperimentelle Ergebnisse, in denen die oesophagitischen Veränderungen mit dem Ausmaß eines galligen Refluxes korreliert werden konnten [19].

3. Ulcus duodeni

Zusammenhänge zwischen dem Ulcus duodeni und der Refluxkrankheit werden aus klinischer Sicht immer wieder diskutiert [26]. Zweifellos gibt es eine weite Überlappung des Schmerzmusters dieser beiden Erkankungen, so daß für einen Teil der von Ulcuskranken angegebenen Beschwerden auch ein intermittierender gastrooesophagealer Reflux vermutet werden kann. Trotz dieser klinischen Hinweise ist eine ausreichende Objektivierung derartiger Zusammenhänge bislang nicht erfolgt. Siegrist u. Mitarb. [71] fanden bei 92 Patienten mit röntgenologisch gesichertem gastrooesophagealem Reflux 8 mal ein Ulcus duodeni. Im eigenen Krankengut bestand unter 200 Hiatushernien in 11% gleichzeitig eine Ulcuskrankheit. Bei Berücksichtigung lediglich der Patienten mit gastrooesophagealem Reflux steigt die Rate der Ulcus-duodeni-Patienten auf 13%. Dies bedeutet eine überzufällige Häufung, verglichen mit einem Normalkollektiv. Ein kausaler Zusammenhang zwischen beiden Erkrankungen läßt sich aber daraus nicht ableiten. Demgegenüber konnten Earlam [26] und Csendes [20] in ihren Untersuchungen

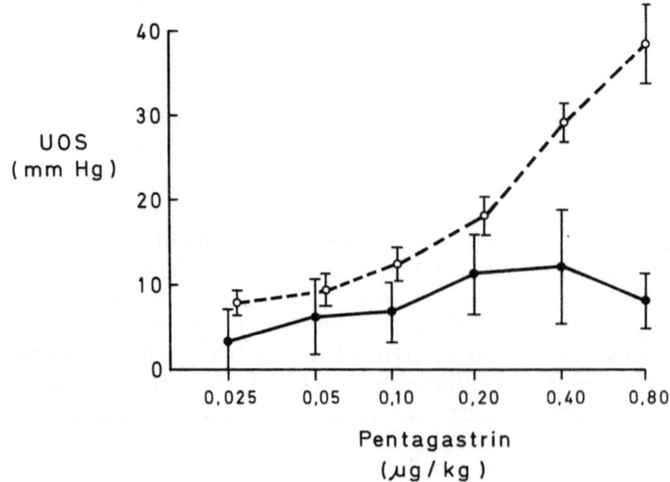

Abb. 1. Sphincterdruckwerte nach Pentagastrinapplikation bei Patienten mit perniziöser Anämie (———) und bei einer Kontrollgruppe (– – – –) [31].

bei Patienten mit Ulcera duodeni keine Veränderung des Sphincterruhedruckes nachweisen. In manometrischen Untersuchungen konnte Pedersen [63] in seinem Krankengut eine Erniedrigung der Sphincterruhedrucke aufzeigen. Dabei muß jedoch eingeschränkt werden, daß die alleinige Erfassung der Sphincterruhedrucke keine verbindliche Aussage über die Sphincterfunktion zuläßt.

Ein kausaler Zusammenhang zwischen Refluxkrankheit und Ulcus duodeni müßte sich in einem gleichartigen Verhalten der Magensäuresekretion zeigen. Während für das Ulcus duodeni eine Hyperchlorhydrie besonders häufig nachweisbar ist, läßt sich eine Korrelation zwischen Schweregrad der Oesophagitis und dem Sekretionsverhalten des Magens nicht herstellen.

Interessant aber ist es, daß bei Ulcuspatienten eine Linksverschiebung der Dosiswirkungskurve für Pentagastrin am unteren Oesophagussphincter nachweisbar ist [43]. Diese Befunde stehen in Übereinstimmung mit den Ergebnissen der Untersuchungen von Isenberg u. Mitarb. [41], die eine gleichartige Linksverschiebung der Dosiswirkungskurve für Pentagastrin auch für die Belegzelle aufzeigen konnten.

Eine andere Situation entsteht, wenn narbige Einengungen im Bereich des Ausflußtraktes des Magens auf dem Boden rezidivierender Ulcera duodeni entstehen. Hier ist allein schon nach dem Überlaufprinzip ein gastrooesophagealer Reflux möglich. Besonders eindeutig werden diese Zusammenhänge bei der manifesten Pylorusstenose, bei der durch den sich entwickelnden gastrooesophagealen Reflux und das chronische Erbrechen eine Oesophagitis fast regelmäßig nachweisbar ist. Die seltenen terminalen peptischen Oesophagusstenosen sind besonders häufig Folge einer derartigen Pylorusstenose. In diesem Sinne sind auch die Befunde von Paulino [61] zu deuten, der bei annähernd der Hälfte seiner Patienten die Refluxkrankheit erst nach Korrektur einer funktionellen oder organischen Abflußbehinderung im Magenausgang heilen konnte. Bekannt ist auch der neonatale gastrooesophageale Reflux mit und ohne Hiatushernie beim Vorliegen einer hypertrophischen Pylorusstenose [69].

4. Zollinger-Ellison-Syndrom

Obwohl bislang eine physiologische Wirkung des Gastrins für die Sphincterfunktion nicht nachgewiesen werden konnte, kommt dem Zollinger-Ellison-Syndrom mit seiner chronischen Hypergastrinämie besonderes Interesse zu. Bei dieser Erkrankung werden zum Teil so hohe Gastrinspiegel gefunden, wie sie sonst nur nach exogener Applikation pharmakologischer Dosen auftreten. Für derartig pharmakologisch hohe Gastrinspiegel ist aber eine eindeutige Wirkung auf den unteren Oesophagussphincter bewiesen. In diesem Sinne konnten Isenberg u. Mitarb. [40] eine Relation zwischen erhöhten Sphincterdrucken und hohen Gastrinspiegeln herstellen. Hingegen ließ sich ein solcher Zusammenhang in anderen Untersuchungen [16, 72] nicht aufzeigen (Abb. 2). Einer derartigen Interpretation stehen auch andere Untersuchungsbefunde entgegen: So zeigen die Dosiswirkungskurven von Pentagastrin und von Gastrin I, daß die maximale Antwort des Sphincters bei einer Dosierung von 0,6 µg Pentagastrin beziehungsweise 0,7 µg Gastrin I pro Kilogramm Körpergewicht erreicht wird und daß höhere Dosen nicht etwa zu einer gleichen maximalen Antwort führen, sondern daß der Sphincter unter steigenden Dosen geringer und bei Dosen über 1,5 µg Pentagastrin pro Kilogramm Körpergewicht nicht mehr reagiert [72]. Ebenso belegen Untersuchungen mit Pentagastrindauerinfusionen diese Eigenschaften des Sphincters. Hier ist nur zu Beginn der Infusion ein kurzer Druckanstieg zu registrieren, dann sinkt der Sphincterdruck rasch wieder auf seine Ausgangswerte, obwohl die Pentagastrinzufuhr weiter anhält. Offenbar tritt in diesen Modellversuchen eine Adaptation des Sphincters ein. Da beim Zollinger-Ellison-Syndrom ein kontinuierlich hoher Serumgastrinspiegel besteht, könnte auch hier eine Adaptation des unteren Oesophagussphincters einen Anstieg des Ruhedruckes verhindern. Dieses Verhalten ist aus der Endokrinologie als „Escape-Phänomen" bekannt.

Einheitlich sind die Ergebnisse hinsichtlich einer verminderten Stimulierbarkeit des unteren Oesophagussphincters durch exogen appliziertes Pentagastrin beim Zoll-

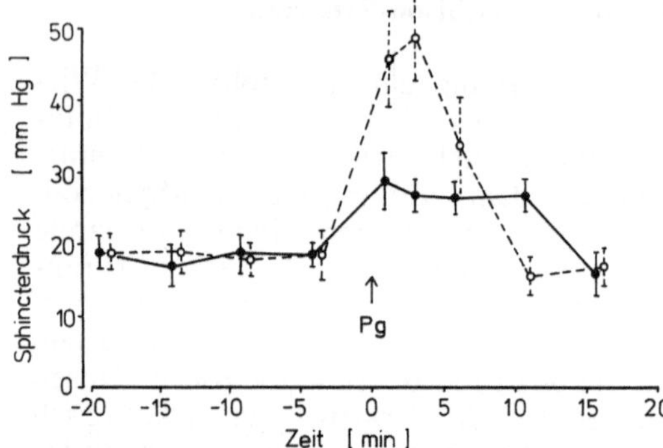

Abb. 2. Druckwerte im unteren Oesophagussphincter unter Ruhebedingungen und nach Pentagastrinapplikation 0,6 µg/kg bei 9 Patienten mir Zollinger-Ellison-Syndrom (durchgezogen) im Vergleich zu den Druckwerten eines Kontrollkollektives von 10 gesunden Probanden. Die Unterschiede der Werte bei 1 und 3 min sind statistisch signifikant ($p=0,001$)

inger-Ellison-Syndrom [16, 40, 72]. Zur Deutung dieser Befunde könnte ebenfalls die genannte Adapatation des Sphincters an hohe Gastrinwerte herangezogen werden. Schwankungen auf dem hohen Niveau des Gastrinspiegel von Zollinger-Ellison-Patienten wären in diesem Sinne nur noch ein unzureichender Reiz für eine vollständige Tonisierung des Sphincters. Diese unzureichende Tonisierbarkeit des Sphincters durch exogene Pentagastrinapplikation deutet eher auf eine Funktionsstörung dieses Sphincters beim Zollinger-Ellison-Syndrom hin. Diese Befunde können in Zusammenhang mit der massiven Hypersekretion die relativ häufige Entwicklung von Refluxkomplikationen beim Zollinger-Ellison-Syndrom erklären [24, 30].

5. Ileitis regionalis und Colitis ulcerosa

Im Rahmen eines systematisierten Befalles des Gastrointestinaltraktes durch eine unspezifische Entzündung kann in seltenen Fällen auch die Speiseröhre betroffen sein [5].

Exakte Funktionsanalysen bei derartigen Patienten liegen allerdings bislang noch nicht vor. Publiziert sind nur Einzelbeobachtungen. So konnte Christopher [14]

in 5 Fällen von klinisch manifester Colitis ulcerosa autoptisch eine ausgeprägte Oesophagitis nachweisen. In drei dieser Fälle wurden auch dysphagische Beschwerden geraume Zeit vor der terminalen Phase der Erkrankung beobachtet. Hingegen wurde in dem Falle Achenbachs [1], der mit allen Symptomen einer Colitis ulcerosa einherging, bereits zwei Monate vor der röntgenologisch nachgewiesenen Pseudopolyposis eine Dysphagie manifest. Über einen gleichzeitigen Beginn von Oesophagitis- und Colitissymptomatik berichten jeweils Alea [2] und Knudsen [47]. In einem Fall von Rosendorff [67] wurde eine progrediente Dysphagie bei einer bereits seit drei Jahren bekannten Colitis ulcerosa beobachtet.

Veränderungen im Sinne einer granulomatösen Oesophagitis wurden bislang entweder als isolierter Befall der Speiseröhre [18, 32, 53, 81, 83] oder als simultane Manifestation bei bereits bekanntem Morbus Crohn eines anderen Darmabschnittes mitgeteilt [33, 25]. Gleichzeitig lag in einigen dieser Beobachtungen eine wohl durch eine Längsschrumpfung bedingte Hiatushernie oder ein epiphrenisches Divertikel vor. Die hier naheliegende Deutung der oesophagitischen Veränderung als refluxbedingte Folge konnte mit der histologisch verifizierten submucösen granulomatösen Entzündung, die in zwei Fällen die intakte Mucosa nach proximal weit überschritt, widerlegt werden [53].

II. Funktionsstörungen bei Erkrankungen der Gallenwege und des Pankreas

1. Gallenblase und Gallenwege

Eine Symptomatik, die auf einen gastroosephagealen Reflux hinweist, wird bei Erkrankungen der Gallenwege mit unterschiedlicher Häufigkeit beschrieben und in einen ursächlichen Zusammenhang gebracht. In klinischen Untersuchungen fand Barker [4] präoperativ auf einen Reflux zu beziehende Beschwerden bei 34 % der Patienten. Price [64] gibt Refluxbeschwerden in 47%, Southam [76] in 50% der Gallenwegserkrankungen an. Allerdings konnte

Barker nur 9mal den in diesen Fällen vermuteten gastrooesophagealen Reflux röntgenologisch nachweisen. Interessant ist es, daß Beschwerdefreiheit durch die Cholecystektomie nur in etwa 40% der Patienten mit Refluxbeschwerden erzielt werden konnte. In manometrischen Untersuchungen konnten bislang keine Befunde erbracht werden, die einen kausalen Zusammenhang zwischen Refluxkrankheit und Erkrankung der Gallenwege aufzeigen konnten. Pedersen [62] fand bei 14 von 28 Cholecystektomie-Patienten 3mal eine Hypotonie, 11mal eine Hypertonie des unteren Oesophagussphincters, wobei eine nähere Funktionsanalyse nicht stattfand (Saintsche Trias, s. 19. Kapitel).

2. Pankreatitis

Dysphagien im Gefolge einer mit einer Pseudocyste einhergehenden chronischen Pankreatitis wurden von Léger [51] berichtet. Indirekte Auswirkungen auf den unteren Oesophagussphincter bei exkretorischer Insuffizienz des Pankreas wären vor allem denkbar bei hochgradiger Minderung der Lipasen. Nebel u. Castell [58] konnten einen Druckabfall im Bereich des unteren Oesophagussphincters durch intraduodenale Fettzufuhr nachweisen. Eine mögliche Erklärung wäre in der endogenen Freisetzung von Secretin und Cholecystokinin zu sehen. Beide Hormone haben zumindest bei exogener Applikation in pharmakologischer Dosierung eindeutige Effekte auf den unteren Oesophagussphincter.

Bei Befall auch der innersekretorisch tätigen Drüsen im Rahmen einer chronischen Pankreatitis sind die beim Diabetes mellitus bekannten Funktionsstörungen des Oesophagus und seiner Verschlußsysteme zu erwarten (s. 26. Kapitel).

III. Funktionsstörungen nach Eingriffen an Speiseröhre und Magen

1. Eingriffe am Oesophagus

Nach Oesophagotomie und Divertikelabtragung liegen bislang vorzugsweise radio-

logische Nachuntersuchungsbefunde vor, die nur gelegentlich Dystonien und Dyskinesien ergeben haben [66, 68]. In der Regel bleiben nach Enucleation gutartiger Tumoren oder nach Abtragung von Divertikeln keine Motilitätsstörungen zurück. Ein anderes Problem stellen die Funktionsstörungen der Sphincteren bei juxtasphincteren Divertikeln dar (s. 18. Kapitel). Operationsverfahren, die einen Speiseröhrenersatz durch Anteile des Magendarmtraktes beinhalten, müssen hier unberücksichtigt bleiben.

Nur selten ist in der Klinik nach Teilresektion des Oesophagus eine End-zu-End-Anastomose möglich. Befunde, die über die Oesophagusmotilität nach Kontinuitätsdurchtrennung Auskunft geben, sind aus diesen Gründen selten. Besser untersucht ist dieses Problem im tierexperimentellen Modell. Janssens u. Mitarb. [42] haben nach Durchtrennung des Oesophagus in verschiedenen Abschnitten zeigen können, daß eine geordnete Peristaltik in allen Speiseröhrenabschnitten entstehen und ablaufen kann, wobei eine unmittelbare Bolusabhängigkeit nur für den cervicalen Bereich besteht.

Als klinischer Prototyp einer Kontinuitätsunterbrechung kann die *Oesophagusatresie* gelten. Die Überprüfung der Oesophagusmotorik nach erfolgreicher Anastomosierung bei einer Oesophagusatresie erscheint daher besonders aufschlußreich. Eine Analyse der Spätfunktion des anastomosierten Oesophagus erfolgte in der bislang vorliegenden Literatur mehrheitlich fast ausschließlich klinisch und röntgenologisch [9, 13, 23, 27, 46, 49]. Die wenigen im Alter bis zu 15 Jahren durchgeführten manometrischen Untersuchungen [22, 52, 70] zeigen ein unterschiedlich langes hypo- bis aperistaltisches Segment, das in den meisten Fällen sowohl dem prä- als auch dem postanastomotischen Bereich zuzuordnen ist. Spätere Funktionsanalysen, die sich auf das zweite oder gar dritte Lebensjahrzehnt beziehen, sind äußerst selten [11].

Eigene Spätbeobachtungen [48] betreffen 27 Patienten mit einer durchschnittlichen Nachbeobachtungsperiode von 18 Jahren. In diesen Untersuchungen konnten gravierende dysphagische Beschwerden in keinem Fall, geringgradige Dysphagien in

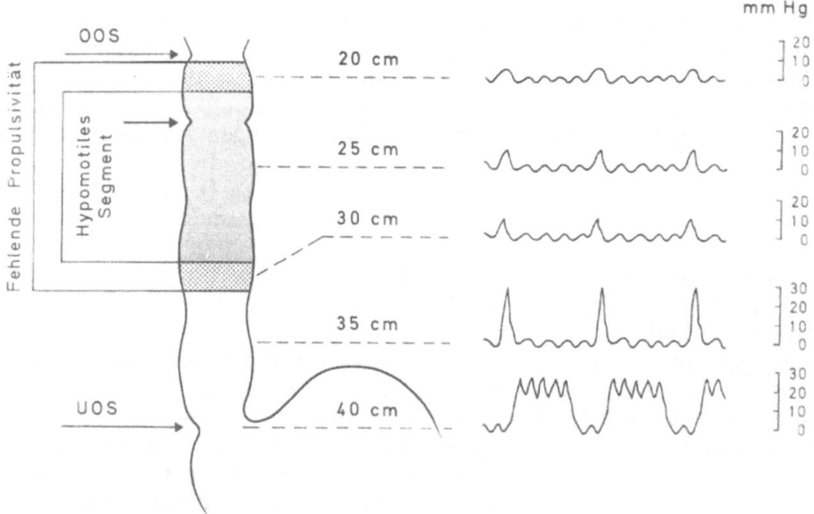

Abb. 3. Halbschematisches Druckkurvenprofil nach Oesophagusatresie-Operation mit hochgradiger Hypoperistaltik und fehlender Propulsivität in den proximalen $^2/_3$ bei regelrechter Funktion des unteren Oesophagussphincters (→Anastomose)

etwa 30% festgestellt werden. Bei keinem dieser Patienten resultierte daraus ein echtes Krankheitsgefühl. Röntgenologisch war nur einmal eine geringgradige Stenose mit einer paraoesophagealen Restfistel im Anastomosenbereich nachweisbar. Ein gastrooesophagealer Reflux, beziehungsweise eine Hiatushernie, war in keinem Fall demonstrierbar. In nahezu allen Fällen war am liegenden Patienten eine deutliche Entleerungsverzögerung mit längeren Pendelbewegungen des Kontrastmittels im Oesophagus vorhanden.

In manometrischen Untersuchungen zeigte sich in allen Fällen ein deutlich hypomotiles Segment mit einer durchschnittlichen Länge von 9 Zentimetern, das jeweils dem Anastomosenbereich zuzuordnen war. In zwei Fällen reichte die hypomotile Strecke vom unteren bis zum oberen Oesophagussphincter. Eine komplette Aperistaltik lag in keinem Falle vor. Über das eigentliche Segment der Hypomotilität hinaus war eine gestörte Propulsivität der Peristaltik auf eine Länge von 12 Zentimetern nachweisbar (Abb. 3). Eine im gesamten Oesophagusbereich propulsiv ablaufende Peristaltik ließ sich nur in zwei Fällen aufzeigen. Die Ruhedrucke im unteren Oeso-

phagussphincter lagen für das Gesamtkollektiv im Normbereich. Ein gastrooesophagealer Reflux war manometrisch in etwa 25% der Fälle nachweisbar. Fünf Fälle zeigten dabei jedoch eine ausreichende Pentagastrinstimulierbarkeit, so daß die Gesamtfunktion des Sphincters als noch ausreichend anzusehen war. Nur in einem Fall ließ sich als Folge eines gastrooesophagealen Refluxes eine geringgradige Oesophagitis im distalen Oesophagus histologisch nachweisen. Gegenüber den röntgenologischen Beobachtungen zeigen die manometrischen Ergebnisse eine deutliche Begrenzung der Motilitätsstörungen auf einen der Anastomose zuzuordnenden Abschnitt unterschiedlicher Ausdehnung. Eine Korrelation zwischen klinisch manifester Dysphagie und Ausmaß der Hypomotilität ist dabei nicht nachweisbar. Bei diesen Untersuchungen muß allerdings offen bleiben, ob die nachweisbare Motilitätsstörung Operationsfolge oder bereits durch die Fehlbildung programmiert ist. Das unterschiedliche Ausmaß des motilitätsgestörten Abschnittes und die fehlende Korrelierbarkeit zum intraoperativen Befund lassen jedoch am ehesten an eine connatale intramurale Innervationsstörung denken.

2. Eingriffe am Magen

a) Vagotomie und Drainageoperation

Die Bewertung der vorliegenden Befunde über Folgeerscheinungen der Vagotomie ist dadurch erschwert, daß Ergebnisse unterschiedlicher Vagotomieverfahren, die darüber hinaus noch mit verschiedenen Untersuchungsmethoden gewonnen wurden, gemeinsam betrachtet werden. Aus tierexperimentellen Untersuchungen ist bekannt, daß eine Vagotomie unabhängig von ihrer Höhe [6, 12, 29, 39], sofern sie vollständig erfolgt, zu einer Tonusverminderung im unteren Oesophagussphincter führt. Interessanterweise ist nach cervicaler oder hoher thorakaler trunculärer Vagotomie auch eine unzureichende schluckreflektorische Erschlaffung des unteren Oesophagussphincters zu beobachten. Trotz reduzierter Drucke können beim Hund achalasieähnliche Bilder auftreten. Darüber hinaus konnte gezeigt werden, daß nach hoher trunculärer Vagotomie neben der Tonusabnahme auch eine geringgradige Rechtsverschiebung der Dosiswirkungskurve für Pentagastrin am unteren Oesophagussphincter auftritt [43]. Dagegen hat eine selektiv gastrale Vagotomie am Hund keinen Einfluß auf den unteren Oesophagussphincter. Interessant ist, daß durch alleinige Vagotomie beim Hund keine der menschlichen Achalasie vergleichbare Erkrankung erzielt werden kann. Möglicher Grund hierfür ist, daß experimentell immer eine komplette Vagusdurchtrennung stattfindet, während bei der Achalasie nur eine partielle Vagusdegeneration und vor allem eine Degeneration der intramuralen Nervenplexus vorliegt.

Bei der Beurteilung klinischer Untersuchungsergebnisse müssen ebenfalls die verschiedenen zur Anwendung kommenden Untersuchungsmethoden berücksichtigt werden. Verständlicherweise liegen Ergebnisse nach hoher cervicaler Vagotomie am Menschen nicht vor. Ein bleibender Einfluß der proximal selektiven Vagotomie auf den unteren Oesophagussphincter ist nicht nachweisbar [43]. Nach transabdominaler trunculärer Vagotomie sind die Ergebnisse widersprüchlich. So konnte Blackman [7] keine Änderungen von Ruhedruck, Länge und schluckreflektorischem Verhalten des unteren Oesophagussphincters nachweisen. Zu ähnlichen Ergebnissen kommen Mazur u. Mitarb. [56], während Thomas [80] als einzigen pathologischen Befund eine geringgradige Verkürzung der Hochdruckzone ohne jede funktionelle Bedeutung aufzeigen konnte. Interessant sind die Untersuchungen von Crispin [17], der nach trunculärer Vagotomie eine verminderte Tonisierung des Sphincters nach abdomineller Kompression beobachten konnte. Diese Befunde werden als Unterbrechung des afferenten Schenkels des Reflexbogens interpretiert. Williams [86] und Mann [55] konnten hingegen bei den von ihnen untersuchten trunculär vagotomierten Patienten einen signifikanten Abfall des Ruhedruckes im unteren Oesophagussphincter nachweisen. Im gleichen Sinne sind auch die Untersuchungen von Clarke [15] und Kantrowitz [44] zu deuten, die eine ansteigende Refluxhäufigkeit nach Vagotomie nachweisen konnten. Haddad [36] überprüfte in seinen Untersuchungen den Widerstandsdruck im Sphincter auf Dehnungsreiz hin und stellte fest, daß nach Vagotomie eine Abnahme dieses Widerstandsdruckes eintrat.

Insgesamt sind die vorliegenden Befunde zum Teil widersprüchlich, wenngleich eine Abhängigkeit des Effektes von der Vagotomiehöhe deutlich wird. Eine deutlich oberhalb des Sphincters erfolgte trunculäre Vagotomie führt offenbar sowohl im Tierexperiment als auch beim Menschen zu einer Reduzierung des Druckes im unteren Oesophagussphincter. Darüber hinaus können auch intraoperative Traumatisierungen der Kardiaregion Einfluß auf die postoperative Funktion des gastrooesophagealen Verschlusses nehmen.

Dagegen führt eine proximal selektive Vagotomie, bei welcher sämtliche Äste der Vagusstämme zum terminalen Oesophagus und zur Kardia durchtrennt werden, zu keinen nachweisbaren Veränderungen des Ruhedruckes im unteren Oesophagussphincter. Dafür kommt es zu einer geringeren Verminderung der Empfindlichkeit der terminalen Oesophagusmuskulatur gegenüber Pentagastrin [43].

Einer besonderen Besprechung bedarf das Problem der sogenannten *Postvagotomie-Dysphagie*. Hierbei handelt es sich um eine vorwiegend klinisch beobachtete Schluckstörung im Kardiabereich, die nur selten beobachtet wird. Besonders bemerkenswert und charakteristisch für dieses Symptom ist, daß die Dysphagie erst zwischen dem 7. und 14. postoperativen Tag auftritt. Nur selten tritt sie bereits nach dem 3. postoperativen Tag auf. In der Regel ist sie vorübergehend und bildet sich innerhalb weniger Wochen wieder zurück. Der Grad der Dysphagie ist aber ganz unterschiedlich und kann bis zur kompletten Aphagie reichen.

Die Ätiologie dieser Veränderungen ist bis heute noch ungeklärt. Die Vermutung, daß es sich um eine sogenannte neurogene Dysphagie als Folge der Vagusdurchtrennung handeln könnte, ist bislang nicht belegt [21, 35, 38]. Mit Recht weist Edwards [28] darauf hin, daß die Dysphagie zwar Folge der Operation, aber nicht Ergebnis der Vagusdurchtrennung selbst ist. Andere Autoren glauben, diese Symptome durch eine Oesophagitis, entweder als Reflux- oder Stagnationsfolge erklären zu können [10, 35, 79]. Silber [75] weist darauf hin, daß eine Reihe dieser Patienten bereits präoperativ bei exakter manometrischer Untersuchung Motilitätsstörungen im Bereich des Oesophagus aufweist, die möglicherweise postoperativ erst klinisch manifest werden. Schließlich wird auch eine zu lange liegende Magensonde als mögliche Ursache diskutiert. Die wahrscheinlichste Erklärung zur Zeit ist, daß die Dysphagie Folge eines perioesophagealen Ödems oder Hämatoms als Folge der Präparation im Kardiabereich ist [28, 55, 75, 85]. Diese Erklärung findet ihre Unterstützung in den manometrischen Untersuchungen von Edwards [28], der bei derartigen Patienten keine Motilitätsstörungen im Sphincterbe-

reich nachweisen konnte. In der Regel bedarf die Postvagotomie-Dysphagie keiner Therapie. Sie bildet sich innerhalb weniger Wochen von allein zurück. Bei hochgradigen dysphagischen Zuständen, die auch die Aufnahme von flüssiger oder breiiger Kost verhindern, haben sich medikamentöse Maßnahmen als unzulänglich erwiesen. Besser bewährt hat sich die pneumatische Dilatation als schonender und auch postoperativ durchzuführender Eingriff.

b) Magenresektion

Über Refluxzustände nach distaler Magenresektion wird im Schrifttum z. T. als Seltenheit in Form von Einzelbeobachtungen, z. T. als übliche Komplikation berichtet. Zahlenangaben über die Häufigkeit eines derartigen Refluxes finden sich bei Windsor [88], der aufgrund von röntgenologischen Nachuntersuchungen die Refluxrate nach B II-Resektionen mit 27% ermittelt hat. Weitere Untersuchungen liegen auch von Thomas u. Earlam [80] vor, die an 9 magenresecierten Patienten manometrische Untersuchungen mit allerdings unperfundierten Kathetern durchgeführt haben. Sie konnten eine signifikante Druckverminderung im unteren Oesophagussphincter nach distaler Magenresektion nachweisen. Die umfangreichsten Untersuchungen dieser Art stammen von Mandache [54]. An einem Krankengut von 246 magenoperierten Patienten konnte er röntgenologisch eine Refluxrate von 11% ermitteln. Nur in 3 Fällen waren die klinischen Beschwerden so eindrucksvoll, daß eine Reoperation notwendig wurde. Eigene Untersuchungen an 30 magenresecierten Patienten (Abb. 4) mittels manometrischer und röntgenologischer Untersuchungstechniken ergaben eine Refluxrate von 23% [73].

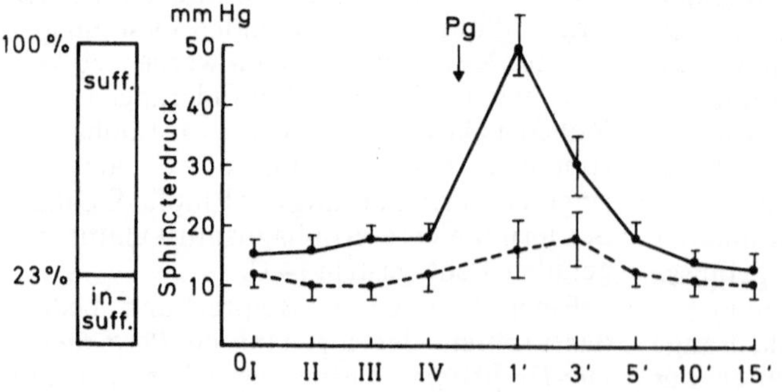

Abb. 4. Druckwerte im unteren Oesophagussphincter vor und nach Pentagastrinapplikation (0,6 µg/kg/KG) bei Patienten mit (-----) und ohne (———) Kardiainsuffizienz nach distaler Magenresektion (B II)

Für die Bewertung dieser Zahlen ist es von Wichtigkeit, die Häufigkeit eines gastrooesophagealen Refluxes auch bei klinisch beschwerdefreien Probanden und bei Patienten mit anderen Grundkrankheiten, zum Beispiel mit axialer Hiatushernie, zu kennen. In der von uns mituntersuchten Kontrollgruppe beschwerdefreier Probanden, bei denen röntgenologisch eine Hiatushernie ausgeschlossen werden konnte, ließ sich in 15% der Fälle ein gastrooesophagealer Reflux auslösen. Zu gleichen Ergebnissen kamen Venkatachalam u. Mitarb. [82], die in einer Gruppe von 38 beschwerdefreien Probanden nach Ausschluß einer Hiatushernie in 18% der Fälle einen gastrooesophagealen Reflux. auslösen konnten. Somit läßt sich eine Häufung derartiger Refluxzustände nach distaler Magenresektion nicht sicher belegen. Direkte Beziehungen zwischen Nüchternserumgastrinspiegeln der untersuchten Patienten und der Entstehung einer Kardiainsuffizienz ließen sich in dieser Studie nicht aufzeigen.

Literatur

1. Achenbach,H., Lynch,J.B., Dwight,R.W.: Idiopathic ulcerative esophagitis. New Engl. J. Med. **255**, 456–459 (1956).
2. Alea,J.A.: Dysphagia and ulcerative colitis. Gastrointest. Endoscopy **16**, 111–113 (1969).
3. Bank,S., Marks,N., Louw,J.H.: Gastric secretory patterns after vagotomy. Lancet **1966 II**, 548.
4. Barker,J.R., Alexander-Williams,,J.: The effect of cholecystectomy on esophageal symptoms. Brit. J. Surg. **61**, 346–348 (1974).
5. Benedict,E., Sweet,R.: Benign stricture of the esophagus with special reference to esophagitis, hiatus hernia, esophageal ulcer and duodenal ulcer. Gastroenterology **11**, 618–628 (1948).
6. Binder,H.J., Bloom,D.L., Stern,H. *et al.:* The effect of cervical vagectomy on esophageal function in the monkey. Surgery **64**, 1075–1083 (1968).
7. Blackman,A.H., Rakakansky,H., Nasrullah,M., Thayer,W.R.: Transabdominal vagectomy and lower esophageal function. Arch. Surg. **102**, 6–8 (1971).
8. Blum,A.L., Peter,P., Krejs,G.J.: Pathogenesis and aetiology of ulcer disease. Acta hepato-gastroent. **22**, 47–54 (1975).
9. Brandesky,G., Krenn,R.: Zur Nachbehandlung operierter Oesophagusatresien. Mschr. Kinderheilk. **119**, 617–621 (1971).
10. Bruce,J., Small,W.P.: Dysphagy following vagotomy. J. roy. Coll. Surg. Edinb. **4**, 170–178 (1959).
11. Burgess,J.N., Carlson,H.C., Ellis,F.H., Jr.: Esophageal function after successful repair of esophageal atresia and tracheo-esophageal fistula. J. thorac. cardiovasc. Surg. **56**, 667–673 (1968).
12. Carveth,S.W., Schlegel,J.F., Code,C.F., Ellis,F.H., Jr.: Esophageal motility after vagotomy, phrenicotomy, myotomy and myomectomy in dogs. Surg. Gynec. Obstet. **114**, 31–42 (1962).
13. Chrispin,A.R., Friedland,G.W., Waterston,D.J.: Aspiration pneumonia and dysphagia after technically successful repair of esophageal atresia. Thorax **21**, 104–110 (1966).
14. Christopher,N.L., Watson,D.W., Farber,E.R.: Relationship of chronic ulcerative esophagitis to ulcerative colitis. Ann. intern. Med. **70**, 971–976 (1969).
15. Clarke,S.D., Penry,J.B., Ward,P.: Esophageal reflux after abdominal vagotomy. Lancet **23**, 824–826 (1965).
16. Cohen,S.L., Harris,L.D.: The lower esophageal sphincter. Gastroenterology **63**, 1066 (1972).
17. Crispin,J.S., Mc Iver,D.K., Lind,J.F.: Manometric study of the effect of vagotomy on the gastroesophageal sphincter. Canad. J. Surg. **10**, 299–303 (1967).
18. Crohn,B.C.: Regional ileitis. Postgrad. med. J. **38**, 276 (1965).
19. Cross,F.S., Wangensteen,O.II.: Role of bile and pancreatic juice in production of esophageal erosion and anemia. Proc. Soc. exp. Biol. (N.Y.) **77**, 862–866 (1951).
20. Csendes,A., Acevedo,J.C.: Resting gastroesophageal sphincter pressure in patients with gastric or duodenal ulcer. Digestion **10**, 282–286 (1974).
21. Dagradi,A.E., Stempien,S.J., Seifer,H.W., Weinberg,J.A.: Terminal esophageal vestibular spasm after vagotomy. Arch. Surg. **85**, 105–118 (1962).
22. Daum,R., Keuerleber,M.: Spätfunktion der intrathorakalen Speiseröhre nach operierter Oesophagusatresie. Z. Kinderchir. **7**, 49–60 (1969).
23. Desjardins,J.G., Stephens,C.A., Moes, C.A.F.: Results of surgical treatment of congenital tracheo-esophageal fistula with a note on cinefluorographic findings. Ann. Surg. **160**, 141–145 (1964).
24. Dodds,W.J., Dehn,T.G., Hogan,W.J., Worman,L.W., Wilson,S.D.: Severe peptic esophagitis in a patient with Zollinger-Ellison-Syndrome. Amer. J. Roentgenol. **113**, 237–240 (1971).

25. Dyer, N. H., Cook, P. L., Kemp Harper, R. A.: Esophageal stricture associated with Crohn's disease. Gut **10**, 549–554 (1969).

26. Earlam, R. J.: The gastro-esophageal junction in patients with duodenal ulceration. Rendic. Gastroenterol. **4**, 69–72 (1972).

27. Ebel, K. D., Heiming, E.: Die Funktion der Speiseröhre nach operativer Behandlung der Oesophagusatresie. Z. Kinderchir. **6**, 26–34 (1968).

28. Edwards, D. A. W.: Post-Vagotomy Dysphagia. In: Handbuch d. inneren Medizin, Bd. III/1: Diseases of the Esophagus, pp. 367–370. Berlin-Heidelberg-New York: Springer 1974.

29. Elebute, E., Kelley, M. L., Jr., Schwartz, S. I.: Pressure effects of transabdominal supradiaphragmatic vagotomy on the inferior esophageal sphincter of dogs. Surg. Gynec. Obstet. **123**, 326–332 (1966).

30. Ellison, E. H., Wilson, S. D.: Zollinger-Ellison-Syndrome: Reappraisal and evaluation of 260 registered cases. Ann. Surg. **160**, 512–528 (1964).

31. Farrell, R. L., Nebel, O. T., Mc Gruive, A. T., Castell, D. U.: The abnormal lower esophageal sphincter in pernicious anemia. Gut **14**, 767–772 (1973).

32. Franklin, R. H., Taylor, S.: Nonspecific granulomatous regional esophagitis. J. thorac. Surg. **19**, 292–297 (1950).

33. Gelfand, M. D., Krone, C. L.: Dysphagia and esophageal ulceration in Crohn's disease. Gastroenterology **55**, 510–514 (1968).

40. Isenberg, J., Csendes, A., Walsh, S. H.: Gastroesophageal sphincter pressure in perniceous anemia and Zollinger-Ellison-Syndrome. Lancet **1971 I**, 972.

41. Isenberg, J. I., Grossman, M. I., Maxwell, V., Walsh, J. H.: Increased sensitivity to stimulation of acid secretion by pentagastrin in duodenal ulcer. J. clin. Invest. **55**, 330–337 (1975).

42. Janssens, J., Valembois, P., Vantrappen, G., Hellemans, J., Pelemans, W.: Is the primary peristaltic contraction of the canine esophagus bolus dependent? Gastroenterology **65**, 750–756 (1973).

43. Jennewein, H. M., Siewert, R., Koch, A., Waldeck, F.: Effekt der Vagotomie auf die Funktion des unteren Oesophagussphincters. 5. Symposion für gastrointestinale Motilität, Louvain 1975.

44. Kantrowitz, P. A., Corson, J. G., Fleischli, D. J.: Measurement of gastro-esophageal reflux. Gastroenterology **56**, 666 (1969).

45. Kaye, M. D., Showalter, J. P.: Pyloric incompetence in patients with symptomatic gastroesophageal reflux. J. Lab. clin. Med. **83**, 198–206 (1974).

46. Kirkpatrick, J. A., Cresson, S. L., Pilling IV, G. P.: The motor activity of the esophagus in association with esophageal atresia and tracheo-esophageal fistula. Amer. J. Roentgenol. **86**, 884–887 (1961).

47. Knudsen, K. B., Sparberg, M.: Ulcerative esophagitis and ulcerative colitis. J. Amer. med. Ass. **201**, 154 (1967).

48. Koch, A., Ellers, J., Krtsch, H., Siewert, R.: Spätergebnisse nach operierter Oesophagusatresie. Z. Kinderchir. **18**, 33–44 (1976).

49. Laks, H., Wilkinson, R. H., Schuster, S. R.: Long term results following correction of esophageal atresia with tracheo-esophageal atresia. J. pediat. Surg. **7**, 591–596 (1972).

50. Lambert, R.: Relative importance of biliary and pancreatic secretions in the genesis of esophagitis in rats. Amer. J. dig. Dis. **7**, 1026 (1962).

51. Léger, L., Pagnicz, G., Leuriot, J. P.: Dysphagie révélatrice d'une pancréatite chronique. J. Clin. (Paris) **99**, 217–234 (1970).

52. Lind, J. F., Blanchard, R. J., Gruyda, H.: Esophageal motility in tracheo-esophageal fistula and esophageal atresia. Surg. Gynec. Obstet. **123**, 557–564 (1966).

53. Madden, J. L., Ravid, J. M., Haddad, J. R.: Regional esophagitis: A specific entity simulating Crohn's disease. Ann. Surg. **170**, 351–368 (1969).

54. Mandache, F., Vasitin, M., Popescu, M.: Oesophagusreflux nach chirurgischen Eingriffen wegen Magen- und Zwölffingerdarmgeschwüren. Chirurgia (Buc.) **18**, 891 (1969).

55. Mann, C. V., Hardcastle, J. D.: The effect of vagotomy on the human gastro-esophageal sphincter. Gut **9**, 688–695 (1968).

56. Mazur, J. M., Skinner, D. B., Jones, E. L., Zuidema, G. D.: Effect of transabdominal vagotomy on the human gastro-esophageal high-pressure zone. Surgery **73**, 818–822 (1973).

57. Mc Keown, N. C.: Esophageal stenosis after partial gastrectomy. Brit. J. Med. **1958 II**, 819.

58. Nebel, O. T., Castell, D. O.: Inhibition of the lower esophageal sphincter by fat—a mechanism for fatty food intolerance. Gut **14**, 270–274 (1973).

59. Orlando, R. C., Bozymski, E. M.: Heartburn in perniceous anemia—a consequence of bile reflux. New Engl. J. Med. **285**, 522–523 (1973).

60. Palmer, E. D.: Subacute erosive ("peptic") esophagitis associated with achlorhydria. New Engl. J. Med. **262**, 927–929 (1960).

61. Paulino, F., Roselli, A.: The association of symptomatic hiatus hernia and pyloric pathology. Amer. J. Gastroent. **54**, 557 (1970).

62. Pedersen, S. A.: Pain in the upper stomach after cholecystectomy. In: The function of the esophagus, pp. 83–86. Odense: Odense University Press 1973.

63. Pedersen, S. A., Marner, I. L.: The gastroesophageal sphincter in gastric and duodenal ulcer. In: The function of the esophagus, pp. 74–81. Odense: Odense University Press 1973.

64. Price, W. H.: Gallbladder dyspepsia. Brit. med. J. **1963 II**, 138–141.

65. Rhodes, J., Barnardo, D. E., Phillips, S. F., Rovelstad, R. A., Hofmann, A. F.: Increased reflux of bile into the stomach in patients with gastric ulcer. Gastroenterology **57**, 241–252 (1969).

66. Romaniuk, P. A., Thomas, G., Hämmerlein, M.: Oesophagographische Befunde nach Speiseröhrenoperationen. Radiologe **10**, 1–16 (1970).

67. Rosendorff, C., Grieve, W. T.: Ulcerative esophagitis in association with ulcerative colitis. Gut **8**, 344–347 (1967).

68. Rossetti, M.: Die operierte Speiseröhre. Stuttgart: Thieme 1963.

69. Roviralta, E.: Les vomissements du nouvrisson. Paris: Flamarion 1952.

70. Shepard, R., Fenn, S., Sieber, W. K.: Evaluation of esophageal function in postoperative esophageal atresia and tracheoesophageal fistula. Surgery **59**, 608–617 (1966).

71. Siegrist, P. W., Krejs, G. J., Blum, A. L.: Symptomatik der gastrooesophagealen Refluxkrankheit. Dtsch. med. Wschr. **99**, 2088–2094 (1974).

72. Siewert, R., Jennewein, H. M., Arnold, R., Creutzfeldt, W.: Zum Verhalten des unteren Oesophagussphinkters beim Zollinger-Ellison-Syndrom. Dtsch. med. Wschr. **98**, 1381–1383 (1973).

73. Siewert, R., Koch, A., Stuhler, Th., Wallat, H.: Cardiafunktion und gastrooesophagealer Reflux nach distaler Magenresektion. Z. Gastroent. **12**, 583–590 (1974).

74. Siewert, R.: Die Bedeutung des Gastrins bei der Regulierung des unteren Oesophagussphincters. Z. Gastroenterologie (in Druck).

75. Silber, W.: Post vagotomy dysphagia. S. Th. med. J. **43**, 803–805 (1969).

76. Southam, J. A.: The effects of cholecystectomy on esophageal symptoms. Brit. J. Surg. **56**, 671–672 (1969).

77. Stelzner, F.: Über den Dehnverschluß der terminalen Speiseröhre und seine Störungen. Dtsch. Med. Wschr. **96**, 1455 (1971).

78. Stol, D. W., Murphy, G. M., Leigh-Collis, J.: Duodeno-gastric reflux and acid secretion in patients with symptomatic hiatal hernia. Scand. J. Gastroent. **9**, 97–101 (1974).

79. Temple, J. G., McFarland, J.: Gastro-esophageal reflux complicating highly selective vagotomy. Brit. Med. J. **2**, 168 (1975).

80. Thomas, P. A., Earlam, R. J.: The gastroesophageal junction before and after operations for duodenal ulcer. Brit. J. Surg. **60**, 717–719 (1973).

81. Turina, M., Schamann, M., Waldvogel, W.: Crohnsche Krankheit des Oesophagus. Dtsch. med. Wschr. **93**, 2097–2099 (1968).

82. Venkatachalam, B., Da Carta, L. R., Beck, I. T.: What is a normal esophago-gastric junction? Gastroenterology **62**, 521–527 (1972).

83. Voigt-Moykopf, I., Wanke, M.: Morbus Crohn des terminalen Oesophagus. Z. Gastroenterol. **8**, 163–167 (1970).

84. Volpicelli, N. A., Yardley, J. H., Hendrix, T. R.: A histopathologic demonstration of the association of gastritis and reflux esophagitis. Gastroenterology **68 A 150**, 1007 (1975).

85. Wienbeck, M.: Achalasie. Funktionsstörungen der Speiseröhre, 17. Kapitel. Berlin-Heidelberg-New York: Springer 1975.

86. Williams, J. A., Woodward, D. K.: The effect of subdiaphragmatic vagotomy on the function of the gastroesophageal sphincter. Surg. Clin. N. Amer. **47**, 1341–1344 (1967).

87. Williams, D. J., Looby, W. E., Rao, L. N., Rehmann, A.: Alcaline esophagogastritis with ulceration of the gastric remmant. Rocky Mtn med. J. **70**, 29–33 (1972).

88. Windsor, C. W. O.: Gastroesophageal reflux after partial gastrectomy. Brit. med. J. **1964 II**, 1233.

31. Kapitel

Funktionsstörungen bei tumorösen Erkrankungen der Speiseröhre und der Kardia

H. NIEMANN und G. JAKOB

Tumoren stellen zunächst immer umschriebene Veränderungen der Speiseröhrenwand dar. Daher ist eine Funktionsstörung der Speiseröhre, wenn überhaupt vorhanden, meist nur umgrenzt und der manometrische Befund uncharakteristisch. Mittels intraluminaler Druckmessungen sind Veränderungen erst erfaßbar, wenn der Tumor sich über größere Strecken oder circulär ausgebreitet hat, beziehungsweise durch Invasion des Nervus vagus Funktionsstörungen verursacht hat. Die Diagnostik wird daher in erster Linie mit röntgenologischen und endoskopischen Verfahren betrieben. In der Diagnostik von Tumoren kommt der Manometrie keine Bedeutung zu [10]. Dies gilt sowohl für gut- wie bösartige Tumoren der Speiseröhre als auch für extraoesophageale Prozesse, die auf den Oesophagus übergreifen und eine Tumorsymptomatik hervorrufen können.

I. Funktionsstörungen bei gutartigen Tumoren der Speiseröhre

Diese machen in den unterschiedlichen Statistiken 0,5–2,5% aller Speiseröhrentumoren aus [2, 6, 13, 16]. Wegen ihres langsamen Wachstums und wegen fehlender Schleimhautinfiltration fehlt lange Zeit jede Symptomatik. Häufig wird die Diagnose sogar erst autoptisch gestellt [13]. Ganz überwiegend handelt es sich um Leiomyome [2, 6], ausgehend von der Tunica muscularis oder der glatten Muskulatur der Gefäße der Speiseröhre [2]. Sie werden häufig zufällig bei der Röntgenuntersuchung entdeckt, wobei sich meist eine in das Lumen vorspringende, glatt begrenzte ovaläre Vorwölbung zeigt; die darüber liegende Schleimhaut ist intakt [6, 13] (Abb. 1). Die anderen gutartigen Tumoren,

wie Lipome, Fibrome, Angiofibrome, Neurofibrome, Cysten und Angiome spielen zahlenmäßig kaum eine Rolle [6, 13, 14]. Bei gutartigen Tumoren kommt es praktisch nie zu Funktionsstörungen, da der pathologische Befund umgrenzt und der Nervus vagus nicht irritiert ist.

II. Funktionsstörungen bei malignen Tumoren des tubulären Oesophagus

Von den typischen Wachstumsformen des Oesophaguscarcinoms [3] sind die polypöse (33–43%) und die ulcerierende (19–24%) röntgenologisch wie endoskopisch relativ leicht zu diagnostizieren, während der Scirrhus (33–48%) differentialdiagnostische Schwierigkeiten bereiten kann, weil er sich in seiner stenosierenden Wachstumsform nur schwer von einer peptischen Oesophagusstenose abgrenzen läßt. Selbst endoskopisch bioptisch kann die Diagnose bei zunächst noch unverändertem Schleimhautüberzug schwierig sein. Gelingt es bei der Endoskopie, aus dem distal der Stenose gelegenen Oesophagus bioptisch Cylinderepithel nachzuweisen, so ist dies als Hinweis für das Vorliegen einer peptischen Stenose zu werten, wenngleich ein Carcinom nicht ausgeschlossen werden kann.

Trotz aller Versuche ist es mit den bislang zur Verfügung stehenden Manometrieverfahren nicht gelungen, sichere Kriterien für die Differentialdiagnose zwischen Carcinom und gutartigen Stenosen des Oesophagus zu entwickeln. In eigenen Untersuchungen konnte bei 10 von 16 Patienten mit einem Carcinom im Corpus der Speiseröhre durch Manometrie die Länge der Zone veränderter Motilität unter Verwendung perfundierter Katheter erfaßt werden. Bei den übrigen Patienten war keine Verminderung

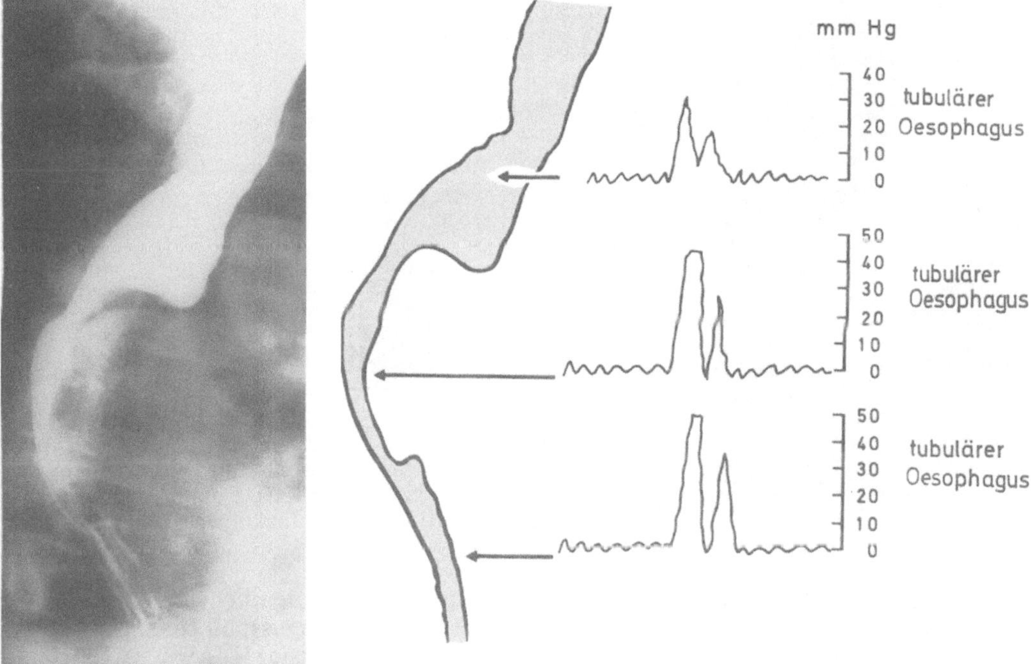

Abb. 1. Intramurales Leiomyom im mittleren Oesophagusdrittel. Intraluminale Druckmessungen in Höhe des Tumors sowie 5 cm oral und aboral. Repetitive, aber regelrecht propulsive Peristaltik im tubulären Oesophagus

der Druckwellen nachweisbar [10]. Die Inkonstanz dieser Befunde ist durch mehrere Faktoren zu erklären: Die Schwierigkeiten beginnen oftmals bereits beim Legen der Sonden, die sich im Tumorbezirk verfangen und abknicken können. Weiterhin wird die Untersuchung erschwert durch vermehrte Irritierbarkeit der Kranken, retinierte Schleim- und Speisereste und damit verbundenem Verlegen der Perfusionsöffnungen. Einziger pathologischer Befund bei den genannten 10 Patienten war die Registrierung ungeordneter Kontraktionen. Derartige Befunde können aber auch allein bei der Oesophagitis beobachtet werden, so daß sie keinen sicheren Rückschluß auf das Vorliegen eines Tumors zulassen. In 3 Fällen mit scirrhösem Tumorwachstum ließ sich durch simultane manometrische und röntgenologische Untersuchungen die Zone aufgehobener, beziehungsweise herabgesetzter Motilität besser eingrenzen. In 4 von 16 Fällen bestand eine deutliche Funktionsstörung im Bereich des unteren Oesophagussphincters in Form einer unzu-

reichenden schluckreflektorischen Erschlaffung. Bei diesen Patienten war der Tumor bereits fortgeschritten, so daß der Verdacht auf eine Infiltration des Nervus vagus geäußert werden muß.

III. Differentialdiagnose zwischen organischen und funktionellen Kardiastenosen

Therapeutisches Vorgehen und Prognose unterscheiden sich bei diesen beiden Erkrankungsformen wesentlich, so daß eine Differenzierung organisch-funktionell beziehungsweise benigne-maligne unbedingt angestrebt werden muß.

Mit der Röntgenuntersuchung unter Zuhilfenahme von Sonden und Pharmaka können viele Kardiastenosen bezüglich ihrer Dignität abgeklärt werden. Gelangt nicht genug Kontrastmittel in den Magen, so kann manchmal durch intravenöse Gabe

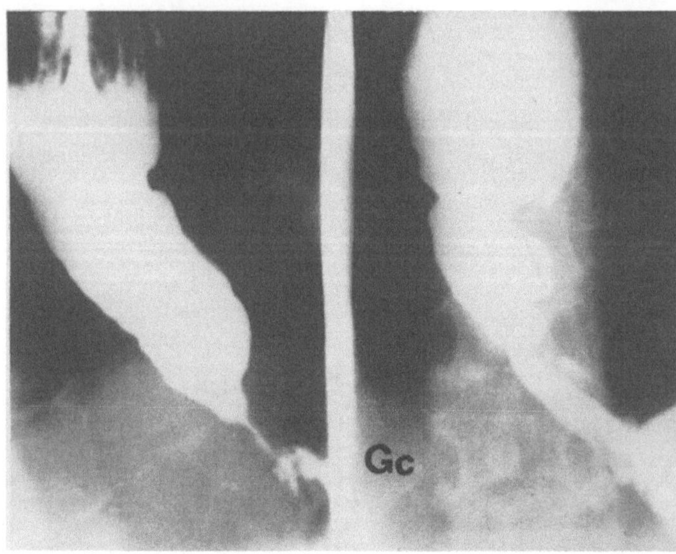

Abb. 2. Kardiastenose bei Achalasie vor und nach Applikation von Glucagon (intravenös 60 μg/kg/KG). Deutliche Erweiterung der funktionellen Stenose

von N-Butylscopolamin (Buscopan, 20 mg) oder Glucagon (0,4 mg) die glatte Muskulatur relaxiert und die Breipassage verbessert werden. Wie radiologisch und besonders manometrisch nachgewiesen werden konnte, kommt es unter der Gabe von Glucagon zu einer deutlichen Relaxation des unteren Oesophagussphincters, insbesondere bei der Achalasie [12] (Abb. 2). Tritt eine derartige Erschlaffung nicht ein, muß der hochgradige Verdacht auf das Vorliegen einer organischen Stenose geäußert werden. Weitere Abklärungen werden notwendig: Durch einen dünnen Polyäthylenschlauch, der durch eine Seldingerspirale stabilisiert ist, kann die Kardia oft sondiert werden. Wenn unter Durchleuchtungskontrolle die Sonde in den Magen vorgeschoben werden konnte, können beliebige Kontrastmittel und Luftmengen eingebracht und alle Magenabschnitte dargestellt werden.

In manchen Fällen mit noch nicht kompletter Stenosierung kann mit Hilfe eines eingeführten aufblasbaren Ballons Ausdehnung und Ausmaß der Kardiastenose sichtbar gemacht werden. Einbringen wie Aufblasen des Ballons haben mit größter Vorsicht zu erfolgen, um einer Zerreißung vorzubeugen. Die mangelnde Aufweitbarkeit kann durch eine Röntgenaufnahme dokumentiert werden (Abb. 3).

Durch Metastasen im Mediastinum mit Infiltration oder Zerstörung des Nervus vagus kann ein achalasieähnliches Bild vorgetäuscht werden. Hier finden sich dann ungeordnete und unterschiedlich starke Druckwellen im Corpusteil der Speiseröhre bei fehlender schluckreflektorischer Er-

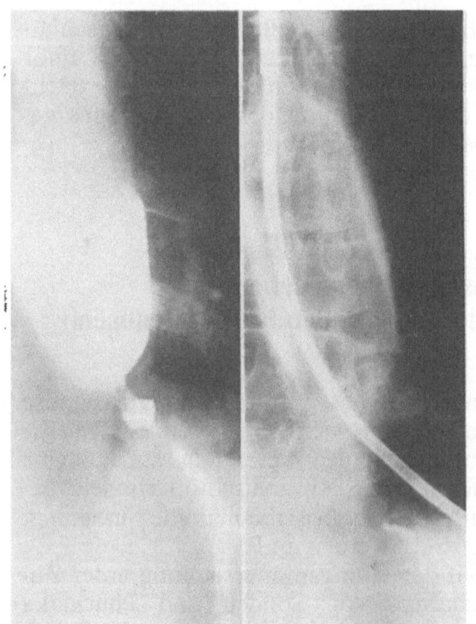

Abb. 3. Vorsichtige pneumatische Aufblähung einer organischen Kardiastenose aus diagnostischen Gründen

schlaffung der Kardia. In derartigen Fällen
ist auch der für die Achalasie sonst typische
Mecholyltest oft positiv. In gleicher Weise
kann auch ein submucös wachsendes Kardiacarcinom eine Achalasie vortäuschen
(s. 17. Kapitel).

IV. Funktionsstörungen der Speiseröhre bei extraoesophagealen Tumoren

Extraoesophageale Tumoren entwickeln
sich häufig im Bereich des Bronchialbaumes und werden dann röntgenologisch als
invasiv wachsendes Bronchialcarcinom erfaßt. Sie können aber auch die Lymphkno-
ten des Bronchialbaumes beziehungsweise
des Mediastinums betreffen, wie dies zum
Beispiel beim Morbus Hodgkin oder dem
Reticulo- beziehungsweise Lymphosarkom
der Fall ist. Metastasierende Tumoren der
Mamma oder des Bauchraumes können
ebenfalls große solitäre Absiedlungen in
diesem Bereich bilden. Die dadurch entstehenden Störungen der Blutzirkulation und
der Ventilation bewirken bei diesen Patien
ten nicht nur eine Dyspnoe, sondern auch
eine Dysphagie. Röntgenologisch werden in
solchen Fällen Impressionen der Speiseröhre ohne nennenswerte Behinderung des
Schluckaktes beschrieben. Nur in fortgeschrittenen Fällen kommt es zur Fistelbildung zwischen Speiseröhre und Bronchial-
baum.

Funktionsstörungen sind dann zu erwarten, wenn der Nervus vagus durch derartige
Tumoren infiltriert wird oder größere
Areale der Oesophaguswand in das Tumorwachstum mit einbezogen werden. Die Art
der Störung wird durch Ausmaß und Höhe
der Vagusinfiltration bestimmt, wobei
achalasieähnliche, aber auch chalasieähn-
liche Krankheitsbilder entstehen können.
Auch hier kann die Manometrie praktisch
keine diagnostische Hilfestellung bei der
Differenzierung extraoesophagealer oder
primär oesophagealer Tumoren erbringen.

Literatur

1. Bessent, C. T., Lopez, C. A., Cocco, A. E.: Carcinoma of the E G-Junction Mimicking
Achalasia. Md. State Med. J. **22**, 47 (1973).
2. Bogedain, W., Carpathios, J., Aksam, N.:
Leiomyoma of the esophagus. Dis. Chest **44**,
391 (1973).
3. Buschmann, O., Kerk, L.: Zur Röntgendiagnostik von Oesophagustumoren. Fortschr.
Röntgenstr. **103**, 42 (1965).
4. Camara-Lopez, L. H.: Aktuelle Probleme der
Achalasie des Oesophagus. 2. Weltkongreß f.
Gastroenterologie, München 1962. Basel-
New York: Karger 1963.
5. Debray, Ch.: Aktuelle Probleme der Achalasie
des Oesophagus. 2. Weltkongreß f. Gastroenterologie, München 1962. Basel-New York:
Karger 1963.
6. Hegemann, G., Bünte, H.: Tumoren der Speiseröhre. In: Klinische Gastroenterologie
(Hrsg. L. Demling), Bd. I, S. 125. Stuttgart:
Thieme 1973.
7. Joske, R. A., Benedict, E. B.: The role of benign
esophagial obstruction in the development of
carcinoma of the oesophagus. Gastroenterology **36**, 749 (1959).
8. Just-Vicra, J. O., Haight, C.: Achalasia and
carcinoma of the esophagus. Surg. Gynec.
Obstet. **128**, 1081 (1969).
9. Kelley, M. L.: Intraluminal manometry in the
evaluation of malignant disease of the esophagus. Cancer (Philad.) **1011**, 21 (1968).
10. Niemann, H.: Die Methode der Oesophagusmanometrie und ihre Anwendung bei pathologischen Befunden der Speiseröhre. Habilitationsschrift, Univ. Göttingen 1969.
11. Niemann, H., Jakob, G., Schmidt, H.: Hypermotile Formen funktioneller Oesophagusstenosen. Dtsch. med. Wschr. **95**, 7 (1970).
12. Siewert, R., Früh, E., Waldeck, F.: Senkung
des Druckes im unteren Oesophagussphincter
bei der Achalasie durch Glucagon. Dtsch.
med. Wschr. **98**, 2045 (1973).
13. Sleisenger, M. H., Fordtran, J. S.: Gastrointestinal Disease. Philadelphia-London-Toronto:
Saunders 1973.
14. Spiro, H. M.: Clinical Gastroenterology. To-
ronto-Ontario: Mac Millan-Company, Col-
lier-Macmillan 1970.
15. Talbert, J. L., Cantrell, J. R.: Clinical and pathologic characteristics of carcinosarcoma of
esophagus. J. thorac. cardiovasc. Surg. **45**, 1
(1963).
16. Watson, R. R., O'Connor, T. M., Weisel, W.:
Solid benign tumors of the esophagus. Amer.
thorac. Surg. **4**, 80 (1967).

32. Kapitel

Funktionsstörungen der Speiseröhre im Kindesalter

D. H. SHMERLING

I. Einleitung

Die Untersuchung von Säuglingen und Kleinkindern mit Störungen der Oesophagusmotilität beschränkte sich bis vor kurzem auf die Erfassung der klinischen Symptomatologie und auf die Röntgendiagnostik. Genauere Untersuchungen mit modernen Methoden, wie zum Beispiel Kineradiographie, Manometrie und Erhebungen bezüglich gastrointestinaler Hormone sind in dieser Altersgruppe mit wenigen Ausnahmen erst in den allerletzten Jahren durchgeführt worden; größere zuverlässige Serien bei Neugeborenen und besonders bei frühgeborenen Kindern liegen noch nicht vor. Es ist deshalb kaum erstaunlich, daß die Diagnose und Definition verschiedener pathologischer Zustände im Säuglings- und Kleinkindesalter noch schwieriger sind als beim Erwachsenen und im Schrifttum daher eine gewisse Begriffskonfusion herrscht. Es ist aber notwendig, auch beim Kind anhand genauer Untersuchungen unmißverständliche Definitionen anzustreben.

II. Physiologie
des kindlichen Oesophagus
(s. auch 7. Kapitel)

Der Schluckreflex und mit ihm die normale Deglutition sind beim reifen gesunden Neugeborenen fast immer vorhanden, und schon unmittelbar nach der Geburt darf mit normaler Peristaltik des Oesophagus gerechnet werden. Dieser Reflex gehört zu den Primitivreflexen, welche nur ausnahmsweise und nur beim cerebral schwer geschädigten Säugling verloren gehen, beziehungsweise sich nicht einstellen. Frühgeborene dagegen brauchen je nach ihrem Reifezustand einige Tage bis einige Wochen, um

störungsfrei (ohne Regurgitation und Erbrechen mit Aspirationsgefahr) oral ernährt werden zu können.

Der Tonus des unteren Oesophagussphincters ist nach den bisher vorliegenden Untersuchungsergebnissen [17, 18, 23, 38, 42] beim Neugeborenen niedriger als beim ein Monat alten Kind und erreicht normale Werte erst zwischen dem ersten und zweiten Lebensmonat (s. 7. Kapitel). Nach wie vor umstritten ist die Rolle des Kardiamündungswinkels (Incisura cardiaca nach His) in der Regulation der Funktion des unteren Oesophagus. Er scheint zumindest beim Säugling eine Rolle bei der Entwicklung einer Hiatushernie zu spielen. Die Beurteilung des sogenannten Hisschen Winkels erfolgt bei der Röntgenkontrastaufnahme durch Messung des Winkels zwischen der Achse des abdominellen Oesophagus und der Tangente an der medialen Magenkuppelwand [13].

III. Allgemeine Diagnostik

1. Klinische Symptomatologie

Die klinische Symptomatologie von Funktionsstörungen der Speiseröhre beim Säugling und Kleinkind kennzeichnet sich durch die Trias:
1. Persistierendes *Erbrechen*,
2. Zunehmende *Dystrophie* bzw. mangelhafte Gewichtszunahme und
3. Rezidivierende *Bronchopneumonien*.
Alle drei sind überaus häufige und unspezifische Symptome in dieser Altersgruppe; ihr Zusammentreffen dagegen ist für das Vorliegen einer Störung der Deglutition typisch. Selten ist das Erbrechen schon zu Beginn blutig tingiert, häufiger ist dagegen der positive Nachweis von okkultem Blut im Stuhl möglich. Das Symptom *Dysphagie* ist beim Neugeborenen und beim Säugling we-

niger charakteristisch und kommt bei einer Vielfalt von Mißbildungen des Mundes, des Pharynx, des Oesophagus und des Magens vor, bei Mißbildungen anderer Thoraxorgane — zum Beispiel der großen Gefäße und des Herzens —, ferner aber auch bei unreifen Frühgeborenen, bei Mißbildungen und heredodegenerativen Erkrankungen des Zentralnervensystems, bei Muskelerkrankungen, beim Tetanus neonatorum, bei der Poliomyelitis, bei der Diphtherie usw. [21]. Erst im Schulalter sind die subjektiven Angaben der Patienten, zum Beispiel über Aufstoßen, Sodbrennen, Dysphagien usw. zuverlässiger.

2. Radiologie

Die Radiologie ist die gebräuchlichste und bis vor kurzem die einzig zuverlässige Methode zum Nachweis funktioneller Störungen des Oesophagus. Schon beim Neugeborenen kann der Geübte, besonders unter Zuhilfenahme der Kineradiographie, über Störungen im Bereich des oberen und unteren Oesophagus präzise Informationen gewinnen.

3. Manometrie

Die Manometrie des Oesophagus beim Säugling und beim Kleinkind wird zur Zeit nur an wenigen Zentren durchgeführt. Zuverlässige manometrische Befunde sind nur bei optimaler Kooperation seitens des Patienten möglich. In dieser Altersgruppe ist jedoch gerade mit einer solchen Kooperation nicht zu rechnen, so daß die Patienten sediert werden müssen. Es ist daher verständlich, daß diese Methode bei Säuglingen und Kleinkindern die ihr gebührende Anwendung bisher nicht finden konnte.

4. Endoskopie

Die Oesophagoskopie ist dank der pädiatrischen flexiblen Endoskope schon beim Neugeborenen möglich und vielerorts zur Routine geworden. Ihre Aufgabe bei der Abklärung funktioneller Störungen bleibt wie beim Erwachsenen selbstverständlich beschränkt. Für eine morphologische Diagnostik ist die Endoskopie aber unentbehrlich.

5. Andere Untersuchungsverfahren

Noch wenig erprobt, aber in der Anwendung auch beim Kleinkind möglich, ist die *pH-Metrie*. Andere Untersuchungsmethoden, besonders im Rahmen des Refluxnachweises, die beim Erwachsenen einen festen Platz in der Diagnostik eingenommen haben, sind aus methodischen Gründen und wegen der fehlenden Kooperation des Patienten beim Säugling und beim Kleinkind in der Regel nicht anwendbar.

IV. Spezielle Erkrankungen

1. Die Refluxkrankheit des Neugeborenen

a) Abgrenzung gegenüber der Hiatushernie und ihrer Forme Mineure (Chalasie)

Die Bezeichnung Reflux und Hiatushernie wird häufig als Synonym für dieselbe nosologische Einheit verwendet. Dabei ist beim Säugling wie beim Erwachsenen die Refluxkrankheit durch eine Funktionsstörung der Kardia und des tubulären Oesophagus sowie durch charakteristische Symptome gekennzeichnet. Die Hiatushernie mit ihren verschiedenen Arten stellt dagegen eine angeborene oder erworbene Veränderung der Struktur und der Form des unteren Oesophagus, der Kardia und des Fundus, also zunächst nur eine *morphologische Veränderung* dar. Beim Erwachsenen ist eine Hiatushernie ohne Reflux bekannt, ja sogar häufig; Symptome sind kaum oder nicht vorhanden, weshalb die Hernie in der Regel als Zufallsbefund diagnostiziert wird. Ob auch beim Säugling eine Hiatushernie ohne Symptome vorkommt, ist noch unklar. Ebenfalls noch offen ist, ob Säuglinge, welche eine sogenannte Forme Mineure der Hiatushernie aufweisen, aufgrund dieser Veränderung auch einen Reflux haben müssen, oder ob Reflux und Hiatushernie zwei voneinander unabhängige Zustände sind. Die Konfusion geht so weit, daß in Publikationen im Titel die Bezeichnung Reflux auf-

geführt wird, im Text jedoch nur Hiatushernien beschrieben werden. Ein wichtiger
Grund für das Fehlen einer klaren Definition mag in der Auslese von Patienten liegen, welche einer eingehenderen Untersuchung unterzogen werden: Säuglinge mit
milder Symptomatologie werden in der Regel auch ohne radiologische Abklärung (Erbrechen ist beim Säugling häufig!) konservativ und meist mit Erfolg behandelt, und
nur schwere Fälle kommen zum Radiologen, beziehungsweise werden genauer untersucht. Es kann nicht ausgeschlossen werden, daß eine Refluxkrankheit in Kombination mit einer Hiatushernie nur deshalb
leichter und häufiger diagnostiziert wird,
weil sie eher zu einer ausgeprägten klinischen Symptomatologie führt als die Refluxkrankheit ohne Hiatushernie oder gar
die Hiatushernie ohne Reflux. Es erstaunt
deshalb kaum, wenn Harell [19] die Ansicht vertritt, daß die Korrelation zwischen
klinischer Symptomatologie (persistierendes Erbrechen, Dystrophie, pulmonale
Komplikationen) und röntgenologisch
nachweisbarer Hiatushernie beim Säugling
und beim Kleinkind besser ist als beim Erwachsenen und daß es kaum asymptomatische Fälle von Hiatushernien beziehungsweise Hiatushernien ohne Reflux beim
Kind geben dürfte. Ob und wie häufig eine
Refluxkrankheit beim Kind ohne nachweisbare Hiatushernie vorkommt, geht aus dem
Schrifttum nicht eindeutig hervor.

Carré et al. [7] stellten die radiologischen
Befunde von 112 Kindern mit „kurzem
Oesophagus beziehungsweise intrathoraka-
lem Magen" zusammen; sie geben in ihrem
Text aber nicht an, bei wie vielen keine
„Hernie" nachweisbar war. Massé u. Bader [28] berichten über 182 Kinder; bei 46
lag eine „klaffende Kardia mit Reflux" vor,
bei 54 eine „mobile Kardia", und weitere 27
Kinder wiesen eine „kleine Tasche" auf.
Ohne die letztere Gruppe sind es 100 von
182 (55%), mit ihr 127 (70%) Kinder mit
einer Refluxkrankheit ohne nachweisbare
Hiatushernie. Randolph et al. [33] fanden
schließlich in einer Serie von 31 Kleinkindern unter einem Jahr, welche wegen eines
Refluxes operiert werden mußten, nur bei
15 eine Hiatushernie. In dieser Arbeit ist
das Krankengut durch die Indikation zur
Operation allerdings stark selektioniert

und ermöglicht so keine allgemein gültige
Aussage. Schließlich sei die Zusammenstellung von Belohradski u. Hecker genannt, in
der Hiatushernien und Kardiainsuffizienzen ohne Hernie zwar getrennt aufgeführt
werden, die aber keine Rückschlüsse auf die
Rate der Kardiainsuffizienzen bei der axialen Hiatushernie zuläßt [1].

b) Diagnostik

α) *Klinische Symptomatologie.* Die klinische Symptomatologie der Refluxkrankheit
des Säuglings kann aus den oben diskutierten Gründen nur schlecht von derjenigen
der Hiatushernie und anderen Formen
kongenitaler Mißbildungen des distalen
Oesophagus unterschieden werden. *Persistierendes Erbrechen*, meist im Schwall unmittelbar nach der Nahrungsaufnahme,
steht im Vordergrund. Nach Carcassonne
et al. [8] tritt es bei 70% der Patienten
schon in der ersten Lebenswoche auf und
bei 90% im Laufe des ersten Lebensmonats.
Massé u. Bader [28] fanden Relationen von
75 und 83%. In der Regel verschlechtert
sich die *Gewichtszunahme* relativ schnell, so
daß die Säuglinge bald dystroph werden.
Infolge Aspiration kommt es häufig zu rezi-
divierenden *bronchopulmonalen Komplikationen.* Seltener ist das Auftreten blutig tin-
gierten Erbrechens; bei langdauernden Refluxoesophagitiden dagegen ist der Nachweis von okkultem Blut im Stuhl praktisch
immer positiv, und die Kinder entwickeln
relativ rasch eine *Eisenmangelanämie.*

In einer Serie von 31 chirurgisch behandelten Fällen fanden Randolph et al. [31]
Erbrechen in 97%, Dystrophie in 81%,
Pneumonien in 19% und Blutungen in 6%.
Carcassonne et al. [8] fanden in der gleichen Reihenfolge 90%, 100%, 7% und 7%
bei 170 Patienten. Prinsen [32] faßte 342
publizierte Fälle von „Hiatushernie" zusammen. Fast durchweg war Erbrechen ver-
zeichnet worden, eine Dystrophie in 7–54%;
Pneumonien wurden nur in 4 der 9 erfaßten
Publikationen mit 20–65% erwähnt. Ein
positiver Blutnachweis im Stuhl wurde in
19–76% aufgeführt. Die einzige häufige
Assoziation der Refluxkrankheit mit einer
anderen Krankheit ist diejenige mit der
congenitalen hypertrophischen Pylorusstenose [5, 8, 14].

β) Radiologische Diagnostik. Die *röntgenologische Darstellung eines Refluxes* nach dem Schluckakt und bei Kopftieflage sowie mit und ohne Kompression des Bauches muß sorgfältig durchgeführt werden, da besonders beim jungen Säugling (unter einem Monat) ein Spontanreflux ohne pathologische Bedeutung vorliegen kann [36]. Auch beim älteren Säugling kann unter extremen Bedingungen immer ein Reflux ausgelöst werden. Der radiologische Refluxnachweis beim Schluckenlassen von Wasser nach der Bariumsulfatgabe (Cravalho) wird zwar häufig angewandt, seine Zuverlässigkeit ist jedoch umstritten. Nur ein reproduzierbarer Reflux unter physiologischen Bedingungen ist beweisend. Andere Provokationen sind beim Säugling im Gegensatz zu Erwachsenen kaum durchführbar. Die Feststellung von Sauvegrain [36], daß jeder Reflux von der dritten Lebenswoche an sicher, vorher nur unter gewissen Voraussetzungen pathologisch sei, ist lediglich in seiner zweiten Hälfte akzeptabel. Ein einmaliger Refluxnachweis darf nicht für das Vorliegen eines pathologischen Refluxes als beweisend angesehen werden.

Für den *röntgenologischen Nachweis der Hiatushernie* lassen sich die Kriterien etwas präziser formulieren [16]:

1. Nachweisbare infravestibuläre Tasche,
2. Sichtbarer bandförmiger Füllungsdefekt an der Hernienwand,
3. Fehlende Peristaltik der intrathorakalen Tasche,
4. Dicke Schleimhautfalten (Rugae) in der Tasche und
5. Abnorme Länge des Vestibulums.

Gestützt auf diese Kriterien fanden wir bei 15 von 17 Kindern mit einem Reflux auch eine Hiatushernie. Leider sind andere Publikationen weniger explizit in bezug auf ihre diagnostischen Kriterien und Definitionen, so daß die vergleichende Beurteilung praktisch unmöglich wird.

Die *Messung des Hisschen Winkels* am Röntgenbild ist eine einfache Methode, die bei guten Aufnahmen brauchbare Resultate ergibt [13]. Sie stellt jedoch nur eine statistische Information dar und muß unbedingt durch die Abklärung der funktionellen Verhältnisse ergänzt werden.

γ) Manometrie. Die Manometrie erlaubt aus den dargelegten Gründen zur Zeit noch keine abschließende, einheitliche Beurteilung der Refluxkrankheit beim Säugling. So werden einmal normale Druckwerte für das Säuglingsalter [20], ein anderes Mal ein deutlich erniedrigter Ruhedruck im unteren Oesophagussphincter beschrieben [23, 42]. Bei allen untersuchten Patienten handelt es sich jedoch um Kinder mit gleichzeitig nachgewiesener Hiatushernie. Bei zehn Kindern mit „Regurgitation", definiert als wiederholtes Erbrechen ohne Auswirkung auf die Gewichtszunahme und ohne pulmonale Komplikationen, fanden Gryboski *et al.* [18] einen stark verminderten Tonus des unteren Oesophagussphincters, ähnlich wie bei den 18 von Strawczynski *et al.* [38] untersuchten Patienten, alle unter einem Jahr alt. Angaben über Untersuchungen bei Kindern mit schwerer Refluxkrankheit, jedoch ohne Hiatushernie, sind unseres Wissens in der Literatur kaum zu finden. Ebensowenig liegen Vergleichswerte gesunder Kinder in ausreichender Methodik vor.

Aus den besprochenen Angaben wird ersichtlich, daß eine einheitliche Definition und eine klare Differenzierung der Refluxkrankheit und der Hiatushernie beim Kind künftig noch erarbeitet werden müssen, um einerseits über die zugrunde liegenden pathogenetischen Mechanismen Aufschluß zu geben, andererseits aber auch den Verlauf der Krankheit, den Erfolg verschiedener Behandlungsmethoden und die Prognose genauer beurteilen zu lassen. Erst wenn getrennte röntgenologische, manometrische und katamnestische Untersuchungsergebnisse in genügender Anzahl zusammengetragen sind, wird es möglich sein, eventuelle spezifische Veränderungen und Befunde definitiv festzulegen, Vorkommen und Bedeutung einer asymptomatischen Hiatushernie beim Säugling zu beurteilen und schließlich eine verbindliche Einteilung (Systematik) der Funktionsstörungen des terminalen Oesophagus beim Säugling zu formulieren.

c) Behandlung und Prognose

Säuglinge und Kleinkinder mit einer Refluxkrankheit können konservativ oder operativ behandelt werden. Die Entscheidung darüber, welche Therapieart im Einzelfall angewandt werden soll, hängt von der Schwere der Erkrankung und von schon vorhandenen Komplikationen ab, ferner aber auch von der Beurteilung der Erfolgschancen jeder Behandlungsart. Die entsprechenden Indikationen und Kontraindikationen wie auch die Prognose bleiben jedoch so lange schwer zu beurteilen, als eine klare Definition der Krankheit selbst noch nicht etabliert ist. Aus dem bislang publizierten Material läßt sich nicht herauslesen, ob sich Indikationen und prognostische Angaben nur auf Säuglinge mit einer Refluxkrankheit ohne Hiatushernie beziehen, auf solche mit einer Hiatushernie oder auf die ganze Gruppe von Patienten mit einer Refluxkrankheit mit und ohne morphologische Veränderungen der Kardiaregion.

Wesentliche Aufgabe der Refluxbehandlung ist es, das Auftreten einer Oesophagitis und ihrer Folge, der Stenose, zu verhindern, da sich die Prognose quoad sanationem et quoad vitam durch diese Komplikationen wesentlich verschlechtert [26, 29]. Gerechtfertigt ist eine konservative Behandlung, solange diese Spätfolgen noch nicht vorliegen. Sie besteht in der Verabreichung von häufigen kleinen Mahlzeiten einer konzentrierten Nahrung, in der Hochlagerung des Patienten in einem speziellen „Hiatushernien-Fauteuil", in welchem der Säugling zur Vermeidung von Kyphoskoliose optimal gestützt werden kann und in der Verabreichung von Antacida (Cave Alkalose). Die Therapie muß so frühzeitig wie möglich einsetzen und beim prompten Ansprechen aller Symptome mindestens acht bis zwölf Wochen lang weitergeführt werden [28, 40]. Prinsen [32] analysierte den Verlauf bei 75 eigenen und 267 aus der Literatur zusammengetragenen Fällen von Hiatushernien und kommt zu der Schlußfolgerung, daß Patienten nur dann durch konservative Behandlung geheilt werden konnten, wenn sie innerhalb von zwei Wochen nach Therapiebeginn vollständig symptomfrei wurden. Es ist schwierig, genaue Angaben über Behandlungserfolg und Prognose bei Fällen mit Refluxkrankheit ohne Hiatushernie in der Literatur zu finden: 70% der Patienten von Caracassonne *et al.* [8] wurden erfolgreich konservativ behandelt; von diesen mußten nur sieben sekundär einer Operation unterzogen werden. Leider ist aus dieser Arbeit nicht ersichtlich, wie sich der Erfolg der konservativen Behandlung auf die 29 Kinder mit einer „Forme mineure du reflux gastro-oesophagien" (ohne Hernie) und auf die schwereren Fälle verteilte und wie die selektive Katamnese war. Masse u. Bader [28] fanden unter ihren 182 Patienten mit einer „Béance du cardia avec reflux", das heißt, ohne Hernie. Sie unterstreichen das frühe Auftreten der Symptome und besonders die größere Häufigkeit von Blutungen, gleichzeitig aber auch das gute Ansprechen auf eine früh einsetzende, konsequente konservative Behandlung. Von den 24 langfristig nachkontrollierten Kindern waren 15 vollständig geheilt, bei 6 trat eine Besserung ein und nur 3 mußten operiert werden. Allerdings zeigten im Verlauf der Krankheit 10 von 46 Kindern Anzeichen einer Oesophagitis, und bei 5 Kindern kam es zu einer Verschlechterung des Zustandes.

Die *operative Behandlung* strebt einerseits eine Wiederherstellung normaler topographischer anatomischer Verhältnisse, andererseits die Rekonstruktion der Kardia selbst an. Für die Rekonstruktion der Kardia hat sich die Fundoplicatio nach Nissen am besten bewährt [2, 3, 8, 14, 25, 33]. Von anderen Autoren [1, 4, 39] werden unter dem Gesichtspunkt der topographisch-anatomischen Wiederherstellung die hintere Hiatoplastik mit oder ohne Gastropexie bevorzugt.

Nach Carre [5] beträgt das globale Risiko einer Stenoseentwicklung in einer nicht selektionierten Gruppe von 385 refluxkranken Kindern 5%. Dagegen fanden zum Beispiel Masse u. Bader [28] 10% Stenosen im weiteren Verlauf bei 182 Patienten, wobei unter konservativer Behandlung nur 5,4%, dagegen 19% bei operativer Behandlung auftraten. Es ist klar, daß dieser Unterschied größtenteils durch die primäre Schwere der Erkrankung bedingt ist, welche die Indikation zur Operation abgab — nur Kinder wurden operiert, die auf die konservative Behandlung nicht ansprachen. Die Angaben anderer Autoren variieren je nach Auswahl des Krankengutes ebenfalls stark: Boix-Ochoa u. Rehbein [4] fanden erwartungsgemäß mit zunehmendem Alter eine zunehmende Stenosehäufigkeit in ihrem Material, bestehend aus 226 operierten Fällen: 17% bei Säuglingen bis zu 6 Monaten, 24% bei Kleinkindern von ein bis zwei Jahren, 56% bei Kindern von zwei bis fünf Jahren. Monerero *et al.* [29] fanden bei 192 Kindern mit und ohne operative Behandlung 14,5% Stenosen; diese stellen 23% der 121 operierten Patienten dar.

Zusammenfassend kann festgehalten werden, daß Mißerfolge der chirurgischen Behandlung vorwiegend bei den spät diagnostizierten und spät behandelten Fällen mit Oesophagitis und Stenose zu verzeichnen sind. In der Literatur finden wir keine getrennte Aussage über die Prognose nach operativer Behandlung von Patienten mit und ohne Hernie; Duhamel [14] beurteilt sie wohl getrennt, gibt jedoch keine Zahlen an und vermerkt lediglich, daß die besten Ergebnisse bei den „Formes mineures" erzielt werden, falls noch keine Oesophagitis und keine Stenose den Verlauf schon vor der Operation kompliziert hat.

Eine definitive Beurteilung der Behandlungserfolge und der Prognose ist zur Zeit aufgrund der oben erwähnten mangelnden Definition noch nicht möglich. Die Empfehlungen von Vos [40] und von Prinsen [32] dürfen jedoch als gültige allgemeine Richtlinien angesehen werden. Säuglinge mit einer Refluxkrankheit, bei denen zur Zeit der Diagnosestellung keine zwingende Indikation zur sofortigen Operation vorliegt, sollen so früh wie möglich konsequent konservativ behandelt werden (s. oben). Ist der Patient innerhalb von zwei Wochen vollständig symptomfrei (Sistieren des Erbrechens und Normalisierung der Gewichtszunahme), so wird diese Behandlung 8–12 Wochen lang fortgesetzt. Patienten, welche auf diese Behandlung innerhalb der erwähnten Frist nicht voll ansprechen, beziehungsweise bei welchen ein Recidiv nach Absetzen de Therapie auftritt, sollen ohne Verzug operiert werden.

2. Die Achalasie

Die Achalasie ist im Kindesalter eine seltene Erkrankung [15, 27, 34, 37, 41]. Auffallenderweise fehlt es aber nicht an Berichten über ein familiäres Vorkommen [12, 24, 31]. Bei der hereditären Störung des autonomen Nervensystems, der familiären Dysautonomie [35], kommt die Achalasie häu-

fig vor [22]. Hier geht sie mit verminderter Tränensekretion, Ptyalismus, verstärktem Schwitzen, fehlenden fungiformen Zungenpapillen, labilem Blutdruck, relativer Analgesie und anderen Störungen einher. Wie beim Erwachsenen werden auch bei Kindern mit einer Achalasie eine Aganoliose des distalen glattmuskulären Oesophagus, vereinzelt aber auch normale Ganglienzellen gefunden [34]. Untersuchungen über die Wirkung von Cholinesterase-Blokkern [10] bei Kindern liegen offenbar nicht vor, das Verhalten gegenüber β-Blockern ist jedoch ähnlich wie beim Erwachsenen [41]. Manometrische Untersuchungen bei Kindern mit Achalasie hat nur Willich [41] bei sieben Patienten vorgenommen. Die Ergebnisse unterscheiden sich kaum von denjenigen bei Erwachsenen.

Die Bedeutung der Achalasie beim Kind liegt in der Differentialdiagnose zur Refluxkrankheit. Als Anhaltspunkt mag dienen, daß die Achalasie beim Neugeborenen und beim jungen Säugling extrem selten auftritt [27, 34], das Erbrechen ist eher weniger konstant, und Blutungen kommen praktisch nicht vor. Die „Dysphagie", die Dystrophie und die pulmonalen Komplikationen können genau so schwer sein wie bei der Refluxkrankheit.

Die Behandlung besteht zunächst in einer pneumatischen Dilatation; bei einem Mißerfolg wird eine Myotomie nach Heller in den meisten Fällen das Leiden heilen. Andere Autoren [9, 30] bevorzugen primär die Hellersche Myotomie, da die Dilatationsbehandlung beim Kind offenbar in einem relativ geringen Prozentsatz zur Heilung führt.

3. Congenitaler Brachyoesophagus
(s. 22. Kapitel).

4. Diffuser Spasmus des Oesophagus

In der Literatur sind bislang Angaben über das Vorkommen eines diffusen Spasmus des Oesophagus als selbständige nosologische Einheit beim Kind nicht zu finden.

Literatur

1. Belohradsky, B. H., Hecker, W. Ch.: Problematik und Klinik der Cardiainsuffizienz mit u. ohne Hiatushernie im Kindesalter. Ergebn. Chir. Orthop. **55**, 123–194 (1971).
2. Bettex, M.: Surgical Treatment of Hiatus Hernia and Cardioesophageal Chalasia in Infants and Children. Paediatrician **3**, 161–165 (1974).
3. Bettex, M., Kuffer, F.: Long-Term Results of Fundoplication in Hiatus Hernia and Cardio-Esophageal Chlasia in Infants and Children. J. Pediat. Surg. **4**, 526–530 (1969).
4. Boix-Ochoa, I., Rehbein, F.: Oesophageal Stenosis Due to Reflux Oesophagitis. Arch. Dis. Childh. **40**, 197–199 (1965).
5. Carre, I. J.: Clinical Features and Natural History of the Partial Thoracic Stomach (Hiatus Hernia). (Abstract). Acta Paediat. Scand. **61**, 491 (1972).
6. Carre, I. J., Astley, R.: The Gastro-Oesophageal Junction in Infancy. A Combined Cineradiographic and Manometrie Study. Thorax **13**, 159–164 (1958).
7. Carre, I. J., Astley, R., Smellte, J. M.: Minor Degrees of Partial Thoracic Stomach in Childhood. Lancet **1952 II**, 1150–1153.
8. Caracasonne, M., Gregoire, A., Magalon, G.: Les Reflux Gastro-Oesophagiens du Nourrisson. Pédiatrie **29**, 815–824 (1974).
9. Cloud, D. T., White, R. F., Linkner, L. M., Taylor, L. C.: J. paediat. Surg. **1**, 137–144 (1966).
10. Cohen, S., Fischer, R., Tuch, A.: The Site of Denervation in Achalasia. Gut **13**, 556–558 (1972).
11. Colley, J. R. T., Creamer, B.: Sucking and Swallowing in Infants. Brit. med. J. **2**, 422–423 (1958).
12. Dayalan, N., Chettur, L., Ramakrishnan, M. S.: Achalasia of the Carida in Sibs. Arch. Dis. Childh. **47**, 115–118 (1972).
13. Dittrich, J. K.: Röntgenuntersuchungen über die Bedeutung des sog. Hisschen Winkels für die Kardiafunktion bei Kindern. Z. Kinderheilk. **94**, 361–374 (1965).
14. Duhamel, B.: Traitement chirurgical des malpositions oesophago-cardio-tubérositaires chez le nourrisson et chez l'enfant. In: 16° Congr. Assoc. Ped. Langue Franc, Vol. **3**, pp. 27–72. Paris: L'Expansion Scientifique Française 1957.
15. Elder, J. B.: Achalasia of the Cardia in Childhood. Digestion **3**, 90–96 (1970).
16. Friedland, G. W., Dodds, W. J., Sunshine, P., Zboralski, F. F.: The Apparent Disparity in Incidence of Hiatal Hernia in Infants and Children in Britain and the United States. Amer. J. Roentgenol. **120**, 305–314 (1974).
17. Gryboski, J. D.: The Swallowing Mechanism of the Neonate. I. Esophageal and Gastric Motility. Pediatrics **35**, 445–452 (1965).
18. Gryboski, J. D., Thayler, W. R., Spiro, H. M.: Esophageal Motility in Infants and Children. Pediatrics **31**, 382–395 (1963).
19. Harell, G. S.: The Importance of Hiatal Herniae in Children. Gastroenterology **67**, 1075–1077 (1974).
20. Herbst, J. J., Johnson, D. G.: Gastroesophageal Manometry in Children with Gastroesophageal Reflux. Pediat. Res. **8**, 382 (1974).
21. Illingworth, R. S.: Sucking and Swallowing Difficulties in Infancy: Diagnostic Problem of Dysphagia. Arch. Dis. Childh. **44**, 655–665 (1969).
22. Joseph, R., Job, J. C.: Dysautonomie Familiale et Megaoesophage. Arch. Franç. Pediat. **20**, 25–33 (1963).
23. Kehrer, B., Oesch, A., Bettex, M.: Manometric Studies of Esophageal Motility in Infants with Hiatus Hernia. J. Pediat. Surg. **7**, 499–504 (1972).
24. Köteles, G., Kemeny, P., Reich, K.: Familiäre infantile Achalasie. 3 Fälle bei Geschwistern einer Familie. Mschr. Kinderheilk. **123**, 9–14 (1975).
25. Lari, J., Lister, J.: Some Problems in Surgical Management of Children with Hiatus Hernia. Arch. Dis. Childh. **47**, 201–206 (1972).
26. Lilly, J. R., Randolph, J. G.: Hiatal Hernia and Gastroesophageal Reflux in Infants and Children. J. Thorac. Cardiovasc. Surg. **55**, 42–54 (1968).
27. Magilner, A. D., Isard, A. J.: Achalasia of the Esophagus in Infancy. Radiology **98**, 81–82 (1971).
28. Masse, N., Bader, J.-P.: Signes cliniques, évolution et traitement médical. In: 16° Congr. Assoc. Ped. Langue Franç. Vol. **3**, pp. 27–72. Paris: L'Expansion Scientifique Française 1057.
29. Monereo, J., Cortes, L., Blesa, E.: Peptic Esophageal Stenosis in Children. J. pediat. Surg. **8**, 475–478 (1975).
30. Payne, S., Ellis, H., Olsen, A. M.: Surgery **50**, 731–735 (1961).
31. Polonsky, L., Guth, P. H.: Familial Achalasia. Amer. J. dig. Dis. **15**, 291–295 (1970).
32. Prinsen, J. E.: Hiatus Hernia in Infants and Children: A Long-Term Follow-up of Medical Treatment. J. pediat. Surg. **10**, 97–102 (1975).
33. Randolph, J. G., Lilly, J. R., Anderson, K. D.: Surgical Treatment of Gastroesophageal Reflux in Infants. Ann. Surg. **180**, 479–486 (1974).
34. Rickham, P. P., Boeckman, C. R.: Achalasia of the Esophagus in Young Children. Clin. Pediat. **2**, 676–681 (1963).

35. Riley, C. M.: Trophic Functions of the Neuron. V. Familial Dysautonomia. Clinical and Pathophysiological Aspects. Ann. N.Y. Acad. Sci. **228**, 283–287 (1974).
36. Sauvegrain, J.: Etude radiologique des malpositions oesophagocardio-tubérositaires chez le nourrisson et chez l'enfant. In: 16ᵉ Congr. Assoc. Ped. Langue Franc., Vol. **3**, pp. 27–72. Paris: L'Exspansion Scientifique Française 1957.
37. Sorsdahl, O. A., Gay, B. B., Jr.: Achalasia of the Esophagus in Childhood. Amer. J. Dis. Child. **109**, 141–146 (1965).
38. Strawczynski, H., Beck, I. T., McKenna, R. D., Nickerson, G. H.: The behavior of the lower esophageal sphincter in infants and its relationship to gastroesophageal regurgitation. J. Pediat. **64**, 17–23 (1964).
39. Vos, A., Boerema, I.: Surgical Treatment of Gastroesophageal Reflux in Infants and Children. J. pediat. Surg. **6**, 101–111 (1971).
40. Vos, A.: Gastroesophageal Reflux in Infants and Children. Scand. J. Gastroent. **6**, 369–370 (1971).
41. Willich, E.: Achalasia of the Cardia in Children. Manometric, Kinematographic and Pharmacoradiographic Studies. Pediat. Radiol. **1**, 229–236 (1973).
42. Willich, E.: Kardiafunktion im Kindesalter, Manometrische, Kinematographische und Pharmakoradiologische Untersuchungen. Habilitationsschrift Heidelberg 1970.

Sachverzeichnis

L. Demling, M. Classen, P. Frühmorgen

Atlas der Enteroskopie

Endoskopie des Dünndarms und des Dickdarms,
retrograde Cholangio-Pancreaticographie.
Unter Mitarbeit von H. Koch, H. Bauerle.
289 zum Teil farbige Abbildungen. VIII, 252 Seiten.
1974. Gebunden DM 228,—; US $ 93.50
ISBN 3-540-06555-5

In diesem Atlas werden die modernen Methoden der
gastroenterologischen Endoskopie erstmals zusammengefaßt
dargestellt. Während noch vor wenigen Jahren große
Teile des Verdauungstraktes einer direkten Beobachtung
nicht zugänglich waren, kann man heute von der Speiseröhre
bis zum Enddarm jede Region optisch und
bioptisch untersuchen. Mit der operativen Endoskopie ist
zusätzlich die therapeutische Möglichkeit gegeben, Fremd-
körper zu entfernen, umschriebene Veränderungen
lokal zu behandeln und Blutungen zu stillen.

Endoskopie und Biopsie in der Gastroenterologie

Technik und Indikation.
Herausgeber: P. Frühmorgen, M. Classen.
Mit Beiträgen von K. Arnold, M. Classen, K. Elster, P. Früh-
morgen, H. Henning, R. Hohner, H. Koch, H. Lindner, D. Look,
B. C. Manegold, G. Menghini, C. Romfeld, W. Rösch,
L. Wannagat, S. Weidenhiller, W. Wenz.
Mit einem Geleitwort von L. Demling.
100 Abbildungen. XII, 223 Seiten. 1974 (Ein Klinik-
taschenbuch) DM 19,80; US $ 8.20
ISBN 3-540-06762-0

Die endoskopisch-bioptische Untersuchung ist heute ein
wesentlicher Bestandteil der gastroenterologischen
Diagnostik. Das vorliegende Taschenbuch vermittelt eine Übersicht der praktikablen endoskopischen Techniken und dient
dem Kliniker wie dem Praktiker als Einführung und
Anleitung zum Erlernen dieser Methoden.

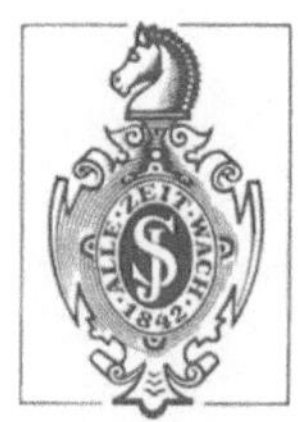

**Springer-Verlag
Berlin
Heidelberg
New York**

Preisänderungen vorbehalten

Diseases of the Esophagus

By G. Vantrappen. J. Hellemans
With contributions by C. Debray, W. Deloof, V. J. Desmet,
D. A. W. Edwards, J. Fevery, G. Fransen, K. Geboes, J. de
Groote, E. Hafter. A. Hancy. P. Heitmann, P. Housset,
J. Janssens, A. Lacquet, H. P. Lazar, B. T. Le Roux,
H. Monges, J. G. Pearson, W. Pelemans, E. Ponette, J. Pringot,
J. A. Rinaldo, J. de Schryver, E. C. Texter, G. N. Tytgat,
P. Valembois, F. Vilardell, B. S. Wolf.

358 partly coloured figures. XXVI, 877 pages.
1974. (Handbuch der Inneren Medizin, 3. Band, 1. Teil)
Cloth DM 390,—; US $ 159.90
ISBN 3-540-06694-2

Magen

Herausgeber: L. Demling
Bearbeitet von H. Berndt, H. Bünte, M. Classen, L. Demling,
W. Domschke, H. Fahrländer, E. H. Farthmann,
W. Frommhold, R. Herzer. H. Kinzlmeier, H. Koch, K. A.
Koelsch, K. Krentz, H. Kulenkampff, H. Leohardt, J. Phillip,
M. Rehner, K. H. Richter, G. Rettenmaier, W. Rösch,
H. W. Schreiber, K.-F. Sewing, O. Stadelmann,
G. P. Wildner, S. Witte, P. F. Ziegler.
332 zum Teil farbige Abbildungen. XXVI, 1125 Seiten.
1974 (Handbuch der Inneren Medizin, 3. Band, 2. Teil)
Gebunden DM 390,—; US $ 159.90
ISBN 3-540-06788-4

Abdomen

Bearbeitet von H. Anacker, R. Haubrich, W. Hoeffken,
H. St. Stender
721 Abbildungen in 1209 Einzeldarstellungen.
XII, 731 Seiten. 1966 (Klinische Röntgendiagnostik
innerer Krankheiten, 2. Band)
Gebunden DM 260,—; US $ 106.60
ISBN 3-540-03580-X

**Röntgendiagnostik der oberen Speise- und Atemwege, der
Atemorgane und des Mediastinums/Roentgen Diagnosis of
the Upper Alimentary Tract and Air Passages, the
Respiratory Organs, and the Mediastinum**

Redigiert von F. Strnad
(Handbuch der medizinischen Radiologie, 9. Band)
1. Teil: 626 Abbildungen. XX, 886 Seiten. 1969
Gebunden DM 395,—; US $ 162.00
ISBN 3-540-04526-0

**Röntgendiagnostik des Digestionstraktes und des
Abdomen/Roentgen Diagnosis of the Digestive Tract
and Abdomen**

Redigiert von F. Strnad
(Handbuch der medizinischen Radiologie, 11. Band)
1. Teil: 577 Abbildungen. XVII, 824 Seiten. 1969
Gebunden DM 395,—; US $ 162.00
ISBN 3-540-04529-5

Preisänderungen vorbehalten

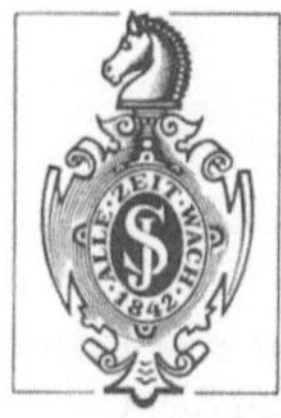

**Springer-Verlag
Berlin
Heidelberg
New York**